《中国药典》2020 年版
四部通则
（草案）

国家药典委员会　编

中国健康传媒集团

中国医药科技出版社

图书在版编目（CIP）数据

《中国药典》2020年版四部通则：草案 / 国家药典委员会编. —北京：中国医药科技出版社，2019.4
ISBN 978-7-5214-1104-1

Ⅰ. ①中… Ⅱ. ①国… Ⅲ. ①国家药典–中国 Ⅳ. ①R921.2

中国版本图书馆 CIP 数据核字（2019）第 066058 号

美术编辑　陈君杞
版式设计　易维鑫

出版　**中国健康传媒集团** | 中国医药科技出版社
地址　北京市海淀区文慧园北路甲 22 号
邮编　100082
电话　发行：010-62227427　邮购：010-62236938
网址　www.cmstp.com
规格　889×1194mm　$\frac{1}{16}$
印张　23 $\frac{1}{4}$
字数　592 千字
版次　2019 年 4 月第 1 版
印次　2019 年 4 月第 1 次印刷
印刷　三河市万龙印装有限公司
经销　全国各地新华书店
书号　ISBN 978-7-5214-1104-1
定价　**230.00 元**

编委会

主　　　编　张　伟
副　主　编　（按姓氏笔画排序）
　　　　　　李　波　周建平　胡昌勤　贺浪冲
编　　　委　（按姓氏笔画排序）

王　玉	王　柯	王　勇	王　璇	王知坚
王春龙	王跃生	田瑞华	冯　芳	冯　怡
朴晋华	毕开顺	吕　扬	朱　冉	任重远
刘万卉	刘玉玲	许华玉	阳长明	芮　菁
杜增辉	李　高	李云霞	杨　明	杨美成
吴传斌	宋宗华	张　强	张亚杰	张启明
张保献	张尊建	陈　钢	范骁辉	茅向军
林丽英	尚　悦	罗国安	金　方	金于兰
周国平	练鸿振	郝海平	钟大放	洪小栩
倪　健	徐昕怡	高　华	高　春	郭洪祝
唐黎明	涂家生	曹晓云	绳金房	嵇　扬
程鹏飞	曾　苏	樊夏雷		

参与编写人员　（按姓氏笔画排序）

丁　杨	马仕洪	王　淼	王少敏	王似锦
厉高慜	冯　震	孙春萌	李　珏	李　睿
杨美琴	杨艳芳	宋经元	张　运	张　聪
范一灵	郑璐侠	胡宇驰	袁　媛	梅　丽
庾莉菊	蒋　波	楼永军	谭德讲	

前　言

　　按照《中国药典》2020 年版编制大纲的要求和通则先行的编制原则，《中国药典》四部相关增修订工作基本接近尾声，截至目前，已经有十一批四部拟增修订内容公开征求意见。为配合相关起草单位做好《中国药典》2020 年版一、二、三部和四部辅料包材的制修订工作，帮助有关单位提前做好新版药典执行的准备工作，我委将四部通则部分拟增修订内容汇编成册，其中重要章节附有修订说明或起草说明，供大家参考。

　　为方便读者清楚地了解有关增修订情况，本草案采用全文刊载方式，通过与《中国药典》2015 年版四部通则比较的方式将增修订内容标识出来，凡有变动的部分均辅以阴影和下划线，其中阴影表示删除内容，下划线表示新增内容。

　　今后，我们还将根据反馈的意见和建议，不断完善相关内容，请以正式出版的《中国药典》2015 年版第二增补本和《中国药典》2020 年版为准。

国家药典委员会

目　录

0100　制剂通则

本制剂通则中原料药物系指用于制剂制备的活性物质，包括中药、化学药、生物制品原料药物。中药原料药物系指饮片、植物油脂、提取物、有效成分或有效部位；化学药原料药物系指化学合成或来源于天然物质或采用生物技术获得的有效成分（即原料药）；生物制品原料药物系指生物制品原液或将生物制品原液干燥后制成的原粉。

本制剂通则中各剂型、亚剂型并不适用于所有原料药物，而应取决于原料药物特性、临床给药需求以及药品的安全性、有效性和稳定性等。

本制剂通则适用于中药、化学药和治疗用生物制品（包括血液制品、免疫血清、细胞因子、单克隆抗体、免疫调节剂、微生物制剂等）。预防类生物制品，应符合本版药典三部相应品种项下的有关要求。

本制剂通则适用的制剂的特性应符合以下领域：

剂量单位均匀度　给药过程的一致性要求在整个生产批次或多个批次的药物产品中精确地控制每个剂量单位的药物含量的变化。剂量均匀性通常由两个指标来证明：含量均匀度（通则0941）或重量（装量）差异。含量均匀度系指小剂量或单剂量的固体制剂、半固体制剂和非均相液体制剂的每个剂量单位的含量符合标示量的程度。剂型的成功开发和生产，需要通过仔细评估药物颗粒或液滴大小、掺入技术和赋形剂特性等因素，以达到有效控制剂量单位均匀度。

稳定性　药物制剂在生产、贮存、使用过程中，会因各种因素的影响发生分解变质，从而导致药物疗效降低或副作用增加，有些药物甚至产生有毒物质，也可能造成较大的经济损失。药物制剂从制备到使用期间保持物理、化学、生物学和微生物学特性的能力为稳定性。稳定性研究是基于对原料药或制剂及其生产工艺的系统研究和理解，通过设计试验获得原料药或制剂的质量特性在各种环境因素（如温度、湿度、光线照射等）的影响下随时间变化的规律，并据此为药品的处方、工艺、包装、贮藏条件和有效期/复检期的确定提供支持性信息。

有效性　药物有效性研究包括了动物试验中的药效学研究和人体临床试验中的有效性研究。动物试验应显示主要的药效作用和毒性以及药代动力学特性，人们需要根据动物试验的结果为临床试验推荐适应证、计算进入人体试验的安全剂量。而只有通过人体临床试验证明药物的安全有效性后，药物才能最终获得上市与临床应用。

给药途径　药物可制成多种剂型，采用不同的途径给药。同一药物由于剂型不同、采用的给药途径不同，所引起的药物效应也会不同。药物给药途径有：全身给药包括口服、静脉注射、肌内注射、皮下注射、舌下含化等，局部给药包括如腔管-关节腔、气管、阴道给药、肛门给药等。通常注射药物比口服吸收快、到达作用部位的时间快，因而起效快，作用显著。注射剂中的水溶性制剂通常比油溶液和混悬剂吸收快、起效时间短。口服制剂中的溶液剂通常比片剂、胶囊容易吸收。缓控释制剂是可以控制药物缓慢、恒速或非恒速释放的一大类制剂，其作用更为持久和温和。

包装与储存　直接接触药品的包装材料和容器应符合国务院药品监督管理部门的有关规定，均应无毒、洁净、与内容药品应不发生化学反应，并不得影响内容药品的质量。药品的储存应符合稳定性要求的储存条件（如温度、湿度和光照等）。

标签注意事项　药品标签应符合《中华人民共和国药品管理法》及国务院药品监督管理部门对包装标签的规定，不同包装标签其内容应根据上述规定印制，并应尽可能多地包含药品信息。麻醉药品、精神药品、医疗用毒性药品、放射性药品、外用药品和非处方药品的说明书和包装标签，必须印有规定的标识。

0100　制剂通则修订说明

一、修订背景

《中国药典》制剂通则（0100）部分始于2015年版，是将2010年版《中国药典》中化学药、中药和生物制品三部分别收载的制剂通则合并后，独立新增的部分。该部分内容旨在通过对药物制剂的总体论述来指导医药工作者对不同剂型、亚剂型进行合理的应用。

在各国药典和指导原则中都有关于制剂通则的总论，但叙述方式各有不同，论述全面、主题鲜明的主要包括《美国药典》和《日本药典》。

USP40 ＜1151＞ Pharmaceutical Dosage Forms 中概述了制剂通则的适用范围以及各剂型药物的考察要点，此外还简要阐述了剂量单位均匀度、稳定性、有效性、制造、给药途径、储存与包装和标签注意事项等。

JP17th 则通过 GENERAL RULES FOR PREPARATIONS General Notice for Preparations 和 General Notices for Packaging of Preparations 两部分内容分别概述了制剂的研发、生产、包装、流通和使用期间的注意事项，此外还分别论述了此类注意事项的适用范围。

与USP40和JP17th 制剂通则相比，2015年版《中国药典》0100制剂通则主要对通则中涉及的原料药物范畴（中药、化学药、生物制品）的规定，对通则适用范围的规定和对生物制品储存和运输期间的规定，仅仅是对2010年版中中药、化学药物和生物制品制剂通则的简单整合，缺少关键考察项的汇总和归纳。

因此有必要结合国内外药典和先进指导原则对现有标准进行修订，其中主要修改包括两个方面。

叙述结构方面，主要参考USP40的论述方式，先总述后分述，从药物制剂制备的原则"安全、有效、可控、顺应性"的角度出发，增加了对剂量单位均匀度、稳定性、有效性、给药方式、储存与包装和标签注意事项等部分的分论述，同时删除了与制剂通则总论无关的内容。

内容方面，参考了 ICH 指导原则、USP40、JP17th、EP9.0 中相关内容，结合国内外先进指导原则相关内容，对剂量单位均匀度、稳定性、有效性、给药方式、储存与包装和标签注意事项等分论述的内容进行补充，用于指导医药工作者合理运用不同剂型。

二、修订内容和依据

（一）删除与制剂通则总论无关的内容。

删除内容："除另有规定外，生物制品应于2～8℃避光贮存和运输。"

删除依据：该论述主要涉及生物制品稳定性相关内容，在通则9001原料药物与制剂稳定性试验指导原则中有明确规定，与"通则"意义不符，同时也违背了药典标准系统化、规范化的要求，因此删除。

（二）增加剂量单位均匀度、稳定性、有效性、给药方式、储存与包装和标签注意事项等分论述的内容。

1. 修订内容

剂量单位均匀度　给药过程的一致性要求在整个生产批次或多个批次的药物产品中精确地控制每个剂量单位的药物含量的变化。剂量均匀性通常由两个指标来证明：含量均匀度（通则0941）或重量差异。含量均匀度系指小剂量或单剂量的固体制剂、半固体制剂和非均相液体制剂的每个剂量单位的含量符合标示量的程度。剂型的成功开发和生产，需要通过仔细评估药物颗粒或液滴大小、掺入技术和赋形剂特性等因素，以达到有效控制剂量单位均匀度。

修订依据

ICH Q6A 单位剂量均匀度：这包括制剂的重量差异和制剂中活性成分的含量均匀度两种概念，均应采用药典方法测定。通常质量标准中只列入其中之一，而不同时包括两项。如合适，这些项目可进行过程检测，然而在质量标准中仍应列入相应控制。对于超过了允许用重量差异检验均匀度的界限的制剂采用重量差异检查时，申报者应该在药物开发阶段就证明制剂是足够均匀的。

JP17th　This test is harmonized with the European Pharmacopoeia and the U. S. Pharmacopeia. The parts of the text that are not harmonized are marked with symbols.

The term "Uniformity of dosage unit" is defined

as the degree of uniformity in the amount of the drug substance among dosage units. Therefore，the requirements of this chapter apply to each drug substance being comprised in dosage units containing one or more drug substances，unless otherwise specified elsewhere in this Pharmacopoeia. To ensure the consistency of dosage units，each unit in a batch should have a drug substance content within a narrow range around the label claim. Dosage units are defined as dosage forms containing a single dose or a part of a dose of a drug substance in each dosage unit. The Uniformity of

Dosage Units specification is not intended to apply to suspensions，emulsions，or gels in unit-dose containers intended for external，cutaneous administration.

USP40 （see also Uniformity of Dosage Units 〈905〉）：Consistency in dosing for a patient or consumer requires that the variation in the drug substance content of each dosage unit be accurately controlled throughout the manufactured batch or compounded lot of drug product. Uniformity of dosage units typically is demonstrated by one of two procedures：content uniformity or weight variation. The procedure for content uniformity requires the appropriate assay of the drug substance content of individual units. The procedure for weight variation uses the weight of the individual units to estimate their content. Weight variation may be used where the underlying distribution of the drug substance in the blend is presumed to be uniform and well-controlled，as in solutions，In such cases，the content of the drug substance may be adequately estimated by the net weight. Content uniformity does not rely on the assumption of blend uniformity and can be applied in all cases. Successful development and manufacture of dosage forms requires careful evaluation of the drug substance particle or droplet size，incorporation techniques，and excipient properties.

2. 修订内容

稳定性　药物制剂在生产、贮存、使用过程中，会因各种因素的影响发生分解变质，从而导致药物

疗效降低或副作用增加，有些药物甚至产生有毒物质，也可能造成较大的经济损失。药物制剂从制备到使用期间保持物理、化学、生物学和微生物学特性的能力为稳定性。稳定性研究是基于对原料药或制剂及其生产工艺的系统研究和理解，通过设计试验获得原料药或制剂的质量特性在各种环境因素（如温度、湿度、光线照射等）的影响下随时间变化的规律，并据此为药品的处方、工艺、包装、贮藏条件和有效期/复检期的确定提供支持性信息。

修订依据

ICH Q1A 稳定性试验的目的是提供原料药或制剂在各种环境因素如温度、湿度和光等条件影响下，其质量随时间变化的情况，并且由此建立原料药的再试验期或制剂的货架期以及推荐的贮存条件。

ICH Q1E 应对稳定性资料进行系统报告和评价。稳定性资料应包括物理、化学、生物和微生物试验的结果以及有关剂型特性的试验结果（例如：固体口服制剂的溶出速率）。应评估质量平衡，应考虑会影响质量平衡的因素，如降解机制、测定方法指示稳定性的能力和分析方法本身的变异。

USP40　Drug product stability involves the evaluation of chemical stability，physical stability，and performance over time. The chemical stability of the drug substance in the dosage form matrix must support the expiration dating for the commercially prepared dosage forms and a beyond-use date for a compounded dosage form. Test procedures for potency must be stability indicating (see Validation of Compendial Procedures〈1225〉). Degradation products should be quantified. In the case of dispersed or emulsified systems,consideration must be given to the potential for settling or separation of the formulation components. Any physical changes to the dosage form must be easily reversed (e.g.,by shaking) prior to dosing or administration. For tablets，capsules，oral suspensions，and implants，in vitro release test procedures such as dissolution and disintegration provide a measure of continuing consistency in performance over time （see Dissolution á711ñ,

Disintegration á701ñ，and Drug Release〈724〉）.

3. 修订内容

有效性　药物有效性研究包括了动物试验中的药效学研究和人体临床试验中的有效性研究。动物试验应显示主要的药效作用和毒性以及药代动力学特性，人们需要根据动物试验的结果为临床试验推荐适应证、计算进入人体试验的安全剂量。而只有通过人体临床试验证明药物的安全有效性后，药物才能最终获得上市与临床应用。

修订依据

ICH E6（R2）　在人类对象进行的任何意在发现或证实一种试验用药品的临床、药理学和（或）其他药效学作用；和（或）确定一种试验用药品的任何不良反应；和（或）研究一种试验用药品的吸收、分布、代谢和排泄，以确定药物的安全性和（或）有效性的研究。

USP40　（see also In Vitro and In Vivo Evaluation of Dosage Forms á1088ñ and Assessment of Drug Product Performance— Bioavailability，Bioequivalence，and Dissolution〈1090〉）：Bioavailability is influenced by factors such as the method of manufacture or compounding，particle size，crystal form（polymorph）of the drug substance，the properties of the excipients used to formulate the dosage form，and physical changes as the drug product ages. Assurance of consistency in bioavailability over time（bioequivalence）requires close attention to all aspects of the production（or compounding）and testing of the dosage form. With proper justification，in vitro release testing（e.g.，disintegration and dissolution）may be used as a surrogate to demonstrate consistent availability of the drug substance from the formulated dosage.

4. 修订内容

给药途径　药物可制成多种剂型，采用不同的途径给药。同一药物由于剂型不同、采用的给药途径不同，所引起的药物效应也会不同。药物给药途径有：全身给药包括口服、静脉注射、肌内注射、皮下注射、舌下含化等，局部给药包括如腔管　关节腔、气管、阴道给药、肛门给药等。通常注射药物比口服吸收快、到达作用部位的时间快，因而起效快，作用显著。注射剂中的水溶性制剂通常比油溶液和混悬剂吸收快、起效时间短。口服制剂中的溶液剂通常比片剂、胶囊容易吸收。缓控释制剂是可以控制药物缓慢、恒速或非恒速释放的一大类制剂，其作用更为持久和温和。

修订依据

USP40　The primary routes of administration for pharmaceutical dosage forms can be defined as parenteral（ see Injections and Implanted Drug Products 〈1〉），gastrointestinal（see Oral Drug Products—Product Quality Tests〈2〉），topical/ dermal（see Topical and Transdermal Drug Products— Product Quality Tests 〈3〉），mucosal，and inhalation（see Inhalation and Nasal Drug Products— General Information and Product Quality Tests〈5〉），and each has subcategories as needed. Many tests used to ensure quality generally are applied across all of the administration routes，but some tests are specific for individual routes. For example，products intended for injection must be evaluated using Sterility Tests〈71〉，Bacterial Endotoxins Test 〈85〉，or Pyrogen Test 〈151〉，and the manufacturing process（and sterilization technique）employed for parenteral（by injection）should ensure compliance with these tests. Tests for particulate matter may be required for certain dosage forms depending on the route of administration（e.g.，by injection—Particulate Matter in Injections 〈788〉，or mucosal— Particulate Matter in Ophthalmic Solutions〈789〉）. Additionally，dosage forms intended for the inhalation route of administration must be monitored for particle size and spray pattern（for a metered-dose inhaler or dry powder inhaler）and droplet size（for nasal sprays）. Further information regarding administration routes and suggested testing can be found in the Guide to General Chapters，Charts 4-8，10，and 13. An appropriate manufacturing process and testing regimen help ensure that a dosage form can meet the appropriate quality attributes for the intended route of administration.

ICH S6R1   应该尽可能接近拟用于临床的给药途径和次数。需要考虑产品在所用动物种属中的药代动力学和生物利用度，以及安全、人道的给药量。例如活性成分在动物体内的清除较快或者溶解度低，可采用补偿的方式，增加实验动物的给药次数（与临床研究拟用的给药方案相比）。此时，应确定实验动物的暴露水平，并与临床暴露量相比较。同时还需要考虑到给药量、浓度、制剂和给药部位的影响。如受到生物利用度、给药途径或者动物大小/生理状态等限制而必须改变给药途径时，使用与临床不同的给药途径也可以接受。

5. 修订内容

包装与储存   直接接触药品的包装材料和容器应符合国务院药品监督管理部门的有关规定，均应无毒、洁净，与内容药品应不发生化学反应，并不得影响内容药品的质量。药品的储存应符合稳定性要求的储存条件（如温度、湿度和光照等）。

修订依据

ICH Q1A   2.1.4 包装容器   进行稳定性研究的原料药应放置在与所建议的贮存和销售相同的或相似的包装容器中。

ICH Q8   申报者应在 3.2.P.7 中阐述上市制剂容器密闭系统的选择及其理由，应关注药物制剂的预期用途和容器密闭系统对贮存及运输的适用性，必要时，应同时考虑大包装药品的贮存和运输容器。应证明直接接触药品的包装材料选择的合理性，包括容器密闭系统的完整性试验，以及容器或标签与药品之间可能的相互作用。选择直接接触药品的包装材料时应考虑：如材料的选择、防湿及避光性、材料结构与剂型的相容性（包括容器的吸附及渗漏）和材料结构的安全性。必要时，也应包括对外包装材料的说明。如果使用定量给药装置（如滴管、笔式注射器、干粉吸入器），必须在尽可能模拟药品使用方法的测试条件下，证明其给药剂量的可重复性和准确性。

USP40   Suitable packaging is determined for each product. For additional information about meeting packaging requirements listed in the individual labeling, refer to Packaging and Storage Requirements 〈659〉, Containers—Performance Testing 〈671〉, Good Packaging Practices 〈1177〉, and Good Repackaging Practices〈1178〉. Product labeling must specify storage requirements that describe environmental conditions, limitations, and restrictions. For instance，exposure to excessive temperature，humidity，and light can influence the ability of the packaging to protect the product.

6. 修订内容

标签注意事项   药品标签应符合《中华人民共和国药品管理法》及国务院药品监督管理部门对包装标签的规定，不同包装标签其内容应根据上述规定印制，并应尽可能多地包含药品信息。麻醉药品、精神药品、医疗用毒性药品、放射性药品、外用药品和非处方药品的说明书和包装标签，必须印有规定的标识。

修订依据

ICH Q1A   应按照相应的国家/地区的要求，在标签上说明贮藏条件。该说明应建立在原料药稳定性评价的基础上。必要时，应有特殊说明，尤其是对不能冷冻的原料药。应避免使用如"环境条件"或"室温"这一类术语。从稳定性资料中可得出再试验日期，如必要，应在容器的标签上注明再试验日期。

USP40   Some dosage forms or articles have mandatory labeling statements that are given in the Code of Federal Regulations（e.g.，21 CFR 201.320 and 21 CFR 369.21）. The text of 21 CFR should be consulted to determine the current recommendations.

EP9.0   The label states：

— the method of preparation of the solution or suspension;

— the conditions and the duration of storage after reconstitution.

Ch.P 2015   凡例：三十八、药品标签应符合《中华人民共和国药品管理法》及国务院药品监督管理部门对包装标签的规定，不同包装标签其内容应根据上述规定印制，并应尽可能多地包含药品信息。

三十九、麻醉药品、精神药品、医疗用毒性药品、放射性药品、外用药品和非处方药品的说明书和包装标签，必须印有规定的标识。

0101　片剂

片剂系指原料药物或与适宜的辅料制成的圆形或异形的片状固体制剂。

中药还有浸膏片、半浸膏片和全粉片等。

片剂以口服普通片为主，另有含片、舌下片、口腔贴片、咀嚼片、分散片、可溶片、泡腾片、阴道片、阴道泡腾片、缓释片、控释片、肠溶片与口崩片等。

含片　系指含于口腔中缓慢溶化产生局部或全身作用的片剂。

含片中的原料药物一般是易溶性的，主要起局部消炎、杀菌、收敛、止痛或局部麻醉等作用。

舌下片　系指置于舌下能迅速溶化，药物经舌下黏膜吸收发挥全身作用的片剂。

舌下片中的原料药物应易于直接吸收，主要适用于急症的治疗。

口腔贴片　系指粘贴于口腔，经黏膜吸收后起局部或全身作用的片剂。

口腔贴片应进行溶出度或释放度（通则 0931）检查。

咀嚼片　系指于口腔中咀嚼后吞服的片剂。

咀嚼片一般应选择甘露醇、山梨醇、蔗糖等水溶性辅料作填充剂和黏合剂。咀嚼片的硬度应适宜。

分散片　系指在水中能迅速崩解并均匀分散的片剂。

分散片中的原料药物应是难溶性的。分散片可加水分散后口服，也可将分散片含于口中吮服或吞服。

分散片应进行溶出度（通则 0931）和分散均匀性检查。

可溶片　系指临用前能溶解于水的非包衣片或薄膜包衣片剂。

可溶片应溶解于水中，溶液可呈轻微乳光。可供口服、外用、含漱等用。

泡腾片　系指含有碳酸氢钠和有机酸，遇水可产生气体而呈泡腾状的片剂。泡腾片不得直接吞服。

泡腾片中的原料药物应是易溶性的，加水产生气泡后应能溶解。有机酸一般用枸橼酸、酒石酸、富马酸等。

阴道片与阴道泡腾片　系指置于阴道内使用的片剂。阴道片和阴道泡腾片的形状应易置于阴道内，可借助器具将阴道片送入阴道。阴道片在阴道内应易溶化、溶散或融化、崩解并释放药物，主要起局部消炎杀菌作用，也可给予性激素类药物。具有局部刺激性的药物，不得制成阴道片。

阴道片应进行融变时限检查（通则 0922）。阴道泡腾片还应进行发泡量检查。

缓释片　系指在规定的释放介质中缓慢地非恒速释放药物的片剂。缓释片应符合缓释制剂的有关要求（通则 9013）并应进行释放度（通则 0931）检查。除说明书标注可掰开服用外，一般应整片吞服。

控释片　系指在规定的释放介质中缓慢地恒速释放药物的片剂。控释片应符合控释制剂的有关要求（通则 9013）并应进行释放度（通则 0931）检查。除说明书标注可掰开服用外，一般应整片吞服。

肠溶片　系指用肠溶性包衣材料进行包衣的片剂。

为防止原料药物在胃内分解失效、对胃的刺激或控制原料药物在肠道内定位释放，可对片剂包肠溶衣；为治疗结肠部位疾病等，可对片剂包结肠定位肠溶衣。肠溶片一般不得掰开服用。

肠溶片除另有规定外，应进行释放度（通则 0931）检查。

口崩片　系指在口腔内不需要用水即能迅速崩解或溶解的片剂。

一般适合于小剂量原料药物，常用于吞咽困难或不配合服药的患者。可采用直接压片和冷冻干燥法制备。

口崩片应在口腔内迅速崩解或溶解、口感良好、容易吞咽，对口腔黏膜无刺激性。

除冷冻干燥法制备的口崩片外，口崩片应进行崩解时限检查（通则 0921）。对于难溶性原料药物制成的口崩片，还应进行溶出度检查（通则 0931）。

对于经肠溶材料包衣的颗粒制成的口崩片，还应进行释放度检查（通则 0931）。

采用冷冻干燥法制备的口崩片可不进行脆碎度检查。

片剂在生产与贮藏期间应符合下列规定。

一、原料药物与辅料应混合均匀。含药量小或含毒、剧药的片剂，应根据原料药物的性质采用适宜方法使其分散均匀。

二、凡属挥发性或对光、热不稳定的原料药物，在制片过程中应采取遮光、避热等适宜方法，以避免成分损失或失效。

三、压片前的物料、颗粒或半成品应控制水分，以适应制片工艺的需要，防止片剂在贮存期间发霉、变质。

四、片剂通常采用湿法制粒压片、干法制粒压片和粉末直接压片。干法制粒压片和粉末直接压片可避免引入水分，适合对湿热不稳定的药物的片剂制备。

五、根据依从性需要片剂中可加入矫味剂、芳香剂和着色剂等，一般指含片、口腔贴片、咀嚼片、分散片、泡腾片、口崩片等。

六、为增加稳定性、掩盖原料药物不良臭味、改善片剂外观等，可对制成的药片包糖衣或薄膜衣。对一些遇胃液易破坏、刺激胃黏膜或需要在肠道内释放的口服药片，可包肠溶衣。必要时，薄膜包衣片剂应检查残留溶剂。

七、片剂外观应完整光洁，色泽均匀，有适宜的硬度和耐磨性，以免包装、运输过程中发生磨损或破碎，除另有规定外，非包衣片应符合片剂脆碎度检查法（通则 0923）的要求。

八、片剂的微生物限度应符合要求。

九、根据原料药物和制剂的特性，除来源于动、植物多组分且难以建立测定方法的片剂外，溶出度、释放度、含量均匀度等应符合要求。

十、片剂应注意贮存环境中温度、湿度以及光照的影响，除另有规定外，片剂应密封贮存。生物制品原液、半成品和成品的生产及质量控制应符合相关品种要求。

除另有规定外，片剂应进行以下相应检查。

【重量差异】照下述方法检查，应符合规定。

检查法　取供试品 20 片，精密称定总重量，求得平均片重后，再分别精密称定每片的重量，每片重量与平均片重比较（凡无含量测定的片剂或有标示片重的中药片剂，每片重量应与标示片重比较），按表中的规定，超出重量差异限度的不得多于 2 片，并不得有 1 片超出限度 1 倍。

平均片重或标示片重	重量差异限度
0.30 g 以下	±7.5%
0.30g 及 0.30g 以上	±5%

糖衣片的片芯应检查重量差异并符合规定，包糖衣后不再检查重量差异。薄膜衣片应在包薄膜衣后检查重量差异并符合规定。

凡规定检查含量均匀度的片剂，一般不再进行重量差异检查。

【崩解时限】除另有规定外，照崩解时限检查法（通则 0921）检查，应符合规定。

含片的溶化性照崩解时限检查法（通则 0921）检查，应符合规定。

舌下片照崩解时限检查法（通则 0921）检查，应符合规定。

阴道片照融变时限检查法（通则 0922）检查，应符合规定。

口崩片照崩解时限检查法（通则 0921）检查，应符合规定。

咀嚼片不进行崩解时限检查。

凡规定检查溶出度、释放度的片剂，一般不再进行崩解时限检查。

【发泡量】阴道泡腾片照下述方法检查，应符合规定。

检查法　除另有规定外，取 25ml 具塞刻度试管（内径 1.5cm，若片剂直径较大，可改为内径 2.0cm）10 支，按表中规定加水一定量，置 37℃±1℃水浴中 5 分钟，各管中分别投入供试品 1 片，20 分钟内观察最大发泡量的体积，平均发泡体积不得少于 6ml，且少于 4ml 的不得超过 2 片。

平均片重	加水量
1.5g 及 1.5g 以下	2.0ml
1.5g 以上	4.0ml

【分散均匀性】分散片照下述方法检查，应符合规定。

　　检查法　照崩解时限检查法（通则 0921）检查，不锈钢丝网的筛孔内径为 710μm，水温为 15～25℃；取供试品 6 片，应在 3 分钟内全部崩解并通过筛网，如有少量不能通过筛网，但已软化或轻质上漂且无硬心者，符合要求。

【微生物限度】以动物、植物、矿物来源的非单体成分制成的片剂，生物制品片剂，以及黏膜或皮肤炎症或腔道等局部用片剂（如口腔贴片、外用可溶片、阴道片、阴道泡腾片等），照非无菌产品微生物限度检查：微生物计数法（通则 1105）和控制菌检查法（通则 1106）及非无菌药品微生物限度标准（通则 1107）检查，应符合规定。规定检查杂菌的生物制品片剂，可不进行微生物限度检查。

0102　注射剂

注射剂系指原料药物或与适宜的辅料制成的供注入体内的无菌制剂。

注射剂可分为注射液、注射用无菌粉末与注射用浓溶液等。

注射液　系指原料药物或与适宜的辅料制成的供注入体内的无菌液体制剂，包括溶液型、乳状液型或混悬型等注射液。可用于皮下注射、皮内注射、肌内注射、静脉注射、静脉滴注、鞘内注射、椎管内注射等。其中，供静脉滴注用的大容量注射液（除另有规定外，一般不小于 100ml，生物制品一般不小于 50ml）也可称为输液。中药注射剂一般不宜制成混悬型注射液。

乳状液型注射液，不得用于椎管注射。混悬型注射液不得用于静脉注射或椎管内注射。

注射用无菌粉末　系指原料药物或与适宜辅料制成的供临用前用无菌溶液配制成注射液的无菌粉末或无菌块状物，一般采用无菌分装或冷冻干燥法制得。可用适宜的注射用溶剂配制后注射，也可用静脉输液配制后静脉滴注。以冷冻干燥法制备的生物制品注射用无菌粉末，也可称为注射用冻干制剂。注射用无菌粉末配置成注射液后应符合注射液的要求。

注射用浓溶液　系指原料药物与适宜辅料制成的供临用前稀释后静脉滴注用的无菌浓溶液。注射用浓溶液稀释后应符合注射液的要求。

注射剂在生产与贮藏期间应符合下列规定。

一二、注射剂所用的原辅料应从来源及生产工艺等环节进行严格控制并应符合注射用的质量要求。除另有规定外，制备中药注射剂的饮片等原料药物应严格按各品种项下规定的方法提取、纯化，制成半成品、成品，并应进行相应的质量控制。生物制品原液、半成品和成品的生产及质量控制应符合相关品种要求。

三二、注射剂所用溶剂应安全无害，并与其他药用成分兼容性良好，不得影响活性成分的疗效和质量。一般分为水性溶剂和非水性溶剂。

（1）水性溶剂最常用的为注射用水，也可用0.9%氯化钠溶液或其他适宜的水溶液。

（2）非水性溶剂常用的为植物油，主要为供注射用的大豆油，其他还有乙醇、丙二醇和聚乙二醇等。供注射用的非水性溶剂，应严格限制其用量，并应在各品种项下进行相应的检查。

四三、配制注射剂时，可根据需要加入适宜的附加剂，如渗透压调节剂、pH 值调节剂、增溶剂、助溶剂、抗氧剂、抑菌剂、乳化剂、助悬剂等。所用附加剂应不影响药物疗效，避免对检验产生干扰，附加剂的选择应考虑到对药物疗效和安全性的影响，避免对检验产生干扰。使用浓度不得引起毒性或明显的刺激性。常用的抗氧剂有亚硫酸钠、亚硫酸氢钠和焦亚硫酸钠等，一般浓度为 0.1%～0.2%。多剂量包装的注射液可加适宜的抑菌剂，抑菌剂的用量应能抑制注射液中微生物的生长，除另有规定外，在制剂确定处方时，该处方的抑菌效力应符合抑菌效力检查法（通则 1121）的规定。加有抑菌剂的注射液，仍应采用适宜的方法灭菌。静脉给药与脑池内、硬膜外、椎管内用的注射液均不得加抑菌剂。常用的抑菌剂为 0.5%苯酚、0.3%甲酚、0.5%三氯叔丁醇、0.01%硫柳汞等。

六四、注射液一般是原料药和适宜辅料经配制、过滤、灌封、灭菌等工艺步骤制备而成。难溶性药物可采用增溶、乳化或粉碎等工艺制备成溶液型、乳状液型或混悬型注射液；注射用无菌粉末一般采用无菌分装或冷冻干燥法制得；注射用浓溶液的制备方法与溶液型注射液类似。

在注射剂的生产过程中应尽可能缩短配制时间，防止微生物与热原的污染及原料药物变质。输液的配制过程更应严格控制。制备混悬型注射液、乳状液型注射液过程中，要采取必要的措施，保证粒子大小符合质量标准的要求。注射用无菌粉末应按无菌操作制备。必要时注射剂应进行相应的安全性检查，如异常毒性、过敏反应、溶血与凝聚、降压物质等，均应符合要求。

七五、灌装标示装量为不大于 50ml 的注射剂时，可参考应按可参考下表适当增加装量。除另有规定外，多剂量包装的注射剂，每一容器的装量一般不得超过 10 次注射量，增加的装量应能保证每次注射用量。

标示装量/ml	增加量/ml	
	易流动相	黏稠度
0.5	0.10	0.12
1	0.10	0.15
2	0.15	0.25
5	0.30	0.50
10	0.50	0.70
20	0.60	0.90
50	1.0	1.5

注射剂灌装后应尽快熔封或严封。接触空气易变质的原料药物，在灌装过程中，应排除容器内的空气，可填充二氧化碳或氮等气体，立即熔封或严封。

对温度敏感的原料药物在灌封过程中应控制温度，灌封完成后应立即将注射剂置于规定的温度下贮存。

制备注射用冻干制剂时，分装后应及时冷冻干燥。冻干后残留水分应符合相关品种的要求。

生物制品的分装和冻干，还应符合"生物制品分装和冻干规程"的要求。

八六、注射剂熔封或严封后，一般应根据原料药物性质选用适宜的方法进行灭菌，必须保证制成品无菌。注射剂应采用适宜方法进行容器检漏。

一七、溶液型注射液应澄清；除另有规定外，混悬型注射液中原料药物粒径应控制在 15μm 以下，含 15～20μm（间有个别 20～50μm）者，不应超过 10%，若有可见沉淀，振摇时应容易分散均匀。混悬型注射液不得用于静脉注射或椎管内注射；乳状液型注射液，不得有相分离现象，不得用于椎管注射；静脉用乳状液型注射液中 90% 的乳滴粒径应在 1μm 以下，除另有规定外，不得有大于 5μm 的乳滴。除另有规定外，输液应尽可能与血液等渗。

五八、注射剂常用容器有玻璃安瓿、玻璃瓶、塑料安瓿、塑料瓶（袋）、预装式注射器等。容器的密封性，须用适宜的方法确证。除另有规定外，容器应符合有关注射用玻璃容器和塑料容器的国

家标准规定。容器用胶塞特别是多剂量包装注射液用的胶塞要有足够的弹性和稳定性，其质量应符合有关国家标准规定。除另有规定外，容器应足够透明，以便内容物的检视。

九、除另有规定外，注射剂应避光贮存。生物制品原液、半成品和成品的生产及质量控制应符合相关品种要求。

十、注射剂的标签或说明书中应标明其中所用辅料的名称，如有抑菌剂还应标明抑菌剂的种类及浓度；注射用无菌粉末应标明配制溶液所用的溶剂种类，必要时还应标注溶剂量。

除另有规定外，注射剂应进行以下相应检查。

【装量】注射液及注射用浓溶液照下述方法检查，应符合规定。

检查法　供试品标示装量不大于 2ml 者，取供试品 5 支（瓶）；2ml 以上至 50ml 者，取供试品 3 支（瓶）。开启时注意避免损失，将内容物分别用相应体积的干燥注射器及注射针头抽尽，然后缓慢连续地注入经标化的量入式量筒内（量筒的大小应使待测体积至少占其额定体积的 40%，不排尽针头中的液体），在室温下检视。测定油溶液、乳状液或混悬液时，应先加温（如有必要）摇匀，再用干燥注射器及注射针头抽尽后，同前法操作，放冷（加温时），检视。每支（瓶）的装量均不得少于其标示装量。

生物制品多剂量供试品：取供试品 1 支（瓶），按标示的剂量数和每剂的装量，分别用注射器抽出，按上述步骤测定单次剂量，应不低于标示装量。

标示装量为 50ml 以上的注射液及注射用浓溶液照最低装量检查法（通则 0942）检查，应符合规定。

也可采用重量除以相对密度计算装量。准确量取供试品，精密称定，求出每 1ml 供试品的重量（即供试品的相对密度）；精密称定用干燥注射器及注射针头抽出或直接缓慢倾出供试品内容物的重量，再除以供试品相对密度，得出相应的装量。

预装式注射器和弹筒式装置的供试品：除另有规定外，标示装量不大于 2ml 者，取供试品 5 支（瓶）；2ml 以上至 50ml 者，取供试品 3 支（瓶）。供试品与所配注射器、针头或活塞装配后将供试品缓慢连续注入容器（不排尽针头中的液体），按

单剂量供试品要求进行装量检查，应不低于标示装量。

【装量差异】除另有规定外，注射用无菌粉末照下述方法检查，应符合规定。

检查法　取供试品 5 瓶（支），除去标签、铝盖，容器外壁用乙醇擦净，干燥，开启时注意避免玻璃屑等异物落入容器中，分别迅速精密称定；容器为玻璃瓶的注射用无菌粉末，首先小心开启内塞，使容器内外气压平衡，盖紧后精密称重。然后倾出内容物，容器用水或乙醇洗净，在适宜条件下干燥后，再分别精密称定每一容器的重量，求出每瓶（支）的装量与平均装量。每瓶（支）装量与平均装量相比较，应符合下列规定，如有 1 瓶（支）不符合规定，应另取 10 瓶（支）复试，应符合规定。

标示装量或平均装量或标示装量	装量差异限度
0.05g 及 0.05g 以下	±15%
0.05g 以上至 0.15g	±10%
0.15g 以上至 0.50g	±7%
0.50g 以上	±5%

凡规定检查含量均匀度的注射用无菌粉末，一般不再进行装量差异检查。

【渗透压摩尔浓度】除另有规定外，静脉输液及椎管注射用注射液按各品种项下的规定，照渗透压摩尔浓度测定法（通则 0632）检查，应符合规定。

【可见异物】除另有规定外，照可见异物检查法（通则 0904）检查，应符合规定。

【不溶性微粒】除另有规定外，用于静脉注射、静脉滴注、鞘内注射、椎管内注射的溶液型的注射液、注射用无菌粉末及注射用浓溶液照不溶性微粒检查法（通则 0903）检查，均应符合规定。

【中药注射剂有关物质】按各品种项下规定，照注射剂有关物质检查法（通则 2400）检查，应符合有关规定。

【重金属及有害元素残留量】除另有规定外，中药注射剂照铅、镉、砷、汞、铜测定法（通则 2321）测定，按各品种项下每日最大使用量计算，铅不得超过 12μg，镉不得超过 3μg，砷不得超过 6μg，汞不得超过 2μg，铜不得超过 150μg。

【无菌】照无菌检查法（通则 1101）检查，应符合规定。

【细菌内毒素】或【热原】除另有规定外，静脉用注射剂按各品种项下的规定，照细菌内毒素检查法（通则 1143）或热原检查法（通则 1142）检查，应符合规定。

0103 胶囊剂

胶囊剂系指原料药物或与适宜辅料充填于空心胶囊或密封于软质囊材中制成的固体制剂。

胶囊剂可分为硬胶囊、和软胶囊（胶丸）。根据释放特性不同还有缓释胶囊、控释胶囊、和肠溶胶囊等，主要供口服用。

硬胶囊（通称为胶囊）系指采用适宜的制剂技术，将原料药物或加适宜辅料制成的均匀粉末、颗粒、小片、小丸、半固体或液体等，充填于空心胶囊中的胶囊剂。

软胶囊 系指将一定量的液体原料药物直接包封，或将固体原料药物溶解或分散在适宜的辅料中制备成溶液、混悬液、乳状液或半固体，密封于软质囊材中的胶囊剂。可用滴制法或压制法制备。软质囊材一般是由胶囊用明胶、甘油或其他适宜的药用辅料单独或混合制成。

缓释胶囊 系指在规定的释放介质中缓慢地非恒速释放药物的胶囊剂。缓释胶囊应符合缓释制剂（通则9013）的有关要求并应进行释放度（通则0931）检查。

控释胶囊 系指在规定的释放介质中缓慢地恒速释放药物的胶囊剂。控释胶囊应符合控释制剂（通则9013）的有关要求并应进行释放度（通则0931）检查。

肠溶胶囊 系指用肠溶材料包衣的颗粒或小丸充填于胶囊而制成的硬胶囊，或用适宜的肠溶材料制备而得的硬胶囊或软胶囊。肠溶胶囊不溶于胃液，但能在肠液中崩解而释放活性成分。除另有规定外，肠溶胶囊应符合迟释制剂（通则9013）的有关要求，并进行释放度（通则检查。

胶囊剂在生产与贮藏期间应符合下列有关规定。

一、胶囊剂的内容物不论是原料药物还是辅料，均不应造成囊壳的变质。

二、小剂量原料药物应用适宜的稀释剂稀释，并混合均匀。

三、硬胶囊可根据下列制剂技术制备不同形式内容物充填于空心胶囊中。

（1）将原料药物加适宜的辅料如稀释剂、助流剂、崩解剂等制成均匀的粉末、颗粒或小片。

（2）将普通小丸、速释小丸、缓释小丸、控释小丸或肠溶小丸单独填充或混合填充，必要时加入适量空白小丸作填充剂。

（3）将原料药物粉末直接填充。

（4）将原料药物制成包合物、固体分散体、微囊或微球。

（5）溶液、混悬液、乳状液等也可采用特制灌囊机填充于空心胶囊中，必要时密封。

四、胶囊剂应整洁，不得有黏结、变形、渗漏或囊壳破裂等现象，并应无异臭。

五、胶囊剂的微生物限度应符合要求。

六、根据原料药物和制剂的特性，除来源于动、植物多组分且难以建立测定方法的胶囊剂外，溶出度、释放度、含量均匀度等应符合要求。必要时，内容物包衣的胶囊剂应检查残留溶剂。

七、除另有规定外，胶囊剂应密封贮存，其存放环境温度不高于30℃，湿度应适宜，防止受潮、发霉、变质。生物制品原液、半成品和成品的生产及质量控制应符合相关品种要求。

除另有规定外，胶囊剂应进行以下相应检查。

【水分】中药硬胶囊剂应进行水分检查。

取供试品内容物，照水分测定法（通则0832）测定。除另有规定外，不得过9.0%。

硬胶囊内容物为液体或半固体者不检查水分。

【释放度】缓释胶囊应符合缓释制剂（通则9013）的有关要求并应进行释放度（通则0931）检查。

控释胶囊应符合控释制剂（通则9013）的有关要求并应进行释放度（通则0931）检查。

除另有规定外，肠溶胶囊应符合迟释制剂（通则9013）的有关要求，并进行释放度（通则0931）检查。

【装量差异】照下述方法检查，应符合规定。

检查法 除另有规定外，取供试品20粒（中药取10粒），分别精密称定重量，倾出内容物（不得损失囊壳），硬胶囊囊壳用小刷或其他适宜的用具拭净；软胶囊或内容物为半固体或液体的硬胶囊囊壳用乙醚等易挥发性溶剂洗净，置通风处使溶剂挥尽，再分别精密称定囊壳重量，求出每粒内容物的装量与平均装量。每粒装量与平均装量相比较（有标示装量的胶囊剂，每粒装量应与标示装量比较），超出装量差异限度的不得多于 2 粒，并不得有 1 粒超出限度 1 倍。

平均装量或标示装量	装量差异限度
0.30g 以下	±10%
0.30g 及 0.30g 以上	±7.5%（中药±10%）

凡规定检查含量均匀度的胶囊剂，一般不再进行装量差异的检查。

【崩解时限】 除另有规定外，照崩解时限检查法（通则 0921）检查，均应符合规定。

凡规定检查溶出度或释放度的胶囊剂，一般不再进行崩解时限的检查。

【微生物限度】 以动物、植物、矿物质来源的非单体成分制成的胶囊剂，生物制品胶囊剂，照非无菌产品微生物限度检查：微生物计数法（通则 1105）和控制菌检查（通则 1106）及非无菌药品微生物限度标准（通则 1107）检查，应符合规定。规定检查杂菌的生物制品胶囊剂，可不进行微生物限度检查。

0104　颗粒剂

颗粒剂系指原料药物与适宜的辅料混合制成具有一定粒度的干燥颗粒状制剂。

颗粒剂可分为可溶颗粒（通称为颗粒）、混悬颗粒、泡腾颗粒、肠溶颗粒。根据释放特性不同还有缓释颗粒和控释颗粒等。

混悬颗粒　系指难溶性原料药物与适宜辅料混合制成的颗粒剂。临用前加水或其他适宜的液体振摇即可分散成混悬液。除另有规定外，混悬颗粒剂应进行溶出度（通则 0931）检查。

泡腾颗粒　系指含有碳酸氢钠和有机酸，遇水可放出大量气体而呈泡腾状的颗粒剂。

泡腾颗粒中的药物应是易溶性的，加水产生气泡后应能溶解。有机酸一般用枸橼酸、酒石酸等。泡腾颗粒一般不应直接吞服。

肠溶颗粒　系指采用肠溶材料包裹颗粒或其他适宜方法制成的颗粒剂。肠溶颗粒耐胃酸而在肠液中释放活性成分或控制药物在肠道内定位释放，可防止药物在胃内分解失效，避免对胃的刺激。肠溶颗粒应进行释放度（通则 0931）检查。肠溶颗粒不得咀嚼。

缓释颗粒　系指在规定的释放介质中缓慢地非恒速释放药物的颗粒剂。

缓释颗粒应符合缓释制剂的有关要求（通则9013），并应进行释放度（通则 0931）检查。缓释颗粒不得咀嚼。

颗粒剂在生产与贮藏期间应符合下列有关规定。

一、原料药物与辅料应均匀混合。含药量小或含毒、剧药物的颗粒剂，应根据原料药物的性质采用适宜方法使其分散均匀。

二、除另有规定外，中药饮片应按各品种项下规定的方法进行提取、纯化、浓缩成规定的清膏，采用适宜的方法干燥并制成细粉，加适量辅料（不超过干膏量的 2 倍）或饮片细粉，混匀并制成颗粒；也可将清膏加适量辅料（不超过清膏量的 5 倍）或饮片细粉，混匀并制成颗粒。

二三、凡属挥发性原料药物或遇热不稳定的药物在制备过程应注意控制适宜的温度条件，凡遇光

不稳定的原料药物应遮光操作。

四、颗粒剂通常采用干法制粒、湿法制粒、流化制粒等方法制备。干法制粒可避免引入水分，尤其适合对湿热不稳定药物的颗粒剂的制备。

四五、根据需要颗粒剂可加入适宜的辅料，如稀释剂、黏合剂、分散剂、着色剂以及矫味剂等。

三六、除另有规定外，挥发油均匀喷入干燥颗粒中，密闭至规定时间或用包合等技术处理后加入。

五七、为了防潮、掩盖药物的不良气味，也可对颗粒进行包薄膜衣。必要时，包衣颗粒应检查残留溶剂。

六八、颗粒剂应干燥，颗粒均匀，色泽一致，无吸潮、软化、结块、潮解等现象。

七九、颗粒剂的微生物限度应符合要求。

八十、根据原料药和制剂的特性，除来源动、植物多组分且难以建立测定方法的颗粒剂外，溶出度、释放度、含量均匀度等应符合要求。

九十一、除另有规定外，颗粒剂应密封，置干燥处贮存，防止受潮。生物制品原液半成品及成品的生产及质量控制应符合相关品种要求。

除另有规定外，颗粒剂应进行以下相应检查：

【粒度】除另有规定外，照粒度和粒度分布测定法（通则 0982 第二法　双筛分法）测定，不能通过一号筛与能通过五号筛的总和不得超过 15%。

【水分】中药颗粒剂照水分测定法（通则 0832）测定，除另有规定外，水分不得过 8.0%。

【干燥失重】除另有规定外，化学药品和生物制品颗粒剂照干燥失重测定法（通则 0831）测定，于 105℃干燥至（含糖颗粒应在 80℃减压干燥）恒重，减失重量不得过 2.0%。

【溶化性】除另有规定外，颗粒剂照下述方法检查，溶化性应符合规定。含中药原粉的颗粒剂不做溶化性检查。

可溶颗粒检查法　取供试品 10g（中药单剂量包装取一袋），加热水 200ml，搅拌 5 分钟，立即观察，可溶颗粒应全部溶化或轻微浑浊。

泡腾颗粒检查法　取供试品 3 袋，将内容物分

别转移至盛有 200ml 水的烧杯中，水温为 15～25℃，应迅速产生气体而呈泡腾状，5 分钟内颗粒均应完全分散或溶解在水中。

颗粒剂按上述方法检查，均不得有异物，中药颗粒还不得有焦屑。

混悬颗粒以及已规定检查溶出度或释放度的颗粒剂可不进行溶化性检查。

【装量差异】单剂量包装的颗粒剂按下述方法检查，应符合规定。

检查法　取供试品 10 袋（瓶），除去包装，分别精密称定每袋（瓶）内容物的重量，求出每袋（瓶）内容物的装量与平均装量。每袋（瓶）装量与平均装量相比较［凡无含量测定的颗粒剂或有标示装量颗粒剂，每袋（瓶）装量应与标示装量比较］，超出装量差异限度的颗粒剂不得多于 2 袋（瓶），并不得有 1 袋（瓶）超出装量差异限度 1 倍。

平均装量或标示装量	装量差异限度
1.0g 及 1.0g 以下	±10%
1.0g 以上至 1.5g	±8%
1.5g 以上至 6.0g	±7%
6.0g 以上	±5%

凡规定检查含量均匀度的颗粒剂，一般不再进行装量差异的检查。

【装量】多剂量包装的颗粒剂，照最低装量检查法（通则0942）检查，应符合规定。

【微生物限度】以动物、植物、矿物质来源的非单体成分制成的颗粒剂，生物制品颗粒剂，照非无菌产品微生物限度检查：微生物计数法（通则1105）和控制菌检查法（通则1106）及非无菌药品微生物限度标准（通则1107）检查，应符合规定。规定检查杂菌的生物制品颗粒剂，可不进行微生物限度检查。

0105　眼用制剂

眼用制剂系指直接用于眼部发挥治疗作用的无菌制剂。

眼用制剂可分为眼用液体制剂（滴眼剂、洗眼剂、眼内注射溶液）、眼用半固体制剂（眼膏剂、眼用乳膏剂、眼用凝胶剂等）、眼用固体制剂（眼膜剂、眼丸剂、眼内插入剂等）。眼用液体制剂也可以固态形式包装，另备溶剂，在临用前配成溶液或混悬液。

滴眼剂　系指由原料药物与适宜辅料制成的供滴入眼内的无菌液体制剂。可分为溶液、混悬液或乳状液。

洗眼剂　系指由原料药物制成的无菌澄明水溶液，供冲洗眼部异物或分泌液、中和外来化学物质的眼用液体制剂。

眼内注射溶液　系指由原料药物与适宜辅料制成的无菌液体，供眼周围组织（包括球结膜下、筋膜下及球后）或眼内注射（包括前房注射、前房冲洗、玻璃体内注射、玻璃体内灌注等）的无菌眼用液体制剂。

眼膏剂　系指由原料药物与适宜基质均匀混合，制成溶液型或混悬型膏状的无菌眼用半固体制剂。

眼用乳膏剂　系指由原料药物与适宜基质均匀混合，制成乳膏状的无菌眼用半固体制剂。

眼用凝胶剂　系指原料药物与适宜辅料制成的凝胶状无菌眼用半固体制剂。

眼膜剂　系指原料药物与高分子聚合物制成的无菌药膜，可置于结膜囊内缓慢释放药物的眼用固体制剂。

眼丸剂　系指原料药物与适宜辅料制成的球形、类球形的无菌眼用固体制剂。

眼内插入剂　系指原料药物与适宜辅料制成的适当大小和形状、供插入结膜囊内缓慢释放药物的无菌眼用固体制剂。

眼用制剂在生产和贮藏期间均应符合下列规定。

一、眼用制剂一般可用溶解、乳化、分散等方法制备。

一二、滴眼剂中可加入调节渗透压、pH 值、黏度以及增加药物溶解度和制剂稳定的辅料，所用辅料不应降低药效或产生局部刺激。

二三、除另有规定外，滴眼剂应与泪液等渗。混悬型滴眼剂的沉降物不应结块或聚集，经振摇应易再分散，并应检查沉降体积比。除另有规定外，每个容器的装量应不超过 10ml。

三四、洗眼剂属用量较大的眼用制剂，应尽可能与泪液等渗并具有相近的 pH 值。除另有规定外，每个容器的装量应不超过 200ml。

四五、多剂量眼用制剂一般应加适量的抑菌剂，尽量选用安全风险小的抑菌剂，产品标签应标明抑菌剂种类和示量。除另有规定外，在制剂确定处方时，该处方的抑菌效力应符合抑菌效力检查法（通则 1121）的规定。

五六、眼用半固体制剂的基质应过滤并灭菌，不溶性药物应预先制成极细粉。眼膏剂、眼用乳膏剂、眼用凝胶剂应均匀、细腻、无刺激性，并易涂布于眼部，便于原料药物分散和吸收。除另有规定外，每个容器的装量应不超过 5g。

六七、眼内注射溶液、眼内插入剂、供外科手术用和急救用的眼用制剂，均不得加抑菌剂或抗氧剂或不适当的附加剂，且应采用一次性使用包装。

七八、包装容器应无菌、不易破裂，其透明度应不影响可见异物检查。

八九、除另有规定外，眼用制剂还应符合相应剂型通则项下有关规定，如眼用凝胶剂还应符合凝胶剂的规定。

九十、除另有规定外，眼用制剂应遮光密封贮存。

十十一、眼用制剂在启用后最多可使用 4 周。

除另有规定外，眼用制剂应进行以下相应检查。

【可见异物】 除另有规定外，滴眼剂照可见异物检查法（通则 0904）中滴眼剂项下的方法检查，应符合规定；眼内注射溶液照可见异物检查法（通则 0904）中注射液项下的方法检查，应符合规定。

【粒度】 除另有规定外，含饮片原粉的眼用制剂和混悬型眼用制剂照下述方法检查，粒度应符合规定。

检查法　取液体型供试品强烈振摇，立即量取适量（或相当于主药 10μg）置于载玻片上，共涂 3 片；或取 3 个容器的半固体型供试品，将内容物全部挤于适宜的容器中，搅拌均匀，取适量（或相当于主药 10μg）置于载玻片上，涂成薄层，薄层面积相当于盖玻片面积，共涂 3 片；照粒度和粒度分布测定法（通则 0982 第一法）检查，每个涂片中大于 50μm 的粒子不得过 2 个（含饮片原粉的除外），且不得检出大于 90μm 的粒子。

【沉降体积比】混悬型滴眼剂（含饮片细粉的滴眼剂除外）照下述方法检查，沉降体积比应不低于 0.90。

检查法　除另有规定外，用具塞量筒量取供试品 50ml，密塞，用力振摇 1 分钟，记下混悬物的开始高度 H_0，静置 3 小时，记下混悬物的最终高度 H，按下式计算：

$$沉降体积比 = H/H_0$$

【金属性异物】除另有规定外，眼用半固体制剂照下述方法检查，应符合规定。

检查法　取供试品 10 个，分别将全部内容物置于底部平整光滑、无可见异物和气泡、直径为 6cm 的平底培养皿中，加盖，除另有规定外，在 85℃ 保温 2 小时，使供试品摊布均匀，室温放冷至凝固后，倒置于适宜的显微镜台上，用聚光灯从上方以 45° 角的入射光照射皿底，放大 30 倍，检视不小于 50μm 且具有光泽的金属性异物数。10 个容器中每个含金属性异物超过 8 粒者，不得过 1 个，且其

总数不得过 50 粒；如不符合上述规定，应另取 20 个复试；初、复试结果合并计算，30 个中每个容器中含金属性异物超过 8 粒者，不得过 3 个，且其总数不得过 150 粒。

【装量差异】除另有规定外，单剂量包装的眼用固体制剂或半固体制剂照下述方法检查，应符合规定。

检查法　取供试品 20 个，分别称定内容物重量，计算平均装量，每个装量与平均装量相比较（有标示装量的应与标示装量相比较）超过平均装量 ±10% 者，不得过 2 个，并不得有超过平均装量 ±20% 者。

凡规定检查含量均匀度的眼用制剂，一般不再进行装量差异检查。

【装量】除另有规定外，单剂量包装的眼用液体制剂照下述方法检查，应符合规定。

检查法　取供试品 10 个，将内容物分别倒入经标化的量入式量筒（或适宜容器）内，检视，每个装量与标示装量相比较，均不得少于其标示量。

多剂量包装的眼用制剂，照最低装量检查法（通则 0942）检查，应符合规定。

【渗透压摩尔浓度】除另有规定外，水溶液型滴眼剂、洗眼剂和眼内注射溶液按各品种项下的规定，照渗透压摩尔浓度测定法（通则 0632）检查，应符合规定。

【无菌】除另有规定外，照无菌检查法（通则 1101）检查，应符合规定。

0106　鼻用制剂

鼻用制剂系指直接用于鼻腔，发挥局部或全身治疗作用的制剂。鼻用制剂应尽可能无刺激性，且不可影响鼻黏膜和鼻纤毛的功能。

鼻用制剂可分为鼻用液体制剂（滴鼻剂、洗鼻剂、喷雾剂等）、鼻用半固体制剂（鼻用软膏剂、鼻用乳膏剂、鼻用凝胶剂等）、鼻用固体制剂（鼻用散剂、鼻用粉雾剂和鼻用棒剂等）。鼻用液体制剂也可以固态形式包装，配套专用溶剂，在临用前配成溶液或混悬液。

滴鼻剂　系指由原料药物与适宜辅料制成的澄明溶液、混悬液或乳状液，供滴入鼻腔用的鼻用液体制剂。

洗鼻剂　系指由原料药物制成符合生理 pH 值范围的等渗水溶液，用于清洗鼻腔的鼻用液体制剂，用于伤口或手术前使用者应无菌。

鼻用气雾剂　系指由原料药物和附加剂与适宜抛射剂共同装封于耐压容器中，内容物经雾状喷出后，经鼻吸入沉积于鼻腔的制剂。

鼻用喷雾剂　系指由原料药物与适宜辅料制成的澄明溶液、混悬液或乳状液，供喷雾器雾化的鼻用液体制剂。

鼻用软膏剂　系指由原料药物与适宜基质均匀混合，制成溶液型或混悬型膏状的鼻用半固体制剂。

鼻用乳膏剂　系指由原料药物与适宜基质均匀混合，制成乳膏状的鼻用半固体制剂。

鼻用凝胶剂　系指由原料药物与适宜辅料制成凝胶状的鼻用半固体制剂。

鼻用散剂　系指由原料药物与适宜辅料制成的粉末，用适当的工具吹入鼻腔的鼻用固体制剂。

鼻用粉雾剂　系指由原料药物与适宜辅料制成的粉末，用适当的给药装置喷入鼻腔的鼻用固体制剂。

鼻用棒剂　系指由原料药物与适宜基质制成棒状或类棒，供插入鼻腔用的鼻用固体制剂。

鼻用制剂在生产与贮藏期间应符合下列规定。

一、鼻用制剂可根据主要原料药物的性质和剂型要求选用适宜的辅料。通常含有调节黏度、控制 pH 值、增加原料药物溶解、提高制剂稳定性或能够赋形的辅料。除另有规定外，多剂量水性介质鼻用制剂应当添加适宜浓度的抑菌剂，在制剂确定处方时，该处方的抑菌效力应符合抑菌效力检查（通则 1121）的规定，制剂本身如有足够的抑菌性能，可不加抑菌剂。

二、鼻用制剂多剂量包装容器应配有完整和适宜的给药装置。容器应无毒并洁净，不应与原料药物或辅料发生理化作用。且应与原料药物或辅料具有良好的相容性，容器的瓶壁要有一定的厚度且均匀，除另有规定外，装量应不超过 10ml 或 5g。

三、鼻用溶液剂应澄清，不得有沉淀和异物；鼻用混悬液若出现沉淀物，经振摇应易分散；鼻用乳状液若出现油相与水相分层，经振摇应易恢复成乳状液；鼻用半固体制剂应软细腻，易涂布。

四、鼻用粉雾剂中原料药物与适宜辅料的粉末粒径一般应为 30~150μm；鼻用气雾剂和鼻用喷雾剂喷出后的雾滴粒子绝大多数应大于 10μm。

五、鼻用制剂应无刺激性，对鼻黏膜及其纤毛不应产生副作用。如为水性介质的鼻用制剂应调节 pH 值与渗透压。

六、除另有规定外，鼻用制剂还应符合相应制剂通则项下有关规定。

七、除另有规定外，鼻用制剂应密闭贮存。

八、除另有规定外，多剂量包装的鼻用制剂在开启后使用期最多一般使用期最多不超过 4 周。

九、鼻用制剂若为无菌制剂，应在标签或说明书中标明；如有抑菌剂还应标明抑菌剂的种类及浓度。

除另有规定外，鼻用制剂应进行以下相应检查。

【沉降体积比】混悬型滴鼻剂照下述方法检查，沉降体积比应不低于 0.90。

检查法　除另有规定外，用具塞量筒量取供试品 50ml，密塞，用力振摇 1 分钟，记下混悬物的开始高度 H_0，静置 3 小时，记下混悬物的最终高度 H，按下式计算：

$$沉降体积比 = H/H_0$$

【递送剂量均一性】 定量鼻用气雾剂、混悬型和乳液型定量鼻用喷雾剂及多剂量储库型鼻用粉雾剂照下述方法测定，应符合规定。

测定法　取供试品1瓶，振摇5秒，弃去1喷。至少等待5秒后，振摇供试品5秒，弃去1喷，重复此操作至弃去5喷。等待2秒后，正置供试品，按压装置，垂直（或接近垂直）喷射1喷至收集装置中，采用各品种项下规定溶剂收集装置中的药液，用各品种项下规定的分析方法，测定收集液中的药量。重复测定10瓶。

结果判定　符合下述条件之一者，可判为符合规定。

（1）10个测定结果中，若至少9个测定值在平均值的75%～125%之间，且全部测定值在平均值的65%～135%之间。

（2）10个测定结果中，若2～3个测定值超出75%～125%，应另取20瓶供试品测定，30个测定结果中，超出75%～125%的测定值不多于3个，且全部在65%～135%之间。

【装量差异】 除另有规定外，单剂量包装的鼻用固体制剂或半固体制剂照下述方法检查，应符合规定。

检查法　取供试品20个，分别称定内容物重量，计算平均装量，每个装量与平均装量相比较（有标示装量的应与标示装量相比较），超过平均装量±10%者，不得过2个，并不得有超过平均装量±20%者。

凡规定检查含量均匀度的鼻用制剂，一般不再进行装量差异检查。

【装量】 除另有规定外，单剂量包装的鼻用液体制剂照下述方法检查，应符合规定。

检查法　取供试品10个，将内容物分别倒入经标化的量入式量筒内，在室温下检视，每个装量与标示装量相比较，均不得少于其标示量。

多剂量包装的鼻用制剂，照最低装量检查法（通则0942）检查，应符合规定。

【无菌】 除另有规定外，用于手术、创伤或临床必需无菌的鼻用制剂，照无菌检查法（通则1101）检查，应符合规定。

【微生物限度】 除另有规定外，照非无菌产品微生物限度检查：微生物计数法（通则1105）和控制菌检查法（通则1106）及非无菌药品微生物限度标准（通则1107）检查，应符合规定。

0107　栓剂

栓剂系指原料药物与适宜基质等制成供腔道给药的固体制剂。

栓剂因施用腔道的不同，分为直肠栓、阴道栓、尿道栓。直肠栓为鱼雷形、圆锥形或圆柱形等；阴道栓为鸭嘴形、球形或卵形等；尿道栓一般为棒状。阴道栓可分为普通栓和膨胀栓。

阴道膨胀栓　系指含药基质中插入具有吸水膨胀功能的内芯后制成的栓剂；膨胀内芯系以脱脂棉或黏胶纤维等经加工、灭菌制成。

栓剂在生产与贮藏期间均应符合下列有关规定。

一、栓剂一般采用搓捏法、冷压法和热熔法。搓捏法适宜于脂肪型基质小量制备；冷压法适宜于大量生产脂肪性基质栓剂；热熔法适宜于脂肪性基质和水溶性基质栓剂的制备。

一二、栓剂常用基质为半合成脂肪酸甘油酯、可可豆脂、聚氧乙烯硬脂酸酯、聚氧乙烯山梨聚糖脂肪酸酯、氢化植物油、甘油明胶、泊洛沙姆、聚乙二醇类或其他适宜物质。根据需要可加入表面活性剂、稀释剂、润滑剂和抑菌剂等。除另有规定外，在确定制剂处方时，抑菌剂的抑菌效力应符合抑菌效力检查法（通则1121）的规定。常用水溶性或与水能混溶的基质制备阴道栓。

二三、栓剂可用挤压成形法和膜制成形法制备。制备栓剂用的固体原料药物，除另有规定外，应预先用适宜方法制成细粉或最细粉。可根据施用腔道和使用需要，制成各种适宜的形状。

三四、栓剂中的原料药物与基质应混合均匀，其外形应完整光滑，放入腔道后应无刺激性，应能融化、软化或溶化，并与分泌液混合，逐渐释放出药物，产生局部或全身作用；并应有适宜的硬度，以免在包装或贮存时变形。

四五、栓剂所用内包装材料应无毒性，并不得与原料药物或基质发生理化作用。

六、阴道膨胀栓内芯应符合有关规定，以保证其安全性。

五七、除另有规定外，应在30℃以下密闭贮存和运输，防止因受热、受潮而变形、发霉、变质。生物制品原液、半成品和成品的生产及质量控制应符合相关品种要求。

除另有规定外，栓剂应进行以下相应检查。

【重量差异】 照下述方法检查，应符合规定。

检查法　取供试品10粒，精密称定总重量，求得平均粒重后，再分别精密称定每粒的重量。每粒重量与平均粒重相比较（有标示粒重的中药栓剂，每粒重量应与标示粒重比较），按表中的规定，超出重量差异限度的不得多于1粒，并不得超出限度1倍。

平均粒重或标示粒重	重量差异限度
1.0g 及 1.0g 以下	±10%
1.0g 以上至 3.0g	±7.5%
3.0g 以上	±5%

凡规定检查含量均匀度的栓剂，一般不再进行重量差异检查。

【融变时限】 除另有规定外，照融变时限检查法（通则0922）检查，应符合规定。

【膨胀值】 除另有规定外，阴道膨胀栓应检查膨胀值，并符合规定。

检查法　取本品3粒，用游标卡尺测其尾部棉条直径，滚动约90°再测一次，每粒测两次，求出每粒测定的2次平均值（R_i）；将上述3粒栓用于融变时限测定结束后，立即取出剩余棉条，待水断滴，均轻置于玻璃板上，用游标卡尺测定每个棉条的两端以及中间三个部位，滚动约90°后再测三个部位，每个棉条共获得六个数据，求出测定的6次平均值（r_i），计算每粒的膨胀值（P_i），三粒栓的膨胀值均应大于1.5。

$$P_i = \frac{r_i}{R_i}$$

【微生物限度】 除另有规定外，照非无菌产品微生物限度检查：微生物计数法（通则1105）和控制菌检查（通则1106）及非无菌药品微生物限度标准（通则1107）检查，应符合规定。

0108　丸剂

丸剂系指原料药物与适宜的辅料制成的球形或类球形固体制剂。

中药丸剂包括蜜丸、水蜜丸、水丸、糊丸、蜡丸、浓缩丸、滴丸和糖丸等。化学药丸剂包括滴丸、糖丸等。

蜜丸　系指饮片细粉以炼蜜为黏合剂制成的丸剂。其中每丸重量在 0.5g（含 0.5g）以上的称大蜜丸，每丸重量在 0.5g 以下的称小蜜丸。

水蜜丸　系指饮片细粉以炼蜜和水为黏合剂制成的丸剂。

水丸　系指饮片细粉以水（或根据制法用黄酒、醋、稀药汁、糖液、含 5%以下炼蜜的水溶液等）为黏合剂制成的丸剂。

糊丸　系指饮片细粉以米粉、米糊或面糊等为黏合剂制成的丸剂。

蜡丸　系指饮片细粉以蜂蜡为黏合剂制成的丸剂。

浓缩丸　系指饮片或部分饮片提取浓缩后，与适宜的辅料或其余饮片细粉，以水、炼蜜或炼蜜和水等为黏合剂制成的丸剂。根据所用黏合剂的不同，分为浓缩水丸、浓缩蜜丸和浓缩水蜜丸等。

滴丸剂　系指原料药物与适宜的基质加热熔融混匀，滴入不相混溶、互不作用的冷凝介质中制成的球形或类球形制剂。

糖丸　系指以适宜大小的糖粒或基丸为核心，用糖粉和其他辅料的混合物作为撒粉材料，选用适宜的黏合剂或润湿剂制丸，并将原料药物以适宜的方法分次包裹在糖丸中而制成的制剂。

丸剂在生产与贮藏期间应符合下列有关规定。

一、除另有规定外，供制丸剂用的药粉应为细粉或最细粉。

二、炼蜜按炼蜜程度分为嫩蜜、中蜜和老蜜，制备时可根据品种、气候等具体情况选用。蜜丸应细腻滋润，软硬适中。

六三、滴丸基质包括水溶性基质和非水溶性基质，常用的有聚乙二醇类（如聚乙二醇6000、聚乙二醇4000等）、泊洛沙姆、硬脂酸聚烃氧（40）酯、明胶、硬脂酸、单硬脂酸甘油酯、氢化植物油等。

四、丸剂通常采用泛制、塑制和滴制等方法制备。

三五、浓缩丸所用饮片提取物应按制法规定，采用一定的方法提取浓缩制成。

六、蜡丸制备时，将蜂蜡加热熔化，待冷却至适宜温度后按比例加入药粉，混合均匀。

五七、除另有规定外，水蜜丸、水丸、浓缩水蜜丸和浓缩水丸均应在 80℃以下干燥；含挥发性成分或淀粉较多的丸剂（包括糊丸）应在 60℃以下干燥；不宜加热干燥的应采用其他适宜的方法干燥。

七八、滴丸冷凝介质必须安全无害，且与原料药物不发生作用。常用的冷凝介质有液状石蜡、植物油、甲基硅油和水等。

八九、除另有规定外，糖丸在包装前应在适宜条件下干燥，并按丸重大小要求用适宜筛号的药筛过筛处理。

九十、根据原料药物的性质、使用与贮藏的要求，凡需包衣和打光的丸剂，应使用各品种制法项下规定的包衣材料进行包衣和打光。

十一、除另有规定外，丸剂外观应圆整，大小、色泽应均匀，无粘连现象。蜡丸表面应光滑无裂纹，丸内不得有蜡点和颗粒。滴丸表面应无冷凝介质黏附。

十十二、根据原料药物的性质与使用、贮藏的要求，供口服的滴丸可包糖衣或薄膜衣。必要时，薄膜衣包衣滴丸应检查残留溶剂。

十三、丸剂的微生物限度应符合要求。

十四、根据原料药物和制剂的特性，除来源于动、植物多组分且难以建立测定方法的丸剂外，溶出度、释放度、含量均匀度等应符合要求。

十三十五、除另有规定外，丸剂应密封贮存，防止受潮、发霉、虫蛀、变质。

除另有规定外，丸剂应进行以下相应检查：

【水分】照水分测定法（通则 0832）测定。除另有规定外，蜜丸和浓缩蜜丸中所含水分不得过 15.0%；水蜜丸和浓缩水蜜丸不得过 12.0%；水丸、糊丸、浓缩水丸不得过 9.0%。

蜡丸不检查水分。

【重量差异】（1）除另有规定外，滴丸剂照下述方法检查，应符合规定。

检查法　取供试品 20 丸，精密称定总重量，求得平均丸重后，再分别精密称定每丸的重量。每丸重量与标示丸重相比较（无标示丸重的，与平均丸重比较），按下表中的规定，超出重量差异限度的不得多于 2 丸，并不得有 1 丸超出限度 1 倍。

标示丸重或平均丸重	重量差异限度
0.03g 及 0.03g 以下	±15%
0.03g 以上至 0.1g	±12%
0.1g 以上至 0.3g	±10%
0.3g 以上	±7.5%

（2）除另有规定外，糖丸剂照下述方法检查，应符合规定。

检查法　取供试品 20 丸，精密称定总重量，求得平均丸重后，再分别精密称定每丸的重量。每丸重量与标示丸重相比较（无标示丸重的，与平均丸重比较），按下表中的规定，超出重量差异限度的不得多于 2 丸，并不得有 1 丸超出限度 1 倍。

标示丸重或平均丸重	重量差异限度
0.03g 及 0.03g 以下	±15%
0.03g 以上至 0.3g	±10%
0.30g 以上	±7.5%

（3）除另有规定外，其他丸剂照下述方法检查，应符合规定。

检查法　以 10 丸为 1 份（丸重 1.5g 及 1.5g 以上的以 1 丸为 1 份），取供试品 10 份，分别称定重量，再与每份标示重量（每丸标示量×称取丸数）相比较（无标示重量的丸剂，与平均重量比较），按下表规定，超出重量差异限度的不得多于 2 份，并不得有 1 份超出限度 1 倍。

标示丸重重量或平均丸重重量	重量差异限度
0.05g 及 0.05g 以下	±12%
0.05g 以上至 0.1g	±11%
0.1g 以上至 0.3g	±10%
0.3g 以上至 1.5g	±9%

标示丸重重量或平均丸重重量	重量差异限度
1.5g 以上至 3g	±8%
3g 以上至 6g	±7%
6g 以上至 9g	±6%
9g 以上	±5%

（续表标题：续表）

包糖衣丸剂应检查丸芯的重量差异并符合规定，包糖衣后不再检查重量差异，其他包衣丸剂应在包衣后检查重量差异并符合规定；凡进行装量差异检查的单剂量包装丸剂及进行含量均匀度检查的丸剂，一般不再进行重量差异检查。

【装量差异】除糖丸外，单剂量包装的丸剂，照下述方法检查应符合规定。

检查法　取供试品 10 袋（瓶），分别称定每袋（瓶）内容物的重量，每袋（瓶）装量与标示装量相比较，按下表规定，超出装量差异限度的不得多于 2 袋（瓶），并不得有 1 袋（瓶）超出限度 1 倍。

标示装量	装量差异限度
0.5g 及 0.5g 以下	±12%
0.5g 以上至 1g	±11%
1g 以上至 2g	±10%
2g 以上至 3g	±8%
3g 以上至 6g	±6%
6g 以上至 9g	±5%
9g 以上	±4%

【装量】装量以重量标示的多剂量包装丸剂，照最低装量检查法（通则 0942）检查，应符合规定。

以丸数标示的多剂量包装丸剂，不检查装量。

【溶散时限】除另有规定外，取供试品 6 丸，选择适当孔径筛网的吊篮（丸剂直径在 2.5mm 以下用孔径约 0.42mm 的筛网；在 2.5～3.5mm 之间的用孔径约 1.0mm 的筛网；在 3.5mm 以上的用孔径约 2.0mm 的筛网），照崩解时限检查法（通则 0921）片剂项下的方法加挡板进行检查。除另有规定外，小蜜丸、水蜜丸和水丸应在 1 小时内全部溶散；浓缩丸浓缩水丸、浓缩蜜丸、浓缩水蜜丸和糊丸应在 2 小时内全部溶散。滴丸剂不加挡板检查，应在 30 分钟内全部溶散，包衣滴丸应在 1 小时内全部溶散。操作过程中如供试品黏附挡板妨碍检查时，应另取供试品 6 丸，以不加挡板进行检查。上述检查，应在规定时间内全部通过筛网。如有细小颗粒状物未通过筛网，但已软化且无硬心者可按符合规定论。

蜡丸照崩解时限检查法（通则 0921）片剂项下的肠溶衣片检查法检查，应符合规定。

除另有规定外，大蜜丸及研碎、嚼碎后或用开水、黄酒等分散后服用的丸剂不检查溶散时限。

【微生物限度】以动物、植物、矿物质来源的非单体成分制成的丸剂，生物制品丸剂，照非无菌产品微生物限度检查：微生物计数法（通则 1105）和控制菌检查法（通则 1106）及非无菌药品微生物限度标准（通则 1107）检查，应符合规定。生物制品规定检查杂菌的，可不进行微生物限度检查。

0109　软膏剂、乳膏剂

软膏剂　系指原料药物与油脂性或水溶性基质混合制成均匀的半固体外用制剂。

因原料药物在基质中分散状态不同，分为溶液型软膏剂和混悬型软膏剂。溶液型软膏剂为原料药物溶解（或共熔）于基质或基质组分中制成的软膏剂；混悬型软膏剂为原料药物细粉均匀分散于基质中制成的软膏剂。

乳膏剂　系指原料药物溶解或分散于乳状液型基质中形成的均匀的半固体制剂。

乳膏剂由于基质不同，可分为水包油型乳膏剂和油包水型乳膏剂。

软膏剂、乳膏剂在生产与贮藏期间应符合下列有关规定。

一、软膏剂、乳膏剂选用的基质应根据考虑各剂型的特点、原料药物的性质、以及制剂的产品的疗效和产品的、稳定性及安全性。基质也可由不同类型基质混合组成。软膏剂、乳膏剂根据需要可加入保湿剂、抑菌剂、增稠剂、抗氧剂及透皮促进剂等。

二、软膏剂基质可分为油脂性基质和水溶性基质。油脂性基质常用的有凡士林、石蜡、液状石蜡、硅油、蜂蜡、硬脂酸、羊毛脂等；水溶性基质主要有聚乙二醇、卡波姆、甘油明胶等。

三、乳膏剂常用的乳化剂可分为水包油型和油包水型。水包油型乳化剂有钠皂、三乙醇胺皂类、脂肪醇硫酸（酯）钠类和聚山梨酯类等；油包水型乳化剂有钙皂、羊毛脂、单甘油酯单硬脂酸甘油酯、脂肪醇等。

四、软膏剂、乳膏剂根据需要可加入保湿剂、抑菌剂、增稠剂、稀释剂、抗氧剂及透皮促进剂。除另有规定外，加入抑菌剂的软膏剂、乳膏剂在制剂确定处方时，该处方的抑菌效力应符合抑菌效力检查法（通则1121）的规定。

二五、软膏剂、乳膏剂基质应均匀、细腻，涂于皮肤或黏膜上应无刺激性。软膏剂中不溶性原料药物，应预先用适宜的方法制成细粉，确保粒度符合规定。

四六、软膏剂、乳膏剂应具有适当的黏稠度，应易涂布于皮肤或黏膜上，不融化，黏稠度随季节变化应很小。

五七、软膏剂、乳膏剂应无酸败、异臭、变色、变硬等变质现象，乳膏剂不得有油水分离及胀气现象。

六八、除另有规定外，软膏剂应遮光密闭贮存。乳膏剂应避光密封置25℃以下贮存，不得冷冻。

七九、软膏剂、乳膏剂所用的所用内包装材料，不应与原料药物或基质发生物理化学反应，无菌产品的内包装材料应无菌。

十、软膏剂、乳膏剂用于烧伤治疗如为非无菌制剂的，应在标签上标明"非无菌制剂"；产品说明书中应注明"本品为非无菌制剂"，同时在适应证下应明确"用于程度较轻的烧伤（Ⅰ°或浅Ⅱ°）"；注意事项下规定"应遵医嘱使用"。

除另有规定外，软膏剂、乳膏剂应进行以下相应检查。

【粒度】 除另有规定外，混悬型软膏剂、含饮片细粉的软膏剂照下述方法检查，应符合规定。

检查法　取供试品适量，置于载玻片上涂成薄层，薄层面积相当于盖玻片面积，共涂3片，照粒度和粒度分布测定法（通则0982第一法）测定，均不得检出大于180μm的粒子。

【装量】 照最低装量检查法（通则0942）检查，应符合规定。

【无菌】 用于烧伤［除程度较轻的烧伤（Ⅰ°或浅Ⅱ°外）或、严重损伤创伤或临床必须无菌的软膏剂与乳膏剂，照无菌检查法（通则1101）检查，应符合规定。

【微生物限度】 除另有规定外，照非无菌产品微生物限度检查：微生物计数法（通则1105）和控制菌检查法（通则1106）及非无菌药品微生物限度标准（通则1107）检查，应符合规定。

0111　吸入制剂①

吸入制剂系指原料药物溶解或分散于合适介质中，以蒸汽或气溶胶气溶胶或蒸汽形式递送至肺部发挥局部或全身作用的液体或固体制剂。根据制剂类型，处方中可能含有抛射剂、共溶剂、稀释剂、抑菌剂、助溶剂和稳定剂等，所用辅料应不影响呼吸道黏膜或纤毛的功能。吸入制剂包括吸入气雾剂、吸入粉雾剂、供雾化用的液体制剂吸入喷雾剂、吸入液体制剂和可转变蒸汽的制剂。

吸入制剂在生产和贮藏中应符合以下规定。

一、吸入制剂的配方中若含有抑菌剂，除另有规定外，在制剂确定处方时，该处方的抑菌效力应符合抑菌效力检查法（通则 1121）的规定。吸入喷雾剂和吸入液体制剂应为无菌制剂。

二、配制粉雾剂时，为改善粉末的流动性，可加入适宜的载体和润滑剂。吸入粉雾剂中所有附加剂均应为生理可接受物质，且对呼吸道黏膜和纤毛无刺激性、无毒性。

三、吸入制剂中所用给药装置使用的各组成部件均应采用无毒、无刺激性、性质稳定、与原料药物不起作用的材料制备。

四、可被吸入的气溶胶粒子应达一定比例，以保证有足够的剂量可沉积在肺部。吸入制剂中微细粒子剂量应采用相应方法进行表征。

五、吸入制剂中原料药物粒度大小通常应控制在 10μm 以下，其中大多数应在 5μm 以下。

六、吸入制剂应进行递送剂量均一性检查。多剂量吸入制剂仅测定单个吸入装置内的递送剂量并不足够。生产时应采用合适的方法评价吸入剂罐（瓶）内和罐（瓶）间的递送剂量均一性。

七、吸入气雾剂生产中应进行泄漏检查。

八、定量吸入制剂说明书应标明：（1）总撤（吸）次；（2）每撤（吸）主药含量及递送剂量；（3）临床最小推荐剂量的撤（吸）次；（4）如有抑菌剂，应标明名称。

九、胶囊型、泡囊型吸入粉雾剂说明书应标明：

---

① 注：本通则仅作为吸入制剂（吸入气雾剂、吸入粉雾剂、供雾化用的液体制剂和可转变成蒸汽的制剂等）生产和质量控制的通用性要求，不作为单独剂型。

（1）每粒胶囊或泡囊中药物含量及递送剂量；（2）胶囊应置于吸入装置中吸入，而非吞服；（3）有效期；（4）贮藏条件。

1. 吸入气雾剂

吸入气雾剂系指含药溶液、混悬液或乳液，与合适抛射剂或液化混合抛射剂共同装封于具有定量阀门系统和一定压力的耐压容器中，使用时借助抛射剂的压力，将内容物呈雾状物喷出，用于肺部吸入的制剂。可添加共溶剂、增溶剂和稳定剂。

除另有规定外，吸入气雾剂应进行以下相应检查。

【递送剂量均一性】吸入气雾剂照下述方法测定，应符合规定。

测定装置　包括一个带有不锈钢筛网、用以放置滤纸的基座，一个配有两个密封端盖的取样收集管和一个吸嘴适配器，以确保取样收集管与吸嘴间的密封性（图1）。该装置能定量收集吸入气雾剂的递送剂量。

采用合适的适配器确保气雾剂吸嘴端口与样品收集管口或 2.5mm 的缩肩平齐。在基座内放入直径为 25mm 的圆形滤纸，固定于取样收集管的一端。基座端口连接真空泵、流量计。连接测定装置和待测气雾剂，调节真空泵使其能够以 28.3L/min±0.05L/min 流速从整套装置抽气，包括滤纸和待测气雾剂。空气应持续性从装置抽出，避免活性物质损失进入空气。组装后装置各部件之间的连接应具有气密性，从取样收集管中抽出的所有空气经过待测吸入剂。

罐内递送剂量均一性测定法　取供试品 1 罐，振摇 5 秒，除产品说明书另有规定外，通常弃去 1 喷撤，将吸入装置插入适配器内，喷撤射 1 次，抽气 5 秒，取下吸入装置。重复上述过程收集产品说明书中的临床最小推荐剂量。用适当溶剂清洗滤纸和收集管内部，合并清洗液并稀释至一定体积。

分别测定标示撤次前（初始 3 个剂量）、中（$n/2$ 吸撤起 4 个剂量，n 为标示总撤次）、后（最后 3 个剂量），共 10 个递送剂量。

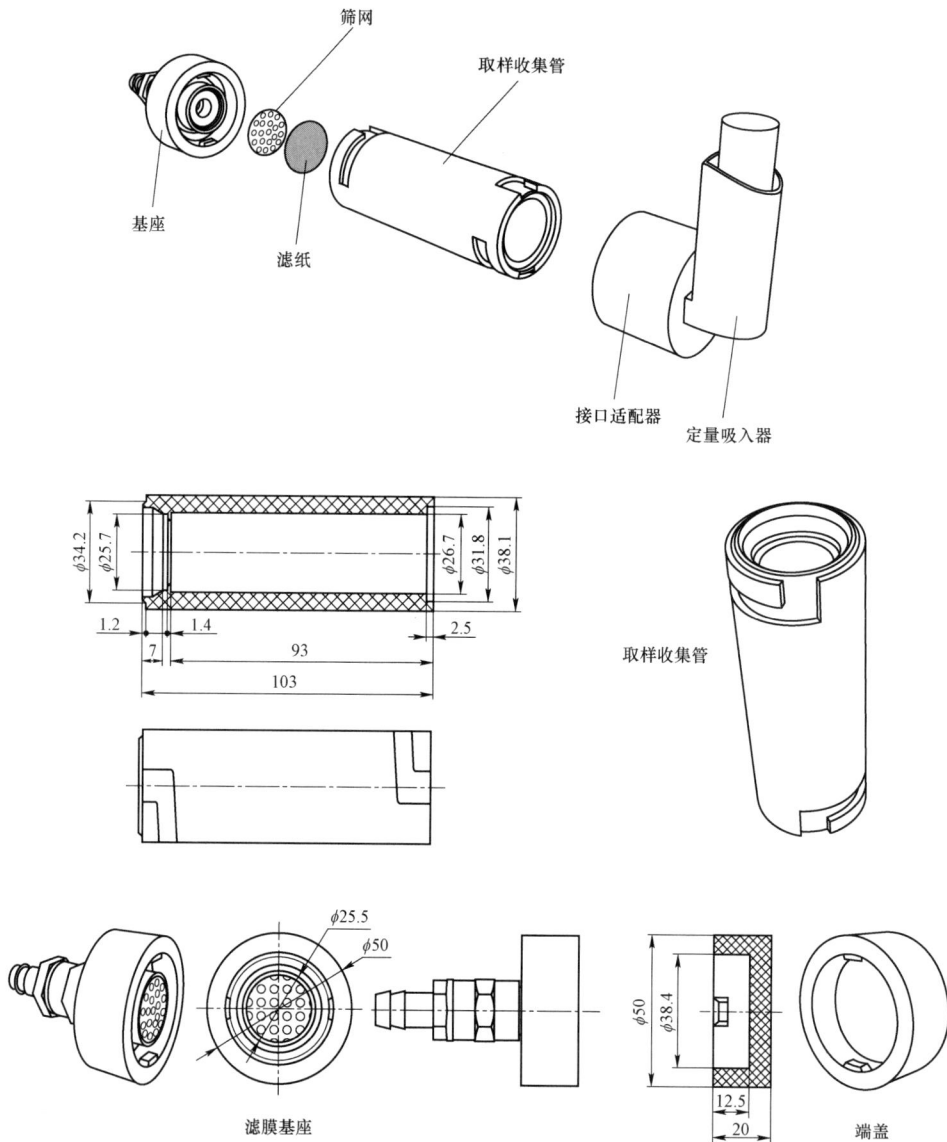

图 1　吸入气雾剂的递送剂量均一性测定装置（单位：mm）

采用各品种项下规定的分析方法，测定各溶液中的药量。

对于含多个活性成分的吸入剂，各活性成分均应进行递送剂量均一性检测。

结果判定　符合下述条件之一者，可判为符合规定。

（1）10 个测定结果中，若至少 9 个测定值在平均值标示递送剂量值的 75%～125%之间，且全部在平均值标示递送剂量值的 65%～135%之间。

（2）10 个测定结果中，若 2～3 个测定值超出 75%～125%，另取 2 罐（瓶）供试品测定。若 30 个测定结果中，超出 75%～125%的测定值不超过 3 个，且全部在平均值标示递送剂量值的 65%～

135%之间。

罐间递送剂量均一性测定法　吸入气雾剂产品放行时需作罐（瓶）间递送剂量均一性测定。取 10 罐（瓶）供试品，采用上述收集管分别收集 1 个产品说明书中的临床最小推荐剂量，共 10 个递送剂量。其中 3 罐取预揿后的首揿，4 罐取中间($n/2$)揿次，3 罐取末揿。

结果判定　符合下述条件者，可判为符合规定。

（1）10 个测定结果中，若不少于至少 9 个测定值在平均值标示递送剂量值的 75%～125%之间，且全部在平均值标示递送剂量值的 65%～135%之间。

（2）10 个测定结果中，若 2～3 个测定值超出 75%～125%，但全部在平均值标示递送剂量值的

65%～135%之间，另取 20 罐（瓶）供试品测定。若 30 个剂量中，超出 75%～125%的测定值不多于 3 个，且全部在平均值标示递送剂量值的 65%～135%之间。

【每瓶罐总揿次】照下述方法检查，应符合规定。

检查法　取气雾剂 1 罐（瓶），揿压阀门，释放内容物到废弃池中，每次揿压间隔不少于 5 秒。每罐（瓶）总揿次应不少于标示总揿次（此检查可与递送剂量均一性测试结合）。

【每揿主药含量】吸入气雾剂照下述方法检查，每揿主药含量应符合规定。

检查法　取供试品 1 罐，充分振摇，除去帽盖，除产品说明书另有规定外，通常试揿 5 次，用溶剂洗净套口，充分干燥后，倒置于已加入一定量吸收液的适宜烧杯中，将套口浸入吸收液液面下（至少 25mm），揿射 10 次或 20 次（注意每次揿射间隔 5 秒并缓缓振摇），取出供试品，用吸收液洗净套口内外，合并吸收液，转移至适宜量瓶中并稀释至刻度后，按各品种含量测定项下的方法测定，所得结果除以取样揿射次数，即为平均每揿主药含量。每揿主药含量应为每揿主药含量标示量的 80%～120%。

凡规定测定递送剂量均一性的气雾剂，一般不再进行每揿主药含量的测定。

【微细粒子剂量】照吸入制剂微细粒子空气动力学特性测定法（通则 0951）检查，照各品种项下规定的装置与方法，依法测定，计算微细粒子剂量，应符合各品种项下规定。除另有规定外，微细药物粒子百分比应不少于每吸主药含量标示量的 15%。

呼吸驱动的吸入气雾剂应对以上检查项的操作按各品种使用说明书进行相应调整。

【微生物限度】除另有规定外，照非无菌产品微生物限度检查：微生物计数法（通则 1105）和控制菌检查法（通则 1106）及非无菌药品微生物限度标准（通则 1107）检查，应符合规定。

2. 吸入粉雾剂

吸入粉雾剂系指固体微粉化原料药物单独或与合适载体混合后，以胶囊、泡囊或多剂量贮库形式，采用特制的干粉吸入装置，由患者吸入雾化药物至肺部的制剂。

除另有规定，吸入粉雾剂应进行以下检查。

【递送剂量均一性】吸入粉雾剂照下述方法测定，应符合规定。

测定装置　与吸入气雾剂递送剂量均一性测定装置类似，但取样收集管和滤纸的尺寸需与测定流速相匹配，装置及参数如图 2 及附表 1。

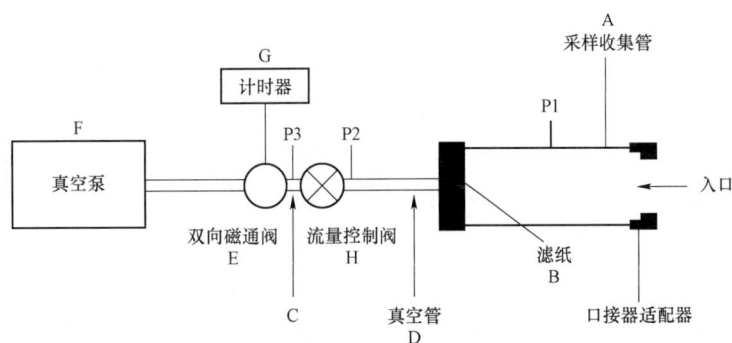

图 2　吸入粉雾剂递送剂量均一性测定装置

装置入口端安装合适的适配器，确保吸入剂吸嘴端口与样品收集管口平齐。在基座内放入圆形滤纸，固定于取样收集管的一端。基座端口与真空泵相连，连接装置。取吸入装置，插入适配器。开启真空泵，打开双向磁通阀，调节流量控制阀使吸入装置前后的压力差为（P_1）4.0kPa。取下吸入装置，在装置入口连接流量计，测定离开流量计的体积流量 Q_{out}。对于测定进入体积流量 Q_{in} 的流量计，可

按下式换算：

$$Q_{out} = \frac{Q_{in} \times P_o}{P_o - \Delta P}$$

P_o：大气压

式中　ΔP 为流量计前后压差。

若流速大于 100L/min，调节流量至 100L/min，若流速小于 100L/min，保持流速不变，流速记为 Q_{out}。计算抽气时间 $T=（4×60）/Q_{out}$，单位为秒。

记录 P_2 及 P_3 值，P_3/P_2 应不大于 0.5。

根据产品说明书准备供试品，将供试品插入适配器内，开启真空泵，抽吸 T 秒。关闭真空泵，取下吸入装置。重复上述过程收集产品说明书中的临床最小推荐剂量。以空白溶剂清洗滤纸和收集管内部，合并清洗液并稀释至一定体积。

胶囊或泡囊型粉雾剂重复上述过程测定 10 个剂量。贮库型粉雾剂分别测定标示揿次前（初始 3 个剂量）、中（$n/2$ 吸起 4 个剂量，n 为标示总揿次）、后（最后 3 个剂量），共 10 个递送剂量。

采用各品种项下规定的分析方法，测定各溶液中的药量。

对于含多个活性成分的吸入剂，各活性成分均应进行递送剂量均一性检测。

结果判定 同"吸入气雾剂"项下要求。

贮库型吸入粉雾剂罐（瓶）间递送剂量均一性测定同"吸入气雾剂"项下方法。

【微细粒子剂量】照吸入制剂微细粒子空气动力学特性测定法（通则 0951）检查，照各品种项下规定的装置与方法，依法测定，计算微细粒子剂量，应符合规定。除另有规定外，微细药物粒子百分比应不少于每吸主药含量标示量的 10%。

【多剂量吸入粉雾剂总吸次】在设定的气流下，将吸入剂揿空，记录揿次，不得低于标示的总揿次（该检查可与递送剂量均一性测定结合）。

【微生物限度】除另有规定外，照非无菌产品微生物限度检查：微生物计数法（通则 1105）和控制菌检查法（通则 1106）及非无菌药品微生物限度标准（通则 1107）检查，应符合规定。

3. 吸入喷雾剂

吸入喷雾剂系指通过预定量或定量雾化器产生供吸入用气溶胶的溶液、混悬液或乳液。使用时借助手动泵的压力、高压气体、超声振动或其他方法将内容物呈雾状物释出，可使一定量的雾化液体以气溶胶的形式在一次呼吸状态下被吸入。

除另有规定外，吸入喷雾剂应进行以下相应检查。

【递送剂量均一性】除另有规定外，吸入喷雾剂应检查罐内和瓶间递送剂量均一性，照吸入气雾剂项下方法测定，采用合适的适配器确保吸入喷雾剂吸嘴端口与样品收集管口或 2.5mm 的缩肩平齐。

结果应符合吸入气雾剂项下规定。

【每瓶总喷次】照下述方法检查，应符合规定。

检查法 取供试品 1 瓶，按压喷雾泵，释放内容物到废弃池中，每次按压间隔不少于 5 秒。每瓶总喷次应不少于标示总喷次（此检查可与递送剂量均一性测试结合）。

【微细粒子剂量】照吸入制剂微细粒子空气动力学特性测定法（通则 0951）检查，照各品种项下规定的装置与方法，依法测定，计算微细粒子剂量，应符合各品种项下规定。除另有规定外，微细药物粒子百分比应不少于标示递送剂量的 15%。

【每喷主药含量】除另有规定外，采用下述方法检查，每喷主药含量应符合规定。

检查法 取供试品 1 瓶，照使用说明书操作，试喷 5 次，用溶剂洗净喷口，充分干燥后，喷射 10 次或 20 次（注意喷射每次间隔 5 秒并缓缓振摇），收集于一定的吸收溶剂中，转移至适宜量瓶中并稀释至刻度，摇匀，测定。所得结果除以 10 或 20，即为平均每喷主药含量，每喷主药含量应为标示含量的 80%～120%。

凡规定测定递送剂量均一性的喷雾剂，一般不再进行每喷主药含量的测定。

【无菌】除另有规定外，吸入喷雾剂照无菌检查法（通则 1101）检查，应符合规定。

3. 供雾化器用的液体制剂 4. 吸入液体制剂

供雾化器用的液体制剂系指通过连续或定量雾化器产生供吸入用气溶胶的溶液、混悬液或乳液。

吸入液体制剂系指供雾化器用的液体制剂，即通过雾化器产生连续供吸入用气溶胶的溶液、混悬液或乳液，吸入液体制剂包括吸入溶液、吸入混悬液、吸入用溶液（需稀释后使用的浓溶液）或吸入用粉末（需溶解后使用的粉末）。

连续型和定量雾化器均是一类通过高压气体、超声振动或其他方法将液体转化为气溶胶的装置，前者为吸入液体制剂，可使被吸入的剂量以一定速率和合适的粒径大小沉积在肺部；后者即为定量吸入喷雾剂，可使一定量的雾化液体以气溶胶的形式在一次呼吸状态下被吸入。

用于连续型雾化器的浓缩液吸入用溶液使用前采用说明书规定溶剂稀释至一定体积。规定溶液稀释至处方量体积。雾化液体也可由粉末制得。用于连续型雾化器的吸入液体，供雾化器用的液体制剂吸入液体制剂使用前其pH应在3～8.5 3～10范围内；混悬液和乳液振摇后应具备良好的分散性，可保证递送剂量的准确性；除非制剂本身具有足够的抗菌活性，多剂量水性雾化溶液中可加入合适浓度的抑菌剂，除另有规定外，在制剂确定处方时，该处方的抑菌效力应符合抑菌效力检查法（通则1121）的规定。

除另有规定，供雾化用的液体制剂吸入液体制剂应进行以下检查。

【递送速率和递送总量】 吸入液体制剂照下述方法测定，应符合规定。

测定装置 由呼吸模拟器和过滤系统组成。呼吸模拟器需能够模拟不同呼吸特性（附表2），过滤系统为经验证的低阻滤纸，能够定量收集气溶胶，并通过适宜溶剂回收活性物质。滤纸罩死体积应不超过呼吸模拟器潮气量的10%。

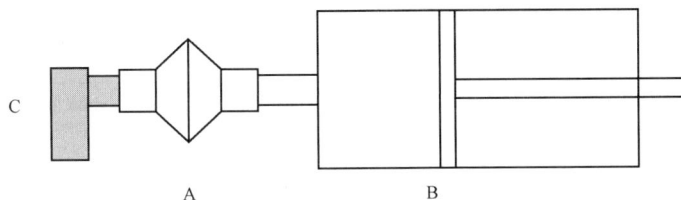

图3　吸入液体制剂递送速率和递送总量测定装置
A. 滤纸和滤纸装置　B. 呼吸模拟器　C. 雾化装置

测定法 连接呼吸模拟器（B）和滤纸（置于滤纸装置中）（A）。按药品说明书，取一定体积的药品置于雾化器（C）中（图3）。将雾化器吸嘴与滤纸装置连接，必要时使用吸嘴适配器保证气密性。为保证雾化器的放置方向与实际使用方向一致，可适当倾斜呼吸模拟器和滤纸装置。将呼吸模拟器设定为所需呼吸模式。

开启呼吸模拟器，将雾化器的工作时间设定为60s±1s，在呼吸循环的起始时启动雾化器。雾化器的工作时间应能保证定量分析所需的活性物质的量。若60s内滤纸上沉积的活性物质不能满足定量分析要求，可延长雾化器的工作时间；若滤纸饱和，则可缩短雾化器的工作时间。雾化结束后，关闭雾化器。

在过滤装置中放置一张新的滤纸，继续雾化直至雾化完毕。为防止滤纸饱和，必要时可中断雾化更换滤纸。

结果判定 采用各品种项下规定的分析方法，测定各时间段内滤纸和滤纸装置中收集的活性物质量。第一张滤纸收集的活性物质的量与收集时间相比，即为递送速率，所有滤纸和滤纸装置收集的活性物质量的总和，即为递送总量。各品种项下应对递送速率及递送总量的接受范围作出规定。

【微细粒子剂量】 照吸入制剂微细粒子空气动力学特性测定法（通则0951）检查，照各品种项下规定的装置与方法，依法测定，计算微细粒子剂量，应符合规定。

【无菌】 除另有规定外，吸入液体制剂照无菌检查法（通则1101）检查，应符合规定。

45. 可转变成蒸气的制剂

可转变成蒸气的制剂系指可转变成蒸气的溶液、混悬液或固体制剂。通常将其加入到热水中，产生供吸入用的蒸气。

【微生物限度】 除另有规定外，照非无菌产品微生物限度检查：微生物计数法（通则1105）和控制菌检查法（通则1106）及非无菌药品微生物限度标准（通则1107）检查，应符合规定。

附表1　吸入粉雾剂递送剂量均一性测定装置的各组成部件

代码	项目	说　明
A	样品收集管	定量收集递送剂量。与图1描述装置类似，尺寸为34.85mm（内径）×12cm（长）
B	滤纸	47mm玻璃纤维滤纸
C	连接器	内径≥8mm，与P3配套连接的含小直径分支的短金属
D	真空管	内径≥8mm，内部容积为25ml±5ml合适长度的管道

续表

代码	项目	说　明
E	双向磁通阀	孔口内径≥8mm，开启时间≤100ms，具有最小气流阻力的双向双口磁通阀
F	真空泵	泵需能够以规定流速从整套测定装置和待测吸入剂抽气。为降低泵容量的要求，使用短和（或）宽（内径≥10mm）真空管和连接器将泵与双向电磁阀相连
G	计时器	计时器需能够按照设定时间驱动双向磁通阀
P1	压力开关	内径为2.2mm，外径为3.1mm。需与收集管内表面平齐，位于中心位置，边界清楚，距入口59mm。压力开关P1不能与大气相通
P2 P3	压力测量值	绝对压力（P2和P3）
H	流量控制阀	可调节流量的控制阀，最大额定流量系数（Cv）≥1

附表2　呼吸模拟器不同呼吸特性

项　目	特　性			
	成人	初生婴儿	婴儿	儿童
潮气量	500ml	25ml	50ml	155ml
呼吸频率	15循环/min	40循环/min	30循环/min	25循环/min
呼吸波形	正弦型	正弦型	正弦型	正弦型
吸呼比	1:1	1:3	1:3	1:2

0111　吸入制剂修订说明

一、修订背景

随着2015年版《中国药典》吸入制剂的单列成章，中国吸入制剂的质量要求与国际逐渐接轨，无论在制剂技术、注册监管，还是在相容性研究等方面均有诸多变化与提高。然而，近年来，随着吸入给药技术的快速发展，国外对吸入制剂的分类和监管均有一定的变化和新的要求。另一方面，国内业界也迫切感到吸入制剂研究的诸多问题需进一步明确。

二、修订内容和依据

本次修订主要集中在如下几个方面。

（一）参照USP41（5）吸入制剂的分类及命名，进一步明确相关剂型的定义和归属范围，特别是针对新兴的"softmist"吸入制剂新类型，新增"吸入喷雾剂"一节；整合2015年版0112　喷雾剂章节及0113　气雾剂章节中相关内容。

Table 1. Establlshed Names and Definitions

Established Name	Definition
Inhalation Aerosol	A drug product for oral inhalation that is packaged under pressure and delivers a specified amount of therapeutically active ingredient (s) upon activation of an accurately metered valve system. Inhalation aerosols are more commonly known as metered-dose inhalers or MDls.
Inhalation Powfder	Drug powder for oral inhalation with the use of a device that aerosolizes and delivers an accurately mdetered amount of the therapeutically active ingredient (s). Inhalation Powders are more commonly known as dryer inhalers or DPls
Inhalation Spray	A nonpressurized, accurately metered, liquid drug dosage form for oral inhalation that is packaged in a container that upon activation delivers fine droplets of the formulation
Inhalation Solution	A drug solution for oral inhalation with the use of a nebulization system
Inhalation Suspension	A drug suspension for oral inhalation with the use of a nebulization system
Solution for Inhalation	A drug solution for oral inhalation that must be diluted before it is administered with the use of a nebulization system
〔Drug〕for Inhalation Solution	A drug powder that, upon the addition of a suitable vehicle, yields a solution conforming in all respects to an Inhalation Solution

1. 修订内容　定义。

A 定义：吸入制剂系指原料药物溶解或分散于合适介质中，以气溶胶或蒸气形式递送至肺部发挥局部或全身作用的液体或固体制剂。根据制剂类型，处方中可能含有抛射剂、共溶剂、稀释剂、抑菌剂、助溶剂和稳定剂等，所用辅料应不影响呼吸道黏膜或纤毛的功能。吸入制剂包括吸入气雾剂、吸入粉雾剂、吸入喷雾剂、吸入液体制剂和可转变成蒸气的制剂。

修订依据

（1）与本段末句吸入制剂各子类的排列顺序一致，"和"字之前均是"气溶胶"，"和"字之后是"蒸气"。

（2）增加"吸入喷雾剂"分类；"供雾化器用的液体制剂"改为"吸入液体制剂"。

（3）针对新兴的"softmist"吸入制剂新类型，参照USP 41（5）将其从"供雾化器用的液体制剂"子分类中移出，归类于独立的子分类"吸入喷雾剂"；相应将2015年版"供雾化器用的液体制剂"改为"吸入液体制剂"。

2. 修订内容　吸入制剂在生产和贮藏中应符合以下规定：

一、吸入制剂的配方中若含有抑菌剂，除另有规定外，在制剂确定处方时，该处方的抑菌效力应符合抑菌效力检查法（通则1121）的规定。吸入喷雾剂和吸入液体制剂应为无菌制剂。

修订依据

参照USP 41（5），吸入喷雾剂应为无菌制剂。

3. 修订内容　吸入喷雾剂。

吸入喷雾剂系指通过预定量或定量雾化器产生供吸入用气溶胶的溶液、混悬液或乳液。使用时借助手动泵的压力、高压气体、超声振动或其他方法将内容物呈雾状物释出，可使一定量的雾化液体以气溶胶的形式在一次呼吸状态下被吸入。

除另有规定外，吸入喷雾剂应进行以下相应检查。

【递送剂量均一性】　除另有规定外，吸入喷雾剂应检查瓶内和瓶间递送剂量均一性，照吸入气雾剂项下方法测定，采用合适的适配器确保吸入喷雾剂吸嘴端口与样品收集管口或2.5mm的缩肩平齐。结果应符合吸入气雾剂项下规定。

【每瓶总喷次】　照下述方法检查，应符合规定。

检查法　取供试品1瓶，按压喷雾泵，释放内容物到废弃池中，每次按压间隔不少于5秒。每瓶总喷次应不少于标示总喷次（此检查可与递送剂量均一性测试结合）。

【微细粒子剂量】　照吸入制剂微细粒子空气动力学特性测定法（通则0951）检查，照各品种项下规定的装置与方法，依法测定，计算微细粒子剂量，应符合各品种项下规定。除另有规定外，微细药物粒子百分比应不少于标示递送剂量的15%。

【每喷主药含量】　除另有规定外，采用下述方法检查，每喷主药含量应符合规定。

检查法　取供试品1瓶，照使用说明书操作，试喷5次，用溶剂洗净喷口，充分干燥后，喷射10次或20次（注意喷射每次间隔5秒并缓缓振摇），收集于一定量的吸收溶剂中，转移至适宜量瓶中并稀释至刻度，摇匀，测定。所得结果除以10或20，即为平均每喷主药含量，每喷主药含量应为标示含量的80%～120%。

凡规定测定递送剂量均一性的喷雾剂，一般不再进行每喷主药含量的测定。

【无菌】　除另有规定外，吸入喷雾剂照无菌检查法（通则1101）检查，应符合规定。

修订依据

根据USP41（5）描述，新增"吸入喷雾剂"一节。整合2015年版0112　喷雾剂章节吸入喷雾剂相关内容。

4. 修订内容　吸入液体制剂。

吸入液体制剂系指供雾化器用的液体制剂，即通过雾化器产生连续供吸入用气溶胶的溶液、混悬液或乳液。吸入液体制剂包括吸入溶液、吸入混悬液、吸入用浓溶液（需稀释后使用的浓溶液）或吸入用粉末（需溶解后使用的粉末）。

连续型和定量雾化器均是一类通过高压气体、超声震动或其它方法将液体转化为气溶胶的装置，前者为即吸入液体制剂，可使被吸入的剂量以一定速率和合适的粒径大小沉积在肺部；后者即为定量吸入喷雾剂，可使一定量的雾化液体以气溶胶的形式在一次呼吸状态下被吸入。

用于连续型雾化器的浓缩液吸入用溶液使用前采用规定溶液稀释至处方量体积说明书规定溶剂稀释至一定体积。雾化液体也可由粉末制得。用于连续型雾化器的吸入液体，吸入液体制剂使用前的pH应在3～10范围内；混悬液和乳液振摇后应具备良好的分散性，可保证递送剂量的准确性；除非制剂本身具有足够的抗菌活性，多剂量水性雾化溶液中可加入合适浓度的抑菌剂，除另有规定外，在制剂确定处方时，该处方的抑菌效力应符合抑菌效力检查法（通则1121）的规定。

修订依据

（1）针对新兴的"softmist"吸入制剂新类型，参照USP41（5）将其从"供雾化器用的液体制剂"子分类中移出，归类于独立的子分类"吸入喷雾剂"；相应将2015年版"供雾化器用的液体制剂"改为"吸入液体制剂"。

（2）"吸入液体制剂"采用原2015年版《中国药典》的描述明确定义出来，参照USP41（5）进一步细分。

（3）删除"连续型和定量雾化器定义"这一段落，在"吸入液体制剂"及"吸入喷雾剂"的定义中体现。

（4）参照USP41（5）的分类，"用于连续型雾化器的浓缩液"改为"吸入用溶液"。

（5）强调按说明书规定进行稀释，表达更清晰，要求更明确。将"使用前采用规定溶液稀释至处方量体积"改为"使用前采用说明书规定溶剂稀释至一定体积"。

（6）删除"雾化液体也可由粉末制得"，在吸入液体制剂的分类中体现。

（7）依据 EP9.4（0671），pH 范围改为"3～10"。

EP9.4（0671）：The pH of liquid preparations for nebulisation is not lower than 3 and not higher than 10.

（二）参照 FDA 最新指导原则"Metered Dose Inhaler（MDI）and Dry Powder Inhaler（DPI）Products–Quality Considerations Guidance for Industry，Draft Guidance，April 2018"中的要求，说明书中还应标明递送剂量。

FDA 指导原则：The specified TDD from the mouthpiece per actuation should be expressed:

For example: "Each actuation meters 'x' mcg of drug in 'w' mg of suspension (solution) from the valve and delivers 'y' mcg of drug, equivalent to 'z' mcg of drug substance (if applicable) from the actuator (i.e.,mouthpiece or nasal adapter)."

修订内容如下。

七、吸入气雾剂生产中应进行泄漏检查。

八、定量吸入制剂说明书应标明：（1）总揿（吸）次；（2）每揿（吸）主药含量及递送剂量；（3）临床最小推荐剂量的揿（吸）次；（4）如有抑菌剂，应标明名称。

九、胶囊型、泡囊型吸入粉雾剂说明书应标明：（1）每粒胶囊或泡囊中药物含量及递送剂量；（2）胶囊应置于吸入装置中吸入，而非吞服；（3）有效期；（4）贮藏条件。

（三）进一步明确递送剂量均一性测定的要求

1. 修订内容

六、定量吸入制剂应进行递送剂量均一性检查。多剂量吸入制剂仅测定单个吸入装置内的递送剂量并不足够。生产时应采用合适的方法评价罐内和罐间的递送剂量均一性。

修订依据

参照 EP 9.4（0671）的要求，明确"多剂量吸入制剂应评价罐内和罐间的递送剂量均一性"，不仅是生产放行时需要。

Uniformity of delivered dose of a multidose inhaler must be ensured within a device (intra–inhaler) and between devices (inter–inhaler). For intra–inhaler testing, the uniformity of

2. 修订内容 罐内递送剂量均一性测定法。

取供试品 1 罐，振摇 5 秒，除产品说明书另有规定外，通常弃去 1 揿，将吸入装置插入适配器内，揿射 1 次，抽气 5 秒，取下吸入装置。重复上述过程收集产品说明书中的临床最小推荐剂量。用适当溶剂清洗滤纸和收集管内部，合并清洗液并稀释至一定体积。

分别测定标示揿次前（初始 3 个剂量）、中（$n/2$ 揿起 4 个剂量，n 为标示总揿次）、后（最后 3 个剂量），共 10 个递送剂量。

采用各品种项下规定的分析方法，测定各溶液中的药量。

对于含多个活性成分的吸入剂，各活性成分均应进行递送剂量均一性检测。

结果判定 符合下述条件之一者，可判为符合规定。

（1）10 个测定结果中，若至少 9 个测定值在标示递送剂量值的 75%～125%之间，且全部在标示递送剂量值的 65%～135%之间。

（2）10 个测定结果中，若 2～3 个测定值超出 75%～125%，另取 2 罐供试品测定。若 30 个测定结果中，超出 75%～125%的测定值不超过 3 个，且全部在标示递送剂量值的 65%～135%之间。

吸入气雾剂产品放行时需作罐间递送计量均一性测定。

修订依据

（1）为使描述更加科学准确，2020 年版拟将气雾剂的量词统一为"罐""揿"。故"瓶"和"吸或喷"分别修订为"罐"和"揿"。

（2）单列"罐内递送剂量均一性"，分别表述罐内和罐间递送剂量均一性的测定方法。

（3）上市产品一般都有预揿研究，并在说明书中规定使用前预揿次数。为更符合检测过程中的实际情况、使描述更加科学、合理，此处增加"除产品说明书另有规定外，通常"描述。

（4）稳定性期间也应进行罐间递送剂量均一性测定，更有效地评价产品质量。故删除"吸入气雾剂产品放行时需作罐（瓶）间递送剂量均一性测定"。

（5）参照 FDA 最新指导原则，递送剂量均一性结果是对 TDD（target delivered dose，即标示递送剂量）进行评价。故"平均值"改为"标示递送剂量值"。

3. 修订内容　罐间递送剂量均一性测定法。

取 10 罐供试品，采用上述收集管分别收集 1 个产品说明书中的临床最小推荐剂量，共 10 个递送剂量。其中 3 罐取预揿后的首揿，4 罐取中间（$n/2$）揿次，3 罐取末揿。

结果判定　符合下述条件者，可判为符合规定。

（1）10 个测定结果中，至少 9 个测定值在标示递送剂量值的 75%～125% 之间，且全部在标示递送剂量值的 65%～135% 之间。

（2）10 个测定结果中，若 2～3 个测定值超出 75%～125%，但全部在标示递送剂量值的 65%～135% 之间，另取 20 罐供试品测定。若 30 个剂量中，超出 75%～125% 的测定值不多于 3 个，且全部在标示递送剂量值的 65%～135% 之间。

【每罐总揿次】　照下述方法检查，应符合规定。

检查法　取气雾剂 1 罐，揿压阀门，释放内容物到废弃池中，每次揿压间隔不少于 5 秒。每罐总揿次应不少于标示总揿次（此检查可与递送剂量均一性测试结合）。

修订依据

（1）参照 EP 9.4（0671）中"罐间递送剂量均一性"及其取样方式："其中 3 罐取预揿后的首揿，4 罐取中间（$n/2$）揿次，3 罐取末揿。

inter-inhaler testing, and example of a suitable procedure is to take 10 inhalers and collect a single dose from each inhaler, collecting the dose at the beginning (from 3 inhalers), middle (from 4 inhalers) and end (from 3 inhalers) of the number of doses stated on the label. Other inter-inhaler testing procedures are possible, where justified.

（2）参照 FDA 最新指导原则，递送剂量均一性结果是对 TDD（target delivered dose，即标示递送剂量）进行评价。故"平均值"改为"标示递送剂量值"。

（3）同上对"（瓶）"字删除的说明。

（4）"不少于"改为"至少"，同义词。

4. 修订内容　每揿主药含量。

【每揿主药含量】　照下述方法检查，每揿主药含量应符合规定。

检查法　取供试品 1 罐，充分振摇，除去帽盖，除产品说明书另有规定外，通常试揿 5 次，用溶剂洗净套口，充分干燥后，倒置于已加入一定量吸收液的适宜烧杯中，将套口浸入吸收液液面下（至少 25mm），揿射 10 次或 20 次（注意每次揿射间隔 5 秒并缓缓振摇），取出供试品，用吸收液洗净套口内外，合并吸收液，转移至适宜量瓶中并稀释至刻度后，按各品种含量测定项下的方法测定，所得结果除以取样揿射次数，即为平均每揿主药含量。每揿主药含量应为每揿主药含量标示量的 80%～120%。

凡规定测定递送剂量均一性的气雾剂，一般不再进行每揿主药含量的测定。

修订依据

拟修订 2020 年版气雾剂通则 0113，不再包括对吸入气雾剂的检查要求，故将原 2015 年版 0113 中对吸入气雾剂要求的"每揿主药含量"检查项单列入 0111 吸入制剂通则。

（四）递送速率和递送总量的标准制定建议

《中国药典》2015 年版中"递送速率和递送总量"的测定方法及装置和 USP 及 EP 一致；但结果判定缺少通用接受标准。新增"各品种项下应对递送速率及递送总量的接受范围作出规定"。

（五）其他

参照 EP 9.4（0671）及 USP41（601），吸入气雾剂递送剂量均一性测试的流速要求改为"28.3L/min±0.05L/min"。

0112　喷雾剂

喷雾剂系指原料药物或与适宜辅料填充于特制的装置中，使用时借助手动泵的压力、高压气体、超声振动或其他方法将内容物呈雾状物释出，用于肺部吸入或直接喷至腔道黏膜及皮肤等的制剂。

喷雾剂按内容物组成分为溶液型、乳状液型或混悬型。按用药途径可分为吸入喷雾剂、鼻用喷雾剂及用于皮肤、黏膜的非吸入喷雾剂。按给药定量与否，喷雾剂还可分为定量喷雾剂和非定量喷雾剂。

定量吸入喷雾剂系指通过定量雾化器产生供吸入用腔道黏膜及皮肤用气溶胶的溶液、混悬液或乳液。

喷雾剂在生产与贮藏期间应符合下列有关规定。

一、喷雾剂应在相关品种要求的环境配制，如一定的洁净度、灭菌条件和低温环境等。

二、根据需要可加入溶剂、助溶剂、抗氧剂、抑菌剂、表面活性剂等附加剂，除另有规定外，在制剂确定处方时，该处方的抑菌效力应符合抑菌效力检查法（通则1121）的规定。所加附加剂对皮肤或黏膜应无刺激性。

三、喷雾剂装置中各组成部件均应采用无毒、无刺激性、性质稳定、与原料药物不起作用的材料制备。

四、溶液型喷雾剂的药液应澄清；乳状液型喷雾剂的液滴在液体介质中应分散均匀；混悬型喷雾剂应将原料药物细粉和附加剂充分混匀、研细，制成稳定的混悬液。经雾化器雾化后供吸入用的雾滴（粒）大小应控制在 10μm 以下，其中大多数应为 5μm 以下。吸入喷雾剂的有关规定见吸入制剂。

五、除另有规定外，喷雾剂应避光密封贮存。

喷雾剂用于烧伤治疗如为非无菌制剂的，应在标签上标明"非无菌制剂"；产品说明书中应注明"本品为非无菌制剂"，同时在适应证下应明确"用于程度较轻的烧伤（Ⅰ°或浅Ⅱ°）"；注意事项下规定"应遵医嘱使用"。

除另有规定外，喷雾剂应进行以下相应检查。吸入喷雾剂除符合喷雾剂项下要求外，还应符合吸入制剂（通则0111）相关项下要求；鼻用喷雾剂除符合喷雾剂项下要求外，还应符合鼻用制剂（通则0106）相关项下要求。

【每瓶总喷次】 多剂量定量喷雾剂照下述方法检查，应符合规定。

检查法 取供试品4瓶，除去帽盖，充分振摇，照使用说明书操作，释放内容物至收集容器内，按压喷雾泵（注意每次喷射间隔 5 秒并缓缓振摇），直至喷尽为止，分别计算撤射次数，每瓶总喷次均不得少于其标示总喷次。

【每喷喷量】 除另有规定外，定量喷雾剂照下述方法检查，应符合规定。

检查法 取供试品4瓶，照使用说明书操作，分别试喷数次后，擦净，精密称定，再连续喷射3次，每次喷射后均擦净，精密称定，计算每次喷量，连续喷射 10 次，擦净，精密称定，再按上述方法测定 3 次喷量，继续连续喷射 10 次后，按上述方法再测定 4 次喷量，计算每瓶 10 次喷量的平均值。除另有规定外，均应为标示喷量的80%～120%。

检查法 取供试品1瓶，照使用说明书操作，分别试喷数次后，擦净，精密称定，喷射 1 次，擦净，再精密称定。前后两次重量之差为 1 个喷量。分别测定标示喷次前（初始 3 个喷量）、中（$n/2$ 喷起 4 个喷量，n 为标示总喷次）、后（最后 3 个喷量），共 10 个喷量。重复 3 次上述操作（共4瓶）。计算每瓶 10 个喷量的平均值。除另有规定外，每喷喷量应为平均喷量的80%～120%。

凡规定测定每喷主药含量或递送剂量均一性的喷雾剂，不再进行每喷喷量的测定。

【每喷主药含量】 除另有规定外，定量喷雾剂照下述方法检查，每喷主药含量应符合规定。

检查法 取供试品1瓶，照使用说明书操作除产品说明书另有规定外，通常试喷 5 次，用溶剂洗净喷口，充分干燥后，喷射 10 次或 20 次（注意喷射每次间隔 5 秒并缓缓振摇），收集于一定量的吸收溶剂中，转移至适宜量瓶中并稀释至刻度，摇匀，测定。所得结果除以 10 或 20，即为平均每喷主药含量，每喷主药含量应为标示含量的80%～120%。

凡规定测定递送剂量均一性的喷雾剂，一般不再进行每喷主药含量的测定。

【递送剂量均一性】除另有规定外，定量吸入喷雾剂、混悬型和乳液型定量鼻用喷雾剂应检查递送剂量均一性，照吸入制剂（通则0111）或鼻用制剂（通则0106）相关项下方法检查，应符合规定。

【微细粒子剂量】除另有规定外，定量吸入喷雾剂应检查微细粒子剂量，照吸入制剂微细粒子空气动力学特性测定法（通则0951）检查，照各品种项下规定的方法，依法测定，计算微细粒子剂量，应符合规定。

【装量差异】除另有规定外，单剂量喷雾剂照下述方法检查，应符合规定。

检查法　除另有规定外，取供试品20个，照各品种项下规定的方法，求出每个内容物的装量与平均装量。每个的装量与平均装量相比较，超出装量差异限度的不得多于2个，并不得有1个超出限度1倍。

平均装量	装量差异限度
0.30g 以下	±10%
0.30g 及 0.30g 以上	±7.5%

凡规定检查递送剂量均一性的单剂量喷雾剂，一般不再进行装量差异的检查。

【装量】非定量喷雾剂照最低装量检查法（通则0942）检查，应符合规定。

【无菌】除另有规定外，用于烧伤［除程度较轻的烧伤（Ⅰ°或浅Ⅱ°外）］、严重创伤或临床必需无菌的喷雾剂照无菌检查法（通则1101）检查，应符合规定。

【微生物限度】除另有规定外，照非无菌产品微生物限度检查：微生物计数法（通则1105）和控制菌检查法（通则1106）及非无菌药品微生物限度标准（通则1107）检查，应符合规定。

0112　喷雾剂修订说明

一、修订背景

喷雾剂系指原料药物或与适宜辅料填充于特制的装置中，使用时借助手动泵的压力、高压气体、超声振动或其他方法将内容物呈雾状物释出的制剂，可应用于肺部吸入或直接喷至腔道黏膜及皮肤等。

《中国药典》自2000年版起收录"喷雾剂"相关制剂通则，2015年版拆分为独立〈0112　喷雾剂〉章节；同时，2015年版新增〈0111　吸入制剂〉章节，其中收载"供雾化器用的液体制剂"子剂型。"供雾化器用的液体制剂"又可分为"吸入液体制剂"和"吸入喷雾剂"两类。吸入喷雾剂相关检查项全部收载于吸入制剂通则下。

随着吸入制剂的不断发展，针对新兴的"softmist"吸入制剂新类型，《中国药典》2020年版拟参照USP 41（5）将"供雾化器用的液体制剂"拆分为"吸入喷雾剂"和"吸入液体制剂"两个独立的子分类，进一步细化和完善"吸入喷雾剂"相关质控要求。

同时为避免附录内容交叉导致的概念混淆、标准不清等问题，2020年版《中国药典》拟删除〈0112　喷雾剂〉中"吸入喷雾剂"相关描述（仅在给药途径方面保留），本章节仅针对除肺部吸入途径之外的喷雾剂。

二、修订内容和依据

本次修订主要集中在"吸入喷雾剂"相关内容的梳理及量词使用统一两方面，具体如下所述：

1. 修订内容　定义。

喷雾剂系指原料药物或与适宜辅料填充于特制的装置中，使用时借助手动泵的压力、高压气体、超声振动或其他方法将内容物呈雾状物释出，直接喷至腔道黏膜及皮肤等的制剂。

修订依据

删除"用于肺部吸入或"。

2020年版《中国药典》〈0111　吸入制剂〉章节中拟增加"吸入喷雾剂"子分类及其质控要求，故本章节拟删除吸入喷雾剂相关描述（仅在给药途径方面保留），仅针对除肺部吸入途径之外的喷雾剂。故此处删除"用于肺部吸入或"描述。

2. 修订内容　雾剂的分类。

喷雾剂按内容物组成分为溶液型、乳状液型或混悬型。按用药途径可分为吸入喷雾剂、鼻用喷雾剂及用于皮肤、黏膜的喷雾剂。按给药定量与否，喷雾剂还可分为定量喷雾剂和非定量喷雾剂。

修订说明：删除"非吸入"。

修订依据

同第一条，相应删除"非吸入"描述，统一为"喷雾剂"。

3. 修订内容 定量喷雾剂定义

定量喷雾剂系指通过定量雾化器产生供腔道黏膜及皮肤用气溶胶的溶液、混悬液或乳液。

修订说明：删除"吸入"；"供吸入"改为"供腔道黏膜及皮肤"。

修订依据

同第一条，此处删除"吸入"描述；并将"吸入"改为"腔道黏膜及皮肤用"。

4. 修订内容 生产与贮藏。

四、溶液型喷雾剂的药液应澄清；乳状液型喷雾剂的液滴在液体介质中应分散均匀；混悬型喷雾剂应将原料药物细粉和附加剂充分混匀、研细，制成稳定的混悬液。吸入喷雾剂的有关规定见吸入制剂。经雾化器雾化后供吸入用的雾滴（粒）大小应控制在10μm以下，其中大多数应为5μm以下。

修订说明：删除"经雾化器雾化后供吸入用的雾滴（粒）大小应控制在10μm以下，其中大多数应为5μm以下"；增加"吸入喷雾剂的有关规定见吸入制剂"描述。

修订依据

同第一条，故此处删除该段描述，并增加"吸入喷雾剂的有关规定见吸入制剂"描述。

5. 修订内容 检查项。

吸入喷雾剂除符合喷雾剂项下要求外，还应符合吸入制剂（通则0111）相关项下要求；鼻用喷雾剂除符合喷雾剂项下要求外，还应符合鼻用制剂（通则0106）相关项下要求。

修订说明：删除"吸入喷雾剂除符合喷雾剂项下要求外，还应符合吸入制剂（通则0111）相关项下要求"。

修订依据

同第一条。

【每喷喷量】 取供试品1瓶，照使用说明书操作，分别试喷数次后，擦净，精密称定，喷射1次，擦净，再精密称定。前后两次重量之差为1个喷量。

分别测定标示喷次前（初始3个喷量）、中（n/2喷起4个喷量，n为标示总喷次）、后（最后3个喷量），共10个喷量。重复3次上述操作（共4瓶）。计算每瓶10个喷量的平均值。除另有规定外，每喷喷量应为平均喷量的80%～120%。

修订说明：改写取样方法；"标示喷量"改写为"平均喷量"。

修订依据

参照吸入气雾剂罐内递送均一性测定的取样方法。

理论上无"标示喷量"，相应改写为"平均喷量"。

【每喷主药含量】 除另有规定外，定量喷雾剂照下述方法检查，每喷主药含量应符合规定。

检查法 取供试品1瓶，除产品说明书另有规定外，通常试喷5次。

修订说明：增加"除产品说明书另有规定外，通常"描述。

修订依据

为更符合检测过程中的实际情况、使描述更加科学、合理，此处将"照使用说明书操作"改写为"除产品说明书另有规定外，通常试喷5次"。

【递送剂量均一性】 除另有规定外，定量吸入喷雾剂、混悬型和乳液型定量鼻用喷雾剂应检查递送剂量均一性，照吸入制剂（通则0111）或鼻用制剂（通则0106）相关项下方法检查，应符合规定。

修订说明：删除"定量吸入喷雾剂"。

修订依据

同第一条。

【微细粒子剂量】 除另有规定外，定量吸入喷雾剂应检查微细粒子剂量，照吸入制剂微细粒子空气动力学特性测定法（通则0951）检查，照各品种项下规定的方法，依法测定，计算微细粒子剂量，应符合规定。

修订说明：删除"【微细粒子剂量】"一节。

"微细粒子剂量"为吸入喷雾剂检查要求，其他吸入喷雾剂不做要求，故此处删除。

0113　气雾剂

气雾剂系指原料药物或原料药物和附加剂与适宜的抛射剂共同装封于具有特制阀门系统的耐压容器中，使用时借助抛射剂的压力将内容物呈雾状物喷出，用于肺部吸入或直接喷至腔道黏膜、皮肤的制剂。

内容物喷出后呈泡沫状或半固体状，则称之为泡沫剂或凝胶剂/乳膏剂。按用药途径可分为吸入气雾剂、非吸入气雾剂。按处方组成可分为二相气雾剂（气相与液相）和三相气雾剂（气相、液相、固相或液相）。按给药定量与否，可分为定量气雾剂和非定量气雾剂。

吸入气雾剂　系指经口吸入沉积于肺部的制剂，通常也被称为压力定量吸入剂。揿压阀门可定量释放活性物质。

鼻用气雾剂　系指经鼻吸入沉积于鼻腔的制剂。揿压阀门可定量释放活性物质。

气雾剂在生产与贮藏期间应符合下列有关规定。

一、根据需要可加入溶剂、助溶剂、抗氧剂、抑菌剂、表面活性剂等附加剂，除另有规定外，在制剂确定处方时，该处方的抑菌效力应符合抑菌效力检查法（通则1121）的规定。吸入气雾剂中所有附加剂均应对呼吸道黏膜和纤毛无刺激性、无毒性。非吸入气雾剂中所有附加剂均应对皮肤或黏膜无刺激性。

二、二相气雾剂应按处方制得澄清的溶液后，按规定量分装。三相气雾剂应将微粉化（或乳化）原料药物和附加剂充分混合制得混悬液或乳状液，如有必要，抽样检查，符合要求后分装。在制备过程中，必要时应严格控制水分，防止水分混入。吸入气雾剂的雾滴（粒）大小应控制在10μm以下，其中大多数应为5μm以下，一般不使用饮片细粉。吸入气雾剂的有关规定见吸入制剂。

三、气雾剂常用的抛射剂为适宜的低沸点液体。根据气雾剂所需压力，可将两种或几种抛射剂以适宜比例混合使用。

四、气雾剂的容器，应能耐受气雾剂所需的压力，各组成部件均不得与原料药物或附加剂发生理化作用，其尺寸精度与溶胀性必须符合要求。

五、定量气雾剂释出的主药含量应准确、均一，喷出的雾滴（粒）应均匀。

六、制成的气雾剂应进行泄漏检查，确保使用安全。

七、气雾剂应置凉暗处贮存，并避免曝晒、受热、敲打、撞击。

八、定量气雾剂应标明：①每瓶罐总揿次；②每揿从阀门释出的主药含量。和（或）每揿从口接器释出的主药含量。

九、气雾剂用于烧伤治疗如为非无菌制剂的，应在标签上标明"非无菌制剂"；产品说明书中应注明"本品为非无菌制剂"，同时在适应证下应明确"用于程度较轻的烧伤（Ⅰ°或浅Ⅱ°）"；注意事项下规定"应遵医嘱使用"。

除另有规定外，气雾剂应进行以下相应检查。

吸入气雾剂除符合气雾剂项下要求外，还应符合吸入制剂（通则0111）相关项下要求；鼻用气雾剂除符合气雾剂项下要求外，还应符合鼻用制剂（通则0106）相关项下要求。

【每罐瓶总揿次】 定量气雾剂照吸入制剂（通则0111）相关项下方法检查，每瓶罐总揿次应符合规定。

【递送剂量均一性】 定量气雾剂照吸入制剂（通则0111）相关项下方法检查，递送剂量均一性应符合规定。

【每揿主药含量】 定量气雾剂照下述方法检查，每揿主药含量应符合规定。

检查法　取供试品1瓶罐，充分振摇，除去帽盖，除产品说明书另有规定外，通常试喷揿5次，用溶剂洗净套口，充分干燥后，倒置于已加入一定量吸收液的适宜烧杯中，将套口浸入吸收液面下（至少25mm），喷揿射10次或20次（注意每次喷揿射间隔5秒并缓缓振摇），取出供试品，用吸收液洗净套口内外，合并吸收液，转移至适宜量瓶中并稀释至刻度后，按各品种含量测定项下的方法测定，所得结果除以取样喷揿射次数，即为平均每揿主药含量。每揿主药含量应为每揿主药含量标示量的 80%～120%。

【喷射速率】非定量气雾剂照下述方法检查，喷射速率应符合规定。

检查法 取供试品 4 瓶罐，除去帽盖，分别喷揿射数秒后，擦净，精密称定，将其浸入恒温水浴（25℃±1℃）中 30 分钟，取出，擦干，除另有规定外，连续喷揿射 5 秒钟，擦净，分别精密称重，然后放入恒温水浴（25℃±1℃）中，按上法重复操作 3 次，计算每瓶罐的平均喷揿射速率（g/s），均应符合各品种项下的规定。

【喷出总量】非定量气雾剂照下述方法检查，喷出总量应符合规定。

检查法 取供试品 4 瓶罐，除去帽盖，精密称定，在通风橱内，分别连续喷射于已加入适量吸收液的容器中，直至喷尽为止，擦净，分别精密称定，每瓶罐喷出量均不得少于标示装量的 85%。

【每揿喷量】定量气雾剂照下述方法检查，应符合规定。

检查法 取供试品 4 瓶，除去帽盖，分别揿压阀门试喷数次后，擦净，精密称定，揿压阀门喷射 1 次，擦净，再精密称定。前后两次重量之差为 1 个喷量。按上法连续测定 3 个喷量；揿压阀门连续喷射，每次间隔 5 秒，弃去，至 n/2 次；再按上法连续测定 4 个喷量；继续揿压阀门连续喷射，弃去，再按上法测定最后 3 个喷量。计算每瓶 10 个喷量的平均值。除另有规定外，应为标示喷量的 80%～120%。

检查法 取供试品 1 罐，振摇 5 秒，除产品说明书另有规定外，通常弃去 1 喷，擦净，精密称定，揿压阀门喷射 1 次，擦净，再精密称定。前后两次重量之差为 1 个喷量。分别测定标示揿次前（初始 3 个喷量）、中（n/2 揿起 4 个喷量，n 为标示总揿次）、后（最后 3 个喷量），共 10 个喷量。重复 3 次上述操作（共 4 罐）。计算每罐 10 个喷量的平均值。除另有规定外，每喷喷量应为平均喷量的 80%～120%。

凡进行每揿递送剂量均一性检查的气雾剂，不再进行每揿喷量检查。

【粒度】除另有规定外，中药吸入用混悬型气雾剂若不进行微细粒子剂量测定，应作粒度检查。

检查法 取供试品 1 瓶罐，充分振摇，除去帽盖，试喷数次，擦干，取清洁干燥的载玻片一块，置距喷嘴垂直方向 5cm 处喷射 1 次，用约 2ml 四氯化碳小心冲洗载玻片上的喷射物，吸干多余的四氯化碳，待干燥，盖上盖玻片，移置具有测微尺的 400 倍显微镜下检视，上下左右移动，检查 25 个视野，计数，平均原料药物粒径应在 5μm 以下，粒径大于 10μm 的粒子不得过 10 粒。

除另有规定外，非定量气雾剂作最低装量检查。

【装量】非定量气雾剂照最低装量检查法（通则 0942）检查，应符合规定。

【无菌】除另有规定外，用于烧伤［除程度较轻的烧伤（Ⅰ°或浅Ⅱ°外）］、严重创伤或临床必需无菌的气雾剂，照无菌检查法（通则 1101）检查，应符合规定。

【微生物限度】除另有规定外，照非无菌产品微生物限度检查：微生物计数法（通则 1105）和控制菌检查法（通则 1106）及非无菌药品微生物限度标准（通则 1107）检查，应符合规定。

0113 气雾剂修订说明

一、修订背景

气雾剂系指原料药物或原料药物和附加剂与适宜的抛射剂共同装封于具有特制阀门系统的耐压容器中，使用时借助抛射剂的压力将内容物呈雾状物喷出的制剂，其可应用在呼吸道、皮肤或其他腔道起局部作用或全身治疗作用。现已成为药物制剂中不可缺少的一种剂型。

《中国药典》自 2000 年版起收录"气雾剂"相关制剂通则，2015 年版拆分为独立 0113 气雾剂章节；同时，2015 年版新增 0111 吸入制剂章节，收载包括"吸入气雾剂"在内的多个子剂型，吸入气雾剂相关检查项全部收载于吸入制剂通则下。

随着吸入制剂的不断发展，以及专业人员对剂型定义的理解、质控理念的不断进步，为避免附录内容交叉导致的概念混淆、标准不清等问题，2020 年版《中国药典》拟删除 0113 气雾剂中"吸入气雾剂"相关描述（仅在给药途径方面保留），本章节仅针对除肺部吸入途径之外的气雾剂。

二、修订内容和依据

本次修订主要集中在"吸入气雾剂"相关内容的梳理及量词使用统一两方面。

1. 修订内容 定义。

气雾剂系指原料药物或原料药物和附加剂与适宜的抛射剂共同装封于具有特制阀门系统的耐压容器中，使用时借助抛射剂的压力将内容物呈雾状物喷出，用于肺部吸入或直接喷至腔道黏膜、皮肤的制剂。

修订说明：删除"用于肺部吸入或"。

修订依据

由于 0111 吸入制剂章节中已有"吸入气雾剂"子分类及其详细的质控要求，故本章节拟删除吸入气雾剂相关描述（仅在给药途径方面保留），仅针对除肺部吸入途径之外的气雾剂。故此处删除"用于肺部吸入或"描述。

2. 修订内容 吸入气雾剂。

吸入气雾剂 系指经口吸入沉积于肺部的制剂，通常也被称为压力定量吸入剂。揿压阀门可定量释放活性物质。

修订说明：删除"吸入气雾剂 系指经口吸入沉积于肺部的制剂，通常也被称为压力定量吸入剂。揿压阀门可定量释放活性物质"。

修订依据

同上条，此处删除"吸入气雾剂"子分类及定义。

3. 修订内容 生产与贮藏。

一、根据需要可加入溶剂、助溶剂、抗氧剂、抑菌剂、表面活性剂等附加剂，除另有规定外，在制剂确定处方时，该处方的抑菌效力应符合抑菌效力检查法（通则 1121）的规定。吸入气雾剂中所有附加剂均应对呼吸道黏膜和纤毛无刺激性、无毒性。非吸入气雾剂中所有附加剂均应对皮肤或黏膜无刺激性。

修订说明：删除"吸入气雾剂中所有附加剂均应对呼吸道黏膜和纤毛无刺激性、无毒性"；删除"非吸入"。

修订依据

同第一条，故此处删除"吸入气雾剂"相关描述；相应删除"非吸入"描述。

二、二相气雾剂应按处方制得澄清的溶液后，

按规定量分装。三相气雾剂应将微粉化（或乳化）原料药物和附加剂充分混合制得混悬液或乳状液，如有必要，抽样检查，符合要求后分装。在制备过程中，必要时应严格控制水分，防止水分混入。吸入气雾剂的有关规定见吸入制剂。吸入气雾剂的雾滴（粒）大小应控制在 10μm 以下，其中大多数应为 5μm 以下，一般不使用饮片细粉。

修订说明：删除"吸入气雾剂的雾滴（粒）大小应控制在 10μm 以下，其中大多数应为 5μm 以下，一般不使用饮片细粉"；增加"吸入气雾剂的有关规定见吸入制剂"。

修订依据

同第一条，故此处删除该段描述，并相应增加"吸入气雾剂的有关规定见吸入制剂"描述。

八、定量气雾剂应标明：①每罐总揿次；②每揿从阀门释出的主药含量和/或每揿从口接器释出的主药含量。

修订依据

为使描述更加科学准确，2020 年版拟将气雾剂的量词统一为"罐"，故此处"瓶"修订为"罐"。全文统一修订。

"每揿从口接器释出的主药含量"为吸入气雾剂常规标示要求，参见吸入制剂通则中的修订说明，除吸入气雾剂外的其他气雾剂不做要求，故此处删除"和（或）每揿从口接器释出的主药含量"。

4. 修订内容 检查项。

吸入气雾剂除符合气雾剂项下要求外，还应符合吸入制剂（通则 0111）相关项下要求。

修订说明：删除"吸入气雾剂除符合气雾剂项下要求外，还应符合吸入制剂（通则 0111）相关项下要求"。

修订依据

同第一条，故此处删除"吸入气雾剂"相关描述。

【每揿主药含量】定量气雾剂照下述方法检查，每揿主药含量应符合规定。

检查法 取供试品 1 罐，充分振摇，除去帽盖，除产品说明书另有规定外，通常试揿 5 次。

修订依据

增加"除产品说明书另有规定外，通常"描述。上市产品一般都会有预揿研究，并在说明书中规定

使用前预揿次数。为更符合检测过程中的实际情况、使描述更加科学、合理，此处增加"除产品说明书另有规定外，通常"描述。

"喷"改为"揿"。为使描述更加科学准确，2020年版拟将气雾剂的单位剂量量词统一为"揿"，故此处"喷"修订为"揿"。

【每揿喷量】定量气雾剂照下述方法检查，应符合规定。

检查法　取供试品 1 罐，振摇 5 秒，除产品说明书另有规定外，通常弃去 1 揿，擦净，精密称定，揿压阀门揿射 1 次，擦净，再精密称定。前后两次重量之差为 1 个喷量。分别测定标示揿次前（初始 3 个喷量）、中（$n/2$ 揿起 4 个喷量，n 为标示总揿次）、后（最后 3 个喷量），共 10 个喷量。重复 3 次上述操作（共4 罐）。计算每罐 10 个喷量的平均值。除另有规定外，

每喷喷量应为平均喷量的 80%～120%。

修订说明：改写取样方法；"标示喷量"改写为"平均喷量"。

修订依据

参照吸入气雾剂罐内递送均一性测定的取样方法。理论上无"标示喷量"，相应改写为"平均喷量"。

【粒度】除另有规定外，中药吸入用混悬型气雾剂若不进行微细粒子剂量测定，混悬型气雾剂应作粒度检查。

修订说明："中药吸入用混悬型气雾剂若不进行微细粒子剂量测定，应作粒度检查。"改写为"混悬型气雾剂应做粒度检查"。

修订依据

同第一条，删除"吸入气雾剂"相关描述。

0114　凝胶剂

凝胶剂系指原料药物与能形成凝胶的辅料制成的具凝胶特性的稠厚液体或半固体制剂。除另有规定外，凝胶剂限局部用于皮肤及体腔，如鼻腔、阴道和直肠。

乳状液型凝胶剂又称为乳胶剂。由高分子基质如西黄蓍胶制成的凝胶剂也可称为胶浆剂。小分子无机原料药物如氢氧化铝凝胶剂是由分散的药物小粒子以网状结构存在于液体中，属两相分散系统，也称混悬型凝胶剂。混悬型凝胶剂可有触变性，静止时形成半固体而搅拌或振摇时成为液体。

凝胶剂基质属单相分散系统，有水性与油性之分。水性凝胶基质一般由水、甘油或丙二醇与纤维素衍生物、卡波姆和海藻酸盐、西黄蓍胶、明胶、淀粉等构成；油性凝胶基质由液状石蜡与聚乙烯或脂肪油与胶体硅或铝皂、锌皂等构成。

凝胶剂在生产与贮藏期间应符合下列有关规定。

一、混悬型凝胶剂中胶粒应分散均匀，不应下沉、结块。

二、凝胶剂应均匀、细腻，在常温时保持胶状，不干涸或液化。

三、凝胶剂根据需要可加入保湿剂、抑菌剂、抗氧剂、乳化剂、增稠剂和透皮促进剂等。除另有规定外，在制剂确定处方时，该处方的抑菌效力应符合抑菌效力检查法（通则1121）的规定。

四、凝胶剂一般应检查 pH 值。

五、除另有规定外，凝胶剂应避光、密闭贮存，并应防冻。

六、凝胶剂用于烧伤治疗如为非无菌制剂的，应在标签上标明"非无菌制剂"；产品说明书中应注明"本品为非无菌制剂"，同时在适应证下应明确"用于程度较轻的烧伤（Ⅰ°或浅Ⅱ°）"；注意事项下规定"应遵医嘱使用"。

除另有规定外，凝胶剂应进行以下相应检查。

【粒度】　除另有规定外，混悬型凝胶剂照下述方法检查，应符合规定。

检查法　取供试品适量，置于载玻片上，涂成薄层，薄层面积相当于盖玻片面积，共涂 3 片，照粒度和粒度分布测定法（通则0982 第一法）测定，均不得检出大于 180μm 的粒子。

【装置】　照最低装量检查法（通则0942）检查，应符合规定。

【无菌】　除另有规定外，用于烧伤［除程度较轻的烧伤（Ⅰ°或浅Ⅱ°外）］或、严重创伤或临床必须无菌的凝胶剂，照无菌检查法（通则1101）检查，应符合规定。

【微生物限度】　除另有规定外，照非无菌产品微生物限度检查：微生物计数法（通则1105）和控制菌检查法（通则1106）及非无菌药品微生物限度标准（通则1107）检查，应符合规定。

0115　散剂

散剂系指原料药物或与适宜的辅料经粉碎、均匀混合制成的干燥粉末状制剂。

散剂可分为口服散剂和局部用散剂。

口服散剂一般溶于或分散于水、稀释液或者其他液体中服用，也可直接用水送服。

局部用散剂可供皮肤、口腔、咽喉、腔道等处应用；专供治疗、预防和润滑皮肤的散剂也可称为撒布剂或撒粉。

散剂在生产与贮藏期间应符合下列有关规定。

一、供制散剂的原料药物均应粉碎。除另有规定外，口服用散剂为细粉，儿科用和局部用散剂应为最细粉。

四二、散剂中可含或不含辅料。口服散剂需要时亦可加矫味剂、芳香剂、着色剂等。

六三、为防止胃酸对生物制品散剂中活性成分的破坏，散剂稀释剂中可调配中和胃酸的成分。

二四、散剂应干燥、疏松、混合均匀、色泽一致。制备含有毒性药、贵重药或药物剂量小的散剂时，应采用配研法混匀并过筛。

三五、散剂可单剂量包（分）装，多剂量包装者应附分剂量的用具。含有毒性药的口服散剂应单剂量包装。

五六、除另有规定外，散剂应密闭贮存，含挥发性原料药物或易吸潮原料药物的散剂应密封贮存。生物制品应采用防潮材料包装。

七、散剂用于烧伤治疗如为非无菌制剂，应在标签上标明"非无菌制剂"；产品说明书中应注明"本品为非无菌制剂"，同时在适应证下应明确"用于程度较轻的烧伤（Ⅰ°或浅Ⅱ°）"；注意事项下规定"应遵医嘱使用"。

除另有规定外，散剂应进行以下相应检查。

【粒度】除另有规定外，化学药局部用散剂和用于烧伤或严重创伤的中药局部用散剂及儿科用散剂，照下述方法检查，应符合规定。

检查法　除另有规定外，取供试品 10g，精密称定，照粒度和粒度分布测定法（通则 0982 单筛分法）测定。化学药散剂通过七号筛（中药通过六号筛）的粉末重量，不得少于 95%。

【外观均匀度】取供试品适量，置光滑纸上，平铺约 5cm²，将其表面压平，在明亮处观察，应色泽均匀，无花纹与色斑。

【水分】中药散剂照水分测定法（通则 0832）测定，除另有规定外，不得过 9.0%。

【干燥失重】化学药和生物制品散剂，除另有规定外，取供试品，照干燥失重测定法（通则 0831）测定，在 105℃干燥至恒重，减失重量不得过 2.0%。

【装量差异】单剂量包装的散剂，照下述方法检查，应符合规定。

检查法　除另有规定外，取供试品 10 袋（瓶），分别精密称定每袋（瓶）内容物的重量，求出内容物的装量与平均装量。每袋（瓶）装量与平均装量相比较〔凡有标示装量的散剂，每袋（瓶）装量应与标示装量相比较，按表中的规定，超出装量差异限度的散剂不得多于 2 袋（瓶），并不得有 1 袋（瓶）超出装量差异限度的 1 倍。

平均装量或标示装量	装量差异限度（中药、化学药）	装量差异限度（生物制品）
0.1g 及 0.1g 以下	±15%	±15%
0.1g 以上至 0.5g	±10%	±10%
0.5g 以上至 1.5g	±8%	±7.5%
1.5g 以上至 6.0g	±7%	±5%
6.0g 以上	±5%	±3%

凡规定检查含量均匀度的化学药和生物制品散剂，一般不再进行装量差异的检查。

【装量】除另有规定外，多剂量包装的散剂，照最低装量检查法（通则 0942）检查，应符合规定。

【无菌】除另有规定外，用于烧伤〔除程度较轻的烧伤（Ⅰ°或浅Ⅱ°外）〕、严重创伤或临床必需无菌的局部用散剂，照无菌检查法（通则 1101）检查，应符合规定。

【微生物限度】除另有规定外，照非无菌产品微生物限度检查：微生物计数法（通则 1105）和控制菌检查法（通则 1106）及非无菌药品微生物限度标准（通则 1107）检查，应符合规定。凡规定进行杂菌检查的生物制品散剂，可不进行微生物限度检查。

0117　搽剂

搽剂系指原料药物用乙醇、油或适宜的溶剂制成的液体制剂，供无破损皮肤揉擦用。

搽剂在生产与贮藏期间应符合下列有关规定。

一、搽剂常用的溶剂有水、乙醇、液状石蜡、甘油或植物油等。

二、搽剂在贮存时，乳状液若出现油相与水相分离，经振摇后应能重新形成乳状液；混悬液若出现沉淀物，经振摇应易分散，并具足够稳定性，以确保给药剂量的准确。易变质的搽剂应在临用前配制。

三、搽剂用时可加在绒布或其他柔软物料上，轻轻涂裹患处，所用的绒布或其他柔软物料须洁净。

四、除另有规定外，以水或稀乙醇为溶剂的一般应检查相对密度、pH 值；以乙醇为溶剂的应检查乙醇量；以油为溶剂的应无酸败等变质现象，并应检查折光率。

五、搽剂应稳定，根据需要可加入抑菌剂或抗氧剂。除另有规定外，在制剂确定处方时，该处方的抑菌效力应符合抑菌效力检查法（通则 1121）的规定。

六、为了避免溶剂蒸发，可采用非渗透的容器或包装。塑料容器如由聚苯乙烯制成的容器，不适合搽剂。

六七、除另有规定外，应避光、密封贮存。

除另有规定外，搽剂应进行以下相应检查。

【装量】除另有规定外，照最低装量检查法（通则 0942）检查，应符合规定。

【微生物限度】除另有规定外，照非无菌产品微生物限度检查：微生物计数法（通则 1105）和控制菌检查法（通则 1106）及非无菌药品微生物限度标准（通则 1107）检查，应符合规定。

0118　涂剂

涂剂系指含原料药物的水性或油性溶液、乳状液、混悬液，供临用前用消毒纱布或棉球等柔软物料蘸取涂于皮肤或口腔与喉部黏膜的液体制剂，包括水性或油性溶液、乳状液、混悬液，也可为临用前用无菌溶剂制成溶液的无菌冻干制剂，供创伤面涂抹治疗用。

涂剂在生产与贮藏期间应符合下列有关规定。

一、涂剂大多为消毒或消炎药物的甘油溶液，也可用乙醇、植物油等作溶剂。以油为溶剂的应无酸败等变质现象，并应检查折光率。

如所用原料药物为生物制品原液，则其原液、半成品和成品的生产及质量控制应符合相关品种项下的要求。

二、涂剂在贮存时，乳状液若出现油相与水相分离，经振摇后应能重新形成乳状液；混悬液若出现沉淀物，经振摇应易分散，并具足够稳定性，以确保给药剂量的准确。易变质的涂剂应在临用前配制。

三、涂剂应稳定，根据需要可加入抑菌剂或抗氧剂。除另有规定外，在制剂确定处方时，该处方的抑菌效力应符合抑菌效力检查法（通则1121）的规定。

四、为了避免溶剂蒸发，可采用非渗透性容器或包装。

四五、除另有规定外，应避光、密闭贮存。对热敏感的品种，应在2～8℃保存和运输。

五六、除另有规定外，涂剂在启用后最多可使用4周。

六七、涂剂用于烧伤治疗如为非无菌制剂的，应在标签上标明"非无菌制剂"；产品说明书中应注明"本品为非无菌制剂"，同时在适应证下应明确"用于程度较轻的烧伤（Ⅰ°或浅Ⅱ°）"；注意事项下规定"应遵医嘱使用"。

除另有规定外，涂剂应进行以下相应检查。

【装量】除另有规定外，照最低装量检查法（通则0942）检查，应符合规定。

【无菌】除另有规定外，用于烧伤［除程度较轻的烧伤（Ⅰ°或浅Ⅱ°外）］或严重创伤的涂剂，照无菌检查法（通则1101）检查，应符合规定。

【微生物限度】除另有规定外，照非无菌产品微生物限度检查：微生物计数法（通则1105）和控制菌检查法（通则1106）及非无菌药品微生物限度标准（通则1107）检查，应符合规定。

0119　涂膜剂

涂膜剂系指原料药物溶解或分散于含成膜材料的溶剂中，涂搽患处后形成薄膜的外用液体制剂。

涂膜剂在生产与贮藏期间应符合下列有关规定。

一、涂膜剂用时涂布于患处，有机溶剂迅速挥发，形成薄膜保护患处，并缓慢释放药物起治疗作用。涂膜剂一般用于无渗出液的损害性皮肤病等。

二、涂膜剂常用的成膜材料有聚乙烯醇、聚乙烯吡咯烷酮、乙基纤维素和聚乙烯醇缩甲乙醛等；增塑剂有甘油、丙二醇、三乙酸甘油酯等；溶剂为乙醇等。必要时可加其他附加剂，所加附加剂对皮肤或黏膜应无刺激性。

三、涂膜剂应稳定，根据需要可加入抑菌剂或抗氧剂。除另有规定外，在制剂确定处方时，该处方的抑菌效力应符合抑菌效力检查法（通则1121）的规定。

四、除另有规定外，应采用非渗透性容器和包装，避光、密闭贮存。

五、除另有规定外，涂膜剂在启用后最多可使用4周。

六、涂膜剂用于烧伤治疗如为非无菌制剂的，应在标签上标明"非无菌制剂"；产品说明书中应注明"本品为非无菌制剂"，同时在适应证下应明确"用于程度较轻的烧伤（Ⅰ°或浅Ⅱ°）"；注意事项下规定"应遵医嘱使用"。

除另有规定外，涂膜剂应进行以下相应检查。

【装量】除另有规定外，照最低装量检查法（通则0942）检查，应符合规定。

【无菌】除另有规定外，用于烧伤［除程度较轻的烧伤（Ⅰ°或浅Ⅱ°外）］或严重创伤的、严重创伤或临床必须无菌的涂膜剂，照无菌检查法（通则1101）检查，应符合规定。

【微生物限度】除另有规定外，照非无菌产品微生物限度检查：微生物计数法（通则1105）和控制菌检查法（通则1106）及非无菌药品微生物限度标准（通则1107）检查，应符合规定。

0120 酊剂

酊剂系指将原料药物用规定浓度的乙醇提取或溶解而制成的澄清液体制剂，也可用流浸膏稀释制成。供口服或外用。

酊剂在生产与贮藏期间应符合下列有关规定。

一、除另有规定外，每 100ml 相当于原饮片20g。含有毒剧药品的中药酊剂，每 100ml 应相当于原饮片 10g；其有效成分明确者，应根据其半成品的含量加以调整，使符合各酊剂项下的规定。

二、酊剂可用溶解、稀释、浸渍或渗漉等法制备。

（1）溶解法或稀释法取原料药物的粉末或流浸膏，加规定浓度的乙醇适量，溶解或稀释，静置，必要时滤过，即得。

（2）浸渍法取适当粉碎的饮片，置有盖容器中，加入溶剂适量，密盖，搅拌或振摇，浸渍 3～5 日或规定的时间，倾取上清液，再加入溶剂适量，依法浸渍至有效成分充分浸出，合并浸出液，加溶剂至规定量后，静置，滤过，即得。

（3）渗漉法照流浸膏剂项下的方法（通则0189），用溶剂适量渗漉，至流出液达到规定量后，静置，滤过，即得。

三、除另有规定外，酊剂应澄清，酊剂组分无显著变化的前提下，久置允许有少量摇之易散的沉淀。

四、除另有规定外，酊剂应遮光，密封，置阴凉处贮存。

除另有规定外，酊剂应进行以下相应检查。

【乙醇量】照乙醇量测定法（通则 0711）测定，应符合各品种项下的规定。

【甲醇量】照甲醇量检查法（通则 0871）检查，应符合规定。

【装量】照最低装量检查法（通则 0942）检查，应符合规定。

【微生物限度】除另有规定外，照非无菌产品微生物限度检查：微生物计数法（通则 1105）和控制菌检查法（通则 1106）及非无菌药品微生物限度标准（通则 1107）检查，应符合规定。

0121　贴剂

贴剂系指原料药物与适宜的材料制成的、供粘贴贴敷在皮肤上的，可产生全身性或局部作用的一种薄片状柔性制剂。

贴剂有背衬层、药物贮库，粘贴层及临用前需除去的保护层。贴剂可用于完整皮肤表面，也可用于有疾患或不完整的皮肤表面。其中用于完整皮肤表面，能将药物输送透过皮肤进入血液循环系统起全身作用的贴剂称为透皮贴剂。

透皮贴剂通过扩散而起作用，药物从贮库中扩散直接进入皮肤和血液循环，若有控释膜和粘贴层则通过上述两层进入皮肤和血液循环。透皮贴剂的作用时间由其药物含量及释药速率所决定。其释放速度受到药物浓度影响。

贴剂的贮库可以是骨架型或控释膜型。

贴剂通常由含有活性物质的支撑层和背衬层以及覆盖在药物释放表面上的保护层组成；保护层起防粘和保护制剂的作用，通常为防粘纸，塑料或金属材料，当除去时，应不会引起贮库及粘贴层等的剥离。贴剂的保护层、活性成分不能透过，通常水也不能透过。

根据需要，贴剂可使用药物贮库、控释膜或黏附材料。

当用于干燥、洁净、完整的皮肤表面，用手或手指轻压，贴剂应能牢牢地贴于皮肤表面，从皮肤表面除去时应不对皮肤造成损伤，或引起制剂从背衬层剥离。

贴剂在生产与贮藏期间应符合下列有关规定。

一、贴剂所用的材料及辅料应符合国家标准有关规定，无毒、无刺激性、性质稳定、与原料药物不起作用。并应考虑到对贴剂局部刺激性和药物性质的影响。常用的材料为铝箔-聚乙烯复合膜、防粘纸、乙烯-醋酸乙烯共聚物、丙烯酸或聚异丁烯压敏胶、硅橡胶和聚乙二醇等。

二、贴剂根据需要可加入表面活性剂、乳化剂、保湿剂、防腐剂、抗氧剂或透皮促进剂等。

三、贴剂外观应完整光洁，有均一的应用面积，冲切口应光滑，无锋利的边缘。

四、原料药物可以溶解在溶剂中，填充入贮库，贮库中不应有气泡和泄漏。原料药物如混悬在制剂中则必须保证混悬和涂布均匀。

五、粘贴层涂布应均匀，用有机溶剂涂布的贴剂，应对残留溶剂进行检查。

六、采用乙醇等溶剂应在标签中注明过敏者慎用。

七、根据原料药物和制剂的特性，除来源于动、植物多组分且难以建立测定方法的贴剂，或另有规定的品种外，贴剂的含量均匀度、释放度、黏附力等应符合要求。

八、除另有规定外，贴剂应密封贮存。

九、贴剂应在标签中注明每贴所含药物剂量、总的作用时间及药物释放的有效面积。

除另有规定外，贴剂应进行以下相应检查。

【黏附力】　照贴剂黏附力测定法（通则0952）测定，应符合规定。

【含量均匀度】　除另有规定或来源于动、植物多组分且难以建立测定方法的贴剂外，照含量均匀度检查法（通则0941）测定，应符合规定。

【重量差异】　除来源于动、植物多组分且难以建立测定方法的贴剂外，中药贴剂按如下重量差异检查法测定，应符合规定（进行含量均匀度检查的品种，可不进行重量差异）。

检查法　除另有规定外，取供试品20片，精密称定总重量，求出平均重量，再分别称定每片的重量，每片重量与平均重量相比较，重量差异限度应在平均重量的±5%以内，超出重量差异限度的不得多于2片，并不得有1片超出限度1倍。

【释放度】　除另有规定或来源于动、植物多组分且难以建立测定方法的贴剂外，照溶出度与释放度测定法（通则0931第四、五法）测定，应符合规定。

【微生物限度】　除另有规定外，照非无菌产品微生物限度检查：微生物计数法（通则1105）和控制菌检查（通则1106），及非无菌药品微生物限度标准（通则1107）检查，应符合规定。

0121　贴剂修订说明

一、修订背景

《中国药典》2010年版一部（中药）和二部（化药）附录中对"贴剂"均有收载，但三部没有"贴剂"剂型。《中国药典》2015年版进行三部整合时，"贴剂"系参照2010年版一部和二部内容而生成。

现根据执行过程中遇到的问题，并结合中药、化药和生物药贴剂产品特点与发展需求，在2015年版基础上，对"贴剂"内容进行完善与修订。

二、修订内容和依据

1. 修订内容　贴剂定义。

● **2015版**

贴剂系指原料药物与适宜的材料制成的、供粘贴在皮肤上的，可产生全身性或局部作用的一种薄片状制剂。

● **2020版修订**

贴剂系指原料药物与适宜的材料制成的、供贴敷在皮肤上的，可产生全身性或局部作用的一种薄片状柔性制剂。

修订依据

随着贴剂技术的发展，贴剂产品出现了多种形式，既可将贴剂全部粘贴在皮肤上，也可通过胶带粘贴固定将含药部分敷于皮肤上，参照USP的EP的描述，将"粘贴"修订为"贴敷"，借鉴EP，将"一种薄片状制剂"修订为"一种薄片状柔性制剂"。

（1）USP的描述　　USP将贴剂归属于SYSTEMS项下，泛指活性物质分散于载体材料中（通常为黏性支撑物），通过外敷或植入体内发挥作用的制剂，既有皮肤用给药系统，也有"宫内""眼"或"牙周"给药系统。所述药物被设计为在规定的时间内以受控方式释放，或根据其在制剂中的浓度释放药物。除另有规定外，使用后需将载体材料移除。其中，透皮贴剂（transdermal patch）为用于完整皮肤将药物输送透过皮肤进入血液循环系统起全身作用的制剂，可设计成长效释放（长达7天）。

Systems are preparations of drug substance（s）in carrier devices，often containing adhesive backing，that are applied topically or inserted into body cavities. The drug substance is designed to be released in a controlled manner over a specified period of time or the drug substance is released based on its concentration in the formulation.

Unless otherwise stated in the labeling，the carrier device is removed after use. The term "system" should not be used when another dosage form term is more appropriate（e.g.，inserts and implants）. The notation of strength is either defined in terms of the amount of the drug substance released from the system over a specific period of time or as the drug concentration within the formulation（e.g.，the percentage of the drug）. Various routes of administration are possible，so the route must always be indicated in the compendial name when a specific location for application is essential for proper use（e.g.，"intrauterine"，"ocular"，or "periodontal" as the route of administration）. For example，systems applied to the eye are called ocular systems. The route is named "transdermal" when，for example，systemic absorption of the drug substance may take place through the dermis without specifying the region of the body to which the system is applied.

The term "patch" has sometimes been used but is not preferred for use in drug product monograph nomenclature when referring to a system.

Intrauterine systems are intended for placement in the uterus. Release of the drug substance can be up to 5 years.

Ocular systems are intended for placement in the lower conjunctival fornix from which the drug diffuses through a membrane at a constant rate. Periodontal systems are intended for placement in the pocket between the tooth and the gum. In some cases，periodontal

systems may be formed in situ in the periodontal pocket and release the drug substance（s）for several weeks. Transdermal systems（TDS）are placed onto intact skin to deliver the drug to the systemic circulation. They are designed for prolonged release （up to 7 days）.

（2）EP 的描述　分为"透皮贴剂"和"皮肤贴剂"。

透皮贴剂，是指具有不同大小尺寸、含有一种或多种活性物质的柔性制剂。它们旨在应用于完整的皮肤，以便在穿过皮肤屏障之后将活性物质循环递送至全身。

Transdermal patches are flexible pharmaceutical preparations of varying sizes, containing one or more active substances. They are intended to be applied to the unbroken skin in order to deliver the active substance（s）to the systemic circulation after passing through the skin barrier.

皮肤贴剂，则是含有一种或多种活性物质的柔软制剂，旨在应用于皮肤，保持活性物质与皮肤紧密接触，用于局部给药。

Cutaneous patches are flexible preparations containing 1 or more active substances. They are intended to be applied to the skin. They are designed to maintain the active substance（s）in close contact with the skin such that these may act locally.

（3）JP 的描述　将胶带/膏（Tapes/Plasters）和巴布剂/凝胶贴剂（Cataplasms/Gel Patches）统称为贴剂，即粘贴于皮肤的制剂。

其中，胶带/膏的基质为水不溶性的天然或合成聚合物（如树脂、塑料或橡胶），而巴布剂/凝胶贴剂的基质为纯净水、甘油或其他液体材料。

Patches are preparations intended to be attached on the skin.Patches are classified into Tapes/Plasters and Cataplasms/Gel Patches.

（1）Tapes are patches which are prepared with bases containing practically no water.Plasters are included in this category,

（2）Cataplasms/Gel Patches are patches using water containing bases..

2. 修订内容　贴剂的分类、释药原理、组成及使用方法。

● 2015 版描述

贴剂有背衬层、有（或无）控释膜的药物贮库、黏贴层及临用前需除去的保护层。贴剂可用于完整皮肤表面，也可用于有疾患或不完整的皮肤表面。

其中用于完整皮肤表面，能将药物输送透过皮肤进入血液循环系统起全身作用的贴剂称为透皮贴剂。

透皮贴剂通过扩散而起作用，药物从贮库中扩散直接进入皮肤和血液循环，若有控释膜层和黏贴层则通过上述两层进入皮肤和血液循环。透皮贴剂的作用时间由其药物含量及释药速率所决定。

贴剂的贮库可以是骨架型或控释膜型。

保护层起防黏和保护制剂的作用，通常为防粘纸，塑料或金属材料，当除去时，应不会引起贮库及黏贴层等的剥离。

当用于干燥、洁净、完整的皮肤表面，用手或手指轻压，贴剂能牢牢地贴于皮肤表面，从皮肤表面除去时应不对皮肤造成损伤，或引起制剂从背衬层剥离。

贴剂在重复使用后对皮肤应无刺激或引起过敏。

● 2020 版修订

贴剂可用于完整皮肤表面，也可用于有疾患或不完整的皮肤表面。其中用于完整皮肤表面，能将药物输送透过皮肤进入血液循环系统起全身作用的贴剂称为透皮贴剂。

透皮贴剂通过扩散而起作用，其释放速度受到药物浓度影响。

贴剂通常由含有活性物质的支撑层和背衬层以及覆盖在药物释放表面上的保护层组成；保护层起防粘和保护制剂的作用，通常为防粘纸，塑料或金属材料，当除去时，应不会引起贮库及黏贴层等的剥离。贴剂的保护层、活性成分不能透过，通常水也不能透过。

根据需要，贴剂可使用药物贮库、控释膜或黏附材料。

当用于干燥、洁净、完整的皮肤表面，用手或手指轻压，贴剂应能牢牢地贴于皮肤表面，从皮肤表面除去时应不对皮肤造成损伤，或引起制剂从背衬层剥离。

修订依据

2015 年版的描述涉及"贴剂组成、透皮贴剂分类及释药原理、贴剂组成、贴剂使用方法"，逻辑层次不够清晰，在 2020 年版修订稿中，按照"透皮贴剂分类及其释药原理、贴剂组成、贴剂使用方法"依次进行描述。

（1）透皮贴剂分类　沿用 2015 年版内容，未做修订。

（2）透皮贴剂释药原理　2015 年版描述过于细化和具体，而且，关于"透皮贴剂的作用时间由其药物含量及释药速率所决定"的描述，不够准确。为此，依据透皮贴剂特点并参照 USP，对释药原理进行简化，将"透皮贴剂通过扩散而起作用，药物从贮库中扩散直接进入皮肤和血液循环，若有控释膜层和粘贴层则通过上述两层进入皮肤和血液循环。透皮贴剂的作用时间由其药物含量及释药速率所决定"修订为"透皮贴剂通过扩散而起作用，其释放速度受到药物浓度影响"。

USP　Systems are preparations of drug substance (s) in carrier devices, often containing adhesive backing, that are applied topically or inserted into body cavities. The drug substance is designed to be released in a controlled manner over a specified period of time or the drug substance is released based on its concentration in the formulation.

（在规定的时间内以受控方式释放药物，或根据其在制剂中的浓度释放药物）。

（3）贴剂组成　将 2015 年版的"贴剂有背衬层、有（或无）控释膜的药物贮库、粘贴层及临用前需除去的保护层"以及"保护层起防粘和保护制剂的作用，通常为防粘纸，塑料或金属材料，当除去时，应不会引起贮库及粘贴层等的剥离"进行整合，同时将"贴剂的贮库可以是骨架型或控释膜型"修订为"根据需要，贴剂可使用药物贮库、控释膜或黏附材料"。

（4）贴剂使用方法　沿用 2015 年版描述，未做修订。

3. 修订内容　贴剂生产与贮藏。

● 2015 版描述

贴剂在生产与贮藏期间应符合下列有关规定。

一、贴剂所用的材料及辅料应符合国家标准有关规定，无毒、无刺激性、性质稳定、与原料药物不起作用。常用的材料为铝箔-聚乙烯复合膜、防粘纸、乙烯-醋酸乙烯共聚物、丙烯酸或聚异丁烯压敏胶、硅橡胶和聚乙二醇等。

二、贴剂根据需要可加入表面活性剂、乳化剂、保湿剂、防腐剂、抗氧剂或透皮促进剂。

三、贴剂外观应完整光洁，有均一的应用面积，冲切口应光滑，无锋利的边缘。

四、原料药物可以溶解在溶剂中，填充入贮库，贮库中不应有气泡，无泄漏。原料药物如混悬在制剂中则必须保证混悬和涂布均匀。

五、压敏胶涂布应均匀，用有机溶剂涂布应照残留溶剂测定法（通则 0861）检查。

六、采用乙醇等溶剂应在包装中注明，过敏者慎用。

七、贴剂的含量均匀度、释放度、黏附力等应符合要求。

八、除另有规定外，贴剂应密封贮存。

九、贴剂应在标签中注明每贴所含药物剂量、总的作用时间及药物释放的有效面积。

● 2020 版修订

贴剂在生产与贮藏期间应符合下列有关规定。

一、贴剂所用的材料及辅料应符合国家标准有关规定，并应考虑到对贴剂局部刺激性和药物性质的影响。常用的材料为铝箔-聚乙烯复合膜、防粘纸、乙烯-醋酸乙烯共聚物、丙烯酸或聚异丁烯压敏胶、硅橡胶和聚乙二醇等。

二、贴剂根据需要可加入表面活性剂、乳化剂、保湿剂、防腐剂、抗氧剂或透皮促进剂等。

三、贴剂外观应完整光洁，有均一的应用面积，冲切口应光滑，无锋利的边缘。

四、原料药物可以溶解在溶剂中，填充入贮库，贮库中不应有气泡和泄漏。原料药物如混悬在制剂中则必须保证混悬和涂布均匀。

五、粘贴层涂布应均匀，用有机溶剂涂布的贴剂，应对残留溶剂进行检查。

六、采用乙醇等溶剂应在标签中注明过敏者慎用。

七、根据原料药物和制剂的特性，除来源于动、植物多组分且难以建立测定方法的贴剂，或另有规定的品种外，贴剂的含量均匀度、释放度、黏附力等应符合要求。

八、除另有规定外，贴剂应密封贮存。

九、贴剂应在标签中注明每贴所含药物剂量、总的作用时间及药物释放的有效面积。

修订依据

（1）关于材料与辅料　2015 年版中关于"贴剂

所用的材料及辅料应符合国家标准有关规定，无毒、无刺激性、性质稳定、与原料药物不起作用"的描述，显得过于绝对，在实际应用中，贴剂可能会存在轻微或可接受的刺激性。此外，根据需要，还有可能利用药物与载体材料间的分子间相互作用，引入微粒载体包裹技术。鉴于此，2020年版修订为"贴剂所用的材料及辅料应符合国家标准有关规定，并应考虑到对贴剂局部刺激性和药物性质的影响"，其他内容保持不变。

（2）关于含量均匀度、释放度、黏附力等的要求　2015年版的描述为"贴剂的黏附力等应符合要求"，这对于来源于动、植物多组分且难以建立测定方法的贴剂，或另有规定的品种，易引发疑义。为此，2020年版修订为"根据原料药物和制剂的特性，除来源于动、植物多组分且难以建立测定方法的贴剂，或另有规定的品种外，贴剂的含量均匀度、释放度、黏附力等应符合要求"。

4. 修订内容　贴剂检查。

● 2015版描述

除另有规定外，贴剂应进行以下相应检查。

【含量均匀度】照含量均匀度检查法（通则0941）测定，应符合规定。

【释放度】照溶出度与释放度测定法（通则0931第四、五法）测定，应符合规定。

【微生物限度】除另有规定外，照非无菌产品微生物限度检查：微生物计数法（通则1105）和控制菌检查（通则1106），及非无菌药品微生物限度标准（通则1107）检查，应符合规定。

● 2020版描述

除另有规定外，贴剂应进行以下相应检查。

【黏附力】照贴剂黏附力测定法（通则0952）测定，应符合规定。

【含量均匀度】除另有规定或来源于动、植物多组分且难以建立测定方法的贴剂外，照含量均匀度检查法（通则0941）测定，应符合规定。

【重量差异】除来源于动、植物多组分且难以

建立测定方法的贴剂外，中药贴剂按如下重量差异检查法测定，应符合规定（进行含量均匀度检查的品种，可不进行重量差异）。

检查法　除另有规定外，取供试品20片，精密称定总重量，求出平均重量，再分别称定每片的重量，每片重量与平均重量相比较，重量差异限度应在平均重量的±5%以内，超出重量差异限度的不得多于2片，并不得有1片超出限度1倍。

【释放度】除另有规定或来源于动、植物多组分且难以建立测定方法的贴剂外，照溶出度与释放度测定法（通则0931第四、五法）测定，应符合规定。

【微生物限度】除另有规定外，照非无菌产品微生物限度检查：微生物计数法（通则1105）和控制菌检查（通则1106），及非无菌药品微生物限度标准（通则1107）检查，应符合规定。

修订依据

（1）关于黏附力　USP、EP及JP，均将"黏附力"列入贴剂的必检项，但2015年版《中国药典》中，仅在贴膏剂项下列入了"黏附力"检查，参考USP、EP及JP，2020年版贴剂检查项中增加了"黏附力"指标。

（2）关于重量差异　《中国药典》2010年版一部的中药贴片中对"重量差异"进行了检查，但在2015年版三部整合时，删除了该项指标，这对于无法进行含量均匀度检查的中药贴剂，难以保证产品质量，因此，在2020年版修订时增加了"重量差异"内容，检查方法沿用2010年版一部方法。

（3）关于含量均匀度与释放度　对于来源于动、植物多组分且难以建立测定方法的贴剂，含量均匀度以及释放度的测定存在困难，因此，在2020年版修订稿中，"含量均匀度"及"释放度"检查项下均增加了"除另有规定或来源于动、植物多组分且难以建立测定方法的贴剂外"的限定内容。

0122　贴膏剂

贴膏剂系指将原料药物与适宜的基质制成膏状物、涂布于背衬材料上供皮肤贴敷，可产生全身性或局部作用的一种薄片状柔性制剂。

贴膏剂包括凝胶贴膏（原巴布膏剂或凝胶膏剂）和橡胶贴膏（原橡胶膏剂）。

凝胶贴膏　系指原料药物与适宜的亲水性基质混匀后涂布于背衬材料上制成的贴膏剂。常用基质有聚丙烯酸钠、羧甲基纤维素钠、明胶、甘油和微粉硅胶等。

橡胶贴膏　系指原料药物与橡胶等基质混匀后涂布于背衬材料上制成的贴膏剂。橡胶膏剂的制备方法常用有溶剂法和热压法。常用溶剂为汽油和正己烷，常用基质有橡胶、热可塑性橡胶、松香、松香衍生物、凡士林、羊毛脂和氧化锌等。也可用其他适宜溶剂和基质。

贴膏剂通常由含有活性物质的支撑层和背衬层以及覆盖在药物释放表面上的盖衬层组成，盖衬层起防粘和保护制剂的作用。常用的背衬材料有棉布、无纺布、纸等；常用的盖衬材料有防粘纸、塑料薄膜、铝箔–聚乙烯复合膜、硬质纱布等。

贴膏剂在生产与贮藏期间应符合下列有关规定。

一、贴膏剂所用的材料及辅料应符合国家标准有关规定，并应考虑到对贴膏剂局部刺激性和药物性质的影响。

一二、贴膏剂根据需要可加入表面活性剂、乳化剂、保湿剂、抑菌剂或抗氧剂等。

二三、贴膏剂的膏料应涂布均匀，膏面应光洁、色泽一致，贴膏剂应无脱膏、失黏现象；背衬面应平整、洁净、无漏膏现象。涂布中若使用有机溶剂的，必要时应检查残留溶剂。

四、涂布中若使用有机溶剂的，必要时应检查残留溶剂。

三五、采用乙醇等溶剂应在标签中注明过敏者慎用。

四六、根据原料药物和制剂的特性，除来源于动、植物多组分且难以建立测定方法的贴膏剂外，贴膏剂的含量均匀度、释放度、黏附力等应符合要求。

五七、除另有规定外，贴膏剂应密封贮存。

除另有规定外，贴膏剂应进行以下相应检查。

【含膏量】 橡胶贴膏照第一法检查，凝胶贴膏照第二法检查。

第一法　取供试品2片（每片面积大于35cm²的应切取35cm²），除去盖衬，精密称定，置于有盖玻璃容器中，加适量有机溶剂（如三氯甲烷、乙醚等）浸渍，并时时振摇，待背衬与膏料分离后，将背衬取出，用上述溶剂洗涤至背衬无残附膏料，挥去溶剂，在105℃干燥30分钟，移至干燥器中，冷却30分钟，精密称定，减失重量即为膏重，按标示面积换算成100cm²的含膏量，应符合各品种项下的规定。

第二法　取供试品1片，除去盖衬，精密称定，置烧杯中，加适量水，加热煮沸至背衬与膏体分离后，将背衬取出，用水洗涤至背衬无残留膏体，晾干，在105℃干燥30分钟，移至干燥器中，冷却30分钟，精密称定，减失重量即为膏重，按标示面积换算成100cm²的含膏量，应符合各品种项下的规定。

【耐热性】 除另有规定外，橡胶贴膏取供试品2片，除去盖衬，在60℃加热2小时，放冷后，背衬膏背面应无渗油现象；膏面应有光泽，用手指触试应仍有黏性。

【赋形性】 取凝胶贴膏供试品1片，置37℃、相对湿度64%的恒湿箱中30分钟，取出，用夹子将供试品固定在一平整钢板上，钢板与水平面的倾斜角为60°，放置24小时，膏面应无流淌现象。

【黏附力】 除另有规定外，凝胶贴膏照贴膏剂黏附力测定法（通则0952第一法）测定、橡胶贴膏照贴膏剂黏附力测定法（通则0952第二法）测定，均应符合各品种项下的规定。

【含量均匀度】 凝胶贴膏，除另有规定或来源于动、植物多组分且难以建立测定方法的，除另有规定外，凝胶贴膏（除来源于动、植物多组分且难以建立测定方法的凝胶贴膏外）照含量均匀度检查法

（通则 0941）测定，应符合规定。

【微生物限度】 除另有规定外，照非无菌产品微生物限度检查：微生物计数法（通则 1105）和控制菌检查法（通则 1106）及非无菌药品微生物限度标准（通则 1107）检查，凝胶贴膏应符合规定，橡胶膏剂每 10cm² 不得检出金黄色葡萄球菌和铜绿假单胞菌。

0122　贴膏剂修订说明

一、修订背景

《中国药典》2010 年版一部（中药）附录收载了"贴膏剂"，包括凝胶膏剂即巴布剂、橡胶膏剂两个亚剂型，但 2010 年版二部（化药）和三部（生物药）均未收载"贴膏剂"。《中国药典》2015 年版将附录进行三部整合时，以 2010 年版一部"贴膏剂"为基础，并兼顾中药、化药和生物药贴膏剂产品特点与发展需求，保留了"贴膏剂"及其两个亚剂型"凝胶膏剂"和"橡胶膏剂"。为了命名统一性，2015 年版中将亚剂型后缀由"膏剂"修订为"贴膏"，即"凝胶贴膏"和"橡胶贴膏"。

与 2015 年版内容相比，2020 年版的"贴膏剂"无实质性修订内容，仅对部分描述进行完善或文字排列进行调整。

二、修订内容和依据

1. 修订内容　贴膏剂定义。

● 2015 版定义

贴膏剂系指将原料药物与适宜的基质和基材制成的供皮肤贴敷，可产生全身性或局部作用的一种薄片状制剂。

● 2020 版修订后定义

贴膏剂系指将原料药物与适宜的基质和基材制成的供皮肤帖敷，可产生全身性或局部作用的一种薄片状柔性制剂。

修订依据

参照贴剂的体例格式，将"一种薄片状制剂"修订为"一种薄片状柔性制剂"。

2. 贴膏剂亚剂型及其定义

关于"凝胶贴膏"和"橡胶贴膏"两个亚剂型及其定义和基质，仍沿用 2015 版内容，未做修订。

3. 修订内容　贴膏剂组成。

● 2015 版

贴膏剂常用的背衬材料有棉布、无纺布、纸等，常用的盖衬材料有防粘纸、塑料薄膜、铝箔-聚乙烯复合膜、硬质纱布等。

● 2020 版修订稿

贴膏剂通常由含有活性物质的支撑层和背衬层以及覆盖在药物释放表面上的盖衬层组成，盖衬层起防粘和保护制剂的作用；常用的背衬材料有棉布、无纺布、纸等，常用的盖衬材料有防粘纸、塑料薄膜、铝箔-聚乙烯复合膜、硬质纱布等。

修订依据

根据贴膏剂组成特点，参考贴剂组成描述体例，对贴膏剂组成进行修订，参照 USP 增加了"贴膏剂通常由含有活性物质的支撑层和背衬层以及覆盖在药物释放表面上的盖衬层组成，盖衬层起防粘和保护制剂的作用"。

4. 修订内容　贴剂生产与贮藏。

● 2015 版描述

贴膏剂在生产与贮藏期间应符合下列有关规定。

一、贴膏剂根据需要可加入表面活性剂、乳化剂、保湿剂、防腐剂或抗氧剂等。

二、贴膏剂的膏料应涂布均匀，膏面应光洁、色泽一致，贴膏剂应无脱膏、失黏现象；背衬面应平整、洁净、无漏膏现象。涂布中若使用有机溶剂的，必要时应检查残留溶剂。

三、采用乙醇等溶剂应在包装中注明过敏者慎用。

四、根据原料药物和制剂的特性，除来源于动、植物多组分且难以建立测定方法的贴膏剂外，贴膏剂的含量均匀度、释放度、黏附力等应符合要求。

五、除另有规定外，贴膏剂应密封贮存。

● 2020 版修订稿

贴膏剂在生产与贮藏期间应符合下列有关规定。

一、贴膏剂所用的材料及辅料应符合国家标准有关规定，并应考虑到对贴膏剂局部刺激性和药物性质的影响。

二、贴膏剂根据需要可加入表面活性剂、乳化剂、保湿剂、防腐剂或抗氧剂等。

三、贴膏剂的膏料应涂布均匀，膏面应光洁、色泽一致，贴膏剂应无脱膏、失黏现象；背衬面应平整、洁净、无漏膏现象。

四、涂布中若使用有机溶剂的，必要时应检查残留溶剂。

五、采用乙醇等溶剂应在标签中注明过敏者慎用。

六、根据原料药物和制剂的特性，除来源于动、植物多组分且难以建立测定方法的贴膏剂外，贴膏剂的含量均匀度、释放度、黏附力等应符合要求。

七、除另有规定外，贴膏剂应密封贮存。

修订依据

（1）关于材料与辅料 2015年版对贴膏剂所用的材料及辅料要求未进行描述，参照贴剂项下的体例格式，增加了"一、贴膏剂所用的材料及辅料应符合国家标准有关规定，并应考虑到对贴膏剂局部刺激性和药物性质的影响"。

（2）其他 均沿用2015年版内容，未做修订。

5. 修订内容 贴膏剂检查。

2015年版《中国药典》中，含膏量、耐热性、赋形性、黏附力、含量均匀度和微生物限度列入检查项下。

2020年版《中国药典》，仍按2015年版内容执行，未做修订。但为了与贴剂的体例格式统一，对"含量均匀度"项下的文字排列进行调整，由2015年版的"除另有规定外，凝胶贴膏（除来源于动、植物多组分且难以建立测定方法的贴膏剂外）照含量均匀度检查法（通则0941）测定，应符合规定"，调整为"除另有规定或来源于动、植物多组分且难以建立测定方法的贴膏剂外，凝胶贴膏照含量均匀度检查法（通则0941）测定，应符合规定"。

0123　口服溶液剂　口服混悬剂　口服乳剂

口服溶液剂系指原料药物溶解于适宜溶剂中制成的供口服的澄清液体制剂。

口服混悬剂系指难溶性固体原料药物分散在液体介质中制成的供口服的混悬液体制剂。也包括干混悬剂或浓混悬液。

口服乳剂系指用两种互不相溶的液体将药物制成的供口服的水包油型液体制剂。

用适宜的量具以小体积或以滴计量的口服溶液剂、口服混悬剂或口服乳剂称为滴剂。

口服溶液剂、口服混悬剂和口服乳剂在生产与贮藏期间应符合下列有关规定。

一、除另有规定外，口服溶液剂的溶剂、口服混悬剂的分散介质常用纯净水一般用水。

二、根据需要可加入适宜的附加剂，如抑菌剂、分散剂、助悬剂、增稠剂、助溶剂、润湿剂、缓冲剂、乳化剂、稳定剂、矫味剂以及色素等，其品种与用量应符合国家标准的有关规定。除另有规定外，在制剂确定处方时，该处方的抑菌效力应符合抑菌效力检查法（通则1121）的规定。其附加剂品种与用量应符合国家标准的有关规定。

三、除另有规定外，在制剂确定处方时，如需加入抑菌剂，该处方的抑菌效力应符合抑菌效力检查法（通则1121）的规定。

四、口服溶液剂通常采用溶剂法或稀释法制备；口服乳剂通常采用乳化法制备；口服混悬剂通常采用是分散法制备。

三五、制剂应稳定、无刺激性，不得有发霉、酸败、变色、异物、产生气体或其他变质现象。

六、口服乳剂的外观应呈均匀的乳白色，以半径为10cm的离心机每分钟4000转的转速（约1800×g）离心15分钟，不应有分层现象。

乳剂可能会出现相分离的现象，但经振摇应易再分散。

七、口服混悬剂应分散均匀，放置后若有沉淀物，经振摇应易再分散。

口服混悬剂在标签上应注明"用前摇匀"；以滴计量的滴剂在标签上要标明每毫升或每克液体

制剂相当的滴数。

五八、除另有规定外，应避光、密封贮存。

四九、口服滴剂包装内一般应附有滴管和吸球或其他量具。

十、口服混悬剂在标签上应注明"用前摇匀"；以滴计量的滴剂在标签上要标明每毫升或每克液体制剂相当的滴数。

除另有规定外，口服溶液剂、口服混悬剂和口服乳剂应进行以下相应检查。

【装量】除另有规定外，单剂量包装的口服溶液剂、口服混悬液和口服乳剂的装量，照下述方法检查，应符合规定。

检查法　取供试品10袋（支），将内容物分别倒入经标化的量入式量筒内，检视，每支装量与标示装量相比较，均不得少于其标示量。

凡规定检查含量均匀度者，一般不再进行装量检查。

多剂量包装的口服溶液剂、口服混悬剂、口服乳剂和干混悬剂照最低装量检查法（通则0942）检查，应符合规定。

【装量差异】除另有规定外，单剂量包装的干混悬剂照下述方法检查，应符合规定。

检查法　取供试品20袋（支），分别精密称定内容物，计算平均装量，每袋（支）装量与平均装量相比较，装量差异限度应在平均装量的±10%以内，超出装量差异限度的不得多于2袋（支），并不得有1袋（支）超出限度1倍。

凡规定检查含量均匀度者，一般不再进行装量差异检查。

【干燥失重】除另有规定外，干混悬剂照干燥失重测定法（通则0831）检查，减失重量不得过2.0%。

【沉降体积比】口服混悬剂照下述方法检查，沉降体积比应不低于0.90。

检查法　除另有规定外，用具塞量筒量取供试品50ml，密塞，用力振摇1分钟，记下混悬物的开始高度 H_0，静置3小时，记下混悬物的最终高度 H，按下式计算：

沉降体积比=H/H_0

干混悬剂按各品种项下规定的比例加水振摇，应均匀分散，并照上法检查沉降体积比，应符合规定。

【微生物限度】除另有规定外，照非无菌产品微生物限度检查：微生物计数法（通则1105）和控制菌检查法（通则1106）及非无菌药品微生物限度标准（通则1107）检查，应符合规定。

0124 植入剂

植入剂系指由原料药物与辅料制成的供植入人体内的无菌固体制剂。植入剂一般采用特制的注射器植入，也可以手术切开植入。植入剂在体内持续释放药物，并应维持较长的时间。

植入剂在生产与贮藏期间应符合下列有关规定。

一、植入剂所用的辅料必须是生物相容的，可以用生物不降解材料如硅橡胶，也可用生物降解材料。前者在达到预定时间后，应将材料取出。

二、植入剂应通过终端灭菌或无菌生产。

~~二~~三、植入剂应进行释放度测定。

~~三~~四、植入剂应单剂量包装，包装容器应灭菌。

~~四~~五、植入剂应避光密封贮存。

除另有规定外，植入剂应进行以下相应检查。

【装量差异】除另有规定外，植入剂照下述方法检查，应符合规定。

检查法 取供试品 5 瓶（支），除去标签、铝盖，容器外壁用乙醇擦净，干燥，开启时注意避免玻璃屑等异物落入容器中，分别迅速精密称定，倾出内容物，容器用水或乙醇洗净，在适宜条件下干燥后，再分别精密称定每一容器的重量，求出每瓶（支）的装量与平均装量。每瓶（支）装量与平均装量相比较，应符合下列规定，如有 1 瓶（支）不符合规定，应另取 10 瓶（支）复试，应符合规定。

平均装量	装量差异限度
0.05g 及 0.05g 以下	±15%
0.05g 以上至 0.15g	±10%
0.15g 以上至 0.50g	±7%
0.50g 以上	±5%

凡进行含量均匀度检查的植入剂，一般不再进行重量差异检查。

【无菌】照无菌检查法（通则 1101）检查，应符合规定。

0125　膜剂

　　膜剂系指原料药物与适宜的成膜材料经加工制成的膜状制剂。供口服或黏膜用。

　　膜剂在生产与贮藏期间应符合下列规定。

　　一、成膜材料及其辅料应无毒、无刺激性、性质稳定、与原料药物兼容性良好。原辅料的选择应考虑到洗剂的毒性和局部刺激性。常用的成膜材料有聚乙烯醇、丙烯酸树脂类、纤维素类及其他天然高分子材料。

　　二、膜剂常用涂布法、流延法、胶注法等方法制备。原料药物如为水溶性，应与成膜材料制成具有一定黏度的溶液；如为不溶性原料药物，应粉碎成极细粉，并与成膜材料等混合均匀。

　　三、膜剂外观应完整光洁，厚度一致，色泽均匀，无明显气泡。多剂量的膜剂，分格压痕应均匀清晰，并能按压痕撕开。

　　四、膜剂所用的包装材料应无毒性、能够防止污染、方便使用，并不能与原料药物或成膜材料发生理化作用。

　　五、除另有规定外，膜剂应密封贮存，防止受潮、发霉、变质。

　　除另有规定外，膜剂应进行以下相应检查。

　　【重量差异】照下述方法检查，应符合规定。

　　检查法　除另有规定外，取供试品 20 片，精密称定总重量，求得平均重量，再分别精密称定各片的重量。每片重量与平均重量相比较，按表中的规定，超出重量差异限度的不得多于 2 片，并不得有 1 片超出限度的 1 倍。

平均重量	重量差异限度
0.02g 及 0.02g 以下	±15%
0.02g 以上至 0.20g	±10%
0.20g 以上	±7.5%

　　凡进行含量均匀度检查的膜剂，一般不再进行重量差异检查。

　　【微生物限度】除另有规定外，照非无菌产品微生物限度检查：微生物计数法（通则 1105）和控制菌检查（通则 1106）及非无菌药品微生物限度标准（通则 1107）检查，应符合规定。

0126　耳用制剂

耳用制剂系指原料药物与适宜辅料制成的直接用于耳部发挥局部治疗作用或用于洗耳用途的制剂。

耳用制剂可分为耳用液体制剂（滴耳剂、洗耳剂、耳用喷雾剂等）、耳用半固体制剂（耳用软膏剂、耳用乳膏剂、耳用凝胶剂、耳塞等）、耳用固体制剂（耳用散剂、耳用丸剂等）。耳用液体制剂也可以固态形式包装，另备溶剂，在临用前配成溶液或混悬液。

滴耳剂　系指由原料药物与适宜辅料制成的水溶液，或由甘油或其他适宜溶剂制成的澄明溶液、混悬液或乳状液，供滴入外耳道用的液体制剂。

洗耳剂　系指由原料药物与适宜辅料制成的澄明水溶液，用于清洁外耳道的液体制剂。通常是符合生理 pH 范围的水溶液，用于伤口或手术前使用者应无菌。

耳用喷雾剂　系指由原料药物与适宜辅料制成的澄明溶液、混悬液或乳状液，借喷雾器雾化的耳用液体制剂。

耳用软膏剂　系指由原料药物与适宜基质均匀混合制成的溶液型或混悬型膏状的耳用半固体制剂。

耳用乳膏剂　系指由原料药物与适宜基质均匀混合制成的乳膏状耳用半固体制剂。

耳用凝胶剂　系指由原料药物与适宜辅料制成凝胶状的耳用半固体制剂。

耳塞　系指由原料药物与适宜基质制成的用于塞入外耳道的耳用半固体制剂。

耳用散剂　系指由原料药物与适宜辅料制成粉末状的供放入或吹入外耳道的耳用固体制剂。

耳用丸剂　系指原料药物与适宜辅料制成的球形或类球形的用于外耳道或中耳道的耳用固体制剂。

耳用制剂在生产与贮藏期间应符合下列有关规定。

一、耳用制剂通常含有调节张力或黏度、控制 pH 值、增加药物溶解度、提高制剂稳定性或提供足够抗菌性能的辅料，辅料应不影响制剂的药效，并应无毒性或局部刺激性。溶剂（如水、甘油、脂肪油等）不应对耳膜产生不利的压迫。除另有规定外，多剂量包装的水性耳用制剂，可含有适宜浓度的抑菌剂，在制剂确定处方时，该处方的抑菌效力应符合抑菌效力检查法（通则 1121）的规定。如制剂本身有足够抑菌性能，可不加抑菌剂。如需加入抑菌剂，除另有规定外，在制剂确定处方时，该处方的抑菌效力应符合抑菌效力检查法（通则 1121）的规定。

二、单剂量包装的洗耳剂，应能保证从容器中可倾倒出足够体积的制剂。

二三、除另有规定外，耳用制剂多剂量包装容器应配有完整的滴管或适宜材料组合成套，一般应配有橡胶乳头或塑料乳头的螺旋盖滴管。容器应无毒洁净，且应与原料药物或辅料具有良好的相容性，容器的器壁要有一定的厚度且均匀。装量应不超过 10ml 或 5g。

三四、耳用溶液剂应澄清，不得有沉淀和异物；耳用混悬液若出现沉淀物，经振摇应易分散；耳用乳状液若出现油相与水相分离，振摇应易恢复成乳状液。耳用半固体制剂应柔软细腻，易涂布。

四五、除另有规定外，耳用制剂还应符合相应剂型通则项下有关规定，如耳用软膏剂还应符合软膏剂的规定，耳用喷雾剂还应符合喷雾剂的规定。

五六、除另有规定外，耳用制剂应密闭贮存。

六七、除另有规定外，多剂量耳用制剂在开启后使用期最多不超过 4 周。

八、耳用制剂的标签或说明书中应标明是否为无菌制剂；如有抑菌剂还应标明抑菌剂的种类及浓度。

九、用于伤口或手术前使用的耳用制剂应无菌，除另有规定外，应不含抑菌剂，并以单剂量供应。

除另有规定外，耳用制剂应进行以下相应检查。

【沉降体积比】混悬型滴耳剂照下述方法检查，沉降体积比应不低于 0.90。

检查法 除另有规定外，用具塞量筒量取供试品 50ml，密塞，用力振摇 1 分钟，记下混悬物的开始高度 H_0，静置 3 小时，记下混悬物的最终高度 H，按下式计算：

$$沉降体积比=H/H_0$$

【重（装）量差异】 除另有规定外，单剂量给药的耳用制剂照下述方法检查，应符合规定。

检查法 取供试品 20 个剂量单位，分别称定内容物，计算平均重（装）量，超过平均重（装）量±10%者不得过 2 个，并不得有超过平均重（装）量±20%者。

凡规定检查含量均匀度的耳用制剂，一般不再进行重（装）量差异的检查。

【装量】 多剂量耳用制剂，照最低装量检查法（通则 0942）检查，应符合规定。

【无菌】 除另有规定外，用于手术、耳部伤口或耳膜穿孔的滴耳剂与洗耳剂，照无菌检查法（通则 1101）检查，应符合规定。

【微生物限度】 除另有规定外，照非无菌产品微生物限度检查：微生物计数法（通则 1105）和控制菌检查法（通则 1106）及非无菌药品微生物限度标准（通则 1107）检查，应符合规定。

0127　洗剂

洗剂系指含原料药物的溶液、乳状液或混悬液，供清洗无破损皮肤或腔道用的液体制剂。

洗剂系指用于清洗无破损皮肤或腔道的液体制剂，包括溶液型、乳状液型和混悬型洗剂。

洗剂在生产与贮藏期间应符合下列有关规定。

一、洗剂应无毒、无局部刺激性。原辅料的选择应考虑到洗剂的毒性和局部刺激性。

二、溶液型、乳状液型和混悬型洗剂可采用溶解、乳化、分散等工艺制备。

二三、洗剂在贮藏时，乳状液若出现油相与水相分离，经振摇后应易重新形成乳状液；混悬液若出现沉淀，经振摇应易分散，并具足够稳定性，以确保给药剂量的准确。易变质的洗剂应于临用前配制。

三四、除另有规定外，以水或稀乙醇为溶剂的洗剂一般应检查 pH 值。含乙醇的洗剂应检查乙醇量（通则 0711）。

四五、除另有规定外，洗剂应密闭贮存。

除另有规定外，洗剂应进行以下相应检查。

【装量】除另有规定外，照最低装量检查法（通则 0942）检查，应符合规定。

【微生物限度】除另有规定外，照非无菌产品微生物限度检查：微生物计数法（通则 1105）和控制菌检查（通则 1106）及非无菌药品微生物限度标准（通则 1107）检查，应符合规定。

0128 冲洗剂

冲洗剂系指用于冲洗开放性伤口或腔体的无菌溶液。

冲洗剂在生产与贮藏期间均应符合下列有关规定。

一、冲洗剂应无菌、无毒、无局部刺激性。原辅料的选择应考虑到冲洗剂的毒性和局部刺激性。

二、冲洗剂可由原料药物、电解质或等渗调节剂溶解在注射用水中制成按无菌制剂制备。冲洗剂也可以是注射用水，但在标签中应注明供冲洗用。通常冲洗剂应调节至等渗。冲洗剂在适宜条件下目测应澄清。冲洗剂的容器应符合注射剂容器的规定。

三、冲洗剂在适宜条件下目测应澄清，可见异物应符合规定。

四、冲洗剂的容器应符合注射剂容器的规定。

四五、除另有规定外，冲洗剂应严封贮存。

三六、冲洗剂开启后应立即使用，未用完的应弃去。

除另有规定外，冲洗剂应进行以下相应检查。

【装量】除另有规定外，照最低装量检查法（通则0942）检查，应符合规定。

【无菌】照无菌检查法（通则1101）检查，应符合规定。

【细菌内毒素】或【热原】除另有规定外，照细菌内毒素检查法（通则1143）或热原检查法（通则1142）检查，每1ml中含细菌内毒素的量应小于0.50EU内毒素。

不能进行细菌内毒素检查的冲洗剂应符合热原检查的规定。除另有规定外，剂量按家兔体重每1kg注射10ml。

0129　灌肠剂

灌肠剂系指灌注于直肠的水性、油性溶液、乳状液和混悬液，以治疗、诊断或营养为目的的液体制剂。

灌肠剂系指以治疗、诊断或提供营养为目的的直肠灌注用液体制剂，包括水性或油性溶液、乳剂和混悬液。

灌肠剂在生产与贮藏期间应符合下列有关规定。

一、灌肠剂应无毒、无局部刺激性。原辅料的选择应考虑到灌肠剂的毒性和局部刺激性。

二、溶液型、乳状液型和混悬型灌肠剂可采用溶解、乳化、分散等工艺制备。

三、灌肠剂贮藏时，乳剂若出现油水相分离，经振摇后应重新形成乳剂；混悬液放置若产生沉淀，经振摇应易分散。

二四、除另有规定外，灌肠剂应密封贮存。

除另有规定外，灌肠剂应进行以下相应检查。

【装量】除另有规定外，照最低装量检查法（通则0942）检查，应符合规定。

【微生物限度】除另有规定外，照非无菌产品微生物限度检查：微生物计数法（通则1105）和控制菌检查（通则1106）及非无菌药品微生物限度标准（通则1107）检查，应符合规定。

0181　合剂

　　合剂系指饮片用水或其他溶剂，采用适宜的方法提取制成的口服液体制剂（单剂量灌装者也可称"口服液"）。

　　合剂在生产与贮藏期间应符合下列有关规定。

　　一、饮片应按各品种项下规定的方法提取、纯化、浓缩制成口服液体制剂。

　　二、根据需要可加入适宜的附加剂。除另有规定外，在制剂确定处方时，如需加入抑菌剂，该处方的抑菌效力应符合抑菌效力检查法（通则1121）的规定。山梨酸和苯甲酸的用量不得超过0.3%（其钾盐、钠盐的用量分别按酸计），羟苯酯类的用量不得超过0.05%，如加入其他附加剂，其品种与用量应符合国家标准的有关规定，不影响成品的稳定性，并应避免对检验产生干扰。必要时可加入适量的乙醇。

　　三、合剂若加蔗糖，除另有规定外，含蔗糖量一般不高于20%（g/ml）。

　　四、除另有规定外，合剂应澄清　在贮存期间不得有发霉、酸败、异物、变色、产生气体或其他变质现象，允许有少量摇之易散的沉淀。

　　五、一般应检查相对密度、pH值等。

　　六、除另有规定外，合剂应密封，置阴凉处贮存。

　　除另有规定外，合剂应进行以下相应检查。

　　【装量】单剂量灌装的合剂，照下述方法检查，应符合规定。

　　检查法　取供试品5支，将内容物分别倒入经标化的量入式量筒内，在室温下检视，每支装量与标示装量相比较，少于标示装量的不得多于1支，并不得少于标示装量的95%。

　　多剂量灌装的合剂，照最低装量检查法（通则0942）检查，应符合规定。

　　【微生物限度】除另有规定外，照非无菌产品微生物限度检查：微生物计数法（通则1105）和控制菌检查法（通则1106）及非无菌药品微生物限度标准（通则1107）检查，应符合规定。

0182 锭剂

锭剂系指饮片细粉与适宜黏合剂（或利用饮片细粉本身的黏性）制成不同形状的固体制剂。

锭剂在生产与贮藏期间应符合下列有关规定。

一、作为锭剂黏合剂使用的蜂蜜、糯米粉等应按规定方法进行加工处理。

二、制备时，应按各品种制法项下规定的黏合剂或利用饮片细粉本身的黏性合坨，以模制法或捏搓法等适宜方法成形，整修，阴干或低温干燥。

三、需包衣或打光的锭剂，应按各品种制法项下规定的包衣材料进行包衣或打光。

四、锭剂应平整光滑、色泽一致，无皱缩、飞边、裂隙、变形及空心。

五、除另有规定外，锭剂应密闭，置阴凉干燥处贮存。

除另有规定外，锭剂应进行以下相应检查。

【重量差异】除另有规定外，照丸剂重量差异项下方法检查，应符合规定。

【微生物限度】除另有规定外，照非无菌产品微生物限度检查：微生物计数法（通则1105）和控制菌检查（通则1106）及非无菌药品微生物限度标准（通则1107）检查，应符合规定。

0184　胶剂

　　胶剂系指将动物皮、骨、甲或角用水煎取胶质，浓缩成稠胶状，经干燥后制成的固体块状内服制剂。

　　按原料来源不同，胶剂可分以动物皮为原料制成的皮胶，以动物骨化的角为原料制成的角胶，以动物的骨骼为原料制成的骨胶，以动物的甲壳为原料制成的甲胶等。

　　胶剂在生产与贮藏期间应符合下列有关规定。

　　一、胶剂所用原料应用水漂洗或浸漂，除去非药用部分，切成小块或锯成小段，再次漂净。

　　二、加水煎煮数次至煎煮液清淡为止，合并煎煮液，静置，滤过，浓缩。浓缩后的胶液在常温下应能凝固。

　　三、胶凝前，可按各品种制法项下规定加入适量辅料（如黄酒、冰糖、食用植物油等）。

　　四、胶凝后，按规定重量切成块状，阴干。

　　五、胶剂应为色泽均匀，无异常臭味的半透明固体。溶于热水后应无异物。

　　六、一般应检查总灰分、重金属、砷盐或重金属与有害元素等。

　　七、胶剂应密闭贮存，防止受潮。

　　除另有规定外，胶剂应进行以下相应检查。

　　【水分】取供试品 1g，置扁形称量瓶中，精密称定，加水 2ml，置水浴上加热使溶解后再干燥，使厚度不超过 2mm，照水分测定法（通则 0832 第二法）测定，不得过 15.0%。

　　【微生物限度】照非无菌产品微生物限度检查：微生物计数法（通则 1105）和控制菌检查（通则 1106）及非无菌药品微生物限度标准（通则 1107）检查，应符合规定。

0185　酒剂

酒剂系指饮片用蒸馏酒提取调配而制成的澄清液体制剂。

酒剂在生产与贮藏期间应符合下列有关规定。

一、酒剂可用冷浸法、渗漉法、热回流法制备。

一二、生产酒剂所用的饮片，一般应适当粉碎。

二三、生产内服酒剂应以谷类酒为原料。

三四、可用浸渍法、渗漉法或其他适宜方法制备。蒸馏酒的浓度及用量、浸渍温度和时间、渗漉速度，均应符合各品种制法项下的要求。

四五、可加入适量的糖或蜂蜜调味。

五六、配制后的酒剂须静置澄清，滤过后分装于洁净的容器中。在贮存期间允许有少量摇之易散的沉淀。

六七、酒剂应检查乙醇含量和甲醇含量。

七八、除另有规定外，酒剂应密封，置阴凉处贮存。

除另有规定外，酒剂应进行以下相应检查。

【总固体】含糖、蜂蜜的酒剂照第一法检查，不含糖、蜂蜜的酒剂照第二法检查，应符合规定。

第一法　精密量取供试品上清液 50ml，置蒸发皿中，水浴上蒸至稠膏状，除另有规定外，加无水乙醇搅拌提取 4 次，每次 10ml，滤过，合并滤液，置已干燥至恒重的蒸发皿中，蒸至近干，精密加入硅藻土 1g（经 105℃干燥 3 小时、移置干燥器中冷却 30 分钟），搅匀，在 105℃干燥 3 小时，移置干燥器中，冷却 30 分钟，迅速精密称定重量，扣除加入的硅藻土量，遗留残渣应符合各品种项下的有关规定。

第二法　精密量取供试品上清液 50ml，置已干燥至恒重的蒸发皿中，水浴上蒸干，在 105℃干燥 3 小时，移置干燥器中，冷却 30 分钟，迅速精密称定重量，遗留残渣应符合各品种项下的有关规定。

【乙醇量】照乙醇量测定法（通则 0711）测定，应符合各品种项下的规定。

【甲醇量】照甲醇量检查法（通则 0871）检查，应符合规定。

【装量】照最低装量检查法（通则 0942）检查，应符合规定。

【微生物限度】照非无菌产品微生物限度检查：微生物计数法（通则 1105）和控制菌检查（通则 1106）及非无菌药品微生物限度标准（通则 1107）检查，除需氧菌总数细菌数每 1ml 不得过 500cfu，霉菌和酵母菌总数每 1ml 不得过 100cfu 外，其他应符合规定。

0187　露剂

露剂系指含挥发性成分的饮片用水蒸气蒸馏法制成的芳香水剂。

露剂在生产与贮藏期间应符合下列有关规定。

一、根据需要可加入适宜的抑菌剂和矫味剂，其品种与用量应符合国家标准的有关规定。

~~一~~二、饮片加水浸泡一定时间后，用水蒸气蒸馏，收集的蒸馏液应及时盛装在灭菌的洁净干燥容器中。

~~二~~三、收集蒸馏液、灌封均应在要求的洁净度环境中进行。

~~三~~四、根据需要可加入适宜的抑菌剂和矫味剂，其品种与用量应符合国家标准的有关规定。除另有规定外，加入抑菌剂的露剂在制剂确定处方时，该处方的抑菌效力应符合抑菌效力检查法（通则 1121）的规定。

~~四~~五、露剂应澄明，不得有异物、酸败等变质现象。应具有与原有药物相同的气味，不得有异臭、沉淀和杂质等。

~~五~~六、一般应检查 pH 值。

~~六~~七、除另有规定外，露剂应密封，置阴凉处贮存。

除另有规定外，露剂应进行以下相应检查。

【装置】照最低装量检查法（通则 0942）检查，应符合规定。

【微生物限度】照非无菌产品微生物限度检查：微生物计数法（通则 1105）和控制菌检查法（通则 1106）及非无菌药品微生物限度标准（通则 1107）检查，应符合规定。

0188 茶剂

茶剂系指饮片或提取物（液）与茶叶或其他辅料混合制成的内服制剂。

茶剂可分为块状茶剂、袋装茶剂和煎煮茶剂。

块状茶剂 可分为不含糖块状茶剂和含糖块状茶剂。不含糖块状茶剂系指饮片粗粉、碎片与茶叶或适宜的黏合剂压制成块状的茶剂；含糖块状茶剂系指提取物、饮片细粉与蔗糖等辅料压制成块状的茶剂。

袋装茶剂 系指茶叶、饮片粗粉或部分饮片粗粉吸收提取液经干燥后，装入袋的茶剂，其中装入饮用茶袋的又称袋泡茶剂。

煎煮茶剂 系指将饮片适当碎断后，装入袋中，供煎服的茶剂。

茶剂在生产与贮藏期间应符合下列有关规定。

一、饮片应按规定适当粉碎，并混合均匀。凡喷洒提取液的，应喷洒均匀。饮片及提取物在加入黏合剂或蔗糖等辅料时，应混合均匀。

二、饮片及提取物在加入黏合剂或蔗糖等辅料时，应混合均匀。

二三、茶剂一般应在80℃以下干燥；含挥发性成分较多的应在60℃以下干燥；不宜加热干燥的应选用适宜的方法进行干燥。

三四、茶叶和饮用茶袋均应符合饮用茶标准的有关要求。

四五、茶剂应密闭贮存；含挥发性及易吸潮原料药物的茶剂应密封贮存。

除另有规定外，茶剂应进行以下相应检查。

【水分】 **不含糖块状茶剂** 取供试品，研碎，照水分测定法（通则0832）测定，除另有规定外，不得过12.0%。

含糖块状茶剂 取供试品，破碎成直径约3mm的颗粒，照水分测定法（通则0832）测定，除另有规定外，不得过3.0%。

袋装茶剂与煎煮茶剂 照水分测定法（通则0832）测定，除另有规定外，不得过12.0%。

【溶化性】 含糖块状茶剂照下述方法检查，应符合规定。

检查法 取供试品1块，加20倍量的热水，搅拌5分钟，应全部溶化，可有轻微浑浊，不得有焦屑等。

【重量差异】 块状茶剂照下述方法检查，应符合规定。

检查法 取供试品10块，分别称定重量，每块的重量与标示重量相比较，不含糖块状茶剂按表1、含糖块状茶剂按表2的规定，超出重量差异限度的不得多于2块，并不得有1块超出限度1倍。

表1

标示重量或标示装量	重量或装量差异限度
2g及2g以下	±15%
2g以上至5g	±12%
5g以上至10g	±10%
10g以上至20g	±6%
20g以上至40g	±5%
40g以上	±4%

表2

标示重量	重量差异限度
6g及6g以下	±7%
6g以上	±5%

【装量差异】 除另有规定外，袋装茶剂与煎煮茶剂照下述方法检查，应符合规定。

检查法 取供试品10袋（盒），分别称定每袋（盒）内容物的重量，每袋（盒）装量与标示装量相比较，按表1的规定，超出装量差异限度的不得多于2袋（盒），并不得有1袋（盒）超出限度1倍。

【微生物限度】 除煎煮茶剂外，照非无菌产品微生物限度检查：微生物计数法（通则1105）和控制菌检查（通则1106）及非无菌药品微生物限度标准（通则1107）检查，应符合规定。

0400　光谱法

0421　拉曼光谱法

拉曼光谱法是利用化合物分子受激光照射后所产生的散射光与入射光能级差及其与化合物振动频率、转动频率间关系，对化合物进行定性、定量分析方法。

拉曼光谱法研究化合物分子受光照射后所产生的非弹性散射，散射光与入射光能级差及化合物振动频率、转动频率间关系。与红外光谱类似，拉曼光谱是一种振动光谱技术。所不同的是，前者与分子振动时偶极矩变化相关，而拉曼效应则是分子极化率改变的结果。

拉曼光谱采用激光作为单色光源，将样品分子激发到某一虚态，随后受激分子弛豫跃迁到一个与基态不同的振动能级，此时，散射辐射的频率将与入射频率不同。这种"非弹性散射"光被称之为拉曼散射，频率之差即为拉曼位移（以 cm^{-1} 为单位），实际上等于激发光的波数减去散射辐射的波数，与基态和终态的振动能级差相当。频率不变的散射称为弹性散射，即瑞利散射。如果产生的拉曼散射频率低于入射频率，则称之为斯托克斯散射。反之，则称之为反斯托克斯散射。实际上，几乎所有的拉曼分析都是测量斯托克斯散射。

用拉曼散射信号强度对拉曼位移作图得到拉曼光谱图。由于化合物的官能团或化学键的拉曼位移与它们在红外光谱中的吸收波数一致，所以拉曼谱图的解析也与红外吸收光谱相似。然而，通常在拉曼光谱中出现的强谱带在红外光谱中却成为弱谱带甚至不出现，反之亦然。所以，这两种光谱技术常互为补充。

拉曼光谱的优点在于它的快速、准确，测量时通常不破坏样品（固体，半固体，液体或气体），样品制备简单甚至不需样品制备。谱带信号通常处在可见或近红外光范围，可以有效地和光纤联用；

这也意味着谱带信号可以从包封在任何对激光透明的介质，（如玻璃、石英或塑料内）中，或将样品溶于水中获得。拉曼光能够单机、联机、现场或在线用于过程分析，当使用长距离光纤，适用于远距离检测。现代拉曼光谱仪使用简单，分析速度快（几秒到几分钟），性能可靠。因此，拉曼光谱与其他分析技术联用比其他光谱联用技术从某种意义上说更加简便（可以使用单变量和多变量方法以及校准）。

和红外光谱一样，拉曼光谱记录的光谱范围通常在 $400\sim4000cm^{-1}$ 间，然而，用于不同目的的拉曼光谱仪设定的光谱范围稍有不同，多数台式拉曼光谱仪可采集频率低至 $100\sim200cm^{-1}$ 的光谱，特殊设计的拉曼光谱仪的光谱范围低至太赫兹光区（$0.10\sim10THz$）。对于大多数常规分析而言，频率在 $100cm^{-1}$ 以上拉曼光谱足以提供充分的信息用于定性、鉴别和表征。然而，频率在 $100cm^{-1}$ 以下仍有一些对完整表征样品非常有意义的特征光谱，在某些情况下，这些低波数特征拉曼光谱是鉴别化合物或晶型的不可或缺的重要信息之一。

拉曼光谱既适合于化学鉴别、结构分析和固体性质如晶型转变的快速和非破坏性检测，也能够用于假药检测和质量控制，例如：化学分析：原料药活性成分、辅料的鉴别和定量；物理分析：固态（如多晶、水合物和溶剂化物）和晶型的鉴别和定量；过程分析：生物和化学反应，合成、结晶、制粒、混合、干燥、冻干、压片、装填胶囊和包衣。

除常规的拉曼光谱外，还有一些较为特殊的拉曼技术。它们是共振拉曼光谱，表面增强拉曼光谱，拉曼旋光，相关–反斯托克拉曼光谱，拉曼增益或减失光谱以及超拉曼光谱等。其中，在药物分析应用相对较多的是共振拉曼和表面增强拉曼光谱法。

拉曼光谱包含许多方法，如背散射拉曼光谱、透射拉曼光谱（TRS）、共振拉曼（RR）光谱、表面增强拉曼光谱（SERS）、针尖增强拉曼光谱（TERS）、空间位移拉曼光谱（SORS）、拉曼光活性（ROA）、相关-反斯托克斯拉曼光谱（CARS）、受激拉曼光谱（SRS）和共聚焦（CF）拉曼光谱，以及拉曼成像技术。

定性和含量测定

1. 定性鉴别

拉曼光谱可提供样品分子中官能团的信息，所以可用于鉴别试验和结构解析。在相同的测定条件下，绘制供试品与对照品的拉曼光谱并进行比对，若相同，除立体异构体外，即可鉴别为同一化合物。如遇多晶现象，可参照红外鉴别的相关内容进行处理。

2. 含量测定

拉曼谱带的强度与待测物浓度的关系遵守比尔定律：

$$I_V = KLCI_0$$

式中　I_V 是给定波数处的峰强；

K 代表仪器和样品的参数；

L 是光路长度；

C 是样品中特定组分的摩尔浓度；

I_0 是激光强度。

实际工作中，光路长度被更准确的描述为样品体积，这是一种描述激光聚焦和采集光学的仪器变量。上述等式是拉曼光谱用于定量的基础。

对于配置测量光学功率检测器的仪器（如 FT-拉曼仪），拉曼峰信号强度与分析物浓度有如下定量关系：

$$S_v = K\sigma_v (v_L - v_\beta)^4 P_0 C$$

式中，S_v 是给定的波数 v 处的拉曼信号强度，C 是分析物的浓度，K 是与激光束直径、采集光路、样品体积和温度有关的常数，σ_v 是特定振动模式的拉曼散射截面，v_L 是激光波数，v_β 是振动模式的波数，P_0 是激光功率。拉曼散射截面 σ_v 是特定振动模式的表征。

对于测量每秒光子数（如带 CCD 检测器）的拉曼光谱仪，拉曼峰信号强度与分析物浓度有如下定量关系：

$$S_v = K\sigma_v v_L (v_L - v_\beta)^3 P_0 C$$

上述公式，都表明峰信号强度与浓度呈正比关系，是拉曼光谱定量测定的基础。

实际工作中，光路长度被更准确的描述为样品体积，这是一种描述激光聚焦和采集光学的仪器变量。

定量测定时，要求对照品和供试品在同一激光强度和频率下，同一物理状态（如液态、固态），且在同一浓度范围测量。对于固体和悬浮物，拉曼信号强度受基质影响（如荧光和自吸收）。拉曼信号强度还与物质折射率，粒径及其分布（小颗粒拉曼散射比大颗粒强），填充强度，散射截面和吸收截面等有关。

3. 影响定量测定的因素

最主要的干扰因素是荧光、样品的热效应和基质或样品自身的吸收。在拉曼光谱中，荧光干扰表现为一个典型的倾斜宽背景。因此，荧光对定量的影响主要为基线的偏离和信噪比的下降，荧光的波长和强度取决于荧光物质的种类和浓度。与拉曼散射相比，荧光通常是一种量子效率更高的过程，甚至很少量不纯物质杂质的荧光也可以导致显著的拉曼信号降低。使用更长的波长例如 785nm、830nm 或 1064nm 的激发光可使荧光显著减弱。然而，拉曼信号的强度与 λ^{-4} 成比例，λ 是激发波长。通过平衡荧光干扰、信号强度和检测器响应可获得最佳信噪比。

测量前将样品用激光照射一定时间，固态物质的荧光也可得以减弱。这个过程被称为光致漂白，是通过降解高吸收物质来实现的。光致漂白作用在液体中并不明显，可能是由于液体样品流动性，或荧光物质不是痕量。

激光对样品的加热效应会造成一系列的问题，例如物理状态的改变（熔化），晶型的转变或样品的烧灼，这是有色的、具强吸收或低热传导的小颗粒物质常出现的问题。激光对样品加热的影响通常是可观察的，表现在一定时间内拉曼光谱或样品的表观变化。除了减少激光通量，有许多种方法可用来降低热效应，例如在测量过程中移动样品或激光，或者通过热接触或液体浸入或大光斑设计等来改善样品的热传导。

基质或样品本身也可吸收拉曼信号。在长波傅里叶变换拉曼系统中，拉曼信号可以与近红外的泛频吸收重叠。这种影响与仪器的光学系统以及样品的形态有关。样品的装填和颗粒大小的差异而引起的固体散射的可变性与这种效应有关。然而，由于在拉曼光谱中样品的有限穿透深度和相对狭窄的波长范围，所有这些效应的大小都没有近红外光谱严重。

定量拉曼光谱与许多其他的光谱技术不同，它是单光束零背景测量。谨慎地进行样品测定以及使用设计合理的仪器可以使这种变异减到最小，但是并不能全部消除。拉曼光谱是单光束零背景测量的光谱技术，样品浓度的微小变化会导致拉曼信号水平比例的变化。所以，绝对的拉曼信号强度很难直接用于待测物的定量。变异的潜在来源是样品的不透明性和样品的不均匀性、照射样品的激光功率的变化以及光学几何学或样品位置的变化。这些影响可以通过能重复的或有代表性的样品处置方式予以减小。重现的或有代表性的样品测量方式，以及使用设计合理的仪器予以减小，但是并不能完全消除。

由于拉曼信号绝对强度的波动，应尽可能地使用内标。可以有目的地加入一种内标，该内标应具有与待测物互不干扰的特征谱带以便检测。在溶液中，也可利用溶剂的特征谱带，因为溶剂随样品不同将相对保持不变。另外，在制剂中，如果赋形剂量大大超过待测组分，则可以使用该赋形剂的峰。在假设激光和样品定位的改变将会同等地影响全光谱的前提下，全光谱同样可以用作参比。在满足测定的准确度和精密度要求时，也可以不使用内标。

样品测定中需考虑的重要因素还有光谱的污染。拉曼是一种可以被许多外源影响掩蔽的弱效应。普通的污染源包括样品支持物（容器或基质）和周围光线。通常，这些问题可以通过细致的实验方法来识别和解决。

仪器装置

根据获得光谱的方式，拉曼光谱仪可分为 FT 拉曼光谱仪和色散型拉曼光谱仪色散型和傅立叶变换（FT）型；根据使用需求不同，还可将拉曼光谱仪分为实验用台式（包括配置显微镜）仪器，以及适合现场检测的便携式、手持式仪器。但所有的现代拉曼光谱仪均包括激光光源、样品装置、滤光器、单色器（或干涉仪）和检测器等。

（1）激光光源　下表列出了几种在药学应用中经常使用的激光。紫外激光有时也有特殊应用，但在常规分析中很少采用。

表　药学应用中的主要激光光源

激光波长λ/nm（近似整数）①	类型	激光典型功率	波长范围/nm 斯托克斯区域（100～3000cm⁻¹）	注释
近红外激光				
1064	固态（钕Nd：YAG）	最大3W	1075～1563	常在傅里叶变换仪器中使用
830	二极管	最大300MW	827～980	拉曼位移常低于2000cm⁻¹；不及其他激光器应用广泛
785	二极管	最大500MW	791～1027	在多数色散拉曼仪中配置
紫外-可见光				
488～632.8	离子气和固态，双频率激光	最大1W	488～781	荧光风险
紫外-可见光	染料激光器	可调	在紫外和可见光区可调	荧光风险②

注：①不同仪器商提供的激光波长常与表中值有差异；②紫外区激光可适当地减少荧光风险。

（2）样品装置　可有各种各样的样品放置方式，包括直接的光学界面、显微镜、不接触光纤探针（不接触或光学浸入）和样品室（包括特殊的样品盛器和自动样品转换器）。样品光路也可设计成能获得偏振相关拉曼光谱，这种光谱通常包含附加信息。样品装置的选择应根据待测物的具体情况（如样品的状态、体积等）以及测量的速度，激光的安全性和样品图谱的质量要求等决定。

（3）滤光装置　激光波长的散射光（瑞利光）要比拉曼信号强几个数量级，必须在进入检测器前滤除。普遍采用的是陷波滤波器，它具有滤波效果好和体积小等优点。另外，为防止样品受不被外辐射源（如房间灯光、激光等离子体）照射，需要设置适宜的滤波器或者物理屏障。

（4）光波处理装置　光波拉曼信号可通过光栅色散或者迈克尔逊干涉仪（傅里叶变换）来处理。任何合格仪器都适用于定性鉴别。然而，选择定量测定用仪器时，应注意色散和动态线性响应可能在整个波谱范围内并不均衡（例如当使用阶梯光栅分光镜时）。

（5）检测器　硅质电荷耦合探测器（CCD）是色散型仪器中最常用的检测器。这种冷却的阵列矩阵型检测器允许在低噪声下快速全光谱扫描，常与通常使用的 785nm 和 830nm 二极管激光器配合使用。傅里叶变换仪器通常采用单通道锗或铟-镓-砷化合物（InGaAs）检测器以配合钕：钇-铝-石榴红（Nd：YAG）1064nm 的激光器在近红外区使用。

仪器校正

拉曼仪器的校准包括三个要素：初始波长（X 轴）、激光波长以及强度（Y 轴）。

仪器供应商应提供可由用户可以执行的对仪器相关参数校准的方法。除另有规定外，使用者应根据仪器所提供的校准方法制定具体的 SOP，并严格按照 SOP 对上述参数进行验证。

特别需要注意的是，激光波长变化可影响仪器的波长精度和光度（强度）精度。即使是最稳定的激光器，在使用过程中其输出波长也会有轻微变化。所以，激光波长必须经校正以确保拉曼位移的准确性。可以使用仪器供应商提供的拉曼位移标准参考物质进行定期校正。某些仪器可以用一种拉曼内标物与初级光路分离，外在校准装置通过散射辐射准确地重现这一光路。

推荐使用外部参考标准对仪器进行校正。

对不同光谱分辨率的拉曼光谱仪，其波数精度应与样品采集所需的光学分辨率相适应，台式、便携式和手持式仪器可有不同的波数精度要求。所有用于拉曼测量的光栅都应确认拉曼位移的准确性。

方法验证

必须对方法进行验证，至少应考察准确度、精密度等主要指标。但这些指标受诸多可变因素的影响，其中荧光可能是影响方法适用性的主要因素。样品中荧光杂质的存在完全随样品而异。所以，方法必须能适应不同的样品体系，必须足以将杂质的影响降到最小。

检测器的线性必须适应可能的信号水平范围。荧光可能使信号基线比验证时高，这时必须设法将荧光减弱或者使验证的方法适应较高的荧光水平。这一要求对方法的精密度、检测限（LOD）和定量限（LOQ）同样适用，因为基线噪声的增加会对这些数值产生影响。

由于荧光使基线漂移可能同样会影响定量，所以使用时，同样需要在不同的光漂白作用水平进行可接受的定量验证。

必须确定激光是否对样品造成影响。在不同激光功率和暴露时间的条件下，对样品目视检查和仔细审视测得的拉曼光谱可以确定样品是否改变（而不是光漂白作用）。观察的依据是谱带位置、峰强和谱带宽度是否改变或者背景强度是否有明显变化。

影响方法精密度的因素还包括样品的位置和固体、液体样品的形态，在校正模型中必须严密控制或说明。样品的制备方法或样品室的形状可能影响测量灵敏度，而且，该灵敏度会随着仪器的激发光和采集光学设置的不同而不同。

测定法

测定拉曼光谱可以采用以下任一物质态：结晶态、无定型态、液体、气体或等离子体。

液体能够在玻璃管或石英管（或池）中直接测量。无定型和微晶固体也可充填入玻璃管或石英管（或池）中直接测定。为了获得较大的拉曼散射光强度，通常使照射在样品上的入射光与所检测的拉曼散射光之间的夹角为 0º、90º 和 180º。样品池的放置可有多种方式。

除另有规定外，一般用作鉴别的样品不必制样，用作晶型、异构体限度检查或含量测定时，供试品的制备和具体测定方法可按正文中各品种项下有关规定操作。

某些特殊样品技术可被应用于表面增强拉曼光谱和显微拉曼光谱测量。

为防止样品分解，常采用的办法是旋转技术。利用特殊的装置使激光光束的焦点和样品的表面做相对运动，从而避免了样品的局部过热现象。样品旋转技术除能防止样品分解外，还能提高分析的灵敏度。

常采用内标法定量，在激光照射下，加入的内标也产生拉曼光谱，选择其一条拉曼谱带作为标准，将样品的拉曼谱带强度与内标谱带的强度进行比较（通常比较谱带的面积或高度）。由于内标和样品完全处于相同的实验条件下，一些影响因素可以相互抵消。

所选择的内标应满足以下要求：①化学性质比较稳定，不与样品中被测成分或其他成分发生化学反应；②内标拉曼谱带和待测物的拉曼谱带互不干扰；③内标应比较纯，不含有被测成分或其他干扰成分。对于非水溶液，常用的内标为四氯化碳（459cm^{-1}）；而：对于水溶液，常用的内标是硝酸根离子（1050cm^{-1}）和高氯酸根离子。；对于非水溶液，可选择环境和健康友好的物质成分作为内标；对于固体样品，有时选择样品中某一拉曼谱带作为自身对照内标谱带。

具有多晶现象的固体药品，由于晶型不同，可能导致所收集的供试品光谱图与对照品光谱图或标准光谱集所收载的光谱图不一致，遇此情况，应按该品种项下规定的方法进行预处理后再绘制比对。

光谱的形状与所用的仪器型号和性能、激发波长、样品测定状态及吸水程度等因素相关。因此，进行光谱比对时，应考虑各种因素可能造成的影响。

0421　拉曼光谱法修订说明

一、修订背景

随着拉曼光谱仪实用性和简便性越来越成熟，在物理、化学、医药、工业等各个领域中得到了越来越广泛的应用。目前，拉曼光谱已经成为一种重要分析的技术，开发了许多新的应用领域。

在各国药典中，最早收载拉曼光谱法并应用于实际药品检测的是《美国药典》。1980年USP20第一次在通则（851）SPECTROPHOTOMETRY AND LIGHT-SCATTERING（分光光度法和光散射法）中引入拉曼光谱法，1990年USP22采用拉曼光谱法测定林可霉素胶囊的溶出度，这是第一个拉曼光谱法的应用实例，且一直沿用至今。2006年USP29增加了通则（1120）RAMAN SPECTROSCOPY，开始全面、系统地介绍拉曼光谱法。

《英国药典》第一次以附录 Appendix Ⅱ H RAMAN SPECTROSCOPYR 收载拉曼光谱法是在2002年（BP2002），之后在晶型等多个附录中均论及拉曼光谱法的应用潜力，但至今未见应用实例。

拉曼光谱法在《欧洲药典》中的英文名是RAMAN SPECTROMETRY，收载在通则（2.2.48）

中，其最新修订版已在2016年4月1日开始生效，重新撰写的内容强调拉曼光谱在制药行业正受到越来越多的关注，指出手持式装置适用于过程分析技术（PAT）和快速鉴别，例如对进厂原料和包材的质量控制，并允许手持式仪器的波数精度可不同于台式仪器的允差。此外，该通则的修订还关注了化学成像在拉曼光谱中的应用。

《中国药典》2010年版第一次以指导原则收载拉曼光谱法。鉴于近年来拉曼光谱法在药物分析中的重要作用被越来越多药学工作者所认识，在药物检测中的应用越来越广泛，已成为鉴别药物的最有用方法之一。《中国药典》2015年版在2010年版的指导原则基础上进行修订并作为正式的分析方法收载，修订主要是按照药典中通则方法的体例修改和必要的精简缩写。

参照国外药典：2016年《欧洲药典》9.0版（现行的《欧洲药典》9.2和9.0相对应）和现行的《美国药典》40版，对2020年版《中国药典》四部通则（0421）拉曼光谱法进行修订，在修订中，注意吸收和反映拉曼光谱仪器的最新成果，测定方法和在药物分析中应用的进展，为拉曼光谱法在药物分析中获得更为广泛的应用，为在药品检验中准确使用这一方法提供指导。

二、修订内容和依据

（一）参照 EP9.0 对方法的适用性进行修订，增加应用范围的描述；介绍透射拉曼、针尖增强拉曼和拉曼成像等一些新的技术。修订内容和修订依据如下：

1. 修订内容　拉曼光谱能够脱机、联机、现场或在线用于过程分析，当使用长距离光纤，适用于远距离检测。

修订依据

EP9.0　Raman spectroscopy is a rapid and non-invasive analytical method and can be performed off-line and also at-line, on-line or in-line for process analytical technology（PAT）.

2. 修订内容　拉曼光谱主要困难是待测物或杂质可能呈现荧光而掩盖拉曼信号。常选择长波长激发光如近红外光来避免。

修订依据

EP9.0　A major difficulty of Raman spectroscopy

is that the material examined or impurities in the material may exhibit fluorescence，which can overcome the Raman signal. Fluorescence may be avoided by choosing a longer excitation wavelength，for example in the near–infrared region.

3. 修订内容　拉曼光谱是一个适合于化学鉴别和固态特性检测如晶型转变的快速和非破坏性的分析方法，已经在化学、物理和过程分析得到广泛的应用，也能够用于假药检测和质量控制，例如：化学分析：原料药活性成分、辅料的鉴别和定量；物理分析：固态（如多晶、水合物和溶剂化物）和晶型的鉴别和定量；过程分析：生物和化学反应，合成、结晶、制粒、混合、干燥、冻干、压片、装填胶囊和包衣。

修订依据

EP9.0　A Raman spectrum can be obtained from liquid，solid and even gaseous samples. Raman spectroscopy is a suitable non–invasive method for determination of solid–state properties and for chemical identification，for example，detecting changes in polymorphic form.

Raman spectroscopy has a wide variety of applications for chemical，physical and process analysis and can also be used for counterfeit detection and quality control，for example：

–*chemical analysis*：identification and quantification of active substance，excipients;

–*physical analysis*：identification and quantification of solid forms（e.g. polymorphs and solvated）and crystallinity;

–*process analysis*：monitoring of biological and chemical reactions，synthesis，crystallization，granulation，mixing，drying，lyophilisation，extrusion，encapsulation and coating.

4. 修订内容　拉曼光谱包含许多方法，如背散射拉曼光谱、透射拉曼光谱、共振拉曼（RR）光谱、表面增强拉曼光谱（SERS）、针尖增强拉曼光谱（TERS）、空间位移拉曼光谱（SORS）、拉曼光活性（ROA）、相关–反斯托克斯拉曼光谱（CARS）、受激拉曼光谱（SRS）和共聚焦拉曼光谱，以及拉曼成像技术。

修订依据

EP9.0　Raman spectroscopy encompasses many methodologies, including backscattering, transmittance, resonance Raman（RR），surface– enhanced Raman spectroscopy（SERS），tip–enhanced Raman spectroscopy（TERS），spatially offset Raman spectroscopy（SORS），Raman optical activity（ROA），coherent anti–Stokes Raman spectroscopy（CARS），stimulated Raman spectroscopy（SRS）and confocal（CF）Raman spectroscopy. It also lend itself to imaging techniques.

（二）对定量公式进行修改。

由于仪器有不同的分光方式和样品测定状态的多样化（固态、液态和悬浮态等），在有些情况下，拉曼散射强度与浓度之间并不完全符合Beer–lambert's定律，因此作相应修订。

修订依据

EP9.0　Quantitative methods

Quantitative determination requires that the reference standard and the material to be examined are measured at the same laser intensity and frequency. Ensure the material to be examined is measured in the same physical state（e.g. liquid，solid）and concentration range as the reference standard used for calibration. While Beer–lambert's law is not valid for Raman spectroscopy, Raman intensity is directly proportional to the concentration of the Raman scattering analytes，however for solid samples and suspensions the Raman intensity could be affected by the matrix（e.g. fluorescence and self–absorption）. The Raman signal is influenced by the refractive index of the material，the particle size and the particle–size distribution（where the small particle give a relative more intense Raman scattering than large particle），the packing density, the scattering cross–section，the absorption cross–section，etc.（see also under Verification of the response–intensity scale）.

USP40　Quantitative Raman Measurements

For instruments equipped with a detector that measures optical power（such as Fourier transform

［FT］–Raman spectrometers），quantitative Raman measurements utilize the following relationship between signal，S_v，at a given wavenumber，n，and the concentration of an analyte，C：

$$S_v = k\sigma_v(v_L - v_\beta)^4 P_0 C$$

in which K is a constant that depends on laser beam diameter，collection optics，sample volume，and temperature；sn is the Raman cross section of the particular vibrational mode；nL is the laser wavenumber；nb is the wavenumber of the vibrational mode；and P_0 is the laser power. The Raman cross section，S_v，is characteristic of the nature of the particular vibrational mode.

The sample volume is defined by size of the focus of the laser beam at the sample，the optic being used for focusing，and the optical properties of the sample itself. Spot sizes at the sample can range from less than 1 mm for a microprobe to 6mm for a large area sample system. For Raman spectrometers that measure the number of photons per second（such as change–coupled device ［ CCD ］ –Raman

spectrometers）the corresponding equation is：

$$S_v = k\sigma_v v_L (v_L - v_\beta)^3 P_0 C$$

From the above equations，it is apparent that peak signal is directly proportional to concentration. It is this relationship that is the basis for the majority of quantitative Raman applications.

（三）详细叙述了仪器分类，对使用台式、手持式、便携式的仪器波数精度给出原则性的要求。

修订依据

EP9.0　APPARTUS

There are different types of spectrometers for recording Raman spectra，the most common are benchtop dispersive instruments ， including microscope–coupled Raman spectrometers，Fourier Transform（FT）and hand–held Raman spectrometers.

For dispersive Raman spectrometers that use multiple gratings for different spectral resolutions，the wavenumber scale should be verified at the same optical resolution that will occur for sample collection. All grating use for Raman measurements should be verified for accuracy of Raman shift.

0451　X 射线衍射法

X 射线衍射法（XRD）是一种利用单色 X 射线光束照射到被测样品上，检测样品的三维立体结构（含手性、晶型、结晶水或结晶溶剂）或成分（主成分及杂质成分、晶型种类及含量）的分析方法。

单晶 X 射线衍射法（SXRD）的检测对象为一颗晶体；粉末 X 射线衍射法（PXRD）的检测对象为众多随机取向的微小颗粒，它们可以是晶体或非晶体等固体样品。

根据检测要求和检测对象、检测结果的不同需求可选择适应的方法。

固体化学物质状态可分为晶态（或称晶体）和非晶态（或称无定型态、玻璃体等）物质两大类。

晶态物质（晶体）中的分子、原子或离子在三维空间呈周期性有序排列，晶体的最小重复单位是晶胞。晶胞是由一个平行六面体组成，含有三个轴（a、b、c，单位：Å）和三个角（α、β、γ，单位：°），被称为晶胞参数。晶胞沿（x、y、z）三维方向的无限有序堆积排列形成了晶体。

非晶态物质（无定型态、玻璃体等）中的分子、原子或离子在三维空间不具有周期性排列规律，其固体物质是由分子、原子或离子在三维空间杂乱无章的堆积而成。

X 射线衍射的基本原理：当一束 X 射线通过滤波镜以单色光（特定波长）照射到单晶体样品或粉末微晶样品时即发生衍射现象，衍射条件遵循布拉格方程式：

$$d_{hkl} = \frac{n\lambda}{2\sin\theta}$$

式中　d_{hkl} 为面间距（hkl 为晶面指数）；

n 为衍射级数；

λ 为 X 射线的波长；

θ 为掠射角。

金属铜（Cu）与钼（Mo）为有机化合物样品常用的 X 射线阳极靶元素，Cu 靶波长 λ 为 1.541 78Å，Mo 靶波长 λ 为 0.710 73Å。X 射线由 K_α 和 K_β 组成，一般采用 K_α 线作为单晶 X 射线衍射的结构分析或粉末 X 射线衍射的成分与晶型分析的特征 X 射线谱。

当 X 射线照射到晶态物质上时，可以产生衍射效应；而当 X 射线照射到非晶态物质上时，则无衍射效应。单晶 X 射线衍射结构（晶型）定量分析和粉末 X 射线成分（晶型）定性与定量分析均是依据 X 射线衍射基本原理。

X 射线衍射仪器是由 X 射线光源（直流高压电源、真空管、阳极靶）、准直系统（准直管、样品架）、检测系统、仪器控制系统（指令控制、数据控制）、冷却系统等组成。

第一法　单晶 X 射线衍射法

单晶 X 射线衍射法使用一颗单晶体即可获得样品的化合物分子构型和构象等三维立体结构信息，主要包括：空间群、晶胞参数、分子式、结构式、原子坐标、成键原子的键长与键角、分子内与分子间的氢键、盐键、配位键等。

单晶 X 射线衍射技术是定量检测样品成分与分子立体结构的绝对分析方法，它可独立完成对样品化合物的手性或立体异构体分析、及共晶物质成分组成及比例分析（含结晶水或结晶溶剂、药物不同有效成分等）、纯晶型物质及共晶物分析（分子排列规律变化）等。由于单晶 X 射线衍射分析实验使用一颗晶体，所以采用该分析法可获得晶型或共晶的纯品物质信息。

单晶 X 射线衍射法是通过两次傅里叶变换完成的晶体结构分析。该方法适用于晶态化学物质的成分、结构或、晶型分析。在单晶 X 射线衍射实验中，Cu 靶适用于化合物分子的绝对构型测定，Mo 靶适用于化合物分子的相对构型测定（含有卤素或金属原子的样品除外）。

试样的制备及有关实验技术

试样制备：单晶 X 射线衍射分析要求使用一颗适合实验的单晶体，一般需要采用重结晶技术通过单晶体培养获得。晶体尺寸在 0.1～1.0mm 之间。单晶体应呈透明状、无气泡、无裂纹、无杂质等，晶体外形可为块状、片状、柱状、、针状。近似球状或块状晶体因在各方向对 X 射线的吸收相近，所以属最佳实验用晶体外形。

晶体样品对 X 射线的衍射能力受到来自内部

和外部的影响。晶体样品自身内部影响因素主要为组成晶体的化学元素种类、结构类型、分子对称排列规律、作用力分布、单晶体质量等；外部影响因素包括仪器X射线发生器功率、阳极靶种类等。

当使用Cu靶实验时，衍射数据收集的2θ角要大于114°；当使用Mo靶实验时，衍射数据收集的2θ角要大于54°。

晶胞参数三个轴（a、b、c，单位：Å）的误差<u>应</u>在小数点后第三位，三个角（α、β、γ，单位：°）的误差<u>应</u>在小数点后第二位；<u>除H原子外，</u>原子相对坐标的误差<u>应</u>在小数点后第四位，键长的误差应在小数点后第三位，键角的误差<u>应</u>在小数点后第一位。

本法适用于晶态样品的<u>成分与</u>分子立体结构定量分析、手性分析、晶型分析、结晶水含量分析、结晶溶剂种类与含量分析等。

仪器校准：仪器应定期使用仪器生产厂家自带的标准样品进行仪器校正。

第二法　粉末X射线衍射法

粉末X射线衍射法<u>可</u>用于样品定性或定量的物相分析。每种化学物质，当其化学成分与固体物质状态（晶型）确定时，应该具有独立的特征X射线衍射图谱和教据，衍射图谱信息包括衍射峰数量、衍射峰位置（2θ值或d值）、衍射峰强度（相对强度，绝对强度）、衍射峰几何拓扑（不同衍射峰间的比例）等。

粉末X射线衍射法适用于对晶态物质或非晶态物质的定性鉴别与定量分析。常用于固体物质的结晶度定性检查、多晶型种类、晶型纯度、<u>共晶组成</u>等分析。粉末X射线衍射实验中，通常使用Cu靶为阳极靶材料。

晶态物质的粉末X射线衍射峰是由数十乃至上百个锐峰（窄峰）组成；而非晶态物质的粉末X射线衍射峰的数量较少且呈弥散状（为宽峰或馒头峰），在定量检测<u>分析</u>时，两者在相同位置的衍射峰的绝对强度值存在较大差异。

当化学物质有两种或两种以上的不同固体物质状态时，即存在有多晶型（或称为同质异晶）现象。多晶型现象可以由样品的分子构型、分子构象、分子排列规律、分子作用力等变化引起，也可由结晶水或结晶溶剂的加入（数量与种类）形成。每种

晶型物质应具有确定的特征粉末X射线衍射图谱。

当被测定样品化学结构、<u>成分</u>相同，但衍射峰的数量和位置、绝对强度值或衍射峰形几何拓扑间存在差别时，即表明该化合物可能存在多晶型现象。

<u>由两种或两种以上的化学物质共同形成的晶态物质被称为共晶物。共晶物与物理混合物的粉末X射线衍射图谱间存在差异。</u>

试样的制备及有关实验技术

试样制备：粉末晶体颗粒过大或晶体呈现片或针状样品容易引起择优取向现象，为排除择优取向对实验结果的干扰，对有机样品需要增加研磨并过筛（通常为100目）<u>（通常过100目筛，无机样品可过200目筛）</u>的样品前处理步骤。

实验进样量：当采用粉末X射线衍射法进行定量分析时，需要对研磨后过筛样品进行精密定量称取，试样铺板高度应与板面平行。

衍射数据收集范围：当使用铜Cu靶实验时，衍射数据收集的范围（2θ）一般至少应在3°～60°之间，有时可收集至1°～80°。

定量分析方法：可采用标准曲线法，含外标法、内标法<u>与或</u>标准加入法。

定量分析时，应选择一个<u>或多个</u>具有特征性的衍射峰进行。内标法应建立内标物质与衍射强度之间的线性关系。内标物质选取原则是应与样品的特征衍射峰不发生重叠，同时两者对X射线的衍射能力应接近。制备标准曲线时，应取固定质量但含量比例不等的内标物质与样品均匀混合，定量分析时，应保证被测样品含量在标准曲线的线性范围内；外标法应建立标准物质不同质量与衍射强度之间的线性关系。制作标准曲线时，应取不同质量的样品。定量分析时，应保证被测样品含量在标准曲线的线性范围内；标准加入法应保证加入标准物质和被测物质衍射峰强度接近，二者具有良好的分离度且不重叠。

定量分析时，每个样品应平行实验3次，取算术平均值。当样品存在多晶型物质状态，且研磨压力能<u>会</u>引起晶型转变时，应慎用定量分析方法。当多晶型衍射图谱的衍射峰数量和位置基本相同，但衍射峰的几何拓扑图形存在较大差异时，<u>应</u>可适当增加特征衍射峰的数量（从一般使用1

个特征峰，增加到使用3～5个特征峰），以证明晶型含量与特征衍射峰间存在线性关系。

采用相同制备方法的等质量试样定量分析，在同一实验条件下，样品与标准品的 2θ 值数据误差范围一般为±0.2°，衍射峰的相对强度误差范围为±5%，否则应考虑重新进行实验或可能存在多晶型问题。

本法适用于样品的结晶性检查、样品与标准品的异同性检查、样品生产工艺稳定性监测、样品的化学纯度检查和定量分析（当杂质成分含量大于1%时在衍射图谱中可以识别），样品的共晶、多晶型鉴别和晶型纯度定量分析等。

仪器校准：仪器应定期使用有证标准物质 Al_2O_3 或、α-SiO_2、单晶硅粉进行仪器校正。

0461　X 射线荧光光谱法（新增）

X 射线荧光光谱法（XRF）是一种基于测量由初级 X 射线激发的原子内层电子产生特征次级 X 射线的分析方法。XRF 可用于液体、粉末及固体材料的定性、定量分析。XRF 仪可分为波长色散型（WD）和能量色散型（ED）。

当 X 射线照射到供试品时，供试品中的各元素被激发而辐射出各自的荧光 X 射线。通过准直器经分光晶体分光，按照布拉格定律产生衍射，使不同波长的荧光 X 射线按照波长顺序排列成光谱，不同波长的谱线由探测器在不同的衍射角上接收。根据测得谱线的波长识别元素种类；根据元素特征谱线的强度与元素含量间的关系，计算获得供试品中每种元素含量百分数，即为 X 射线荧光光谱分析法。

供试品的制备

液体供试品可以直接进样分析，固体供试品可以直接压片或与适当的辅剂混合处理后压片进样分析。

仪器的校正和检定

仪器使用前应使用国家标准物质或其他可溯源的标准物质校正。

测定法

X 射线荧光光谱法中一般应选择强度大、干扰少、背景低的特征谱线作为分析线。

定性分析

根据每种元素特征 X 射线荧光谱线可对供试品中所含元素种类进行定性分析。

定量测定法

（1）标准曲线法　液体样品采用元素不同浓度的对照品或者采用元素分级稀释法制备不同浓度的对照品供检测分析用，固体样品采用不同含量的对照品或者采用标准加入法制备不同含量的对照品供检测分析用。对照品应与供试品的化学组成和物理性质等方面一致。分别测定系列对照品的 X 射线强度，以待测元素的浓度（含量）为横坐标，以 X 射线强度为纵坐标，建立标准曲线。标准曲线应在测定前或定期进行校准。

（2）内标法　将相同量的内标元素分别加入到待测元素已知并且元素浓度（含量）呈梯度的一组

样品中，制成系列对照样品。在选定的分析条件下分别测量对照品中待测元素与内标元素的 X 射线强度，计算待测元素与内标元素的 X 射线强度比，以该强度比为纵坐标，待测元素浓度（含量）为横坐标建立标准曲线。

在待测样品中也加入相同量的同一种内标元素，制成供试品，同法测量并求得 X 射线强度比，由标准曲线获得待测元素的浓度（含量）。

（3）标准加入法　取相同量供试品（或相同体积供试品溶液）6 份，除第一份外，在其他几份中，分别精密加入不同量的待测元素对照品（或对照品溶液），制成系列待测样品；在选定的分析条件下分别测定，以待测元素 X 射线强度为纵坐标，待测元素加入量为横坐标，绘制标准曲线，将标准曲线延长交于横坐标，由交点与原点的距离求算供试品中待测元素的浓度（含量）。此法要求待测元素的浓度（含量）与 X 射线强度呈线性关系。

（4）数学校正法　数学校正法中的经验系数法、经验系数与基本参数联用法等，用于各种不同分析对象时，可有效地计算和校正由于基体的吸收和增强效应对分析结果的影响，对于谱线干扰和计数死时间，也可以得到有效的校正。

0461　X 射线荧光光谱法起草说明

X 射线光谱分析技术作为直接应用 X 射线的一门分支学科和一种使用分析技术，目前已在地质、冶金、材料、环境、工业等无机分析领域得到了广泛的应用，是各种无机材料中主成分分析最重要的首选手段，各种与 X 射线荧光光谱相关的分析技术，如同步辐射 XRF、全反射 XRF 光谱技术等，在痕量和超痕量分析中发挥着十分重要的作用。尤其是在无损分析和原位分析方面，X 射线荧光光谱技术具有无可替代的地位。

X 射线荧光光谱（XRF）是基于测量由初级 X 射线激发的原子内层壳电子产生的特征 X 射线光量子的一种仪器分析方法。XRF 法可用于液体、粉末以及固体材料的定性、定量分析。XRF 仪可分为两种类型，包括波长色散 X 射线荧光光谱（WDXRF）和能量色散 X 射线荧光光谱（EDXRF）。

一、各国药典对于 X 射线荧光光谱法的描述

目前，X 射线荧光光谱法收载在《欧洲药典》9.2，《美国药典》USP 41–NF 36 中。《欧洲药典》中阐明了 X 射线荧光光谱法的定义、原理，测定方法，校正方法以及计算公式。《美国药典》中阐明了 X 射线荧光光谱法的定义、原理，包含了测定方法、仪器的鉴定方法、仪器性能鉴定、样品制备、仪器的确认和验证等内容。《中国药典》2015 年版目前尚未收载该方法。

二、X 射线荧光光谱法的应用

经历近 70 年的发展，X 射线荧光分析技术以其分析准确度高、精密度好、元素分析范围宽广、操作简单快捷、样品无损等优势，在地质、冶金等科学领域获得广泛的应用，并且在工业生产领域、医学医药领域、生命科学领域逐渐发挥越来越大的作用。同时 X 射线荧光光谱分析技术在中药、民族药、药用辅料、药包材、食品、化妆品、生物样品、大气、水等人类的生命健康相关领域也有相关的应用，因此急需《中国药典》建立相应的方法和标准以指导医药领域的规范和使用。

三、国内关于 X 射线荧光光谱的相关标准

虽然《中国药典》未收载 X 射线荧光光谱法，但在化工行业和冶金行业均广泛使用 X 射线荧光光谱法进行元素定性分析和定量测定，其中 GB/T 30905—2014《无机化工产品 元素含量的测定 X 射线荧光光谱法》于 2014 年 7 月 8 日发布，2014 年 12 月 1 日执行。标准规定了无机化工产品元素含量的测定 X 射线荧光光谱法的术语和定义、方法原理、波长色散 X 射线荧光光谱仪的组成、样品的制备、定量分析、精密度、实验室安全等内容，适用于波长色散 X 射线荧光光谱仪对无机化工产品中元素含量的测定，可分析从 Be～U 之间的元素，分析元素的含量范围为 0.0001%～100%。另一国家标准 GB/T 16597—1996《冶金产品分析方法 X 射线荧光光谱法通则》于 1996 年 11 月 4 日发布，1997 年 4 月 1 日实施。标准规定了用 X 射线荧光光谱法进行元素定量分析的一般事项，包括所涉及的常用术语、基本原理、仪器、样品处理、定量分析等，供以 X 射线管作激发源的波长色散 X 射线荧光光谱仪使用。X 射线荧光光谱技术具有快速、准确、非破坏等优点，分析元素覆盖面广包括铍～铀，分析浓度范围宽从 PPM～100%，分析样品可以是固体或液体，分析速度快捷，可以满足现场检测的要求。随着科技的不断发展，多种方法和技术的联用将是未来的发展方向，X 射线荧光光谱法的应用范围不断扩大，进一步提高其精确度、准确度、灵敏度和检出限，X 射线荧光光谱技术将得到更长足的发展。鉴于《欧洲药典》与《美国药典》已经将 X 射线荧光光谱法收载入药典作为法定方法使用，国家已建立相应的标准中其他行业执行，在国际合作与交流日益加强的今天，将 X 射线荧光光谱法收载入《中国药典》已是大势所趋。

在该方法起草过程中参照《美国药典》及《欧洲药典》，完成了 X 射线荧光光谱法的实验验证工作，围绕 X 射线荧光光谱法的定性、定量分析方法学研究，对部分药用辅料、原料药、中药材开展了元素的组成与含量研究，起草了"X 射线荧光光谱法"标准。

0500　色谱法

0512　高效液相色谱法

高效液相色谱法系采用高压输液泵将规定的流动相泵入装有填充剂的色谱柱，对供试品进行分离测定的色谱方法。注入的供试品，由流动相带入色谱柱内，各组分在柱内被分离，并进入检测器检测，由积分仪或数据处理系统记录和处理色谱信号。

1. 对仪器的一般要求和色谱条件

高效液相色谱仪由高压输液泵、进样器、色谱柱、检测器、积分仪或数据处理系统组成。色谱柱内径一般为 $3.9\sim4.6$mm，填充剂粒径为 $3\sim10\mu$m。超高效液相色谱仪是适应小粒径（约 2μm）填充剂的耐超高压、小进样量、低死体积、高灵敏度检测的高效液相色谱仪。

（1）色谱柱　反相色谱柱：以键合非极性基团的载体为填充剂填充而成的色谱柱。常见的载体有硅胶、聚合物复合硅胶和聚合物等；常用的填充剂有十八烷基硅烷键合硅胶、辛基硅烷键合硅胶和苯基硅烷键合硅胶等。

正相色谱柱：用硅胶填充剂，或键合极性基团的硅胶填充而成的色谱柱。常见的填充剂有硅胶、氨基键合硅胶和氰基键合硅胶等。氨基键合硅胶和氰基键合硅胶也可用作反相色谱。

离子交换色谱柱：用离子交换填充剂填充而成的色谱柱。有阳离子交换色谱柱和阴离子交换色谱柱。

手性分离色谱柱：用手性填充剂填充而成的色谱柱。

色谱柱的内径与长度，填充剂的形状、粒径与粒径分布、孔径、表面积、键合基团的表面覆盖度、载体表面基团残留量，填充的致密与均匀程度等均影响色谱柱的性能，应根据被分离物质的性质来选择合适的色谱柱。

温度会影响分离效果，品种正文中未指明色谱柱温度时系指室温，应注意室温变化的影响。为改善分离效果可适当提高色谱柱的温度，但不宜超过60℃。

残余硅羟基未封闭的硅胶色谱柱，流动相 pH 值一般应在 $2\sim8$ 之间。烷基硅烷带有立体侧链保护、或残余硅羟基已封闭的硅胶、聚合物复合硅胶或聚合物色谱柱可耐受更广泛 pH 值的流动相，适合可用于 pH 值小于 2 或大于 8 的流动相。

（2）检测器　最常用的检测器为紫外-可见分光检测器，包括二极管阵列检测器，其他常见的检测器有荧光检测器、蒸发光散射检测器、电雾式检测器、示差折光检测器、电化学检测器和质谱检测器等。

紫外-可见分光检测器、荧光检测器、电化学检测器为选择性检测器，其响应值不仅与被测物质的量有关，还与其结构有关；蒸发光散射检测器、电雾式检测器和示差折光检测器为通用检测器，对所有物质均有响应，结构相似的物质在蒸发光散射检测器的响应值几乎仅与被测物质的量有关。

紫外-可见分光检测器、荧光检测器、电化学检测器和示差折光检测器的响应值与被测物质的量在一定范围内呈线性关系，但；蒸发光散射检测器的响应值与被测物质的量通常呈指数关系，一般需经对数转换；电雾式检测器的响应值与被测物质的量通常也呈指数关系，一般需经对数转换或用二次函数计算，但在小质量范围内可基本呈线性。

不同的检测器，对流动相的要求不同。紫外-可见分光检测器所用流动相应符合紫外-可见分光光度法（通则 0401）项下对溶剂的要求；采用低波长检测时，还应考虑有机溶剂的截止使用波长，并选用色谱级有机溶剂。蒸发光散射检测器、电雾式检测器和质谱检测器不得使用含不挥发性盐成分的流动相。

（3）流动相　反相色谱系统的流动相常用甲醇–水系统和或乙腈–水系统，用紫外末端波长检测时，宜选用乙腈–水系统。流动相中应尽可能不用缓冲盐，如需用时，应尽可能使用低浓度缓冲盐。用十八烷基硅烷键合硅胶色谱柱时，流动相中有机溶剂一般应不低于 5%，否则易导致柱效下降、色谱系统不稳定。

正相色谱系统的流动相常用两种或两种以上的有机溶剂，如二氯甲烷和正己烷等。

流动相注入液相色谱仪的方式（又称洗脱方式）可分为两种：一种是等度洗脱，另一种是梯度洗脱；用梯度洗脱分离时，梯度洗脱程序通常以表格的形式在品种项下规定，其中包括运行时间和流动相在不同时间的成分比例。

（4）色谱参数调整

品种正文项下规定的条件，除填充剂种类、流动相组分、检测器类型不得改变外，其余如色谱柱内径与长度、填充剂粒径、流动相流速、流动相组分比例、柱温、进样量、检测器灵敏度等，均可适当改变调整，以达到系统适用性试验的要求。调整流动相组分比例时，当小比例组分的百分比例 X 小于等于33%时，允许改变范围为 $0.7X$～$1.3X$；当 X 大于33%时，允许改变范围为 $X-10\%$～$X+10\%$。

若需使用小粒径（约 2μm）填充剂以提高分离度或缩短分析时间，输液泵的性能、进样体积、检测池体积和系统的死体积等必须与之匹配；如有必要时，色谱条件也应作适当的（参数）可适当调整。

调整后，系统适用性应符合要求，且色谱峰出峰顺序不变。若减小进样体积，应保证检测限和峰面积的重复性；若增加进样体积，应使分离度和线性关系仍满足要求。

调整梯度洗脱色谱参数时应比调整等度洗脱色谱参数时更加谨慎，因为此调整可能会使某些峰位置变化，造成峰识别错误，或者与其他峰合并。色谱参数允许调整范围见表1。

表1　色谱柱、填料粒径和相应参数允许调整的范围

参数变量	参数调整
固定相	不得改变固定相的理化性质，如填料材质，表面修饰及键合相均需保持一致；从全多孔填料到表面多孔填料的改变，在满足上述条件的前提下是被允许的

续表

参数变量	参数调整
填料粒径（dp），柱长（L）	改变色谱柱粒径和柱长后，L/dp 值（或 N 值）应在原有数值的-25%～$+50\%$范围内
流速	$$F_2 = F_1 \times [(dc_2^2 \times dp_1)/(dc_1^2 \times dp_2)]$$ 在此基础上可以根据实际使用时系统压力和保留时间，允许流速在$\pm 50\%$的范围内进行调整
进样体积	$$V_{inj2} = V_{inj1} \times (L_2 \times dc_2^2)/(L_1 \times dc_1^2)$$ 并根据灵敏度的需求进行调整。即便没有对色谱柱尺寸进行调整，进样体积也可调整以满足系统适用性的要求
梯度洗脱程序（等度洗脱不适用）	$$t_{G2} = t_{G1} \times (F_1/F_2) \times [(L_2 \times dc_2^2)/(L_1 \times dc_1^2)]$$ 保持不同规格色谱柱的洗脱体积倍数相同，从而保证梯度变化相同，并需要考虑不同仪器系统体积的差异
梯度洗脱流动相比例	可适当调整流动相组分比例，以保证系统适用性符合要求，并且最终流动相洗脱强度不得弱于原梯度的洗脱强度
等度洗脱流动相比例	最小比例的流动相组分可在相对值$\pm 30\%$或者绝对值$\pm 2\%$的范围内进行调整（两者之间选择最大值）；最小比例流动相组分的比例需小于（$100/n$）%，n 为流动相中组分的个数
流动相缓冲液盐浓度	可在$\pm 10\%$范围内调整
柱温	当温度有规定时，可在± 10℃范围内调整
pH 值	除另有规定外，流动相中水相 pH 值可在± 0.2pH 范围内进行调整
检测波长	不允许改变

式中　F_1 为原方法中的流速；

F_2 为调整后方法中的流速；

dc_1 为原方法中色谱柱的内径；

dc_2 为调整后方法中色谱柱的内径；

dp_1 为原方法中色谱柱的粒径；

dp_2 为调整后方法中色谱柱的粒径；

V_{inj1} 为原方法中进样体积；

V_{inj2} 为调整后方法中进样体积；

L_1 为原方法中色谱柱柱长；

L_2 为调整后方法中色谱柱柱长；

t_{G1} 为原方法的梯度段洗脱时间；

t_{G2} 为调整后的梯度段洗脱时间。

可通过相关软件计算表1中流速、进样体积和梯度洗脱程序的调整范围，并根据色谱峰分离情况进行微调。

若调整超出表1中规定的范围，调整的方法应进行相应的方法学验证。

当对调整色谱条件后的测定结果产生异议时，当对其测定结果产生异议时，应以品种项下规定的色谱条件的测定结果为准。

在品种项下一般不宜指定或推荐色谱柱的品牌，但可规定色谱柱的填料（固定相）种类（如键合相，是否改性、封端等）、粒径、孔径，色谱柱的柱长或柱内径；当耐用性试验证明必须使用特定牌号的色谱柱方能满足分离要求时，可在该品种正文项下注明。

2. 系统适用性试验

色谱系统的适用性试验通常包括理论板数、分离度、灵敏度、拖尾因子和重复性等五个参数。

按各品种正文项下要求对色谱系统进行适用性试验，即用规定的对照品溶液或系统适用性试验溶液在规定的色谱系统进行试验，必要时，可对色谱系统进行适当调整，以符合要求。

（1）色谱柱的理论板数（n）　用于评价色谱柱的分离柱效能。由于不同物质在同一色谱柱上的色谱行为不同，采用理论板数作为衡量色谱柱效能的指标时，应指明测定物质，一般为待测物质或内标物质的理论板数。

在规定的色谱条件下，注入供试品溶液或各品种项下规定的内标物质溶液，记录色谱图，量出供试品主成分色谱峰或内标物质色谱峰的保留时间 t_R 和峰宽（W）或半高峰宽（$W_{h/2}$），按 $n = 16\,(t_R/W)^2$ 或 $n = 5.54\,(t_R/W_{h/2})^2$ 计算色谱柱的理论板数。t_R、W、$W_{h/2}$ 可用时间或长度计（下同），但应取相同单位。

（2）分离度（R）　用于评价待测物质与被分离物质之间的分离程度，是衡量色谱系统分离效能的关键指标。可以通过测定待测物质与已知杂质的分离度，也可以通过测定待测物质与某一指标性成分（内标物质或其他难分离物质）的分离度，或将供试品或对照品用适当的方法降解，通过测定待测物质与某一降解产物的分离度，对色谱系统分离效能进行评价与调整。

无论是定性鉴别还是定量测定，均要求待测物质色谱峰与内标物质色谱峰或特定的杂质对照色谱峰及其他色谱峰之间有较好的分离度。除另有规定外，待测物质色谱峰与相邻色谱峰之间的分离度

应大于 不小于 1.5。分离度的计算公式为：

$$R = \frac{2 \times (t_{R_2} - t_{R_1})}{W_1 + W_2} \quad \text{或} \quad R = \frac{2 \times (t_{R_2} - t_{R_1})}{1.70 \times (W_{1,h/2} + W_{2,h/2})}$$

式中　t_{R_2} 为相邻两色谱峰中后一峰的保留时间；
　　　　t_{R_1} 为相邻两色谱峰中前一峰的保留时间；
　　　　W_1、W_2 及 $W_{1,h/2}$、$W_{2,h/2}$ 分别为此相邻两色谱峰的峰宽及半高峰宽（如图）。

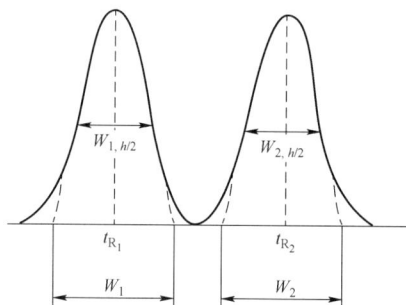

当对测定结果有异议时，色谱柱的理论板数（n）和分离度（R）均以峰宽（W）的计算结果为准。

（3）灵敏度　用于评价色谱系统检测微量物质的能力，通常以信噪比（S/N）来表示。建立方法时，可通过测定一系列不同浓度的供试品或对照品溶液来测定信噪比。定量测定时，信噪比应不小于 10；定性测定时，信噪比应不小于 3。系统适用性试验中可以设置灵敏度实验溶液来评价色谱系统的检测能力。

（4）拖尾因子（T）　用于评价色谱峰的对称性。拖尾因子计算公式为：

$$T = \frac{W_{0.05h}}{2d_1}$$

式中　$W_{0.05h}$ 为 5% 峰高处的峰宽；
　　　　d_1 为峰顶在 5% 峰高处横坐标平行线的投影点至峰前沿与此平行线交点的距离（如图）。

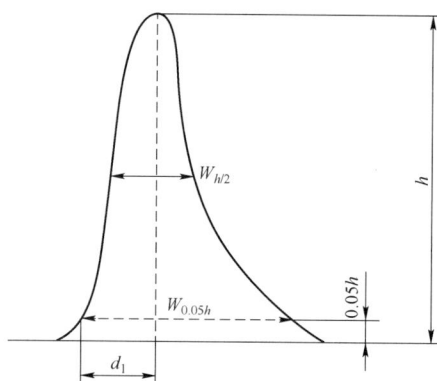

以峰高作定量参数时，除另有规定外，T 值应

在 0.95～1.05 之间。

以峰面积作定量参数时，一般的峰拖尾或前伸不会影响峰面积积分，但严重拖尾会影响基线和色谱峰起止的判断和峰面积积分的准确性，此时应在品种正文项下对拖尾因子作出规定。

（5）重复性　用于评价色谱系统连续进样时响应值的重复性能。采用外标法时，通常取各品种项下的对照品溶液，连续进样 5 次，除另有规定外，其峰面积测量值的相对标准偏差应不大于 2.0%；采用内标法时，通常配制相当于80%、100%和120%的对照品溶液，加入规定量的内标溶液，配成 3 种不同浓度的溶液，分别至少进样 2 次，计算平均校正因子，其相对标准偏差应不大于 2.0%。当待测成分是微量或痕量，进样量少或其色谱峰响应值较小时，或使用某些检测（器）方法时，对相对标准偏差的要求可适当放宽。

3. 测定法

3.1　定性分析

常用的定性方法主要有但不限于以下：

（1）利用保留时间定性　保留时间（retention time）t_R 被定义为被分离组分从进样到柱后出现该组分最大响应值时的时间，也即从进样到出现某组分色谱峰的顶点时为止所经历的时间，常以分（分钟）为时间单位，用于反映被分离的组分在性质上的差异。通常以在相同的色谱条件下待测成分的保留时间与对照品的保留时间是否一致作为待测成分定性的依据。

在相同的色谱条件下，待测成分的保留时间与对照品的保留时间应无显著性差异；两个保留时间不同的色谱峰归属于不同化合物，但两个保留时间一致的色谱峰有时未必可归属为同一化合物，在作未知物鉴别时应特别注意。

若改变流动相组成或更换色谱柱的种类，待测成分的保留时间仍与对照品的保留时间一致，可进一步证实待测成分与对照品为同一化合物。

当待测成分（保留时间 $t_{R,1}$）无对照品时，可以样品中的另一成分或在样品中加入另一成分作为参比物（保留时间 $t_{R,2}$），采用相对保留时间（RRT）作为定性（或定位）、校正因子计算含量的方法。在品种项下，除另有规定外，相对保留时间以未扣除死时间的非调整保留时间按下式计算。

$$RRT = \frac{t_{R,1}}{t_{R,2}}$$

若需以扣除死时间的调整保留时间计算，应在相应的品种项下予以注明。

（2）利用光谱相似度定性　化合物的全波长扫描紫外-可见光区光谱图提供一些有价值的定性信息。待测成分的光谱与对照品的光谱的相似度可用于辅助定性分析。二极管阵列检测器可得到更多的信息，包括色谱信号、时间、波长的三维色谱光谱图，既可用于辅助定性分析，还可用于峰纯度分析。

同样应注意，两个光谱不同的色谱峰表征了不同化合物，但两个光谱相似的色谱峰未必可归属为同一化合物。

（3）利用质谱检测器定性　利用质谱检测器提供的色谱峰分子质量和结构的信息进行定性分析，可获得比仅利用保留时间或增加光谱相似性进行定性分析更多的、更可靠信息，不仅可用于已知物的定性分析，还可提供未知化合物的结构信息。

3.2　定量分析

（1）内标法　按品种正文项下的规定，精密称（量）取对照品和内标物质，分别配成溶液，各精密量取适量，混合配成校正因子测定用的对照溶液。取一定量进样，记录色谱图。测量对照品和内标物质的峰面积或峰高，按下式计算校正因子：

$$校正因子(f) = \frac{A_S / c_S}{A_R / c_R}$$

式中　A_S 为内标物质的峰面积或峰高；
A_R 为对照品的峰面积或峰高；
c_S 为内标物质的浓度；
c_R 为对照品的浓度。

再取各品种项下含有内标物质的供试品溶液，进样，记录色谱图，测量供试品中待测成分和内标物质的峰面积或峰高，按下式计算含量：

$$含量(c_X) = f \times \frac{A_X}{A'_S / c'_S}$$

式中　A_X 为供试品的峰面积或峰高；
c_X 为供试品的浓度；
A'_S 为内标物质的峰面积或峰高；
c'_S 为内标物质的浓度；
f 为内标法校正因子。

采用内标法，可避免因样品前处理及进样体积误差对测定结果的影响。

（2）外标法 按各品种项下的规定，精密称（量）取对照品和供试品，配制成溶液，分别精密取一定量，进样，记录色谱图，测量对照品溶液和供试品溶液中待测物质的峰面积（或峰高），按下式计算含量：

$$含量(c_X) = c_R \times \frac{A_X}{A_R}$$

式中各符号意义同上。

由于微量注射器不易精确控制进样量，当采用外标法测定时，以手动进样器定量环或自动进样器进样为宜。

（3）加校正因子的主成分自身对照法 测定杂质含量时，可采用加校正因子的主成分自身对照法。在建立方法时，按各品种项下的规定，精密称（量）取待测物对照品和参比物质对照品各适量，配制待测杂质校正因子的溶液，进样，记录色谱图，按下式计算待测杂质的校正因子。

$$校正因子 = \frac{c_A / A_A}{c_B / A_B}$$

式中 c_A 为待测物的浓度；

A_A 为待测物的峰面积或峰高；

c_B 为参比物质的浓度；

A_B 为参比物质的峰面积或峰高。

也可精密称（量）取主成分对照品和杂质对照品各适量，分别配制成不同浓度的溶液，进样，记录色谱图，绘制主成分浓度和杂质浓度对其峰面积的回归曲线，以主成分回归直线斜率与杂质回归直线斜率的比计算校正因子。

校正因子可直接载入各品种项下，用于校正杂质的实测峰面积，需作校正计算的杂质，通常以主成分为参比，采用相对保留时间定位，其数值一并载入各品种项下。

测定杂质含量时，按各品种项下规定的杂质限度，将供试品溶液稀释成与杂质限度相当的溶液，作为对照溶液，进样，记录色谱图，必要时，调节纵坐标范围（以噪声水平可接受为限）使对照溶液的主成分色谱峰的峰高约达满量程的10%～25%。除另有规定外，通常含量低于0.5%的杂质，峰面积测量值的相对标准偏差（RSD）应小于10%；含量在0.5%～2%的杂质，峰面积测量值的RSD应小

于5%；含量大于2%的杂质，峰面积测量值的RSD应小于2%。然后，取供试品溶液和对照溶液适量，分别进样。除另有规定外，供试品溶液的记录时间，应为主成分色谱峰保留时间的2倍，测量供试品溶液色谱图上各杂质的峰面积，分别乘以相应的校正因子后与对照溶液主成分的峰面积比较，计算各杂质含量。

（4）不加校正因子的主成分自身对照法 测定杂质含量时，若无法获得待测杂质的校正因子，或校正因子可以忽略，也可采用不加校正因子的主成分自身对照法。同上述（3）法配制对照溶液、进样、调节纵坐标范围和计算峰面积的相对标准偏差后，取供试品溶液和对照品溶液适量，分别进样。除另有规定外，供试品溶液的记录时间应为主成分色谱峰保留时间的2倍，测量供试品溶液色谱图上各杂质的峰面积并与对照溶液主成分的峰面积比较，依法计算杂质含量。

（5）面积归一化法 按各品种项下的规定，配制供试品溶液，取一定量进样，记录色谱图。测量各峰的面积和色谱图上除溶剂峰以外的总色谱峰面积，计算各峰面积占总峰面积的百分率。用于杂质检查时，由于仪器响应的线性限制，峰面积归一化法一般不宜用于微量杂质的检查。

如适用，也可使用其他方法如标准曲线法等，并在品种正文项下注明。

4. 多维液相色谱

多维色谱又称为色谱/色谱联用技术，是采用匹配的接口将不同分离性能或特点的色谱连接起来，第一级色谱中未分离开或需要分离富集的组分由接口转移到第二级色谱中，第二级色谱仍需进一步分离或分离富集的组分，也可以继续通过接口转移到第三级色谱中。理论上，可以通过接口将任意级色谱串联或并联起来，直至将混合物样品中所有的难分离、需富集的组分都分离或富集之。但实际上，一般只要选用两个合适的色谱联用就可以满足对绝大多数难分离混合物样品的分离或富集要求。因此，一般的色谱/色谱联用都是二级，即二维色谱。

在二维色谱的术语中，^{1}D 和 ^{2}D 分别指一维和二维；而 ^{1}D 和 ^{2}D 则分别代表第一维和第二维。

二维液相色谱可以分为差异显著的两种主要

类型。若两种色谱的联用仅是通过接口将前一级色谱中某一（些）组分传递到后一级色谱中继续分离，这是中心切割式二维色谱（heart–cutting mode two–dimensional chromatography），一般用 LC–LC（也有用 LC+LC）表示。但当两种色谱联用，接口将前一级色谱中的全部组分连续地传递到后一级色谱中进行分离，这种二维色谱称为全二维色谱（comprehensive two–dimensional chromatography），一般用 LC×LC 表示。LC×LC 是将 ^{1}D 色谱柱的流出物连续转移至 ^{2}D 色谱柱。相比之下，LC–LC则是将 ^{1}D 流出物选择性地（部分地）转移至 ^{2}D 色谱柱。此外，这两种类型下还有若干子类，包括选择性二维色谱（sLC×LC）和多中心切割 ^{2}D–LC（mLC–LC）。

　　LC–LC 或 LC×LC 两种二维色谱可以是相同的分离模式和类型，也可以是不同的分离模式和类型。接口技术是实现二维色谱分离的关键之一，原则上，只要有匹配的接口，任何模式和类型的色谱都可以联用。

　　和一维色谱一样，二维色谱也可以和质谱、红外和核磁共振等联用。

0512　高效液相色谱法修订说明

一、修订背景

　　高效液相色谱（high performance liquid chromatography，HPLC）法是 20 世纪 60 年代初期在经典柱色谱基础上，借鉴气相色谱发展的经验创立的分离分析技术。进入 20 世纪 70 年代，高效液相色谱技术得到快速发展，并被广泛应用。仪器制造

技术的革新、各种检测器的发展、分离机制分析理论的日趋完善、色谱填料化学的不断创新，促使 HPLC 的应用范围迅猛发展。之后，HPLC 与其他分析方法的联用，如高效液相质谱联用技术（high–performance liquid chromatography–mass spectrometry，HPLC–MS）、高效液相–电感耦合等离子体质谱联用技术（high performance liquid chromatography–inductively coupled plasma–mass spectrometry，HPLC–ICP–MS）、高效液相色谱–核磁共振联用技术（high performance liquid chromatography–nuclear magnetic resonance spectrometry，HPLC–NMR）、高效液相色谱–傅立叶变换光谱（high performance liquid chromatography–FT–IR spectroscopy，HPLC–FT–IR）等也得到了快速发展。近代，又出现了二维/多维 HPLC 和以微径填料为基础的超高压（超高速、快速）HPLC 等新技术，并实现了商品化。现代 HPLC 的研究热点主要集中于 HPLC 与其他检测技术（如 MS^n、$TOF–MS^n$）等的联用和高效高速分离等方面。

　　HPLC 在药品研发、生产、质控、监督等领域中的应用，涉及到药品鉴别、杂质控制、含量测定、打击假劣药品等方面，已成为药物分析与药品检验的主流分析方法。

　　目前各国药典通则（或附录）中收载的 HPLC 方法内容基本相同（表1）。《中国药典》1985 年版开始收载 HPLC 法，称"高效液相层析法"，1990 年版修订为"高效液相色谱法"，并延至 2015 年版；每版均增加了 HPLC 技术的新进展。

表 1　各国药典高效液相色谱法收载情况比较

药典	《中国药典》2015 年版	USP40–NF35–S2	BP2017/EP9.0	JP17
编号和通则名	0512 高效液相色谱法	<621>色谱法–液相色谱法	BP 附录Ⅲ色谱分离技术/ⅢD.液相色谱法 EP 2.2.29/2.2.46	2.01 液相色谱法
概述	采用高压输液泵将规定的流动相泵入装有填充剂的色谱柱，对供试品进行分离测定的色谱方法	液相色谱是一种基于固定相和流动相的分离技术	液相色谱是一种利用各组分在不相溶的固液两相上不同的分布行为而将组分进行分离的技术	液相色谱是一种利用混合物中各组分在固定相上不同的保留能力而将组分进行分离的技术
原理	注入的供试品，由流动相带入色谱柱内，各组分在柱内被分离，并进入检测器检测，由积分仪或数据处理系统记录和处理色谱信号	通过吸附、质量分布（区分）、离子交换、空间排阻和分子物理性质（大小、质量、体积）的区别进行分离	通过吸附、质量分布（区分）、离子交换、空间排阻和分子立体化学的区别进行分离	以保留系数（k）介绍原理

续表

药典	《中国药典》2015年版	USP40-NF35-S2	BP2017/EP9.0	JP17
仪器	泵、进样器、色谱柱、检测器、数据分析系统	储液瓶、泵、进样器、色谱柱、检测器、数据分析系统	泵、进样器、色谱柱、柱温箱、检测器、数据接收处理系统	泵、进样器、色谱柱、柱温箱、检测器、记录仪（数据分析系统）
检测器的种类	紫外–可见、荧光、电化学、蒸发光散射、示差折光、质谱	/	紫外–可见、二极管阵列、荧光、示差折光、电化学、蒸发光散射、电喷雾、质谱、放射性	紫外–可见、荧光、示差折光、电化学、化学发光、电导、质谱
色谱柱	色谱柱的种类（反相、正相、离子交换、手性分离） 温度：不宜超过60℃ pH：一般2～8 色谱柱的内径与长度、填充剂的形状、粒径与粒径分布、孔径、表面积、键合基团的表面覆盖度、载体表面基团残留量、填充的致密与均匀程度等均影响色谱柱的性能，应根据被分离物质的性质来选择合适的色谱柱。色谱柱内径一般为3.9～4.6mm，填充剂粒径为3～10pm。 若需要使用小粒径（约2μm）填充剂，输液泵的性能、进样体积、检测池体积和系统的死体积等必须与之匹配；如有必要，色谱条件也应作适当的调整。当对其测定结果产生争议时，应以品种项下规定的色谱条件的测定结果为准	单列色谱柱项 给出相关保护柱要求 给出不同类型色谱柱流速转换表	C₈、C₁₈、C₆H₅、CN、NH₂、正相 固定相：辛烷基，十八烷基，苯基，环丙基，氨丙基和二醇基。 给出不同类型色谱柱流速转换表	
为达到系统适用性要求，色谱条件可变动的部分及范围	除填料种类、流动相组分、检测器类型外均可以进行调整。 流动相比例调整：小比例组分比例的百分比例小于等于33%时，允许改变范围为±30%，当大于33%时，允许改变范围为±10%。 其他参数均未进行详细说明	等度和梯度有不同要求： 流动相pH：±0.2； 缓冲盐的浓度：±10%； 流动相比例：流动相中比例较小组分的相对比例调整不超过±30%，同时绝对比例调整不超过±10%； 检测波长：一般不允许改动； 柱长、内径、填料粒度、流速：依据等效表格进行调整，梯度洗脱以上参数不允许改变； 进样体积：能达到系统适用性要求的调整即可； 柱温：±10℃	等度和梯度有不同要求： 1.等度色谱条件 流动相组成：比例调整选择比例的±30%与±2%中较大者，同时绝对比例调整不超过±10%； 流动相pH：±0.2，若不存在离子对试剂，范围可放宽至±1.0； 缓冲盐的浓度：±10%； 流速：±50%，依色谱柱尺寸变化可做更大调整； 色谱柱参数：固定相：不能改变固定相种类，填料规格最大减少50%，不允许增大；色谱柱规格：长度：±70%；内径：±25%； 柱温：±10℃； 检测波长：不允许改变； 进样体积：在符合检测要求的基础上，可以减少，不允许增大。 2.梯度洗脱 当色谱条件不能满足系统适用性时，首先考虑滞留时间和更换色谱柱。 流动相pH值、流动相中缓冲盐的比例均不得改变。 流速：依色谱柱尺寸变化调整； 色谱柱参数：固定相：不能改变固定相种类和填料规格；色谱柱规格：长度：±70%；内径：±25%； 柱温：±5℃； 检测波长：不允许改变； 进样体积：在符合检测要求的基础上，可以减少，不允许增大	柱长、内径及填料粒径；柱温、流速；流动相比例、流动相缓冲盐组成、pH值、离子对试剂浓度、离子强度；梯度洗脱中流速、程序的变化；衍生化试剂的组成、流速、反应温度及时间，在能达到系统适用性要求的范围内均能进行调整

续表

药典	《中国药典》2015年版	USP40-NF35-S2	BP2017/EP9.0	JP17
适用性	理论板数（n） 分离度（R）：大于1.5 灵敏度：信噪比3；10 拖尾因子（T）：0.95～1.05 重复性：n=5，RSD不大于2.0% 内标法：n=3*2，RSD不大于2.0%	系统适用性的影响因素、分离度、理论板数、分离因子、保留系数、重复性、对称因子、信噪比（S/N），相关要求见各论 规定了不同进样次数下（n=5/6）和原料药的重复性的要求	理论板数 灵敏度 保留因子 分离度 对称因子：0.8～1.5 规定了不同进样次数下（n=5/6）和原料药的重复性的要求	灵敏度、分离度、对称因子、理论板数、重复性（相对标准偏差）
色谱图参数介绍	色谱柱的理论板数（n）、分离度（R）、灵敏度、拖尾因子（T）、重复性	色谱图、滞留体积（D）、死时间（t_M）、死体积（V_M）、理论板数（N）、色谱峰、峰谷比（p/v）、相对保留时间（RRT）、相对标准偏差（%，RSD）、分离度（R_s）、保留系数（k）、保留时间（t_R）、保留体积（V_R）、分离因子（α）、对称因子（A_s）、拖尾因子（T）	色谱图、色谱峰、保留时间（t_R）、保留体积（V_R）、死时间（t_M）、死体积（V_M）、保留因子（k）、理论板数（N）、滞留体积（D）、对称因子（A_s）、分离度（R_s）、峰谷比（p/v）、相对保留比（r）、信噪比（S/N）、系统重复性	信噪比、对称因子、相对标准偏差、色谱峰的完全分离、峰谷比、分离因子、分离度、理论板数
测定法	内标法、外标法、加校正因子的主成分自身对照法、不加校正因子的主成分自身对照法、面积归一化法	外标法、内标法、面积归一化法、标准曲线法及相应的应用范围	检测灵敏度、外标法、内标法、面积归一化法、标准曲线法	杂质鉴别及测定：自身对照法、面积归一化法； 含量测定：内标法、绝对标准曲线法 峰测量法：峰高、峰面积

根据药品检验机构和医药企业的反馈意见，对《中国药典》四部通则（0512）高效液相色谱法进行修订，以充分反映HPLC分析技术的最新发展和应用进展，为药品研发、生产质量控制和药品检验提供指导。

二、修订内容和依据

在保持2015年版《中国药典》四部通则（0512）高效液相色谱法体例不变的前提下，作如下内容增修订：

1. 在检测器中增加了电喷雾检测器的描述

检测器　最常用的检测器为紫外-可见分光检测器，包括二极管阵列检测器，其他常见的检测器有荧光检测器、蒸发光散射检测器、电喷雾检测器、示差折光检测器、电化学检测器和质谱检测器等。

电喷雾检测器（CAD）是近年来出现的新一代通用型检测器，其仪器结构、工作原理、性能特点、与其他通用型检测器的优缺点比较，以及在药物分析中的应用已有较多的文献报道，特别是其在药物分析药品检验中已获得较为广泛的应用。CAD作为一款质量敏感型检测器，其响应值只与进样质量有关，不依赖于化合物的结构与性质，可检测所有非挥发性化合物和部分半挥发性化合物。检测范围宽，灵敏度高，重现性好，是紫外和质谱检测器的有力补充，已成为高效液相色谱分析检测中常用的检测器之一。

常用的几种检测器各有一些缺点，如紫外检测器只适用于有紫外吸收的物质的分析；示差折光检测器（RI）不能用于梯度淋洗，灵敏度低，且易受外界干扰；蒸发光散射检测器（ELSD）线性范围窄，灵敏度低等。

基于以上原因，市场上推出了一款新型的通用型检测器：电喷雾检测器（charged aerosol detector，CAD）又称电雾式检测器。

它的原理是通过电晕针使氮气带电，然后带电氮气与经干燥过的洗脱液中的溶质颗粒逆向充分混合，带电氮气与溶质颗粒碰撞，发生电荷转移，使溶质颗粒带上电荷，荷电的溶质颗粒进入静电计，检测出电信号，该信号与溶质质量成正比关系。此方法具有灵敏度高，线性范围宽，重现性好，响应一致等特点（图1）。

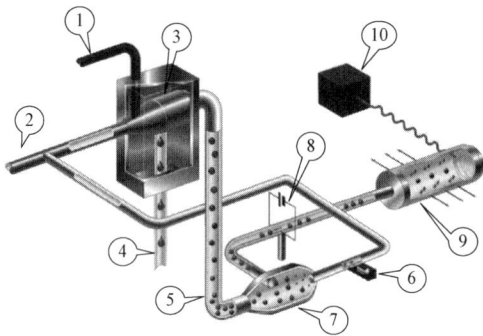

图 1　CAD 工作流程图
①HPLC 洗脱液入口；②氮气入口；③雾化室；④废液管；
⑤干燥管；⑥Corona 电极；⑦碰撞室；⑧离子阱；
⑨采集器；⑩静电计

CAD 适用于半挥发性或非挥发性物质的分析，如糖类、氨基糖苷类、脂类等物质。

例如，A.Joseph 等采用五氟苯酚苯基柱，五氟丙酸–水–乙腈（0.1:96:4，*v/v/v*）作为流动相 A，三氟乙酸–水–乙腈（1:96:4，*v/v/v*）作为流动相 B，采用梯度洗脱的方式，测定硫酸庆大霉素及其有关物质。由于 HPLC–CAD 方法的流动相必须具有挥发性，用此方法研究庆大霉素杂质分离很容易过渡到 HPLC–MS 方法上而不需要做进一步方法改进，因此，可用于未知杂质的结构解析。

又如采用混合模式色谱与电喷雾检测器测定蛋白药物中的聚山梨醇酯 20，结果重现性较好，样品检出限较低，可作为药物及制剂中聚山梨醇酯 20 的含量测定方法。

Isabel Márquez–Sillero 等采用 HPLC–CAD 对婴儿奶粉中 7 种维生素（辅胺、叶酸、烟酸、泛酸、吡哆辛、生物素）同时进行测定，由于 CAD 响应值只与质量有关，而与结构无关，因此可以取得一致的响应，线性范围宽，灵敏度高，测定结果与标示值一致。该方法简单、快速，与紫外检测器相比适用范围广，与 MS 相比成本低。

由于 CAD 响应与待测物质量有关而与结构无关，Rui Wang 等采用 CAD 对 6 种蛋白参考物的纯度进行测定，并比较了流动进样 CAD 分析、HPLC–CAD–UV，以及 HPLC–MS/MS 这三种分析方法。结果表明流动进样 CAD 方法所得结果与其他方法结果相近，且以含有三氟乙酸的乙腈为流动相时，6 种蛋白参考物的 CAD 响应值的标准偏差

小于 10%，这表明 HPLC–CAD 可作为准确评价蛋白参考物纯度的实用方法。

CAD 应用越来越广泛，尤其是对没有标准参考物质的定量或半定量分析。但 CAD 响应受到流动相组成的影响，且采用梯度洗脱时，响应不一致，这些问题可采用逆向流动相补偿法解决，但添加剂浓度不宜过高。

2. 在流动相中增加等度洗脱和梯度洗脱的定义

流动相注入液相色谱仪的方式（又称洗脱方式）可分为两种：一种是等度洗脱，另一种是梯度洗脱，用梯度洗脱分离时，通常以表格的形式在品种项下规定，其中包括运行时间和流动相在不同时间的成分比例。

在《中国药典》之前的各版中，都没有对等度和梯度洗脱进行定义，虽然等度和梯度洗脱的概念已被广大的液相色谱分析工作者所熟知，似不必增加这一定义。但在本版中将要增加的多维色谱描述中涉及等度和梯度洗脱概念，所以增加如上描述，也是对液相色谱原理的补充。

3. 增加使用不同粒径填料的色谱柱方法转换的要求

若需使用小粒径（约 2μm）填充剂，输液泵的性能、进样体积、检测池体积和系统的死体积等必须与之匹配；如有必要，色谱条件（参数）可作适当的调整。若使用比品种项下规定的更小粒径的色谱柱，填料粒径以及相应参数允许调整的范围如下（表 2）。

表 2　色谱条件允许调整的范围

参数变量	参数调整
色谱柱填料种类	色谱柱选择性（填料的种类）与原色谱柱保持一致
填料粒径（*dp*），柱长（*L*）	转换前后 *L/dp* 值不得降低
流速	目标流速 = $\dfrac{\text{原方法流速} \times \text{目标柱内径}^2}{\text{原色谱柱内径}^2}$，并根据实际使用时系统压力、保留时间以及常用流速范围进行调整
进样体积	目标进样体积 = $\dfrac{\text{原方法进样体积} \times \text{目标柱体积}}{\text{原色谱柱体积}}$，并根据灵敏度的需求进行调整

续表

参数变量	参数调整
梯度洗脱程序	$\dfrac{\text{目标梯度段时间×目标流速}}{\text{目标柱体积}} = \dfrac{\text{原梯度段时间×原流速}}{\text{原柱体积}}$，保持不同规格色谱柱的洗脱柱体积倍数相同，从而保证梯度变化相同。并需要考虑不同仪器系统体积的差异
色谱柱温度、pH值等	与原方法一致

除色谱柱外，可通过相关软件计算表中参数的调整范围，并根据色谱峰分离情况进行微调。

若使用的色谱柱粒径或调整的参数超出前文规定的色谱条件允许改变的范围，转换后的方法应进行相应的方法学验证。

无论转换后的方法验证与否，当对其测定结果产生异议时，应以品种项下规定的色谱条件的测定结果为准。

HPLC技术的发展方向可概括为以下主要三个方面：化学、检测器和系统/数据处理。化学方面，主要是色谱柱的革命性改进，例如，通过使用比以前粒径小得很多的填料颗粒，使分离过程达到了一个新的水平。

使用粒径更小填料、更短色谱柱，可极大地提高流速，加快分析速度，提高分辨率和灵敏度，使分离的速度、灵敏度和分离度分别为原先常规色谱柱的9倍、3倍和1.7倍，从而可以更充分地利用色谱原理进行各种复杂体系的分离。因此，越来越多的液相色谱分离选择为了满足系统适应性的要求，当选择一根合适的色谱柱时其尺寸应在一定要求的范围内。根据待分离分析药品的特性和实际分析需要，当使用的色谱柱填料尺寸规格发生变化时，各国药典对色谱柱柱径和填料粒径分别有相应的限定。《美国药典》（<621> CHROMATOGRAPHY）在色谱适应性要求中对色谱柱长度、粒径、内径等变化范围作了限定。在USP36及以前的版本中，无论是等度还是梯度条件，色谱柱的粒径可以减小50%，不能增大；柱长有70%的变化选择余地，流速也可有50%的变化范围，色谱柱的内径以及进样量可根据情况调整。不过，从USP37起，在等度条件下，色谱柱尺寸发生变化的范围采用柱长与粒径的比值来（L/dp）或柱效 N 来进行限定，要求 L/dp 保

持恒定，或者 N 的值介于−25%到+50%之间。在梯度条件下，则色谱柱尺寸不宜发生变化，否则需要做方法的验证，见表3。

表3　美国药典对色谱柱尺寸及条件变化的限定
（Retirements of changeablechromatographicparameters in USP）

	USP 36−NF31 before July 31，2014	USP 37−NF32 after August 1，2014	
Chromatographic parameter	Isocratic / Gradient	Isocratic	Gradient
Particle diameter	−50%	Constant L/dp or N：−changes up to 25% to +50%	No changes allowed
Column length	±70%		
Flow rate	±50%	Based on dp±50%	No changes allowed
Column diameter	Flexible	Flexible	No changes allowed
Injection volume	Flexible	Flexible	Flexible
Column temperature	±10℃	±10℃	±10℃
Mobile phase pH	±0.2units	±0.2units	±0.2units
Salt concentration	Within ±10% if the permitted pH variation（see above）is met	Within ±10% if the permitted pH variation（see above）is met	Within ±10% if the permitted pH variation（see above）is met

《中国药典》虽对色谱柱柱径和填料粒径也有相应的规定，但是仅仅区分亚二微米柱和常规柱（《中国药典》实际上现在使用的几乎都是常规柱）。某些特殊分析中，如复杂组分、指纹图谱和有关物质的分离，常对色谱柱有更苛刻的要求，即使明确了色谱柱填料具体种类，常规柱的柱内径和填粒径范围定义太宽，会由于色谱柱的内径和填料粒径的差异，无法实现理想的分离和重现性的效果。

按照仪器公司商业化的概念，采用亚二微米色谱柱的方法为超高效液相色谱法，采用常规柱的方法为高效液相色谱法。但是，简单地根据粒径的不同将色谱填料分为亚二微米填料与常规柱填料（3～10μm）并不是一种科学的分类法，至少未能涵盖粒径为2～3μm色谱填料柱。以USP要求的色谱柱粒径变化要求，当选择 2.7μm 的色谱住替代5μm粒径的色谱柱时，其变化的范围是允许的，只要保持 L/dp 或 N 值在−25%到+50%范围内。实际上，填料粒径对色谱分离的影响是一个量变过程，粒径

在限制性范围内改变是不会引起分离机制的改变的。但是，量变到一定程度必然引起质变，质变是量变的必然结果，当粒径降低到一定程度时，高效液相色谱仪到超高效液相色谱仪的质变归因于填料粒径大小降低到一定程度引起的压力突变，进而可导致分离机制的改变和各成分峰的保留时间变化。因此，使用常规柱填料或亚二微米填料的色谱方法转化时，方法验证是必要的，但是，《中国药典》还没有明确规定应如何验证以及选择何参数进行验证。

尽管《中国药典》2015 年版没有将超高效液相色谱法作为一个新方法单独收载，并不是否认此技术革新，而是在高效液相色谱法中作了系统地、科学地、实事求是地描述。这样既解决了概念上混乱的问题，也是对这一技术革新在药物分析、特别是在标准中应用的一种认同，对这一技术在药物分析、药品检验中的广泛应用将起着一定的积极推动、引导作用。毫无疑问，亚二微米填料，以及表面多孔型填料技术将是高效液相色谱发展的一个重要方向。

4. 增加品种项下对色谱柱描述的建议

在品种项下一般不需要指定色谱柱的品牌，但可规定色谱柱的填料（固定相）种类（包括键合相，是否改性、封端等）、粒径、孔径，色谱柱的柱长和柱径；当耐用性试验证明必须使用特定牌号的色谱柱方能满足分离要求时，可在该品种正文项下注明。

从《欧美药典》对固定相描述或提供的信息来看，细化色谱柱的分类能给色谱分离分析带来积极影响：一方面，由于可从一大类填料中选择到最适合的色谱柱用于分析，从而可获得最佳的分离效果；另一方面，在复杂体系分离时，如中药成分分析或化学药有关物质测定中，如在药品标准中明确规定了色谱填料性质参数的详细信息，有利于克服复杂基质的干扰、提高方法的可靠性或提高色谱柱的选择性。

在《美国药典》中，对色谱柱分类则较为详细，已经收载的各类液相色谱固定相（柱）类型已经超过 80 种，除了 C_{18} 柱、C_8 柱、氰基柱、氨基柱、苯基柱外，《美国药典》还有 C_6 柱、C_4 柱、C_1 柱、五氟苯基（PFP）等。根据是否化学改性、是否封端、是否增加多官能基团以及是核壳结构还是多孔型结构等不同，以十八烷基硅烷键合硅胶为基质的色谱柱分类为 L_1、L_2、L_{42} 和 L_{67} 等，以辛烷基硅烷键合硅胶为基质的色谱柱分别有 L_7、L_{28}、L_{42} 和 L_{44} 等；L_1 柱对应于目前使用的各种 C_{18} 分析柱，L_2 柱常作为保护柱使用。

不过，《美国药典》仍没有对各种商品化 C_{18} 再进一步细分，尽管各厂家或品牌 C_{18} 在分离效果上存在一定差异。

在《英国药典》中，当用到特定色谱柱时，色谱柱信息描述会具体到色谱键合相类型、尺寸、键合相官能团描述、是否封端、是否通过碱性脱活处理等。

和欧美药典相比，《中国药典》对液相色谱法的色谱柱种类描述明显偏少。之前的色谱方法中仅描述色谱柱的填料种类的主要大类：如十八烷基硅烷键合硅胶（C_{18} 柱）、辛烷基硅烷键合硅胶（C_8 柱）、氰基硅烷键合硅胶（氰基柱）、氨基硅烷键合硅胶柱（氨基柱）、苯基硅烷键合硅胶（苯基柱）等。使用者无法根据不同性质的化合物选择适合分离的色谱柱。

由于商品化的色谱柱填料种类、粒径尺寸、颗粒类型或选择性差异等非常丰富，为了避免品种项下的色谱方法描述中的不确定性，应在方法学验证特别是耐用性试验基础上，对色谱柱种类进行规定。

为了解决这一矛盾，满足某些特殊分析目的，或为了简化色谱柱选择的过程，2015 年版《中国药典》中某些品种项下标准正文中给出了色谱柱具体描述及品牌的信息。如新增品种拉米夫定及片剂项下，含量测定及有关物质测定中所使用色谱柱描述为：用十八烷基硅烷键合硅胶为填充剂（Zorbax XDB–C_{18}，4.6mm×250mm，5μm 或效能相当的色谱柱），这可使得检测人员能直接选择对应色谱柱来进行检测，避免进行盲目的大量色谱柱筛选工作。但某种色谱柱也许并不一定仅有一家公司生产或提供，除非经过同类型不同厂家多根色谱柱的充分研究和实验对比，即耐用性试验证明才能规定到具体的色谱柱品牌，否则意味着可能放弃使用分离更好的色谱柱。因此，增加了对色谱柱描述的建议，以规范品种项下对色谱柱的规定。

5. 增加多维液相色谱的表述

增加的内容包括定义、原理、仪器、主要方法、优缺点和适用性，鉴于多维色谱是一个新的概念，在该通则原文体例中无相对应文字描述，拟将多维液相色谱作为一段新增加内容放在该通则最后部分，此段小标题暂定为：多维液相色谱。

在色谱分析中，当遇到难分离的物质时，改变固定相的选择性是首先考虑的因素。对于高度复杂混合物，色谱分离体系中可能包含不同沸点和不同极性的化合物，通过更换色谱柱，其中的部分物质分离可得到改善，但其他物质的分离效果未必会同时得到改善甚至可能变得更差。所以，要改善总体分离效果，越来越多的复杂物质分离选择采用多维色谱技术。

多维液相色谱在最初的多维气相色谱（multidimensional gas chromatograph，MDGC）的基础上发展起来的，MDGC早期开拓者是美国阿拉巴马州立大学的Bertsch教授，他于1987年提出MDGC并定义为：两根独立控制且极性不同的色谱柱，通过一定的切换手段，将第一根色谱柱的馏分选择性地转移到第二根色谱柱进行二次分离，从而获得比单柱更强大的分离能力的分离系统。

与一维分离模式相比，多维色谱分离技术的最大特点是可以极大地提高峰容量。多维液相色谱系统以其快速、高效、自动化程度高以及其易与质谱等其他技术联用等优点成为近年来色谱应用研究的热点之一，随着蛋白组学、代谢组学、相互作用组学、中药现代化研究的不断深入，以及对化学药杂质如基因毒性杂质检测的要求不断提高，对色谱分离技术提出更高的要求，复杂体系中微量成分的分离与分析已成为色谱分析研究领域的热点和难点之一。由普通一维液相色谱发展起来的二维液相色谱技术有力地推动了复杂体系成分分析的进步。

Gidding等人指出，二维色谱比一维色谱具有更好的分辨率和更高的峰容量，更适合复杂体系的分离检测，在各维色谱分离模式互不干扰的情况下，二维色谱的总峰容量即每一维的峰容量的乘积。

因此，结合了多种分离手段、提高了系统分辨能力、增加了峰容量、擅长于复杂样品分析的二维色谱分离技术，正逐渐成为液相色谱发展的重要方向。

二维液相色谱联用技术采用匹配的接口将不同的液相色谱连接起来，使得第一维色谱未分离的组分转移至第二维中进行再次分离，直至完成样品中所有组分的分离。二维液相色谱属于两种分离模式的"串联"，即通过体积排阻色谱、反相色谱、正相色谱、亲和色谱、离子交换色谱、疏水作用色谱等不同分离模式的两两组合，针对样品中不同性质的目标物，分别在第一维与第二维色谱系统中进行分离。

二维液相色谱按第一维分离组分是否完全转入第二维，分为中心切割和全二维液相色谱两种模式。中心切割利用六通阀将一维中的目标成分选择性切至第二维进行分离检测，可减少目标物以外成分的干扰，达到目标成分的纯化、富集，目前已有广泛应用。随后发展的全二维液相色谱利用八通或十通阀将一维色谱柱分离后的全部组分连续地、直接地切入第二维色谱柱中进行分离检测，以获得全部样品信息，适合于复杂样品和未知组分的"全"分离分析。

相比于一维液相色谱，二维液相色谱能够集样品净化、浓缩、分离测定于一体，简化了样品预处理；降低了样品预处理及富集过程中的损失和遭受污染的风险，提高了方法的可靠性和重现性；能够从复杂基质中切除干扰物质，从而选择性针对目标组分进行分析；借助大体积进样能够有效提高检测灵敏度，实现痕量分析；通过不同分离模式互补，有效提高系统分离度。

由于二维液相色谱系统组合了两种不同的分离模式，在方法建立过程中需要考虑以下几个因素：①流动相的选择：两维的分离机制不同，可增加分离的选择性，但同时可能会造成溶剂系统的不相容，致使色谱峰展宽、变形甚至色谱柱损坏，故需在二维系统中采用兼容的流动相；②分离速度的设定：为避免第一维已分离的组分在第二维中重新混合，第二维的分离速度应高于第一维的分离速度；③第一维和第二维色谱洗脱强度的选择：组分在流经两色谱柱之间的阀、环线或检测器的过程中易造成峰展宽，必须使第二维色谱的洗脱能力强于第一维，从而保证色谱峰保持聚焦。

多维色谱之所以成为一项重要的分析技术，原因有三：一是多维色谱的总峰容量（P）等于每一维的峰容量的乘积，更适合分离复杂体系和痕量分析；二是不同分离机制的 LC 联用增加了系统的选择性，尤适于需要较高选择性的分离分析；三是通过在线联用，大大简化了样品的前处理过程。

二维液相色谱技术正逐渐进入常规实验室。目前主要在复杂样品的分离分析、在线浓缩净化、在线脱盐脱糖等领域得到实际应用，主要应用如下。

（1）痕量分析（Trace analysis）　在化学药物分析中，重要的关注点是杂质和主成分或其他成分的

共流出峰。²D–LC 主要应用就是分离在 ¹D–LC 中共流出物峰，如用中心切割分离主成分及与其共流的杂质。

例如，使用中心切割二维液相色谱来检测杂质。在一维方法得到的谱图中可以确定 6 种杂质，如下图 2 所示。

若对主峰进行中心切割并在第二维中进行分析，结果发现了两种其他杂质，如图 3 所示。杂质 H 可以通过添加该化合物的标准品来确证。

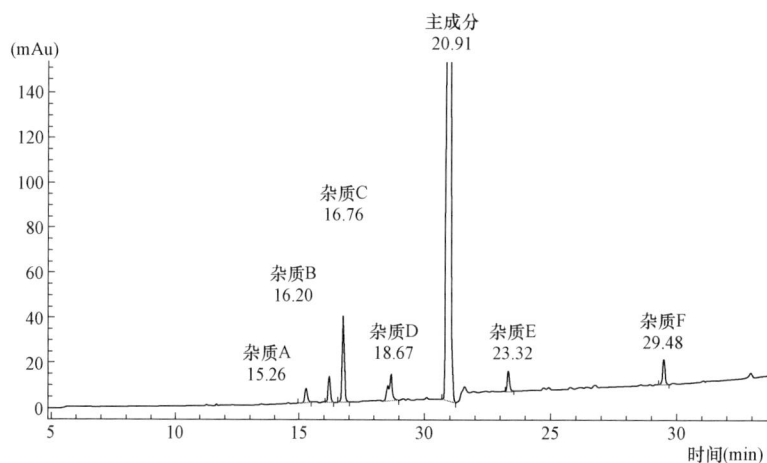

图 2　原始一维液相色谱杂质谱图

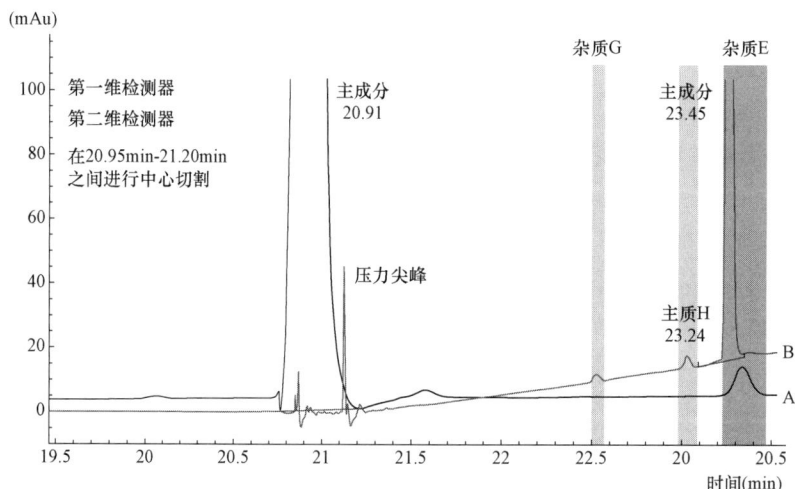

图 3　二维液相色谱杂质谱图

图 3　主色谱图 A 和中心切割色谱图 B。对 20.75～21.00 分钟间的主峰进行中心切割。压力尖峰是由取样开始和结束时的阀切换造成的。

又例如，阮昊等用二维高效凝胶色谱–反相液相色谱和质谱联用技术分析注射用阿洛西林钠中的聚合物杂质，利用阀切换技术实现二维色谱串联，利用

两个系统的分离机制完全不同，使聚合物杂质获得最有效的分离。最后与质谱串联，获得不同种类聚合物杂质可能的结构信息，从而全面分析聚合物杂质。

（2）手性分析　对于分离对映异构体，中心切割（或多中心切割）是有用的。这个方法主要优点是：手性分离通过排除干扰得到增强。在分析药物

杂质的同时，还可以对活性药物成分（API）中的对映体组分进行检测。第一维使用反相分离模式对API中的非手性杂质进行分析，利用中心切割功能将API转移至第二维的手性柱上进行对映拆分。

（3）样品表征（Sample profiling）　全二维 ^{2}D–LC 模式能提供化合物分布在整个二维分离空间的有力信息。因而，^{2}D–LC 分离必须考虑药物降解研究中杂质概况以及混合物分析。例如，Huidobro 等建立了脱机（off–line）RPLC×RPLC系统用于阿普唑仑（Alprazolam）片强制降解和稳定性研究中的杂质分析。

（4）使用二维用于质谱分析（Use of a second dimension for MS detection）　一是解决流动相用于质谱分析不兼容的问题，如除盐。二是增加质谱检测灵敏度。

（5）用于中药分析　通过图 4 可以看出，样品基线（实线）较空白基线（虚线）有明显上升，提示连翘酯苷 A 和连翘苷出峰处很有可能存在共流出物。专属性验证是必要的，对于成分极为复杂的中药来说，常用的验证方法很难达到预期效果。中心切割二维液相方法可以很好地解决此问题（图 5）。

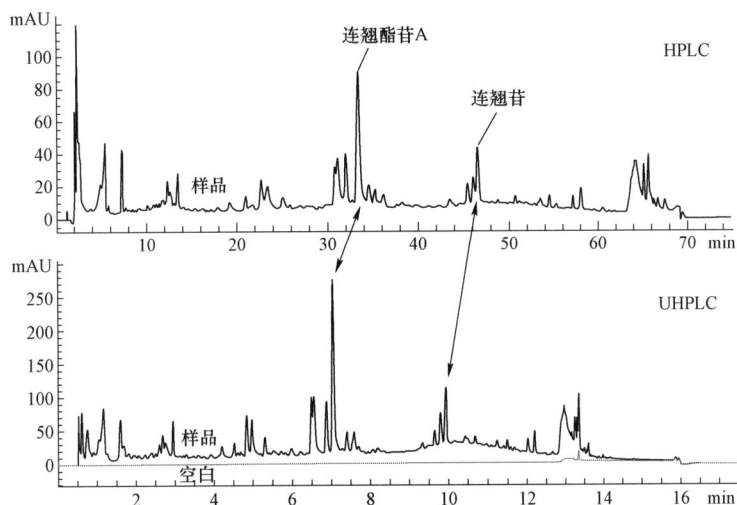
图 4　不同色谱柱分离连翘提取物的色谱图比较

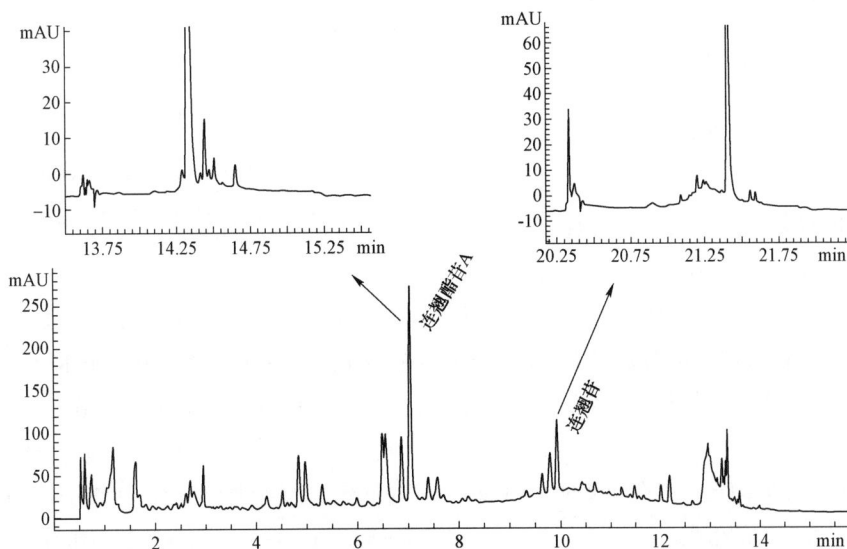
图 5　采用多中心切割 ^{2}D–LC 分离连翘酯苷 A 和连翘苷中的共流出物

（6）制备 Preparative ^{2}D–LC　在制备中也有很多应用。

由以上研究实例可知，二维液相色谱必将在药物分析中获得越来越多应用。在这一部分内容的修订中，主要参照已公开发表的论文和综述。

6. 在系统适用性试验中增加微量成分的重复性项下要求

当待测成分是微量或痕量，进样浓度低或其色谱峰响应值较小时，可参照通则 9101 中的重复性标准偏差的要求对进样重复性进行评价。

《中国药典》四部通则 0512 中目前对于色谱系统连续进样时响应值重复性的要求适用于常量测定。而对于微量以下含量测定，重复性通常难以做到不大于 2.0%；《中国药典》四部通则 9101 中对于重复性（当然是指方法学）要求可作为参考。

7. 在系统适用性试验中增加保留时间和相对保留时间的定义及其适用性描述

保留时间（retention time）t_R 被定义为被分离样品组分从进样到柱后出现该组分最大响应值时的时间，也即从进样到出现某组分色谱峰的顶点时为止所经历的时间，常以分钟为时间单位，用于反映被分离的组分在性质上的差异，作为定性分析（定位）的参数。

在多组分测定中，当某待测组分（保留时间 $t_{R,1}$）无对照品时，可以样品中另一组分或在样品加入另一组分作为参比物（保留时间 $t_{R,2}$），采用相对保留时间（RRT）定位、校正因子计算含量的方法。在药品标准中，除另有规定外，相对保留时间以未扣除死时间的非调整保留时间按下式计算。

$$RRT = \frac{t_{R,1}}{t_{R,2}}$$

若需以扣除死时间的调整保留时间计算，应在相应的品种项下予以注明。

保留时间的重复性和重现性受色谱过程中如填料种类、填料粒径、色谱柱长短粗细及色谱柱的批号、流动相的种类、比例、pH 值和流速、环境温度和色谱柱温度以及样品溶解介质等多种因素的影响，有时甚至色谱条件微小变化也会影响保留时间的重复性和重现性。

在对用相对保留时间定位存有疑义时，应以对照品定位作为定性分析的依据。

溶质的色谱行为可以用保留体积 V_R（或相对应的保留时间 t_R）和分配比（或容量比 k'）描述，流速乘以时间转化为体积，假定流速是不变的，保留时间与保留体积可交换使用。

保留值反映了被分离的组分在性质上的差异，据此可进行定性判断。同时保留值也反映了组分分子与固定相之间的作用力，所以对色谱过程的机制研究有着重要的作用。

（1）用时间表示的保留值

死时间（dead time）t_0 是不被固定相保留的组分从进样到出现信号最大值所需的时间，可以看作流动相流过色谱柱所需的时间。

保留时间（retention time）t_R 是试样组分通过色谱柱所需的时间，也就是待测组分从进样开始后到柱后出现信号极大值时所需的时间。

调整保留时间（adjusted retention time）t'_R 是扣除了死时间的保留时间，表示试样组分通过色谱柱时，固定相所滞留的时间，即

$$t'_R = t_R - t_0 \qquad (1)$$

（2）用体积表示的保留值

死体积（dead volume）V_0 是不被固定相保留的组分从进样到柱后出现信号极大值时所通过的流动相的体积。它与死时间的关系为：

$$V_0 = t_0 F_V \qquad (2)$$

式中，F_V 为色谱柱出口处的流动相的体积流速（通常用校正后的体积流速）。

保留体积（retention volume）V_R 是试样组分通过色谱柱所需的流动相的体积，即进样开始后到柱后出现待测组分信号极大值时所通过的流动相的体积。并有：

$$V_R = t_R F_V \qquad (3)$$

调整保留体积（adjusted retention volume）V'_R 是从保留体积中扣除死体积后的体积。

$$V'_R = V_R - V_0 \qquad (4)$$

式（4）表示了试样组分通过色谱柱时，由于固定相的作用所耗费的流动相体积。

物质的保留时间作为色谱定性分析的重要依据是以假设在分离条件不变时被分离组分的保留时间恒定为基础。然而，色谱分离过程受色谱填料种类、填料粒径、色谱柱长短粗细甚至色谱柱的批号、流动相的种类、比例、pH 值和流速、环境温度和色谱柱温度以及样品溶解介质等因素的影响，在实际分离分析中，即使实验条件控制得很好，也不可能保证色谱条件绝对一致，色谱条件微小变化

会影响保留时间的重复性和重现性。即使使用规定的色谱柱、流动相种类，保留时间也会随色谱柱批号不同，流动相、环境温度微小变化以及分析时间而变化。如在洗脱梯度时，流动相比例变化、死体积和流速的变化、基线漂移等等因素对保留时间重复性和重现性影响更是难以估计和控制。

保证和提高保留时间的重复性和重现性是色谱分析中重要内容之一，在方法学验证中，要考察流动相组成比例、流动相 pH 变化、柱温对保留时间的影响。目前，各国药典目前尚未规定鉴别实验中供试品保留时间与对照品保留时间的允许偏差范围，如《美国药典》相对保留时间仅供色谱峰定位参考，不作为验收标准。

用对照品定位时，供试品中待测成分峰保留时间与该对照品峰保留时间的差异，理论上应没有统计学显著意义。在一些企业内控标准中，通常采用正态分布或者 Poison 分布对保留时间进行比较，以95%置信区间或容许区间作为允许偏差范围。有作者认为同一物质在相同的色谱条件下，连续进样 2 次的保留时间相差在 15 秒以内，属于正常现象，相差超过 30 秒，就可认为该物质保留时间漂移，不能作为定性依据，也严重影响定量结果的准确性，甚至不能进行定量分析。

在多组分测定中，对于那些缺少对照品的成分，也以采用样品中另一成分或在样品加入另一成分作为对照物质，以相对保留时间定位，以校正因子计算含量的方法。

相对保留时间（RRT），又称相对保留值 $r_{i,s}$，定义为被测定组分 i 的调整保留时间 $t'_{R,i}$ 与基准物质 r（通常是内标物）的调整保留时间 $t'_{R,r}$ 的比值。

调整保留时间（adjusted retention time）又称校正保留时间，是扣除了死时间的保留时间。在液相色谱中，由于死时间不易获得或获得的死时间不可靠，因此，目前在药品标准中基本上是采用非调整保留时间之比计算相对保留时间，如《美国药典》就是如此明确规定的。

但是，采用调整保留时间之比计算的相对保留时间与采用非调整保留时间之比计算相对保留时间应存在一些的差异，所以有必要参考《美国药典》给出明确规定：除非另有规定，是采用非调整保留时间之比计算相对保留时间；若需以扣除死时间的调整保留时间计算，应在相应的品种项下予以标明。

8. 在测定法中增加标准曲线测定法

如适用，也可使用其他方法如标准曲线法等，并在品种项下详细注明。

主要参考《美国药典》进行修订：标准曲线法是通过建立待测物的色谱响应值与待测物的量（如浓度或质量）之间的关系–标准曲线，由待测物色谱响应值在标准曲线上的位置来计算待测物的量的方法。

在杂质检测中，无论是供试品稀释的对照溶液的外标法还是归一化法，都应使用校正因子（如相对响应因子不在0.8～1.2范围）。

在杂质检测中，当需要测定杂质总量或任一单杂时，选择合适的阈值设定和积分条件是很重要的。在此类检测中，等于或低于限度值的0.05%的色谱峰可以忽略不计。因此，数据采集系统的阈值设定应至少对应于限度值的1/2。与主成分未完全分离的某一杂质峰的积分用谷与谷切线外推法更加可取。

0600 物理常数测定法

0601 相对密度测定法

密度系指在规定的温度下，单位体积内所含物质的质量数，即质量与体积的比值；相对密度系指在相同的温度、压力条件下，某物质的密度与水的密度之比。除另有规定外，温度为20℃。

纯物质的相对密度在特定的条件下为不变的常数。但如物质的纯度不够，则其相对密度的测定值会随着纯度的变化而改变。因此，测定药品的相对密度，可用以检查药品的纯杂程度。

液体药品的相对密度，一般用比重瓶（图1）测定；测定易挥发液体的相对密度，可用韦氏比重秤（图2）。液体药品和易挥发药品的相对密度也可采用振荡型密度计法测定。

用比重瓶测定时的环境（指比重瓶和天平的放置环境）温度应略低于20℃或各品种项下规定的温度。

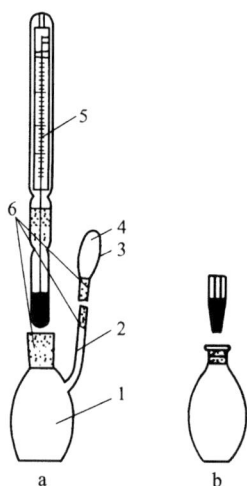

图 1 比重瓶
1. 比重瓶主体；2. 侧管；3. 侧孔；4. 罩；
5. 温度计；6. 玻璃磨口

1. 比重瓶法

（1）取洁净、干燥并精密称定重量的比重瓶（图1a），装满供试品（温度应低于20℃或各品种项下规

定的温度）后，装上温度计（瓶中应无气泡），置20℃（或各品种项下规定的温度）的水浴中放置若干分钟，使内容物的温度达到20℃（或各品种项下规定的温度），用滤纸除去溢出侧管的液体，立即盖上罩。然后将比重瓶自水浴中取出，再用滤纸将比重瓶的外面擦净，精密称定，减去比重瓶的重量，求得供试品的重量后，将供试品倾去，洗净比重瓶，装满新沸过的冷水，再照上法测得同一温度时水的重量，按下式计算，即得。

$$供试品的相对密度 = \frac{供试品重量}{水重量}$$

（2）取洁净、干燥并精密称定重量的比重瓶（图1b），装满供试品（温度应低于20℃或各品种项下规定的温度）后，插入中心有毛细孔的瓶塞，用滤纸将从塞孔溢出的液体擦干，置20℃（或各品种项下规定的温度）恒温水浴中，放置若干分钟，随着供试液温度的上升，过多的液体将不断从塞孔溢出，随时用滤纸将瓶塞顶端擦干，待液体不再由塞孔溢出，迅即将比重瓶自水浴中取出，照上述（1）法，自"再用滤纸将比重瓶的外面擦净"起，依法测定，即得。

2. 韦氏比重秤法

取20℃时相对密度为1的韦氏比重秤（图2），用新沸过的冷水将所附玻璃圆筒装至八分满，置20℃（或各品种项下规定的温度）的水浴中，搅动玻璃圆筒内的水，调节温度至20℃（或各品种项下规定的温度），将悬于秤端的玻璃锤浸入圆筒内的水中，秤臂右端悬挂游码于1.0000处，调节秤臂左端平衡用的螺旋使平衡，然后将玻璃圆筒内的水倾去，拭干，装入供试液至相同的高度，并用同法调节温度后，再把拭干的玻璃锤浸入供试液中，调节秤臂上游码的数量与位置使平衡，读取数值，即得供试品的相

对密度。

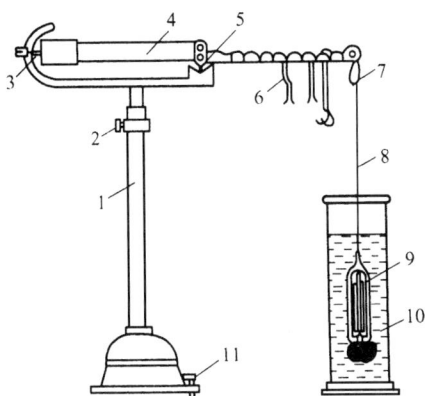

图 2　韦氏比重秤
1. 支架；2. 调节器；3. 指针；4. 横梁；5. 刀口；
6. 游码；7. 小钩；8. 细铂丝；9. 玻璃锤；
10. 玻璃圆筒；11. 调整螺丝

如该比重秤系在4℃时相对密度为1，则用水校准时游码应悬挂于0.9982处，并应将在20℃测得的供试品相对密度除以0.9982。

3. 振荡型密度计法（新增）

振荡型密度计主要由 U 型振荡管（一般为玻璃材质，用于放置样品）、电磁激发系统（使振荡管产生振荡）、频率计数器（用于测定振荡周期）和控温系统组成。

通过测定 U 型振荡管中液体样品的振荡周期（或频率）可以测得样品的密度。振荡频率（T）与密度（ρ）、测量管常数（c）、振荡管的质量（M）和体积（V）之间存在下述关系：

$$T^2 = \frac{M + \rho \times V}{c} \times 4\pi^2$$

如果将 $c / (4\pi^2 \times V)$ 定义为常数 A，M/V 定义为常数 B，则上述公式可简化如下：

$$\rho = A \times T^2 - B$$

常数 A 和 B 可以通过往振荡管中加入两种已知密度的物质进行测定，常用的物质为脱气水（如新沸过的冷水）和空气。分别往样品管中加入干燥空气和脱气水（如新沸过的冷水），记录测得的空气的振动周期 T_a 和水的振动周期 T_w，由下式计算出空气的密度值 d_a：

$$d_a = 0.001\,293 \times \frac{273.15}{t} \times \frac{p}{101.3}$$

式中　d_a 为测试温度下的空气密度，g/ml；
　　　t 为测试温度，K；

p 为大气压，kPa。

从附表中查出测得温度下水的密度值 d_w，照下述公式可分别计算出常数 A 和常数 B：

$$A = \frac{T_w^2 - T_a^2}{d_w - d_a}$$

$$B = T_a^2 - (A \times d_a)$$

式中　T_w 为试样管内为水时观测的振荡周期，s；
　　　T_a 为试样管内为空气时观测的振荡周期，s；
　　　d_w 为测试温度下水的密度，g/ml；
　　　d_a 为测试温度下空气的密度，g/ml。

如果使用其他校准液体，则使用相应的振荡周期 T 值和 d 值。

如果仪器具有从常数 A 和 B 以及样品测得的振动周期计算密度的功能，则常数 A 和 B 无需计算，按照仪器生产商的操作说明直接读取供试品的密度值。

物质的相对密度可根据下式计算：

$$相对密度 = \rho / 0.9982$$

式中　ρ 为被测物质在 20℃时的密度；
　　　0.9982 为水在 20℃时的密度。

对仪器的一般要求　用于相对密度测定的仪器的读数精度应不低于 ±0.001g/ml，并应定期采用已知密度的两种物质（如空气和水）在 20℃（或各品种正文项下规定的温度）下对仪器常数进行校准。建议每次测量前用新沸过的冷水对仪器的读数准确性进行确认，可根据仪器的精度设定偏差限度，例如精确到 ±0.0001g/ml 的仪器，水的测定值应在 0.9982g/ml±0.0001g/ml 的范围内，如超过该范围，应对仪器重新进行校准。

测定法　照仪器操作手册所述方法，取供试品，在与仪器校准时相同的条件下进行测定。测量时应确保振荡管中没有气泡形成，同时还应保证样品实际温度和测量温度一致。如必要，测定前可将供试品温度预先调节至约 20℃（或各品种正文项下规定的温度），这样可降低在 U 型振荡管中产生气泡的风险，同时可缩短测定时间。

黏度是影响测量准确度的另一个重要因素。在进行高黏度样品的测定时，可选用具有黏度补偿功能的数字式密度计进行测定，或者选取与供试品密度和黏度相近的密度对照物质（密度在供试品的

±5%、黏度在供试品的±50%的范围内）重新校准仪器。

附表　不同温度下水的密度值

温度 （℃）	密度 （g/ml）	温度 （℃）	密度 （g/ml）	温度 （℃）	密度 （g/ml）
0.0	0.999 840	21.0	0.997 991	40.0	0.992 212
3.0	0.999 964	22.0	0.997 769	45.0	0.990 208
4.0	0.999 972	23.0	0.997 537	50.0	0.988 030
5.0	0.999 964	24.0	0.997 295	55.0	0.985 688
10.0	0.999 699	25.0	0.997 043	60.0	0.983 191
15.0	0.999 099	26.0	0.996 782	65.0	0.980 546
15.56	0.999 012	27.0	0.996 511	70.0	0.977 759
16.0	0.998 943	28.0	0.996 231	75.0	0.974 837
17.0	0.998 774	29.0	0.995 943	80.0	0.971 785
18.0	0.998 595	30.0	0.995 645	85.0	0.968 606
19.0	0.998 404	35.0	0.994 029	90.0	0.965 305
20.0	0.998 203	37.78	0.993 042	100	0.958 345

0601　相对密度测定法修订说明

密度是药品的一个基本物理性质，是药品研究和质量控制的一个重要参数。《中国药典》2015年版中收载的相对密度测定法有两种，包括比重瓶法和韦氏比重秤法。此报告对新增的第3法——振荡型密度计法进行了研究，起草过程说明如下。

一、方法简介

U型振动管密度测定法属于表谐振法，源于20世纪60年代，由奥地利Hans Stabinger 博士和Hans Leopold 教授发明。1967 年奥地利安东帕公司在Achema 国际化工展览会上展出了世界上第一台数字式密度测量仪，该仪器就是基于U型振荡管测量密度的方法。原理描述为：将样品放入装有记数器的U型管内，然后U型管受到电子激发开始振荡，像管弦乐队指挥的音叉一样，振荡也会产生音律。在一个时轴上记录振荡频率，在一段时间和某一振幅内可以得到信号波。每次的频率会随着样品变化而不同，这一切都取决于样品的密度。从频率的差异中，可以精确地测定密度值。一旦仪器用水、空气进行校正，样品密度就可以被测量。与传统比重瓶法相比，具有以下优势：①高精确度，受人为因素影响较小；②进样量少，每次只需数毫升；③测量速度快，每次只需要1～5分钟；④便于恒温控制。

二、国内外标准现状

当前，EP9.0/BP2017、JP16 以及 USP40 版中也均已经收载该法，用于密度/相对密度的测定；国内也有国家标准颁布，用于在测试温度下成均相液体的，可利用手动或自动进样设备进样的石油馏分及黏性油的密度和相对密度的测试（GB/T 29617—2013《数字密度计测定液体密度和相对密度的试验方法和 API 比重的试验方法》）。

三、对方法的编制说明

1. 标题部分

通则 0601 中比重瓶法和韦氏比重秤法的方法名称给出了标题，为保持体例一致，也应对该方法进行命名。国外药典仅 JP 对该方法以标题形式出现，即 4. Method 4. Measurement using an oscillator-type density meter。GB/T 中直接命名为数字密度计法，然后在仪器部分说明该仪器基于 U 型振荡原理测定。本文暂定将该该法名称命名为"振荡型密度计法"。

2. 前言部分

通则 0601 标题为相对密度测定法，因此前言部分仅对相对密度进行了定义，在第 1 法和第 2 法正文中也没有提及密度的概念。而第 3 法不可避免会提到密度这个概念，因此在前言部分增加了对密度的定义。

前言中还对新增方法和第 1 法（比重瓶法）的方法选择问题进行了考虑。目前现行主要国外药典（USP40、EP9.0 和 JP16）相对密度法通则正文中均没有对比重瓶法和数字密度法如何选用进行规定，只是介绍和收载了这种方法，无从参考。从方法本身来看，应用已经成熟，但本法从未在《中国药典》中收载过，考虑到这两点，初步拟定该方法作为比重瓶法的替代方法，出现争议时仍以比重瓶为仲裁方法。故在前言液体样品测定方法选取部分，在第 1 法后面增加了第 3 法的描述。同时在第 3 法的方法正文中对该方法的地位进行了规定。

3. 正文部分

（1）仪器组成　根据试验时涉及的国内外仪器的构造，同时参考国外药典和 GB/T 对仪器组成的描述，认为正文中所列是最为重要的四部分。目前国内不同品牌仪器中都具备这四部分，各自构造可能并不相同，但要实现的功能一样。该四部分也是

JP16 和 USP40 中提及的组成部分，EP9.0 和 GB/T 中没有提及温控系统。

（2）方法原理部分　参考国外药典以及仪器产品说明书的描述，正文中对相对密度的测定原理进行了简单的介绍。仪器最主要是利用检测器测得 U 型管的振荡频率，根据水和空气所得的振荡频率，计算出测量管常数。目前国内外的仪器设备都能够自动计算出仪器常数，并在显示屏或打印设备上直接给出密度或相对密度值，无需手工计算，故原理部分仅对最重要部分进行了阐述，不再对公式进行展开推导。

（3）对仪器的一般要求　目前国内市场有多种不同品牌和不同精度的数字密度计，如安东帕、梅特勒、鲁道夫等，主要都集中在精度±0.0001g/ml 和 ±0.00001g/ml 范围，也有精度能达到±1×10^{-6}g/ml 的仪器，不过此类仪器属于研究级仪器，价格比较昂贵，用户选购的也较少。国内只有石家庄百亨一个品牌生产振荡管数字密度计，目前的主流产品精度为±0.0005g/ml，精度更高的仪器尚在研制中。考虑的《中国药典》正文品种中相对密度的限度规定绝大部分都是小数点后三位，且国外药典对仪器的最低要求也是±0.001g/ml，故本报告中也规定精度为±0.001g/ml。

关于仪器校准所用的对照物质，现行国内外药典以及国标中均使用水和空气进行仪器校准。在数据采集时总共使用过 4 个品牌共 5 个型号的仪器，

只有国内产品建议使用空气和乙醇进行仪器校准，但也不排除可以使用水和空气，故方法中也只列出了水和空气这两种。

仪器的性能保障部分也是参照国内外现行标准制定的。主要由两部分组成，定期的仪器校准和每次测定前的示值确认。校准周期未在药典中规定，可根据仪器的使用说明及各使用单位的具体要求制定。示值准确性的规定范围参考了国外药典的规定，并且也在仪器性能指标的参数范围内。

USP40 和 GB/T 标准中还提到可采用有证标准物质作为质控样，定期对仪器进行校准，但都不强制要求，本次通则正文中也未提及这个要求。

（4）测定方法部分　样品的测定较简单，直接进样后仪器全部直接给出了密度或相对密度的结果，无需额外计算，EP9.2 和 USP40 中也均未详细描述操作过程，只笼统的说了一句照仪器校准时的操作条件测定，只有 JP16 对测定过程描述很详细，但其描述的是一种手动计算仪器常数，再手动计算密度和相对密度的方法。因此通则正文页参照欧美药典对测定步骤只进行了简写，详细的实验操作可根据设备的操作 SOP 进行。

影响相对密度测量准确性的主要因素是温度和黏度。振荡管内温度不均一或测量温度与实际温度不符，都会影响到结果的准确度。因此通则正文中对温度和黏度进行了描述。

0612　熔点测定法

依照待测物质供试品的性质不同，测定法分为下列三种。各品种项下未注明时，均系指第一法。

第一法　测定易粉碎的固体药品

A. 传温液加热法

取供试品适量，研成细粉，除另有规定外，应按照各药品项下干燥失重的条件进行干燥。若该药品为不检查干燥失重、熔点范围低限在135℃以上、受热不分解的供试品，可采用105℃干燥；熔点在135℃以下或受热分解的供试品，可在五氧化二磷干燥器中干燥过夜或用其他适宜的干燥方法干燥，如恒温减压干燥。

分取供试品适量，置熔点测定用毛细管（简称毛细管，由中性硬质玻璃管制成，长9cm以上，内径0.9～1.1mm，壁厚0.10～0.15mm，一端熔封；当所用温度计浸入传温液在6cm以上时，管长应适当增加，使露出液面3cm以上）中，轻击管壁或借助长短适宜的洁净玻璃管，垂直放在表面皿或其他适宜的硬质物体上，将毛细管自上口放入使自由落下，反复数次，使粉末紧密集结在毛细管的熔封端。装入供试品的高度为3mm。另将玻璃温度计（分浸型，具有0.5℃刻度，经熔点测定用对照品校正）放入盛装传温液（熔点在80℃以下者，用水；熔点在80℃以上者，用硅油或液状石蜡）的容器中，使温度计汞球部的底端与容器的底部距离2.5cm以上（用内加热的容器，温度计汞球与加热器上表面距离2.5cm以上）或使用经对照品校正后的电阻式数字温度计；加入传温液以使传温液受热后的液面适在温度计的分浸线处。将传温液加热，俟温度上升至较规定的熔点低限约低10℃时，将装有供试品的毛细管浸入传温液，贴附在温度计上（可用橡皮圈或毛细管夹固定），位置须使毛细管的内容物部分适在温度计测量区汞球中部；继续加热，调节升温速率为每分钟上升1.0～1.5℃，加热时须不断搅拌使传温液温度保持均匀，记录供试品在初熔至全熔终熔时的温度，重复测定3次，取其平均值，即得。

"初熔"系指供试品在毛细管内开始局部液化出现明显液滴时的温度。

"全熔终熔"系指供试品全部液化时的温度。

"熔距"系指初熔与终熔的温度差值。熔距值可反映供试品的化学纯度，当供试品存在多晶型现象时，在保证化学纯度的基础上，熔距值大小也可反映其晶型纯度。

测定熔融同时分解的供试品时，方法如上述；但调节升温速率使每分钟上升2.5～3.0℃；供试品开始局部液化时（或开始产生气泡时）的温度作为初熔温度；供试品固相消失全部液化时的温度作为全熔终熔温度。遇有固相消失不明显时，应以供试品分解物开始膨胀上升时的温度作为全熔终熔温度。某些药品无法分辨其初熔、全熔终熔时，可以其将发生突变时的温度作为熔点。

B. 电热块空气加热法

系采用自动熔点仪的熔点测定法。自动熔点仪有两种测光方式：一种是透射光方式，一种是反射光方式；某些仪器兼具两种测光方式。大部分自动熔点仪可置多根毛细管同时测定。

分取经干燥处理（同A法）的供试品适量，置熔点测定用毛细管（同A法）中；将自动熔点仪加热块加热至较规定的熔点低限约低10℃时，将装有供试品的毛细管插入加热块中，继续加热，调节升温速率为每分钟上升1.0～1.5℃，重复测定3次，取其平均值，即得。

测定熔融同时分解的供试品时，方法如上述，但调节升温速率使每分钟上升2.5～3.0℃。

遇有色粉末、熔融同时分解、固相消失不明显且生成分解物导致体积膨胀，或含结晶水（或结晶溶剂）的供试品时，可适当调整仪器参数，提高判断熔点变化的准确性。当透射和反射测光方式受干扰明显时，可允许目视观察熔点变化；通过摄像系统记录熔化过程并进行追溯评估，必要时，测定结果的准确性需经A法验证。

自动熔点仪的温度示值要定期采用熔点标准品进行校正。必要时，供试品测定应随行采用标准品校正仪器。

若对B法测定结果持有异议，应以A法测定结果为准。

第二法　测定不易粉碎的固体药品（如脂肪、脂肪酸、石蜡、羊毛脂等）

取供试品，注意用尽可能低的温度熔融后，吸入两端开口的毛细管（同第一法，但管端不熔封）中，使高达约10mm。在10℃或10℃以下的冷处静置24小时，或置冰上放冷不少于2小时，凝固后用橡皮圈将毛细管紧缚在温度计（同第一法）上，使毛细管的内容物部分适在温度计汞球中部。照第一法将毛细管连同温度计浸入传温液中，供试品的上端应适在传温液液面下约10mm处；小心加热，俟温度上升至较规定的熔点低限尚约5℃时，调节升温速率使每分钟上升不超过0.5℃，至供试品在毛细管中开始上升时，检读温度计上显示的温度，即得。

第三法　测定凡士林或其他类似物质

取供试品适量，缓缓搅拌并加热至温度达90～92℃时，放入一平底耐热容器中，使供试品厚度达到12mm±1mm，放冷至较规定的熔点上限高8～10℃；取刻度为0.2℃、水银球长18～28mm、直径5～6mm的温度计（其上部预先套上软木塞，在塞子边缘开一小槽），使冷至5℃后，擦干并小心地将温度计汞球部垂直插入上述熔融的供试品中，直至碰到容器的底部（浸没12mm），随即取出，直立悬置，俟黏附在温度计汞球部的供试品表面浑浊，将温度计浸入16℃以下的水中5分钟，取出，再将温度计插入一外径约25mm、长150mm的试管中，塞紧，使温度计悬于其中，并使温度计汞球部的底端距试管底部约为15mm；将试管浸入约16℃的水浴中，调节试管的高度使温度计上分浸线同水面相平；加热使水浴温度以每分钟2℃的速率升至38℃，再以每分钟1℃的速率升温至供试品的第一滴脱离温度计为止；检读温度计上显示的温度，即可作为供试品的近似熔点。再取供试品，照前法反复测定数次；如前后3次测得的熔点相差不超过1℃，可取3次的平均值作为供试品的熔点；如3次测得的熔点相差超过1℃时，可再测定2次，并取5次的平均值作为供试品的熔点。

0613　凝点测定法

凝点系指一种物质照下述方法测定，由液体凝结为固体时，在短时间内停留不变的最高温度。

某些药品具有一定确定的凝点，纯度变更，凝点亦随之改变。测定凝点可以区别或检查药品的纯杂程度。

仪器装置　如图。内管 A 为内径约 25mm、长约 170mm 的干燥试管，用软木塞固定在内径约 40mm、长约 160mm 的外管 B 中，管底间距约 10mm。内管用一软木塞塞住，通过软木塞插入刻度为 0.1℃ 的温度计 C 与搅拌器 D，温度计汞球的末

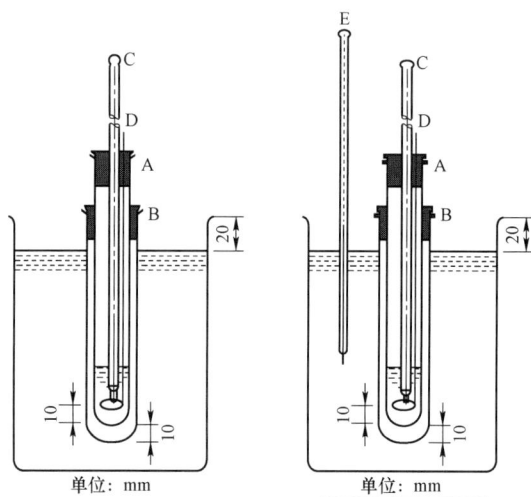

图　凝点测定仪器装置（左图为原图删除，右图新增）

端距内管底约 10mm。搅拌器 D 为玻璃棒，上端略弯，末端先铸一小圈，直径约为 18mm，然后弯成直角。内管连同外管垂直固定于盛有水或其他适宜冷却液的 1000ml 烧杯中，并使冷却液的液面离烧杯口约 20mm。温度计 E 用于控制外烧杯中的水或冷却液温度。

测定法　取供试品（如为液体，量取 15ml；如为固体，称取 15～20g，加微温使供试品熔融），置内管中，使迅速冷却，并测定供试品的近似凝点。再将内管置较近似凝点高 5～10℃ 的水浴中，使凝结物仅剩极微量未熔融。将仪器按上述装妥，烧杯中加入较供试品近似凝点约低 5℃ 的水或其他适宜的冷却液。用搅拌器不断搅拌供试品，每隔 30 秒钟观察温度 1 次，至液体开始凝结，停止搅拌并每隔 5～10 秒钟观察温度 1 次，至温度计的汞柱在一点能停留约 1 分钟不变，或微上升至最高温度后停留约 1 分钟不变，即将该温度记录温度。连续读数次数应不少于 4 次，且各次读数范围应小于 0.2℃，将该读数的平均值作为供试品的凝点。

【附注】 如某些药品在一般冷却条件下不易凝固，需另用少量供试品在较低温度使其凝固后，取少量作为母晶晶种加到供试品中，方能测出其凝点。

0661　热分析法

热分析法是利用温度和（或）时间关系来准确测量物质理化性质变化的关系，研究物质受热过程所发生的晶型转变、熔融、蒸发、脱水等物理变化或热分解、氧化等化学变化以及伴随发生的温度、能量或重量改变的方法。

物质在加热或冷却过程中，当发生相变或化学反应时，必然一定伴随着热量的吸收或释放过程；同时根据相律，物相转化时的温度（如熔点、沸点等）保持不变。纯物质（含化学纯度或晶型纯度）具有特定的物相转换温度和相应的热焓变化值（ΔH）。这些常数可用于物质的定性或定量分析，而供试品的实际测定值与这些常数的偏离及其偏离程度又可用于定量检查供试品的纯度。

热分析法可广泛应用于物质的多晶型、物相转化、结晶水、结晶溶剂、热分解以及药物的纯度多晶型、结晶水、结晶溶剂等物相转化，热分解以及药物的化学纯度或晶型纯度、相容性与稳定性等研究中。

一、热重分析法

热重分析热重法（TG）是在程序控制温度下，测量物质的重量与温度关系的一种技术方法。记录的重量变化与温度或时间的关系曲线即热重曲线（TG 曲线）。由于物相变化（如失去结晶水、结晶溶剂、转晶或热分解等）时的温度保持不变，所以热重曲线通常呈台阶状，重量基本不变的区段称平台。利用这种特性，可以方便地区分样品中所含的水分是吸附水（或吸附溶剂）还是结晶水（或结晶溶剂），并根据平台之间的失重率可计算出所含结晶水（或结晶溶剂）的分子比例。

通常，在加热过程中，吸附水（或吸附溶剂）的失去是一个渐进过程，而结晶水（或结晶溶剂）的失去则发生在特定的温度或温度范围（与升温速率有关），在此温度由于失重率发生了突跃而呈台阶状。

热重法可用于某些药物的干燥失重或水分测定。当选择热重法作为样品供试品中的水分测定方法时，应确保样品供试品中不含有其他挥发性成分。

检测仪器应根据操作规程，定期使用有证标准物质对温度（高纯铟或锌等）、天平（一水草酸钙等）进行校准，以保证检测结果的准确性。

热重法如与质谱法联用可用于供试品中结晶溶剂（含水）或其他可挥发性成分的定性、定量分析。

二、差热分析法与差示扫描量热分析法

在对供试品与热惰性的参比物进行同时加热（或冷却）的条件下，当供试品发生某种物理或化学的变化时，将使热效应改变，供试品和参比物质之间将产生温度差（ΔT）。这种在程序控制温度下，测定供试品与参比物之间温度差与温度（或时间）关系的技术方法称为差热分析法（DTA）。而测量输给供试品与参比物热量差（dQ/dT）与温度（或时间）关系的技术方法称差示扫描量热分析法（DSC）。

差示扫描量热分析仪可分为功率补偿型和热流型。功率补偿型差示扫描量热分析仪可自动调节输给供试品的加热功率，以补偿供试品发生变化时的热效应，从而使供试品与参比物之间的温度始终保持不变（$\Delta T=0$）。由于 $\Delta T=0$，所以供试品与参比物之间没有附加的热传导。热流型差示扫描量热分析仪是在输给供试品与参比物相同的功率条件下，测定供试品与参比物两者的温度差（ΔT），通过热流方程将温度差（ΔT）换算成热量差（dQ/dT）。热流型差示扫描量热分析仪应用较为广泛。差示扫描量热分析法的定量测定准确度通常好于差热分析法。

DTA 曲线与 DSC 曲线的形状极为相似，横坐标均为温度 T（或时间 t），不同之处仅在于前者的纵坐标为 ΔT，而后者为 dQ/dT。在两者的曲线上，随样品供试品不同而显示不同的吸热峰或放热峰。

在差热分析法或差示扫描量热分析法应用中，可使用 α-氧化铝作为惰性参比物，通常可以采用 α-氧化铝空坩埚或其他惰性空坩埚容器作为参比物应用。

检测仪器应根据操作规程，定期使用有证标准物质对温度（高纯铟或锌等）进行校准，以保证检测结果的准确性。

差热分析法与差示扫描量热分析法可用于下列数据的测量。

1. 转换温度

DTA 或 DSC 两种实验方法均客观地记录了物质状态发生变化时的温度。例如熔融曲线可显示熔融发生时的温度（onset 值）和峰值温度（peak 值）。但这两种温度值与熔点值可能并不一致（由于如受升温速率等影响）。

2. 转换热焓

吸热或放热峰的峰面积正比于相应的热焓变化，即：

$$M \cdot \Delta H = K \cdot A$$

式中　M 为物质的质量；

　　　ΔH 为单位质量物质的转换热焓；

　　　A 为实测的峰面积；

　　　K 为仪器常数。

先用已知 ΔH 值的标准物质测定仪器常数 K 后，即可方便地利用上式由实验求取样品供试品的转换热焓。

当不同样品供试品的化学成分相同，而差热分析法或差示扫描量热分析法获得的测量转换温度值或转换热焓值发生变化时，表明不同样品供试品的晶型固体物质状态存在差异。

3. 纯度

理论上，化学固体纯物质（含化学纯度或晶型纯度）均具有一定的熔点（T_0）或无限窄的熔距，并吸收一定的热量（熔融热焓 ΔH_f）。任何熔距的展宽或熔点下降都意味着物质化学纯度或晶型纯度的下降。杂质所引起的熔点下降可由范特霍夫方程表示。

$$\frac{\mathrm{d}T}{\mathrm{d}X_2} = \frac{RT^2}{\Delta H_f} \cdot (k-1) \tag{1}$$

式中　T 为热力学温度，K；

　　　X_2 为杂质的浓度（摩尔分数）；

　　　ΔH_f 为纯物质的摩尔熔融热焓；

　　　R 为气体常数；

　　　k 为熔融时杂质在固相与液相中的分配系数。

假定熔融时无固溶体形成，即 $k=0$，此时可对式（1）积分，得：

$$X_2 = \frac{(T_0 - T_m)\Delta H_f}{RT_0^2} \tag{2}$$

式中　T_0 为纯物质的熔点，K；

　　　T_m 为供试品的实测熔点，K。

由实验测得 ΔH_f、T_0 和 T_m 后，代入式（2）即可求得供试品中杂质的含量。

无定型态固体物质（或非晶态物质）可能没有明确的熔点（T_0）或呈现宽熔距现象，其熔距宽度与物质的化学纯度或晶型纯度无关。无定型固体物质状态亦不符合范特霍夫方程规律。

4. 晶型与共晶

固体化学物质由于分子排列规律变化，可形成两种或两种以上的固体物质状态，被称为多晶型现象。不同晶型物质的 DTA 曲线、DSC 曲线可以存在差异。由两种或两种以上的化学物质共同形成的晶态物质被称为共晶物。共晶物（通常为单吸热峰）与物理混合物（吸热峰数量通常与物理混合物中物质成分组成数量相关）的 DTA 曲线、DSC 曲线存在差异。

三、热载台显微镜分析法

热载台显微镜法可观测供试品的物相变化过程，通过光学显微镜或偏光显微镜直接观测并记录程序温度控制下供试品的变化情况。

热载台显微镜法的观察结果可对比较热重分析法、差热分析法、差示扫描量热分析法给予了更直观的物相变化信息。热载台显微镜法的温度控制部分需要进行校准。

四、测定法

热重分析法、差热分析法、差示扫描量热分析法、热载台显微镜分析法等各种检测方法，均应按各仪器说明书操作。为了尽可能得到客观、准确、能够重现的热分析曲线或相变规律，首先应在室温至比分解温度（或熔点）高 10～20℃的宽范围内做快速升温或降温速率（每分钟 10～20℃）的预试验，然后在较窄的温度范围内，以较低的升温或降温速率（必要时可降至每分钟 1℃或更少）进行精密的重复试验，以获得准确的热分析结果。

热分析报告应附测定条件，包括仪器型号、温度的校正值、供试品的取用量和制备方法、环境气体、温度变化的方向和速率，以及仪器的灵敏度等。

需要指出的是，利用范特霍夫方程测定纯度时，是建立在杂质不形成固溶体的假设之上的，所以本法的应用具有一定的局限性，特别是当供试品纯度低于98%，或为混晶物质（即不同晶型的混合物熔点值无差异），或熔融时分解的物质时，则难以准确地测定其物质的化学纯度或晶型纯度。

0700　其他测定法

0713　脂肪与脂肪油测定法

本法适用于供药用或药用辅料的脂类物质及类似物（不包括挥发油）的测定。

液体供试品如因析出硬脂发生浑浊时，应先置50℃的水浴上加热，使完全熔化成澄清液体；加热后如仍显浑浊，可离心沉降或用干燥的保温滤器滤过使澄清；将得到的澄清液体搅匀，趁其尚未凝固，用附有滴管的称量瓶或附有玻勺的称量杯，分别称取下述各项检验所需的供试品。固体供试品应先在不高于其熔点10℃的温度下熔化，离心沉降或滤过，再依法称取。

相对密度的测定　照相对密度测定法（通则0601）测定。

折光率的测定　照折光率测定法（通则0622）测定。

熔点的测定　照熔点测定法（通则0612第二法）测定。

酸值的测定　酸值系指中和脂肪、脂肪油或其他类似物质供试品1g中含有的游离脂肪酸所需氢氧化钾的重量（mg），但在测定时可采用氢氧化钠滴定液（0.1mol/L）进行滴定。

酸值	称重/g	酸值	称重/g
0.5	10	100	1
1	5	200	0.5
10	4	300	0.4
50	2		

除另有规定外，按表中规定的重量，精密称取供试品，置250ml锥形瓶中，加乙醇-乙醚（1:1）混合液［临用前加酚酞指示液1.0ml，用氢氧化钠滴定液（0.1mol/L）调至微显粉红色］50ml，振摇使完全溶解（如不易溶解，可缓慢加热回流使溶解），用氢氧化钠滴定液（0.1mol/L）滴定，至粉红色持续30秒不褪。以供试品消耗氢氧化钠滴定液（0.1mol/L）的体积（ml）为A，供试品的重量（g）为W，照下式计算酸值：

$$供试品的酸值 = \frac{A \times 5.61}{W}$$

滴定酸值在10以下的油脂时，可用10ml的半微量滴定管。

羟值的测定　羟值系指供试品1g中含有的羟基，经用以下方法酰化后，所需氢氧化钾的重量（mg）。

羟值	称重/g	羟值	称重/g
10～100	2.0	200～250	0.75
100～150	1.5	250～300	0.60
150～200	1.0		

除另有规定外，按表中规定的重量，精密称取供试品，置干燥的250ml具塞锥形瓶中250ml的干燥碘瓶中，精密加入酰化剂（取对甲苯磺酸14.4g，置500ml锥形瓶碘瓶中，加乙酸乙酯360ml，振摇溶解后，缓缓加入醋酐120ml，摇匀，放置3日后用）5ml，用吡啶少许湿润瓶塞，稍拧紧，轻轻摇动使完全溶解，置50℃±1℃水浴中25分钟（每10分钟轻轻摇动）后，放冷，加吡啶-水（3:5）20ml，5分钟后加甲酚红–麝香草酚蓝混合指示液8～10滴，用氢氧化钾（或氢氧化钠）滴定液（1mol/L）滴定至溶液显灰蓝色或蓝色；同时做空白试验。以供试品消耗的氢氧化钾（或氢氧化钠）滴定液（1mol/L）的体积（ml）为A，空白试验消耗的体积（ml）为B，供试品的重量（g）为W，供试品的酸值为D，照下式计算羟值：

$$供试品的羟值 = \frac{(B-A) \times 56.1}{W} + D$$

碘值的测定 碘值系指脂肪、脂肪油或其他类似物质 100g，当供试品 100g 充分卤化时所需的碘量（g）。

除另有规定外，取供试品适量［其重量（g）约相当于 25/供试品的最大碘值］，精密称定，置 250ml 的干燥碘瓶中，加三氯甲烷 10ml，溶解后，精密加入溴化碘溶液 25ml，密塞，摇匀，在暗处放置 30 钟。加入新制的碘化钾试液 10ml 与水 100ml，摇匀，用硫代硫酸钠滴定液（0.1mol/L）滴定剩余的碘，滴定时注意充分振摇，待混合液的棕色变为淡黄色，加淀粉指示液 1ml，继续滴定至蓝色消失；同时做空白试验。以供试品消耗硫代硫酸钠滴定液（0.1mol/L）的体积（ml）为 A，空白试验消耗的体积（ml）为 B，供试品的重量（g）为 W，照下式计算碘值：

$$供试品的碘值 = \frac{(B-A)\times 1.269}{W}$$

过氧化值的测定 过氧化值系指每 1000g 供试品供试品 1000g 中含有的其氧化能力与一定量的氧相当的过氧化物量。

除另有规定外，取供试品 5g，精密称定，置 250ml 碘瓶中，加三氯甲烷–冰醋酸（2:3）混合液 30ml，振摇溶解后，加入碘化钾试液 0.5ml，准确振摇萃取 1 分钟，然后加水 30ml，用硫代硫酸钠滴定液（0.01mol/L）滴定，滴定时，注意缓慢加入滴定液，并充分振摇直至黄色几乎消失，加淀粉指示液 5ml，继续滴定并充分振摇至蓝色消失，同时做空白试验。空白试验中硫代硫酸钠滴定液（0.01mol/L）的消耗量不得过 0.1ml。以供试品消耗硫代硫酸钠滴定液（0.01mol/L）的体积（ml）为 A，空白试验消耗硫代硫酸钠滴定液（0.01mol/L）的体积（ml）为 B，供试品的重量（g）为 W，照下式计算过氧化值：

$$供试品的过氧化值 = \frac{10\times(A-B)}{W}$$

皂化值的测定 皂化值系指中和并皂化脂肪、脂肪油或其他类似物质供试品 1g 中含有的游离酸类和酯类所需氢氧化钾的重量（mg）。

除另有规定外，取供试品适量［其重量（g）约相当于 250/供试品的最大皂化值］，精密称定，置 250ml 锥形回流瓶中，精密加入 0.5mol/L 氢氧化

钾乙醇溶液 25ml，加热回流 30 分钟，然后用乙醇 10ml 冲洗冷凝器的内壁和塞的下部，加酚酞指示液 1.0ml，用盐酸滴定液（0.5mol/L）滴定剩余的氢氧化钾，至溶液的粉红色刚好褪去，加热至沸，如溶液又出现粉红色，再滴定至粉红色刚好褪去；同时做空白试验。以供试品消耗的盐酸滴定液（0.5mol/L）的体积（ml）为 A，空白试验消耗的体积（ml）为 B，供试品的重量（g）为 W，照下式计算皂化值：

$$供试品的皂化值 = \frac{(B-A)\times 28.05}{W}$$

不皂化物 除另有规定外，取供试品约 5g，精密称定，置 250ml 回流瓶中，加氢氧化钾乙醇溶液（取氢氧化钾 12g，加水 10ml 溶解，用乙醇稀释至 100ml，摇匀）50ml，水浴加热回流 1 小时，放冷至 25℃ 以下，移至带有聚四氟乙烯活塞的分液漏斗中，用水洗涤回流瓶 2 次，每次 50ml，洗液并入分液漏斗中。用乙醚提取 3 次，每次 100ml；合并乙醚提取液，用水洗涤乙醚提取液 3 次，每次 40ml，静置分层，弃去水层；依次用 3%氢氧化钾溶液与水洗涤乙醚层各 3 次，每次 40ml，再用水 40ml 反复洗涤乙醚层直至最后洗液中加酚酞指示液 2 滴不显红色。转移乙醚提取液至已恒重的蒸发皿中，并用乙醚 10ml 洗涤分液漏斗，洗液并入蒸发皿中，置 50℃水浴上蒸去乙醚，用丙酮 6ml 溶解残渣，空气流下挥去丙酮。在 105℃干燥至连续两次称重之差不超过 1mg，计算不皂化物。

取干燥后的残渣，用中性乙醇 20ml 溶解残渣，加酚酞指示液数滴，用乙醇制氢氧化钠滴定液（0.1mol/L）滴定至粉红色持续 30 秒不褪色，如果消耗乙醇制氢氧化钠滴定液（0.1mol/L）超过 0.2ml，残渣总量不能当作不皂化物重量，试验必须重做。

甾醇组成 取不皂化物项下经乙醇制氢氧化钠滴定液（0.1mol/L）滴定至终点且满足要求的溶液，水浴蒸干，残渣加丙酮 6ml 溶解，室温挥发至干，残渣在 105℃干燥约 15 分钟，作为供试品。另取葵花籽油，同法制备不皂化物并同法处理，作为对照。

甾醇的分离 取供试品，用乙醚溶解 3 次，每次 4ml，转移至试管中，氮气流下挥发至干，加流动相适量溶解残渣（必要时，可加异丙醇 1～3 滴

以促溶)，制成每 1ml 中约含残渣 40mg 的溶液，用 0.45μm 滤膜滤过，取续滤液作为供试品溶液；另取上述对照，同法操作，作为对照溶液；取胆甾醇和 β-谷甾醇各适量，分别加流动相溶解并稀释制成每 1ml 中约含 40mg 的溶液，作为胆甾醇和 β-谷甾醇定位用溶液。照高效液相色谱法（通则 0512）试验，用硅胶为填充剂（250mm×4.6mm，5μm；预柱 5mm×4.6mm，5μm），以异丙醇-正己烷（1:99）为流动相，流速为每分钟 1.0ml，检测波长为 210nm。取对照溶液、供试品溶液、胆甾醇和 β-谷甾醇定位用溶液各 50μl，分别注入液相色谱仪，记录色谱图，对照溶液应在 23～32 分钟显示两个主要的色谱峰，收集对照溶液、供试品溶液、胆甾醇和 β-谷甾醇定位用溶液约 20～32 分钟间的洗脱液（注：收集起始时间以胆甾醇的出峰时间为准），分别置试管中，每个试管收集两次进样所得的洗脱液，氮气流下挥发至干。

甾醇的测定　避免潮湿。取甾醇的分离项下供试品溶液制得残渣，加无水吡啶 0.2ml，加 N,O-双（三甲基硅烷）三氟乙酰胺（BSTFA）-三甲基氯硅烷（TMCS）（99:1）混合液 0.2ml，密封，混匀，80℃加热 20 分钟，取出，放冷，取液体层作为供试品衍生化溶液。另取甾醇的分离项下对照溶液、胆甾醇与 β-谷甾醇定位用溶液制得残渣，分别自"加无水吡啶 0.2ml"起同法操作，取液体层分别作为对照衍生化溶液、胆甾醇衍生化溶液和 β-谷甾醇衍生化溶液。照气相色谱法（通则 0521）测定，采用以 5%苯基-95%甲基聚硅氧烷为固定液的毛细管色谱柱（30m×0.25mm，0.25μm），以氢气为载气，起始温度为 260℃，维持 50 分钟，以每分钟 5℃ 的速率升温至 290℃，维持 5 分钟，进样口温度为 290℃，检测器温度为 290℃。取对照衍生化溶液 1～3μl（视甾醇量而选择），注入气相色谱仪，记录的色谱图中，应显示 4 个主要的色谱峰，分别为菜油甾醇峰、豆甾醇峰、β-谷甾醇峰和 Δ7-豆甾醇峰，菜油甾醇峰与豆甾醇峰的分离度应不小于 4.0。另取与对照衍生化溶液相同进样体积的胆甾醇衍生化溶液、β-谷甾醇衍生化溶液和供试品衍生化溶液，分别注入气相色谱仪，记录色谱图，按下表所附的相对 β-谷甾醇峰的保留时

间鉴别各甾醇峰，计算从胆甾醇到 Δ7-燕麦甾醇 15 个峰的总峰面积，按峰面积归一化法计算供试品中各甾醇的含量。

编号	英文名称	中文名称	相对保留时间
1	cholesterol	胆甾醇	0.63
2	brassicasterol	菜籽甾醇	0.71
3	24-methylenecholesterol	24-亚甲基胆甾醇	0.80
4	campesterol	菜油甾醇	0.81
5	campestanol	菜油甾烷醇	0.82
6	stigmasterol	豆甾醇	0.87
7	Δ7-campesterol	Δ7-菜油甾醇	0.92
8	Δ5,23-stigmastadienol	Δ5,23-豆甾二烯醇	0.95
9	clerosterol	赤桐甾醇	0.96
10	β-sitosterol	β-谷甾醇	1
11	sitostanol	谷甾烷醇	1.02
12	Δ5-avenasterol	Δ5-燕麦甾醇	1.03
13	Δ5,24-stigmastadienol	Δ5,24-豆甾二烯醇	1.08
14	Δ7-stigmastenol	Δ7-豆甾醇	1.12
15	Δ7-avenasterol	Δ7-燕麦甾醇	1.16
16	betulin	桦木醇	1.4

脂肪酸凝点的测定　（1）脂肪酸的提取　取 20%（g/g）氢氧化钾的甘油溶液 75g，置 800ml 烧杯中，加供试品 50g，于 150℃ 在不断搅拌下皂化 15 分钟，放冷至约 100℃，加入新沸的水 500ml，搅匀，缓缓加入硫酸溶液（1→4）50ml，加热至脂肪酸明显分离为一个透明层；趁热将脂肪酸移入另一烧杯中，用新煮沸的水反复洗涤，至洗液加入甲基橙指示液显黄色，趁热将澄清的脂肪酸放入干燥的小烧杯中，加无水乙醇 5ml，搅匀，用小火加热至无小气泡逸出，即得。

（2）凝点的测定　取按上法制得的干燥脂肪酸，照凝点测定法（通则 0613）测定。

脂肪酸组成　除另有规定外，取供试品 0.1g，置 50ml 回流瓶中，加 0.5mol/L 氢氧化钠甲醇溶液 4ml，在水浴中加热回流直至油滴消失（通常约 10 分钟），放冷，加 14%三氟化硼甲醇溶液 5ml，再在水浴中加热回流 2 分钟，放冷，加正庚烷 4ml，继续在水浴中加热回流 1 分钟后，放冷，加饱和氯化钠溶液 10ml，摇匀，静置使分层，取上层液，

经无水硫酸钠干燥，作为供试品溶液；分别取硬脂酸甲酯、棕榈酸甲酯和油酸甲酯适量，用正庚烷溶解并稀释制成每1ml中各约含0.1mg的溶液，作为系统适用性溶液。照气相色谱法（通则0521）试验，采用以聚乙二醇（或极性相近）为固定液的毛细管色谱柱（30m×0.53mm，1.0μm），起始温度为70℃，维持2分钟，以每分钟5℃的速率升温至240℃，维持24分钟；进样口温度为220℃；检测器温度为260℃。取系统适用性溶液1μl注入气相色谱仪，记录色谱图，棕榈酸甲酯峰和硬脂酸甲酯峰相对于油酸甲酯峰的保留时间分别约为0.87和0.99，理论板数按油酸甲酯峰计算不低于10 000，各色谱峰的分离度应符合要求。取供试品溶液1μl，注入气相色谱仪，记录色谱图，按峰面积归一化法计算各脂肪酸甲酯的含量。

加热试验 取供试品约50ml，置烧杯中，在砂浴上加热至280℃，升温速率为每分钟上升10℃，观察油的颜色和其他性状的变化。

杂质 取供试品约20g，精密称定，置锥形瓶中，加石油醚（沸程60～90℃）20ml使溶解，用干燥至恒重的垂熔玻璃坩埚滤过（如溶液不易滤过，可添加石油醚适量），用石油醚洗净残渣和滤器，在105℃干燥至恒重；精密称定，增加的重量即为供试品中杂质的重量。

水分与挥发物 取供试品约5g，置干燥至恒重的扁形称量瓶中，精密称定，在105℃干燥40分钟取出，置干燥器内放冷，精密称定重量；再在105℃干燥20分钟，放冷，精密称定重量，至连续两次干燥后称重的差异不超过0.001g，如遇重量增加的情况，则以增重前的一次重量为恒重。减失的重量，即为供试品中含有水分与挥发物的重量。

碱性杂质 取新蒸馏的丙酮10ml、水0.3ml和0.04%溴酚蓝乙醇溶液1滴，用0.01mol/L盐酸溶液或0.01mol/L氢氧化钠溶液调节至中性，精密加供试品10ml，摇匀，静置，用盐酸滴定液（0.01mol/L）滴定至上层液显黄色，计算消耗的盐酸滴定液（0.01mol/L）体积。

甲氧基苯胺值 避光快速操作。除另有规定外，取供试品0.5g，精密称定（W），置25ml量瓶中，加异辛烷溶解并稀释至刻度，作为供试品溶液，照紫外-可见分光光度法（通则0401），以异辛烷为空白，在350nm的波长处测定吸光度（A_1）；另取10ml具塞试管2支，供试品管加供试品溶液5.0ml，空白管加异辛烷5.0ml，再各加0.25%的4-甲氧基苯胺的冰醋酸溶液1.0ml，振摇，暗处放置10分钟，以空白管溶液作为空白，在350nm的波长处测定供试品管溶液的吸光度（A_2）。照下式计算甲氧基苯胺值：

$$供试品的甲氧基苯胺值 = \frac{25\times(1.2\times A_2 - A_1)}{W}$$

反式脂肪酸 除另有规定外，取供试品100mg，置50ml回流瓶中，加0.5mol/L氢氧化钠甲醇溶液4ml，在水浴中加热回流直至油滴消失（通常约10分钟），放冷，加14%三氟化硼甲醇溶液5ml，再在水浴中加热回流5分钟，放冷，加异辛烷2ml，继续在水浴中加热回流1分钟，放冷，加饱和氯化钠溶液10ml，摇匀，静置使分层，取上层液，经无水硫酸钠干燥，作为供试品溶液。分别取油酸甲酯、反式油酸甲酯、亚油酸甲酯顺反异构体混合溶液和亚麻酸甲酯顺反异构体混合溶液适量，加异辛烷溶解并稀释制成每1ml中约含油酸甲酯1mg、反式油酸甲酯1mg、亚油酸甲酯顺反异构体2.5mg、亚麻酸甲酯顺反异构体2.5mg的溶液，作为系统适用性溶液（脂肪酸甲酯分类信息和反式脂肪酸甲酯的参考保留时间分别见表1、表2）。照气相色谱法（通则0521）试验，采用以聚二氰丙基硅氧烷（或极性相近）为固定液的毛细管色谱柱（100m×0.25mm，0.2μm），起始温度为163℃，维持85分钟，以每分钟30℃的速率升温至240℃，维持13分钟；分流比45:1；载气流速：恒压40psi；进样口温度为250℃；检测器温度为250℃。取系统适用性溶液1μl注入气相色谱仪，记录色谱图，顺-9，12-反-15-十八碳三烯酸甲酯（C18:3c9c12t15）和亚麻酸甲酯（C18:3c9c12c15）的分离度应不小于1.0（必要时可适当调整色谱系统参数满足上述系统适用性要求，并确保供试品中相应顺反脂肪酸甲酯峰的分离度均不小于1.0；36种脂肪酸甲酯混合标准溶液和典型反式脂肪酸甲酯混合标准溶液的气相色谱图分别见图1、图2）。取供试品溶液1μl注入气相色谱仪，记录色谱图，按峰面积归一化法计算供试品中各反式脂肪酸甲酯峰占所有脂肪酸甲酯总峰面积的百分含量。

表 1　脂肪酸甲酯的分类信息和参考保留时间
（C4：0～C22：1t13）

编号	脂肪酸甲酯	参考保留时间/min	编号	脂肪酸甲酯	参考保留时间/min
1	C4：0	10.605	19	C17：1c10	41.079
2	C6：0	11.046	20	C18：0	43.967
3	C8：0	11.823	21	C18：1 t6	48.190
4	C10：0	13.230	22	C18：1t9	48.550
5	C11：0	14.318	23	C18：1t11	49.187
6	C12：0	15.782	24	C18：1c6	49.964
7	C13：0	17.753	25	C18：1c9	50.500
8	C14：0	20.406	26	C18：1c11	51.577
9	C14：1 t9	22.423	27	C18：2t9t12	57.587
10	C14：1 c9	23.501	28	C19：1T7	61.001
11	C15：0	23.978	29	C19：1T10	61.681
12	C15：1t10	26.685	30	C18：2c9c12	62.857
13	C15：1c10	28.075	31	C20：0	71.517
14	C16：0	28.786	32	C18：3c6c9c12	73.943
15	C16：1c9	31.815	33	C20：1t11	79.082
16	C16：1t9	33.250	34	C18：3c9c12c15	81.577
17	C17：0	35.258	35	C20：1c11	82.147
18	C17：1t10	39.279	36	C22：1t13	91.323

表 2　反式脂肪酸甲酯的参考保留时间

编号	反式脂肪酸甲酯	参考保留时间/min
1	C16：1t9	31.750
2	C18：1 t6	48.128
3	C18：1t9	48.489
4	C18：1t11	19.114
5	C18：2t9t12	57.675
6	C18：2c9t12	60.197
7	C18：2t9c12	61.461
8	C18：2c9c12	62.847
9	C18：3t9t12t15	70.814
10	C20：0	71.452
11	C18：3t9t12c15/t9c12t15	74.241
12	C18：3t9c12c15	75.926
13	C18：3c9t12t15	76.224
14	C18：3c9t12c15	79.009
15	C18：3c9c12t15	79.063
16	C18：3c9c12c15	81.527
17	C20：1c	81.996

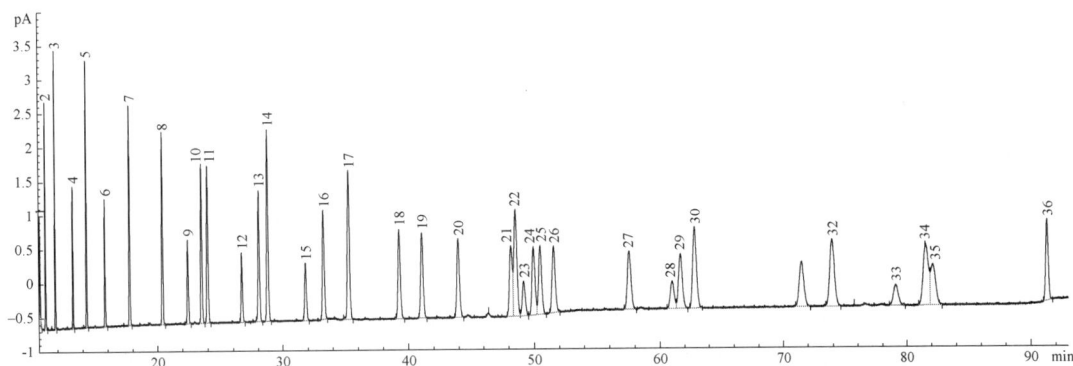

图 1　36 种脂肪酸甲酯混合标准溶液气相色谱图

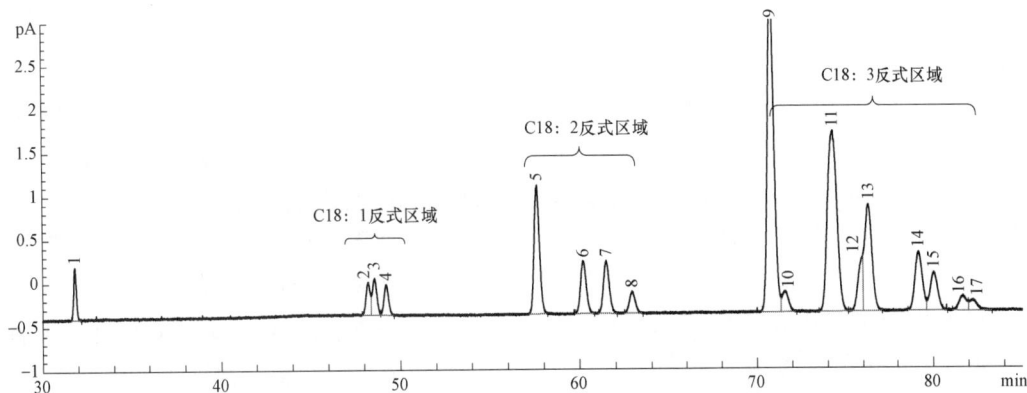

图 2　典型反式脂肪酸甲酯混合标准溶液气相色谱图

【附注】

1. 溴化碘溶液　取研细的碘 13.0g，置干燥的

具塞玻瓶中，加冰醋酸 1000ml，微温使碘完全溶解；另用吸管插入法量取溴 2.5ml（或在通风橱中

称取 7.8g），加入上述碘溶液中，摇匀，即得。为了确定加溴量是否合适，可在加溴前精密取出 20ml，用硫代硫酸钠滴定液（0.1mol/L）滴定，记下录消耗的体积（ml）；加溴后，摇匀，再精密取出 20ml，加新制的碘化钾试液 10ml，再用硫代硫酸钠滴定液（0.1mol/L）滴定，消耗的体积（ml）应略小于加溴前的 2 倍。

本液应置具塞玻瓶内，密塞，在暗处保存。

2. 乙醇制氢氧化钠滴定液（0.1mol/L） 取 50%氢氧化钠溶液 2ml，加乙醇 250ml，摇匀，即得（如溶液浑浊，配制后放置过夜，取上清液）。取在五氧化二磷干燥器中减压干燥至恒重的基准苯甲酸约 0.2g，精密称定，加乙醇 10ml 与水 2ml 溶解，加酚酞指示液 2 滴，用上述滴定液滴定至溶液显持续浅粉红色。每 1ml 乙醇制氢氧化钠滴定液（0.1mol/L）相当于 12.21mg 的苯甲酸。

本液应置具橡皮塞的棕色玻瓶中，密闭保存，临用前应标定浓度。

0713 脂肪与脂肪油测定法修订说明

一、概况

《中国药典》2015 年版（ChP2015）四部通则 0713、《美国药典》41 版（USP41）附录 401 和《日本药局方》17 版（JP17）附录 1.13 均收载了"脂肪与脂肪油测定法"，《英国药典》2018 年版/《欧洲药典》9.2 版（BP2018/ EP9.2）没有统一的附录章节收载脂肪与脂肪油测定法，而是在附录的各个章节分散收载具体的测定方法，如 2.5.1 酸值、2.5.3 羟值、2.5.6 皂化值、2.4.22 脂肪酸组成等。各国药典收载情况比较详见表 1。此次修订过程中对国内外最新药典关于脂肪与脂肪油的检验项目逐一进行归纳和比较，并对《中国药典》2015 年版通则 0713 "脂肪与脂肪油测定法"中已有的检验项目从合理性、适用性角度进行考察，对已经收载于我国药典中某些油脂品种各论项下的项目进行统一整合，修订了熔点、皂化值、碘值，删除了加热试验，增订了不皂化物、脂肪酸组成、碱性杂质、甲氧基苯胺值、甾醇组成和反式脂肪酸项目。

表 1 国内外药典检测项目比较表

项目	ChP2015 通则 0713	USP41 附录 401	BP2018/ EP9.2	JP17 附录 1.13
供试品预处理	√	√	/	√

续表

项目	ChP2015 通则 0713	USP41 附录 401	BP2018/ EP9.2	JP17 附录 1.13
相对密度	√	√	2.2.5	√
折光率	√	/	2.2.6	/
熔点	√	√	2.2.14	√
脂肪酸凝点	√	√	2.2.18（凝点）	√
凝点	/	/	2.2.18	/
酸值	√	√	2.5.1	√
皂化值	√	√	2.5.6	√
酯化值	/	/	/	√
羟值	/	√	2.5.3	/
碘值	√	√	2.5.4	√
过氧化值	√	√	2.5.5	√
甲氧基苯胺值	/	√	2.5.36	/
总氧化值	/	√	/	/
不皂化物	/	√	2.5.7	√
加热试验	√	/	/	/
杂质	√	/	/	/
脂肪油中碱性杂质	/	/	2.4.19	/
精炼油中杂质酯	/	/	2.8.6	/
水分与挥发物	√	不挥发油中的水分和沉积物	2.5.32（水分）	/
脂肪酸组成	/	√	2.4.22	/
ω-3 脂肪酸的测定和分类	/	√	2.4.29	/
甾醇组成	/	√	2.4.23	/
微量元素测定	/	镉铜铁铅镍锌砷汞	镍（2.4.31）镉（2.4.27）等	/

注：√表示收载；/表示未收载；2.2.5 表示 BP2018/EP9.2 收载附录编号。

此次修订完成了对 27 个品种的起草和复核，并对不皂化物、脂肪酸组成、碱性杂质、甲氧基苯胺值、甾醇组成进行了相应的方法学的验证。

二、关于脂肪与脂肪油测定法制订的具体说明

1. 适用范围及样品制备

（1）适用范围 参考《中国药品检验标准操作规范》2010 年版中脂肪与脂肪油测定法定义的适用对象，增加本通则的适用范围，并明确仅适用于非挥发性的脂肪与脂肪油。

（2）样品制备 参考 USP41 通则及国家标准 GB15687—2008《动植物油脂 试样的制备》拟订。

旨在将油脂样品充分混合，必要时在适当温度下加热。如果需要，可用过滤等法分离去除不溶性杂质（做杂质类项目时除外）。

2. 相对密度

各种油脂，在一定温度下均有其特定的相对密度范围，因此相对密度可以作为评价油脂种类和纯度的参考依据。各国药典均收载了本检查项，且方法基本一致，故未做修订。

3. 折光率

不同的油脂具有不同的折光率，可以用来鉴别油脂的种类和纯度。仅 ChP2015 和 BP2018/ EP9.2 收载了本检查项，方法基本一致，故未做修订。

4. 熔点

油脂的熔点即指油脂由固态转化成液态时的温度。每一种油脂都有其特定的熔点，熔点是纯净油脂的重要特征。各国药典均收载了本检查项，且方法基本一致，故未做修订。

5. 酸值

中和 1g 供试品中游离脂肪酸所需氢氧化钾量（mg）为酸值。一般精制后的油脂通常酸值较低，而未经精炼的粗制油脂酸值较高。各国药典均收载了本检查项，ChP2015 采用的方法与国外药典基本一致，差别主要在于供试品的取样量，各国药典取样量规定各不相同，详见表2。ChP2015 规定按照不同的酸值称取不同重量的供试品，较为合理，故未做修订。另外，USP41 方法 2 溶剂主要用于溶解在乙醚乙醇混合物中难溶的个别油脂如棕榈油、氢化棕榈油、氢化椰子油，这些品种应用较少且尚未被 ChP2015 收载，故未增订入本通则。

表2　各国药典酸值测定的取样量及溶剂比较

ar	ChP2015 通则 0713		USP41 附录 401	BP2018/ EP9.2	JP17 附录 1.13	
取样量	酸值	称重/g			酸值	称重/g
	0.5	10	10.0g	10.00g	<5	20
	1	5			5~15	10
	10	4			15~30	5
	50	2			30~100	2.5
	100	1			>100	1.0
	200	0.5			/	
	300	0.4				

续表

ar	ChP2015 通则 0713	USP41 附录 401	BP2018/ EP9.2	JP17 附录 1.13
溶剂	乙醇–乙醚（1:1）混合液	方法1：乙醇–乙醚（1:1）混合液　方法2：异丙醇–甲苯（1:1）混合液	乙醇–乙醚（1:1）混合液	乙醇–乙醚（1:1）或乙醇–乙醚（1:2）混合液

6. 羟值

羟值是对脂肪中羟基数目的定量，表示 1g 供试品经酰化反应后，水解酰化物产生乙酸，中和乙酸需要的氢氧化钾的量（mg）。羟基存在于甘油、脂肪醇、一甘油酯、二甘油酯结构中，油脂中游离羟基可与醋酐发生酰化反应，生成酯和乙酸。由于酰化反应时游离脂肪酸羧基中的羟基未参与反应，故根据定义应将酸值加上。各国药典均收载了本检查项，但取样量规定各不相同，详见表3。在不增加酰化剂用量时，ChP2015 取样量与 BP2018/EP9.2 基本一致，故未做修订。ChP2015 采用的方法与国外药典原理基本一致，但具体酰化试剂有差异，USP41、BP2018/EP9.2 方法 A 和 JP17 均采用了醋酐–吡啶法，醋酐在吡啶催化下和羟基反应，但吡啶毒性较大，ChP2015 采用对甲苯磺酸代替吡啶。BP2018/EP9.2 方法 B 采用结晶紫指示剂–高氯酸中和滴定法，考虑其适用品种极少，故未增订入本通则。

表3　各国药典羟值测定的取样量比较

比较项目	ChP2015 通则 0713		USP41 附录 401		BP2018/ EP9.2 方法 A			JP17 附录 1.13
	羟值	称重/g	羟值	称重/g	羟值	称重/g	酰化剂/ml	
取样量	10~100	2.0	0~20	10	10~100	2.0	5.0	1g
	100~150	1.5	20~50	5	100~150	1.5	5.0	
	150~200	1.0	50~100	3	150~200	1.0	5.0	
	200~250	0.75	100~150	2	200~250	0.75	5.0	
	250~300	0.60	150~200	1.5	250~300	0.60 或 1.20	5.0 或 10.0	
	/		200~250	1.25	300~350	1.0	10	

续表

比较项目	ChP2015 通则0713	USP41 附录401		BP2018/ EP9.2 方法A		JP17 附录 1.13
取样量	/	250～ 300	1.0	350～ 700	0.75	15
		300～ 350	0.75	700～ 950	0.5	15

7. 碘值

碘值表示 100g 供试品充分卤化消耗的碘量（g），因此油脂碘值的大小反应了油脂的不饱和程度。各国药典均收载了本检查项，但取样量规定各不相同，详见表4。ChP2015 规定供试品取样量为25/供试品的最大碘值，与国外药典不同碘值范围设置不同取样量的梯度基本一致，较为合理，故未做修订。但当个别品种的碘值较小时，如十六醇中规定碘值不得过 1.5，按照 ChP2015 规定的供试品取样量不合理，在通则中应增加"除另有规定外"的描述，以便个论中可具体规定供试品称量。

ChP2015 采用的是 USP41、BP2018/EP9.2 的溴化碘溶液法（Hanus 法）（表 4），除此法外，USP41、BP2018/EP9.2 还将氯化碘溶液法（Wijs 法）收载为第二法，但应用极少。JP17 仅收载了氯化碘溶液（Wijs 法）。由于两法原理基本一致，为避免重复，未做修订。

表4　各国药典碘值测定（Hanus法）的 取样量比较

比较项目	ChP2015 通则0713	USP41 附录401 方法一		BP2018/EP9.2 方法 A	
		碘值	称重/g	碘值	称重/g
取样量	其重量（g） 约相于25/ 供试品的 最大碘值	<5	3.0	<20	1.0
		5～20	1.0	20～60	0.5～0.25
		21～50	0.4	60～100	0.25～0.15
		51～100	0.2	>100	0.15～0.10
		101～150	0.13	/	
		151～200	0.1		

8. 过氧化值

过氧化值系指每 1000g 供试品中的过氧化物量，以活性氧的毫摩尔数（mmol）表示。过氧化值是油脂和脂肪酸等被氧化程度的一种指标，用于说明样品是否已被氧化而变质。除 JP17 未收载本检查项，其他各国药典均收载，ChP2015 采用的方法与国外药典基本

一致。除此法外，BP2018/EP9.2 二法采用异辛烷-冰醋酸混合液作为溶剂，由于异辛烷极性较弱，导致反应时有机相与水相易分层、碘释放时间滞后等，需加入少量亲水亲油平衡乳化剂（如 Tween60）进行调节，操作较为繁琐，故未增订入本通则。

9. 皂化值

皂化值系指完全皂化 1g 油脂所需氢氧化钾的重量（mg）。油脂和强碱在加热条件下发生皂化反应，包括皂化油脂中的甘油酯以及中和油脂中所含的游离脂肪酸。各国药典均收载了本检查项，ChP2015 采用的方法与国外药典基本一致，差别主要在于供试品的取样量，各国药典取样量规定各不相同，详见表5。ChP2015 规定供试品取样量为250/供试品的最大皂化值，与 BP2018/EP9.2 的不同皂化值范围设置不同取样量的梯度基本一致，较为合理，故未做修订。但当个别品种的皂化值较小时，如十八醇中规定皂化值不得过 2.0，按照 ChP2015 规定的供试品取样量不合理，故在通则中增加了"除另有规定外"的描述，以便在个论中可具体规定供试品称量。

表5　各国药典皂化值测定的取样量比较

比较项目	ChP2015 通则0713	USP41 附录401	BP2018/ EP9.2		JP17 附录 1.13
			皂化值	称重/g	
取样量	其重量（g） 约相当于 250/供试品 的最大皂 化值	1.5g～2g	<3	20	1～2g
			3～10	12～15	
			10～40	8～12	
			40～60	5～8	
			60～100	3～5	
			100～200	2.5～3	
			200～300	1～2	
			300～400	0.5～1	

以上酸值、皂化值、羟值、碘值、过氧化值等五个项目，USP41 通则公式将滴定液的当量 N 带入计算，如酸值=$A \times 56.11 \times N/W$（滴定液浓度为0.1mol/L）；而 EP9.0 相应通则，其公式中均直接将滴定液浓度折算入公式，同时不再引入当量，如酸值=$A \times 5.61/W$。拟订以上项目时，均参考 EP9.0 公式格式，未作修订。

10. 不皂化物

油脂皂化时与碱不起作用的、不溶于水但溶于

醚的物质，包括甾醇、高分子脂肪醇、碳氢化合物、蜡、色素和维生素等，其中主要组成部分是甾醇。不皂化物的含量是鉴定油脂品质的指标之一，当油脂中掺杂矿物油、石蜡时，不皂化物值增高。本检查项仅ChP2015未收载，国外药典均收载且基本一致，考虑到ChP2015四部多个油脂个品种中有收载，如大豆油、氢化大豆油、精制玉米油、橄榄油，方法与国外药典方法基本一致，但不同品种的个论文字表述不统一，故参照国外药典进行了统一整合并增订。在不皂化物检查过程中，由于使用到的乙醇制氢氧化钠滴定液（0.1mol/L）未收载入ChP2015滴定液通则，故在本通则[附注]中还增订了乙醇制氢氧化钠滴定液（0.1mol/L）的制备，但将转入下版《中国药典》滴定液通则中。

　　试验中发现，提取时不能剧烈振摇，否则可能会发生乳化现象，导致分层困难。如果所得不皂化物消耗乙醇制氢氧化钠滴定液（0.1mol/L）超过0.2ml，则说明不皂化物分离不完全，混入了其他酸性杂质，试验需重做。另外，若采用带有玻璃活塞的分液漏斗萃取时，需要涂润滑油如凡士林进行密封，但是凡士林涂布太少密封效果不好，会出现漏液情况，凡士林涂布太多易被乙醚溶解，导致增加不皂化物重量，使测定结果偏高。因此需采用带有聚四氟乙烯活塞的分液漏斗进行萃取，以避免凡士林对测定造成的干扰。

11. 脂肪酸凝点

　　从油脂中分离出混合脂肪酸，即先将油脂和碱一起水解，用硫酸酸化析出脂肪酸，再提取干燥的脂肪酸后进行凝点测定。仅BP2018/EP9.2未收载本检查项，其他各国药典均收载，且方法基本一致，故未做修订。

12. 脂肪酸组成

　　油脂是脂肪酸甘油酯的混合物，主要成分是甘油三酯，且脂肪酸组成决定了油脂的物理化学特性。不同种类的油脂中脂肪酸的组成不同，且不同种类的油脂的脂肪酸组成具有一定的规律。由于脂肪酸及油脂的沸点高，且高温下易裂解不稳定，因此脂肪酸组成分析时应先将油脂与甲醇反应，生成脂肪酸甲酯，降低沸点，提高其稳定性，然后进行气相色谱分析。USP41和EP9.2均收载了脂肪酸组成的测定方法，其中EP9.2收载了三种方法，主要

为甲酯化方法的差异，详见表6。其中三氟化硼法为最常用、适用范围最广的方法，ChP2015已收载的大豆油、可可脂等脂肪酸组成均采用本法。故参考USP41，增订本检查项。

表6　USP41和EP9.2脂肪酸组成–甲酯化方法比较

比较项目	USP41附录401	EP9.2 方法A	EP9.2 方法B	EP9.2方法C
甲酯化方法	三氟化硼法	氢氧化钾酯交换法	碳酸二甲酯法	三氟化硼法
适用范围	适用于大多数油脂及衍生物（脂肪酸、脂肪酸盐），不适用于含有下列基团的化合物：次氧基化合物（如环氧基、氢过氧基）、环丙烷和环丙烷基化合物、炔类脂肪酸	不适用于含有下列基团的化合物：次氧基化合物（如环氧基、氢过氧基）、环丙烷和环丙烷基化合物；不适用碳链小于8的短链脂肪酸成分及酸值大于2.0样品	不适用于含有下列基团的化合物：次氧基化合物（如环氧基、氢过氧基）、环丙烷和环丙烷基化合物；不适用酸值大于2.0样品	同USP

13. 加热试验

　　本试验是将油脂加热至280℃，观察其析出物的多少和油色变化情况，从而检测油脂中是否含有可促使油脂水解酸败的磷脂和亲水性物质，以评价油脂特定步骤工艺效果。本项目仅ChP2015收载，国外药典均未收载，但考虑到ChP2015个论项下有品种采用，因此保留本检查项。

14. 杂质与碱性杂质

　　油脂中不溶于有机溶剂的物质及外来杂质通称为杂质，主要包括机械杂质、矿物质、碳水化合物、含氮化合物、各种树脂、钙皂、氧化脂肪酸、脂肪酸内酯和部分碱皂、羟基脂肪酸及其甘油酯等。碱性杂质指油脂经过加碱精炼后，残存于样品中的脂溶性碱金属衍生物质。杂质仅ChP2015收载，但个论中无品种引用，国外药典均未收载。碱性杂质收载于BP2018/EP9.2附录2.4.19，USP41虽然附录中尚未收载，但在大豆油、玉米油等绝大多数常用油脂中都进行碱性杂质的控制。ChP2015通则中亦未收载，但在大豆油、橄榄油、氢化大豆油等多个油脂个论品种中均已控制碱性杂质，且方法与BP2018/EP9.2基本一致，仅不同品种表述略有差异，故参照BP2018/EP9.2附录方法进行了统一整合并增订，同时仍然在ChP2015通则中保留杂

质项目。

15. 水分与挥发物

仅 ChP2015 收载，国外药典均未收载，但 USP39 采用离心法测定非挥发油中的水分和沉积物，BP2018/EP9.2 采用微量水分法测定，JP17 未收载。ChP2015 测定油脂中水分含量采用 105℃恒重法，由于 105℃恒重过程中，油脂中水分和微量的挥发性物质均逸出，因此实际测定结果为水分与挥发物总和。当油脂中水分含量过多时，将促进脂肪酶的活性和微生物的生长、繁殖，从而加水油脂的水解，显著降低油脂的品质，严重时酸败变质。因此测定油脂水分的含量，对评价油脂的品质和保证油脂的安全储藏有重要意义，故未对本项目进行修订。

16. 甲氧基苯胺值

油脂中不饱和甘油三酯在氧的存在下，最初生成过氧化物，可通过过氧化值表示，它是测量油脂最初氧化程度的指标。这些过氧化物很不稳定，可继续分解成小分子化合物，如醛、酮等，通过测定甲氧基苯胺值可反映油脂中醛和酮类物质的量。USP41 和 BP2018/EP9.2 均收载了甲氧基苯胺值的测定方法，且方法基本一致，ChP2015 和 JP17 未收载。故参照 USP41 和 BP2018/EP9.2，增订本检查项目。

17. 甾醇组成

甾醇是油脂中不皂化物的主要成分之一，与脂肪酸组成类似，不同种类的油脂中甾醇组成各不相同，且不同种类油脂的甾醇组成具有一定的规律。USP41 和 BP2018/EP9.2 均收载了甾醇组成的测定方法，其中 USP41 方法大概为：植物油提取不皂化物后，经薄层色谱法分离、取下相应位置的硅胶，用三氯甲烷提取并浓缩，以无水吡啶–六甲基二硅胺烷–三甲基氯硅烷–（9:3:1）为硅烷化试剂进行衍生，用气相色谱法分离测定；BP2018/EP9.2 收载了两种方法，方法 A 大概为：植物油提取不皂化物后，经薄层色谱法分离、取下相应位置的硅胶，用二氯甲烷提取并浓缩，以三甲基氯硅烷–六甲基二硅胺烷–无水吡啶（2:5:25）为硅烷化试剂进行衍生，用气相色谱法分离测定；方法 B 大概为：植物油提取不皂化物后，经液相色谱法分离，收集相应的色谱峰，吹干，以 N,O–双（三甲基硅烷）三氟乙酰胺–三甲基氯硅烷（99:1）为硅烷化试剂进行衍生，用

气相色谱法分离测定。考虑到操作的简便，参考 BP2018/EP9.2 方法 B，增订本检查项。

18. 反式脂肪酸

（1）反式脂肪酸定义及危害　脂肪酸分为饱和脂肪酸和不饱和脂肪酸，按双键的构型，不饱和脂肪酸又分为顺式脂肪酸和反式脂肪酸。反式脂肪酸即双键上两个碳原子结合的氢原子分别位于碳链的两侧，是含有反式双键的不饱和脂肪酸的总称。油脂在氢化、精炼（主要是脱色、脱臭）等加工过程中会产生非天然的反式脂肪酸。其中精炼过程会产生少量的反式脂肪酸，但不会产生位置异构，只含有原来不饱和脂肪酸的反式异构体。而氢化过程中不仅会产生原有的不饱和脂肪酸的反式异构体，还产生双键位置异构的反式脂肪酸。目前为止，不论是药理实验结果，还是流行病学调查数据都表明反式脂肪酸的过量摄入会导致：①血脂的不良代谢反应，包括增加低密度脂蛋白（LDL），降低高密度脂蛋白（HDL），增加血液中 LDL/HDL、总胆固醇/HDL 的比例；②促炎效应，包括增加 TNF-α、IL-6 和 C-反应蛋白的含量；③血管内皮功能障碍，从而增加心血管疾病的风险。WHO 建议每日摄入反式脂肪酸的量不应超过 2.2g。以每日输入 20%脂肪乳注射液 500ml 计算，即每 100g 注射用大豆油中反式脂肪酸的量不得过 2.2g，因此有必要对药用油脂辅料中的反式脂肪酸进行控制。

（2）测定法概述　气相色谱法是分析脂肪酸乃至反式脂肪酸的较常规的选择。脂肪酸甲酯在强极性气相色谱柱上的出峰规律为：①低碳链的先出峰，高碳链的后出峰；②相同碳链长度，则单不饱和度的先出峰，多不饱和度的后出峰；③同分子式位置异构体，则双键越靠近羧基越先流出；④两个以上的双键，位数之和小的先出峰，位数之和大的后出峰；⑤同分子式几何异构体，则反式异构体先出峰，顺式异构体后出峰。但当供试品中脂肪酸组分多而且复杂的时候，会出现峰重叠的情况。这种情况下需要对色谱条件进行改进或者采用气相色谱–质谱联用法。

气相色谱–质谱联用法可对复杂样品中的一些未知峰进行定性定量，而且通过选择离子的方式可以将气相色谱图中原本重叠的峰进行分离分析。由于不同脂肪酸甲酯的特征离子不同，可以利用质谱

检测器中提取离子方式实现分别定量：饱和脂肪酸甲酯的定量离子为 m/z 87，定性离子为 M^+；单不饱和脂肪酸甲酯的定量离子为 m/z 74 或 m/z 55，定性离子为 M^+、$[M-32]^+$、$[M-74]^+$；双不饱和脂肪酸甲酯的定量离子为 m/z 81，定性离子为 M^+、$[M-31]^+$；多不饱和脂肪酸甲酯的定量离子为 m/z 79，定性离子为 M^+、$[M-31]^+$。

选用 100m 的 SP-2560 毛细管柱，基于脂肪酸甲酯在极性毛细管色谱柱上的保留规律，建立了气相法测定油脂中反式脂肪酸的含量；另外基于质谱裂解规律，同时建立了气相-质谱联用法测定油脂中反式脂肪酸的含量。气相色谱法较为成熟，适用性高；气相色谱-质谱联用法能在气相色谱分析的基础上给出进一步的结构确证信息。

本项目国内外药典均未收载，参考国家标准 GB 5009.257—2016《食品中反式脂肪酸的测定》、AOAC 标准 996.06《食品中总脂肪、饱和脂肪、不饱和脂肪（包括反式脂肪）的测定》（表 7），增订了油脂中反式脂肪酸含量测定的气相方法，同时进行了相应的方法学验证。另外，也建立了气相色谱-质谱联用法，但考虑到气质仪器普及性不高，本次暂未增订入通则。

表 7　反式脂肪酸测定质量标准比较表

比较项目	GB5009.257—2016	AOAC 996.06
甲酯化方法	氢氧化钾酯交换法	三氟化硼法
计算方法	归一化法	内标法

0800　限量检查法

0832　水分测定法

第一法（费休氏法）

1. 容量滴定法

本法是根据碘和二氧化硫在吡啶和甲醇溶液中与水定量反应的原理来测定水分。所用仪器应干燥，并能避免空气中水分的侵入；测定应在干燥处进行。

费休氏试液的制备与标定

（1）制备　称取碘（置硫酸干燥器内48小时以上）110g，置干燥的具塞锥形瓶（或烧瓶）中，加无水吡啶160ml，注意冷却，振摇至碘全部溶解，加无水甲醇300ml，称定重量，将锥形瓶（或烧瓶）置冰浴中冷却，在避免空气中水分侵入的条件下，通入干燥的二氧化硫至重量增加72g，再加无水甲醇使成1000ml，密塞，摇匀，在暗处放置24小时。

也可以使用稳定的市售费休氏试液。市售的费休氏试液可以是不含吡啶的其他碱化试剂，或不含甲醇的其他伯醇类等制成；也可以是单一的溶液或由两种溶液临用前混合而成。

本试液应遮光，密封，阴凉干燥处保存。临用前应标定滴定度。

（2）标定　精密称取纯化水10～30mg，用水分测定仪直接标定；或精密称取纯化水10～30mg，置干燥的具塞锥形瓶中，除另有规定外，加无水甲醇适量，在避免空气中水分侵入的条件下，用费休氏试液滴定至溶液由浅黄色变为红棕色，或用电化学方法［如永停滴定法（通则0701）等］指示终点；另做空白试验，按下式计算：

$$F = \frac{W}{A-B}$$

式中　F 为每1ml费休氏试液相当于水的重量，mg；
　　　W 为称取纯化水的重量，mg；
　　　A 为滴定所消耗费休氏试液的容积，ml；
　　　B 为空白所消耗费休氏试液的容积，ml。

测定法　精密称取供试品适量（约消耗费休氏试液1～5ml），除另有规定外，溶剂为无水甲醇，用水分测定仪直接测定。或精密称取供试品适量，置干燥的具塞锥形瓶中，加溶剂适量，在不断振摇（或搅拌）下用费休氏试液滴定至溶液由浅黄色变为红棕色，或用永停滴定法（通则0701）指示终点；另做空白试验，按下式计算：

$$\text{供试品中水分含量（％）} = \frac{(A-B)F}{W} \times 100\%$$

式中　A 为供试品所消耗费休氏试液的体积，ml；
　　　B 为空白所消耗费休氏试液的体积，ml；
　　　F 为每1ml费休氏试液相当于水的重量，mg；
　　　W 为供试品的重量，mg。

如供试品吸湿性较强，可称取供试品适量置干燥的容器中，密封（可在干燥的隔离箱中操作），精密称定，用干燥的注射器注入适量无水甲醇或其他适宜溶剂，精密称定总重量，振摇使供试品溶解，测定该溶液水分。洗净并烘干容器，精密称定其重量。同时测定溶剂的水分。按下式计算：

$$\text{供试品中水分含量（％）} =$$
$$\frac{(W_1-W_3)c_1-(W_1-W_2)c_2}{W_2-W_3} \times 100\%$$

式中　W_1 为供试品、溶剂和容器的重量，g；
　　　W_2 为供试品、容器的重量，g；
　　　W_3 为容器的重量，g；
　　　c_1 为供试品溶液的水分含量，g/g；
　　　c_2 为溶剂的水分含量，g/g。

对热稳定的供试品，亦可将水分测定仪和市售卡氏干燥炉联用测定水分。即将一定量的供试品在干燥炉或样品瓶中加热，并用干燥气体将蒸发出的水分导入水分测定仪中测定。

2. 库仑滴定法

本法仍以卡尔–费休氏（Karl–Fischer）反应为基础，应用永停滴定法（通则0701）测定水分。与容量滴定法相比，库仑滴定法中滴定剂碘不是从滴定管加入，而是由含有碘离子的阳极电解液电解产生。一旦所有的水被滴定完全，阳极电解液中就会出现少量过量的碘，使铂电极极化而停止碘的产生。根据法拉第定律，产生碘的量与通过的电量成正比，因此可以通过测量电量总消耗的方法来测定水分总量。本法主要用于测定含微量水分（0.0001%～0.1%）的供试品，特别适用于测定化学惰性物质如烃类、醇类和酯类中的水分。所用仪器应干燥，并能避免空气中水分的侵入；测定操作应在干燥处进行。

在适当的情况下，供试品中的水可以通过与容器连接的烘箱中的热量解吸或释放出来，并借助干燥的惰性气体（例如纯氮气）转移到容器中。因气体转移造成的误差应考虑并进行校正，加热条件也应慎重选择，防止因供试品分解而产生水。

费休氏试液　按卡尔–费休氏库仑滴定仪的要求配制或使用市售费休氏试液，无需标定滴定度。

测定法　于滴定杯加入适量费休氏试液，先将试液和系统中的水分预滴定除去，然后精密量取供试品适量（含水量约为0.5～5mg），迅速转移至滴定杯中，以永停滴定法（通则0701）指示终点，从仪器显示屏上直接读取供试品中水分的含量，其中每1mg水相当于10.72库仑电量。

第二法（烘干法）

测定法　取供试品2～5g，如果供试品的直径或长度超过3mm，在称取前应快速制成直径或长度不超过3mm的颗粒或碎片，平铺于干燥至恒重的扁形称量瓶中，厚度不超过5mm，疏松供试品不超过10mm，精密称定，开启瓶盖在100～105℃干燥5小时，将瓶盖盖好，移置干燥器中，放冷30分钟，精密称定，再在上述温度干燥1小时，放冷，称重，至连续两次称重的差异不超过5mg为止。根据减失的重量，计算供试品中含水量（%）。

本法适用于不含或少含挥发性成分的药品。

第三法（减压干燥法）

减压干燥器　取直径12cm左右的培养皿，加入五氧化二磷干燥剂适量，铺成0.5～1cm的厚度，放入直径30cm的减压干燥器中。

测定法　取供试品2～4g，混合均匀，分别取0.5～1g，置已在供试品同样条件下干燥并称重的称量瓶中，精密称定，打开瓶盖，放入上述减压干燥器中，抽气减压至2.67kPa（20mmHg）以下，并持续抽气半小时，室温放置24小时。在减压干燥器出口连接无水氯化钙干燥管，打开活塞，待内外压一致，关闭活塞，打开干燥器，盖上瓶盖，取出称量瓶迅速精密称定重量，计算供试品中的含水量（%）。

本法适用于含有挥发性成分的贵重药品。中药测定用的供试品，一般先破碎并需通过二号筛。

第四法（甲苯法）

仪器装置　如图。图中A为500ml的短颈圆底烧瓶；B为水分测定管；C为直形冷凝管，外管长40cm。使用前，全部仪器应清洁，并置烘箱中烘干。

测定法　取供试品适量（约相当于含水量1～4ml），精密称定，置A瓶中，加甲苯约200ml，必要时加入干燥、洁净的无釉小瓷片数片或玻璃珠数粒，连接仪器，自冷凝管顶端加入甲苯至充满B管的狭细部分。将A瓶置电热套中或用其他适宜方法缓缓加热，待甲苯开始沸腾时，调节温度，使每秒馏出2滴。待水分完全馏出，即测定管刻度部分的水量不再增加时，将冷凝管内部先用甲苯冲洗，再用饱蘸甲苯的长刷或其他适宜方法，将管壁上附着的甲苯推下，继续蒸馏5分钟，放冷至室温，拆卸装置，如有水黏附在B管的管壁上，可用蘸甲苯的铜丝推下，放置使水分与甲苯完全分离（可加亚甲蓝粉末少量，使水染成蓝色，以便分离观察）。检读水量，并计算成供试品的含水量（%）。

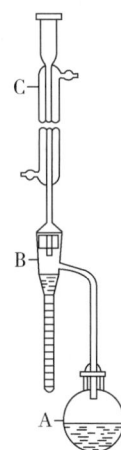

图　甲苯法仪器装置

【附注】　（1）测定用的甲苯须先加水少量充分振摇后放置，将水层分离弃去，经蒸馏后使用。

（2）中药测定用的供试品，一般先破碎成直径不超过3mm的颗粒或碎片；直径和长度在3mm以下的可不破碎。

第五法（气相色谱法）

色谱条件与系统适用性试验　用直径为0.18～0.25mm的二乙烯苯-乙基乙烯苯型高分子多孔小球作为载体，或采用极性与之相适应的毛细管柱，柱温为140～150℃，热导检测器检测。注入无水乙醇，照气相色谱法（通则0521）测定，应符合下列要求：

（1）理论板数按水峰计算应大于1000，理论板数按乙醇峰计算应大于150；

（2）水和乙醇两峰的分离度应大于2；

（3）用无水乙醇进样5次，水峰面积的相对标准偏差不得大于3.0%。

对照溶液的制备　取纯化水约0.2g，精密称定，置25ml量瓶中，加无水乙醇至刻度，摇匀，即得。

供试品溶液的制备　取供试品适量（含水量约0.2g），剪碎或研细，精密称定，置具塞锥形瓶中，精密加入无水乙醇50ml，密塞，混匀，超声处理20分钟，放置12小时，再超声处理20分钟，密塞放置，待澄清后倾取上清液，即得。

测定法　取无水乙醇、对照溶液及供试品溶液各1～5μl，注入气相色谱仪，测定，即得。

对照溶液与供试品溶液的配制须用新开启的同一瓶无水乙醇。

用外标法计算供试品中的含水量。计算时应扣除无水乙醇中的含水量，方法如下：

对照溶液中实际加入的水的峰面积＝对照溶液中总水峰面积–K×对照溶液中乙醇峰面积

供试品中水的峰面积＝供试品溶液中总水峰面积–K×供试品溶液中乙醇峰面积

$$K = \frac{\text{无水乙醇中水峰面积}}{\text{无水乙醇中乙醇峰面积}}$$

0861　残留溶剂测定法

药品中的残留溶剂系指在原料药或辅料的生产中，以及在制剂制备过程中使用的，但在工艺过程中未能完全去除的有机溶剂。药品中常见的残留溶剂及限度见附表1，除另有规定外，第一、第二、第三类溶剂的残留限度应符合附表1中的规定；对其他溶剂，应根据生产工艺的特点，制定相应的限度，使其符合产品规范、药品生产质量管理规范（GMP）或其他基本的质量要求。

本法一般采用色谱法，如照气相色谱法（通则0521）测定。

色谱柱

1. 毛细管柱

除另有规定外，极性相近的同类色谱柱之间可以互换使用。

（1）非极性色谱柱　固定液为100%的二甲基聚硅氧烷的毛细管柱。

（2）极性色谱柱　固定液为聚乙二醇（PEG-20M）的毛细管柱。

（3）中极性色谱柱　固定液为（35%）二苯基-（65%）甲基聚硅氧烷、（50%）二苯基-（50%）二甲基聚硅氧烷、（35%）二苯基-（65%）二甲基聚硅氧烷、（14%）氰丙基苯基-（86%）二甲基聚硅氧烷、（6%）氰丙基苯基-（94%）二甲基聚硅氧烷的毛细管柱等。

（4）弱极性色谱柱　固定液为（5%）苯基-（95%）甲基聚硅氧烷、（5%）二苯基-（95%）二甲基硅氧烷共聚物的毛细管柱等。

2. 填充柱

以直径为0.18～0.25mm的二乙烯苯-乙基乙烯苯型高分子多孔小球或其他适宜的填料作为固定相。

系统适用性试验

（1）用待测物的色谱峰计算，毛细管色谱柱的理论板数一般不低于5000；填充柱的理论板数一般不低于1000。

（2）色谱图中，待测物色谱峰与其相邻色谱峰的分离度应大于1.5。

（3）以内标法测定时，对照品溶液连续进样5

次，所得待测物与内标物峰面积之比的相对标准偏差（RSD）应不大于5%；若以外标法测定，所得待测物峰面积的RSD应不大于10%。

供试品溶液的制备

1. 顶空进样

除另有规定外，精密称取供试品0.1～1g；通常以水为溶剂；对于非水溶性药物，可采用N,N-二甲基甲酰胺、二甲基亚砜或其他适宜溶剂；根据供试品和待测溶剂的溶解度，选择适宜的溶剂且应不干扰待测溶剂的测定。根据各品种项下残留溶剂的限度规定配制供试品溶液，其浓度应满足系统定量测定的需要。

2. 溶液直接进样

精密称取供试品适量，用水或合适的有机溶剂使溶解；根据各品种项下残留溶剂的限度规定配制供试品溶液，其浓度应满足系统定量测定的需要。

对照品溶液的制备

精密称取各品种项下规定检查的有机溶剂适量，采用与制备供试品溶液相同的方法和溶剂制备对照品溶液；如用水作溶剂，一般应先将待测有机溶剂溶解在50%二甲基亚砜或N,N-二甲基甲酰胺溶液中，再用水逐步稀释。若为限度检查，根据残留溶剂的限度规定确定对照品溶液的浓度；若为定量测定，为保证定量结果的准确性，应根据供试品中残留溶剂的实际残留量确定对照品溶液的浓度；通常对照品溶液色谱峰面积不宜超过供试品溶液中对应的残留溶剂色谱峰面积的2倍。必要时，应重新调整供试品溶液或对照品溶液的浓度。

测定法

第一法（毛细管柱顶空进样等温法）

当需要检查有机溶剂的数量不多，且极性差异较小时，可采用此法。

色谱条件　柱温一般为40～100℃；常以氮气为载气，流速为每分钟1.0～2.0ml；以水为溶剂时顶空瓶平衡温度为70～85℃，顶空瓶平衡时间为30～60分钟；进样口温度为200℃；如采用火焰离子化检测器（FID），温度为250℃。

测定法　取对照品溶液和供试品溶液，分别连续进样不少于 2 次，测定待测峰的峰面积。

对色谱图中未知有机溶剂的鉴别，可参考附表 2 进行初筛。

第二法（毛细管柱顶空进样系统程序升温法）

当需要检查的有机溶剂数量较多，且极性差异较大时，可采用此法。

色谱条件　柱温一般先在 40℃维持 8 分钟，再以每分钟 8℃的升温速率升至 120℃，维持 10 分钟；以氮气为载气，流速为每分钟 2.0ml；以水为溶剂时顶空瓶平衡温度为 70～85℃，顶空瓶平衡时间一般为 30～60 分钟；进样口温度为 200℃；如采用 FID 检测器，进样口温度为 250℃。

具体到某个品种的残留溶剂检查时，可根据该品种项下残留溶剂的组成调整升温程序。

测定法　取对照品溶液和供试品溶液，分别连续进样不少于 2 次，测定待测峰的峰面积。

对色谱图中未知有机溶剂的鉴别，可参考附表 3 进行初筛。

第三法（溶液直接进样法）

可采用填充柱，亦可采用适宜极性的毛细管柱。

测定法　取对照品溶液和供试品溶液，分别连续进样 2～3 次，测定待测峰的峰面积。

计算法　（1）限度检查　除另有规定外，按各品种项下规定的供试品溶液浓度测定。以内标法测定时，供试品溶液所得被测溶剂峰面积与内标峰面积之比不得大于对照品溶液的相应比值。以外标法测定时，供试品溶液所得被测溶剂峰面积不得大于对照品溶液的相应峰面积。

（2）定量测定　按内标法或外标法计算各残留溶剂的量。

【附注】

（1）除另有规定外，顶空条件的选择：

①应根据供试品中残留溶剂的沸点选择顶空平衡温度。对沸点较高的残留溶剂，通常选择较高的平衡温度；但此时应兼顾供试品的热分解特性，尽量避免供试品产生的挥发性热分解产物对测定的干扰。

②顶空平衡时间一般为 30～45 分钟，以保证供试品溶液的气-液两相有足够的时间达到平衡。顶空平衡时间通常不宜过长，如超过 60 分钟，可能引起顶空瓶的气密性变差，导致定量准确性的降低。

③对照品溶液与供试品溶液必须使用相同的顶空条件。

（2）定量方法的验证　当采用顶空进样时，供试品与对照品处于不完全相同的基质中，故应考虑气液平衡过程中的基质效应（供试品溶液与对照品溶液组成差异对顶空气-液平衡的影响）。由于标准加入法可以消除供试品溶液基质与对照品溶液基质不同所致的基质效应的影响，故通常采用标准加入法验证定量方法的准确性；当标准加入法与其他定量方法的结果不一致时，应以标准加入法的结果为准。

（3）干扰峰的排除　供试品中的未知杂质或其挥发性热降解物易对残留溶剂的测定产生干扰。干扰作用包括在测定的色谱系统中未知杂质或其挥发性热降解物与待测物的保留值相同（共出峰）；或热降解产物与待测物的结构相同（如甲氧基热裂解产生甲醇）。当测定的残留溶剂超出限度，但未能确定供试品中是否有未知杂质或其挥发性热降解物对测定有干扰作用时，应通过试验排除干扰作用的存在。对第一类干扰作用，通常采用在另一种极性不同的色谱柱系统中对相同供试品再进行测定，比较不同色谱系统中测定结果的方法。如两者结果一致，则可以排除测定中有共出峰的干扰；如两者结果不一致，则表明测定中有共出峰的干扰。对第二类干扰作用，通常要通过测定已知不含该溶剂的对照样品来加以判断。

（4）含氮碱性化合物的测定　普通气相色谱仪中的不锈钢管路、进样器的衬管等对有机胺等含氮碱性化合物具有较强的吸附作用，致使其检出灵敏度降低，应采用惰性的硅钢材料或镍钢材料管路；采用溶液直接进样法测定时，供试品溶液应不呈酸性，以免待测物与酸反应后不易汽化。

通常采用弱极性的色谱柱或其填料预先经碱处理过的色谱柱分析含氮碱性化合物，如果采用胺分析专用柱进行分析，效果更好。

对不宜采用气相色谱法测定的含氮碱性化合物，如 N-甲基吡咯烷酮等，可采用其他方法如离子色谱法等测定。

（5）检测器的选择　对含卤素元素的残留溶剂如三氯甲烷等，采用电子捕获检测器（ECD），易得到高的灵敏度。

（6）由于不同的实验室在测定同一供试品时可能采用了不同的实验方法，当测定结果处于合格与不合格边缘时，以采用内标法或标准加入法为准。

（7）顶空平衡温度一般应低于溶解供试品所用溶剂的沸点10℃以下，能满足检测灵敏度即可；对于沸点过高的溶剂，如甲酰胺、2-甲氧基乙醇、2-乙氧基乙醇、乙二醇、N-甲基吡咯烷酮等，用顶空进样测定的灵敏度不如直接进样，一般不宜用顶空进样方式测定。

（8）利用保留值定性是气相色谱中最常用的定性方法。色谱系统中载气的流速、载气的温度和柱温等的变化都会使保留值改变，从而影响定性结果。校正相对保留时间（RART）只受柱温和固定相性质的影响，以此作为定性分析参数较可靠。应用中通常选用甲烷测定色谱系统的死体积（t_0）：

$$RART = \frac{t_R - t_0}{t_R' - t_0}$$

式中　t_R 为组分的保留时间；

　　　t_R' 为参比物的保留时间。

附表1　药品中常见的残留溶剂及限度

溶剂名称	限度/%	溶剂名称	限度/%	溶剂名称	限度/%	溶剂名称	限度/%
第一类溶剂（应该避免使用）		第二类溶剂（应该限制使用）		第三类溶剂（药品GMP或其他质量要求限制使用）		第三类溶剂（药品GMP或其他质量要求限制使用）	
苯	0.0002	二氧六环	0.038	醋酸	0.5	甲基异丁基酮	0.5
四氯化碳	0.0004	2-乙氧基乙醇	0.016	丙酮	0.5	异丁醇	0.5
1，2-二氯乙烷	0.0005	乙二醇	0.062	甲氧基苯	0.5	正戊烷	0.5
1，1-二氯乙烯	0.0008	甲酰胺	0.022	正丁醇	0.5	正戊醇	0.5
1，1，1-三氯乙烷	0.15	正己烷	0.029	仲丁醇	0.5	正丙醇	0.5
第二类溶剂（应该限制使用）		甲醇	0.3	乙酸丁酯	0.5	异丙醇	0.5
		2-甲氧基乙醇	0.005	叔丁基甲基醚	0.5	乙酸丙酯	0.5
乙腈	0.041	甲基丁基酮	0.005	异丙基苯	0.5	三乙胺	0.5
氯苯	0.036	甲基环己烷	0.118	二甲基亚砜	0.5	第四类溶剂（尚无足够毒理学资料）[②]	
三氯甲烷	0.006	N-甲基吡咯烷酮	0.053	乙醇	0.5	1，1-二乙氧基丙烷	
环己烷	0.388	硝基甲烷	0.005	乙酸乙酯	0.5	1，1-二甲氧基甲烷	
1，2-二氯乙烯	0.187	吡啶	0.02	乙醚	0.5	2，2-二甲氧基丙烷	
二氯甲烷	0.06	四氢噻吩	0.016	甲酸乙酯	0.5	异辛烷	
1，2-二甲氧基乙烷	0.01	四氢化萘	0.01	甲酸	0.5	异丙醚	
N，N-二甲基乙酰胺	0.109	四氢呋喃	0.072	正庚烷	0.5	甲基异丙基酮	
N，N-二甲基甲酰胺	0.088	甲苯	0.089	乙酸异丁酯	0.5	甲基四氢呋喃	
		1,1,2-三氯乙烯	0.008	乙酸异丙酯	0.5	石油醚	
		二甲苯[①]	0.217	乙酸甲酯	0.5	三氯醋酸	
		异丙基苯	0.007	3-甲基-1-丁醇	0.5	三氟醋酸	
		甲基异丁基酮	0.45	丁酮	0.5		

①通常含有60%间二甲苯、14%对二甲苯、9%邻二甲苯和17%乙苯。

②药品生产企业在使用时应提供该类溶剂在制剂中残留水平的合理性论证报告。

附表 2　常见有机溶剂在等温法测定时相对于丁酮的保留值参考值

非极性色谱柱			极性色谱柱		
溶剂名称	t_R /min	RART	溶剂名称	t_R /min	RART
柱温 40℃			**柱温 40℃**		
甲醇	1.828	0.126	正戊烷	1.682	0.032
乙醇	2.090	0.268	正己烷	1.787	0.075
乙腈	2.179	0.315	乙醚	1.842	0.097
丙酮	2.276	0.368	异辛烷	1.926	0.131
异丙醇	2.356	0.411	异丙醚	1.943	0.138
正戊烷	2.487	0.481	叔丁基甲基醚	2.005	0.163
乙醚	2.489	0.482	正庚烷	2.021	0.169
甲酸乙酯	2.522	0.501	环己烷	2.159	0.225
二甲氧基甲烷	2.584	0.534	1,1-二氯乙烯	2.209	0.245
1,1-二氯乙烯	2.609	0.547	二甲氧基甲烷	2.243	0.259
乙酸甲酯	2.635	0.561	甲基环己烷	2.405	0.324
二氯甲烷	2.655	0.572	丙酮	2.876	0.515
硝基甲烷	2.807	0.654	甲酸乙酯	2.967	0.551
正丙醇	2.982	0.748	乙酸甲酯	3.000	0.564
1,2-二氯乙烯	3.109	0.817	1,2-二氯乙烯	3.347	0.705
叔丁基甲基醚	3.252	0.894	四氢呋喃	3.403	0.727
丁酮	3.449	1.000	甲基四氢呋喃	3.481	0.758
仲丁醇	3.666	1.117	四氯化碳	3.635	0.821
正己烷	3.898	1.242	1,1,1-三氯乙烷	3.653	0.828
异丙醚	3.908	1.247	乙酸乙酯	3.810	0.891
乙酸乙酯	3.913	1.250	乙酸异丙酯	3.980	0.960
三氯甲烷	3.954	1.272	甲醇	4.062	0.993
四氢呋喃	4.264	1.439	丁酮	4.079	1.000
异丁醇	4.264	1.440	1,2-二甲基乙烷	4.604	1.212
1,2-二氯乙烷	4.517	1.576	甲基异丙基酮	4.716	1.257
1,1,1-三氯乙烷	4.808	1.733	二氯甲烷	4.758	1.274
甲基异丙基酮	4.976	1.823	异丙醇	4.822	1.300
1,2-二甲氧基乙烷	4.985	1.828	乙醇	4.975	1.362
苯	5.281	1.988	苯	4.977	1.362
乙酸异丙酯	5.311	2.004	乙酸丙酯	6.020	1.784
正丁醇	5.340	2.019	三氯乙烯	6.643	2.035
四氯化碳	5.470	2.089	甲基异丁基酮	7.202	2.261
环己烷	5.583	2.150	乙腈	7.368	2.328
甲基四氢呋喃	5.676	2.201	乙酸异丁酯	7.497	2.380
三氯乙烯	6.760	2.785	三氯甲烷	7.985	2.577
二氧六环	6.823	2.819	仲丁醇	8.390	2.740
异辛烷	6.957	2.891	甲苯	8.746	2.884
正庚烷	7.434	3.148	正丙醇	9.238	3.083
乙酸丙酯	7.478	3.172	二氧六环	10.335	3.526
甲基环己烷	8.628	3.792	1,2-二氯乙烷	10.827	3.724
甲基异丁基酮	8.738	3.851	乙酸丁酯	11.012	3.799
3-甲基-1-丁醇	8.870	3.922	甲基丁基酮	11.486	3.990
吡啶	9.283	4.145	甲烷	1.602	
甲苯	11.180	5.168	**柱温 80℃**		
正戊醇	11.382	5.276	异丁醇	3.577	3.045
甲烷	1.594		正丁醇	4.460	4.334
柱温 80℃			硝基甲烷	4.885	4.948
乙酸异丁酯	3.611	2.099	异丙基苯	5.288	5.543
甲基丁基酮	3.859	2.345	吡啶	5.625	6.035
乙酸丁酯	4.299	2.778	3-甲基-1-丁醇	5.934	6.486
氯苯	5.253	3.726	氯苯	6.439	7.223
甲氧基苯	7.436	5.890	正戊醇	7.332	8.527
异丙基苯	8.148	6.589	丁酮	2.176	1.000
丁酮	2.502	1.000	甲烷	1.491	
甲烷	1.493		**柱温 120℃**		
柱温 120℃			甲氧基苯	3.837	9.890
四氢化萘	8.067	29.609	四氢化萘	7.427	24.484
丁酮	1.630	1.000	丁酮	1.650	1.000
甲烷	1.405		甲烷	1.404	

附表3　常见有机溶剂在程序升温法测定时相对于丁酮的保留值参考值

非极性色谱柱			极性色谱柱		
溶剂名称	t_R/min	RART	溶剂名称	t_R/min	RART
甲醇	1.846	0.127	正戊烷	1.691	0.033
乙醇	2.121	0.272	正己烷	1.807	0.076
乙腈	2.201	0.314	乙醚	1.856	0.094
丙酮	2.303	0.367	异辛烷	1.957	0.131
异丙醇	2.401	0.419	异丙醚	1.966	0.135
正戊烷	2.512	0.477	叔丁基甲基醚	2.053	0.167
乙醚	2.519	0.481	正庚烷	2.063	0.171
甲酸乙酯	2.544	0.494	环己烷	2.217	0.228
二甲氧基甲烷	2.611	0.529	1，1-二氯乙烯	2.267	0.246
1，1-二氯乙烯	2.623	0.535	二甲氧基甲烷	2.303	0.260
乙酸甲酯	2.665	0.558	甲基环己烷	2.488	0.328
二氯甲烷	2.674	0.562	丙酮	2.988	0.513
硝基甲烷	2.839	0.649	甲酸乙酯	3.094	0.552
正丙醇	3.051	0.760	乙酸甲酯	3.126	0.564
1，2-二氯乙烯	3.128	0.801	1，2-二氯乙烯	3.511	0.707
叔丁基甲基醚	3.302	0.892	四氢呋喃	3.561	0.725
丁酮	3.507	1.000	甲基四氢呋喃	3.653	0.759
仲丁醇	3.756	1.131	四氯化碳	3.821	0.822
正己烷	3.966	1.241	1，1，1-三氯乙烷	3.833	0.826
异丙醚	3.971	1.244	乙酸乙酯	4.017	0.894
乙酸乙酯	3.981	1.249	乙酸异丙酯	4.207	0.964
三氯甲烷	4.005	1.262	甲醇	4.295	0.997
四氢呋喃	4.387	1.462	丁酮	4.303	1.000
异丁醇	4.397	1.468	1,2-二甲氧基乙烷	4.875	1.212
1,2-二氯乙烷	4.6124	1.581	甲基异丙基酮	5.005	1.260
1,1,1-三氯乙烷	4.843	1.702	二氯甲烷	5.041	1.273
甲基异丙基酮	5.087	1.830	异丙醇	5.069	1.284
1,2-二甲氧基乙烷	5.099	1.837	乙醇	5.275	1.360
苯	5.380	1.984	苯	5.275	1.360
乙酸异丙酯	5.398	1.994	乙酸丙酯	6.437	1.790
正丁醇	5.402	1.996	三氯乙烯	7.108	2.039
四氯化碳	5.501	2.048	甲基异丁基酮	7.735	2.271
环己烷	5.649	2.126	乙腈	7.892	2.329
甲基四氢呋喃	5.739	2.173	乙酸异丁酯	8.068	2.394
三氯乙烯	6.815	2.738	三氯甲烷	8.533	2.566
异辛烷	6.928	2.798	仲丁醇	8.848	2.683
二氧六环	6.928	2.798	甲苯	9.156	2.797
正庚烷	7.563	3.131	正丙醇	9.461	2.910
乙酸丙酯	7.583	3.142	二氧六环	10.183	3.177
甲基环己烷	8.581	3.666	1,2-二氯乙烷	10.446	3.274
甲基异丁基酮	8.830	3.797	乙酸丁酯	10.543	3.310
3-甲基-1-丁醇	8.968	3.870	甲基丁基酮	10.801	3.406
吡啶	9.178	3.980	异丁醇	11.606	3.704
甲苯	10.259	4.548	正丁醇	13.046	4.237
正戊醇	10.448	4.647	异丙基苯	13.258	4.315
乙酸异丁酯	10.638	4.747	硝基甲烷	13.396	4.367
甲基丁基酮	11.025	4.951	吡啶	13.949	4.571
乙酸丁酯	12.175	5.555	3-甲基-1-丁醇	14.519	4.782
氯苯	13.166	6.076	氯苯	14.562	4.798
甲氧基苯	15.270	7.181	正戊醇	15.516	5.151
异丙基苯	15.724	7.420	甲氧基苯	17.447	5.866
四氢化萘	22.409	10.933	四氢化萘	21.708	7.444
甲烷	1.604		甲烷	1.602	

注：附表2、3中数据为非极性的SPB-1柱（30m×0.32mm，1.0μm）和极性的HP-INNOWAX柱（30m×0.32mm，0.5μm）测定的结果。

0871　甲醇量检查法

本法系用气相色谱法（通则0521）测定酒剂或酊剂等含乙醇制剂中甲醇的含量。除另有规定外，按下列方法测定。

第一法（毛细管柱法）

色谱条件与系统适用性试验　采用（6%）氰丙基苯基–（94%）二甲基聚硅氧烷为固定液的毛细管柱；起始温度为40℃，维持2分钟，以每分钟3℃的速率升温至65℃，再以每分钟25℃的速率升温至200℃，维持10分钟；进样口温度200℃；检测器（FID）温度220℃；分流进样，分流比为1:1 采用合适的比例分流进样；顶空进样平衡温度为85℃，平衡时间为20分钟。理论板数按甲醇峰计算应不低于10 000，甲醇峰与其他色谱峰的分离度应大于1.5。

测定法　取供试液作为供试品溶液。精密量取甲醇1ml，置100ml量瓶中，加水稀释至刻度，摇匀，精密量取5ml，置100ml量瓶中，加水稀释至刻度，摇匀，作为对照品溶液。分别精密量取对照品溶液与供试品溶液各3ml，置10ml顶空进样瓶中，密封，顶空进样。按外标法以峰面积计算，即得。

第二法（填充柱法）

色谱条件与系统适用性试验　用直径为0.18～0.25mm的二乙烯苯–乙基乙烯苯型高分子多孔小球作为载体；柱温125℃。理论板数按甲醇峰计算应不低于1500；甲醇峰、乙醇峰与内标物质各相邻色谱峰之间的分离度应符合规定。

校正因子测定　精密量取正丙醇1ml，置100ml量瓶中，用水溶解并稀释至刻度，摇匀，作为内标溶液。另精密量取甲醇1ml，置100ml量瓶中，用水稀释至刻度，摇匀，精密量取10ml，置100ml量瓶中，精密加入内标溶液10ml，用水稀释至刻度，摇匀，取1μl注入气相色谱仪，连续进样3～5次，测定峰面积，计算校正因子。

测定法　精密量取内标溶液1ml，置10ml量瓶中，加供试液至刻度，摇匀，作为供试品溶液，取1μl注入气相色谱仪，测定，即得。

除另有规定外，供试液含甲醇量不得过0.05%（ml/ml）。

【附注】（1）如采用填充柱法时，内标物质峰相应的位置出现杂质峰，可改用外标法测定。

（2）建议选择大口径、厚液膜色谱柱，规格为30m×0.53mm×3.00μm。

0900　特性检查法

0921　崩解时限检查法

本法系用于检查口服固体制剂在规定条件下的崩解情况。

崩解系指口服固体制剂在规定条件下全部崩解溶散或成碎粒，除不溶性包衣材料或破碎的胶囊壳外，应全部通过筛网。如有少量不能通过筛网，但已软化或轻质上漂且无硬心者，可作符合规定论。

除另有规定外，凡规定检查溶出度、释放度或分散均匀性的制剂，不再进行崩解时限检查。

一、片剂

仪器装置　采用升降式崩解仪，主要结构为一能升降的金属支架与下端镶有筛网的吊篮，并附有挡板。

升降的金属支架上下移动距离为 55mm±2mm，往返频率为每分钟 30～32 次。

（1）吊篮　玻璃管6根，管长77.5mm±2.5mm，内径21.5mm，壁厚2mm；透明塑料板2块，直径90mm，厚6mm，板面有6个孔，孔径26mm；不锈钢板1块（放在上面一块塑料板上），直径90mm，厚1mm，板面有6个孔，孔径22mm；不锈钢丝筛网1张（放在下面一块塑料板下），直径90mm，筛孔内径2.0mm；以及不锈钢轴1根（固定在上面一块塑料板与不锈钢板上），长80mm。将上述玻璃管6根垂直置于2块塑料板的孔中，并用3只螺丝将不锈钢板、塑料板和不锈钢丝筛网固定，即得（图1）。

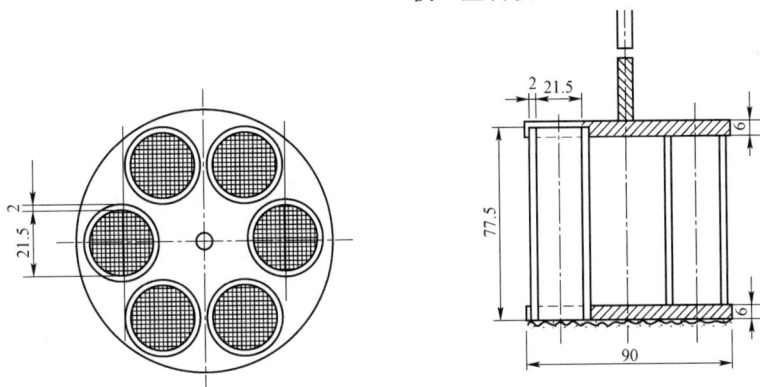

单位：mm

图 1　升降式崩解仪吊篮结构

（2）挡板　为一平整光滑的透明塑料块，相对密度 1.18～1.20，直径 20.7mm±0.15mm，厚9.5mm±0.15mm；挡板共有 5 个孔，孔径 2mm，中央 1 个孔，其余 4 个孔距中心 6mm，各孔间距相等；挡板侧边有 4 个等距离的 V 形槽，V 形槽上端宽 9.5mm，深 2.55mm，底部开口处的宽与深度均为 1.6mm（图2）。

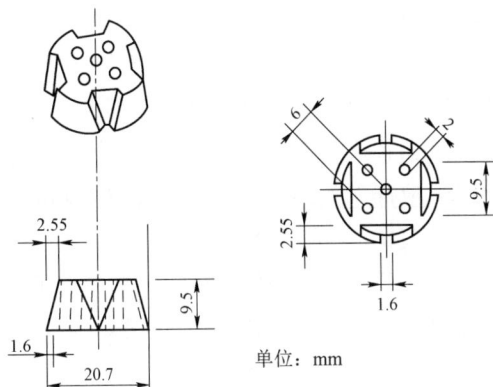

单位：mm

图 2　升降式崩解仪挡板结构

检查法　将吊篮通过上端的不锈钢轴悬挂于金属支架上，浸入1000ml烧杯中，并调节吊篮位置使其下降至低点时筛网距烧杯底部25mm，烧杯内盛有温度为37℃±1℃的水，调节水位高度使吊篮上升至高点时筛网在水面下15mm处，吊篮顶部不可浸没于溶液中。

除另有规定外，取供试品6片，分别置上述吊篮的玻璃管中，启动崩解仪进行检查，各片均应在15分钟内全部崩解。如有1片不能完全崩解，应另取6片复试，均应符合规定。

中药浸膏片、半浸膏片和全粉片，按上述装置，每管加挡板1块，启动崩解仪进行检查，全粉片各片应在30分钟内全部崩解；浸膏（半浸膏）片各片均应在1小时内全部崩解。如果供试品黏附挡板，应另取6片，不加挡板按上述方法检查，应符合规定。如有1片不能完全崩解，应另取6片复试，均应符合规定。

薄膜衣片，按上述装置与方法检查，并可改在盐酸溶液（9→1000）中进行检查，化药薄膜衣片应在30分钟内全部崩解。中药薄膜衣片，则每管加挡板1块，各片均应在1小时内全部崩解，如果供试品黏附挡板，应另取6片，不加挡板按上述方法检查，应符合规定。如有1片不能完全崩解，应另取6片复试，均应符合规定。

糖衣片，按上述装置与方法检查，化药糖衣片应在1小时内全部崩解。中药糖衣片则每管加挡板1块，各片均应在1小时内全部崩解，如果供试品黏附挡板，应另取6片，不加挡板按上述方法检查，应符合规定。如有1片不能完全崩解，应另取6片复试，均应符合规定。

肠溶片，按上述装置与方法，先在盐酸溶液（9→1000）中检查2小时，每片均不得有裂缝、崩解或软化现象；然后将吊篮取出，用少量水洗涤后，每管加入挡板1块，再按上述方法在磷酸盐缓冲液（pH 6.8）中进行检查，1小时内应全部崩解。如果供试品黏附挡板，应另取6片，不加挡板按上述方法检查，应符合规定。如有1片不能完全崩解，应另取6片复试，均应符合规定。

结肠定位肠溶片，除另有规定外，按上述装置照各品种项下规定检查，各片在盐酸溶液（9→1000）及pH6.8以下的磷酸盐缓冲液中均应不得有裂缝、崩解或软化现象，而在pH7.5～8.0的磷酸盐缓冲液中1小时内应完全崩解。如有1片不能完全崩解，应另取6片复试，均应符合规定。

含片，除另有规定外，按上述装置和方法检查，各片均不应在10分钟内全部崩解或溶化。如有1片不符合规定，应另取6片复试，均应符合规定。

舌下片，除另有规定外，按上述装置和方法检查，各片均应在5分钟内全部崩解并溶化。如有1片不能完全崩解或溶化，应另取6片复试，均应符合规定。

可溶片，除另有规定外，水温为20℃±5℃，按上述装置和方法检查，各片均应在3分钟内全部崩解并溶化。如有1片不能完全崩解或溶化，应另取6片复试，均应符合规定。

泡腾片，取1片，置250ml烧杯（内有200ml温度为20℃±5℃的水）中，即有许多气泡放出，当片剂或碎片周围的气体停止逸出时，片剂应溶解或分散在水中，无聚集的颗粒剩留。除另有规定外，同法检查6片，各片均应在5分钟内崩解。如有1片不能完全崩解，应另取6片复试，均应符合规定。

口崩片，除另有规定外，照下述方法检查。

仪器装置　主要结构为一能升降的支架与下端镶有筛网的不锈钢管。升降的支架上下移动距离为10mm±1mm，往返频率为每分钟30次。

崩解篮　不锈钢管，管长30mm，内径13.0mm，不锈钢筛网（镶在不锈钢管底部）筛孔内径710μm（图3）。

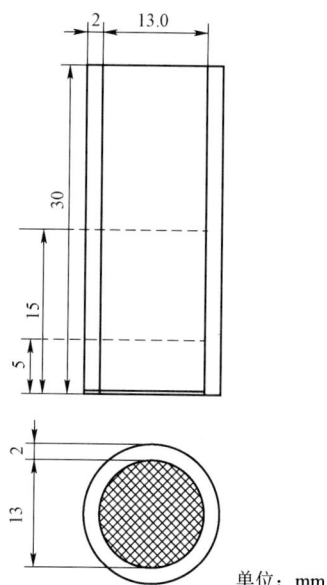

单位：mm

图3　崩解篮结构

检查法　将不锈钢管固定于支架上，浸入1000ml 杯中，杯内盛有温度为 37℃±1℃的水约900ml，调节水位高度使不锈钢管最低位时筛网在水面下 15mm±1mm。启动仪器，取本品 1 片，置上述不锈钢管中进行检查，应在 60 秒内全部崩解并通过筛网，如有少量轻质上漂或黏附于不锈钢管内壁或筛网，但无硬心者，可作符合规定论。重复测定 6 片。均应符合规定。如有 1 片不符合规定，应另取 6 片复试，均应符合规定。

二、胶囊剂

硬胶囊或软胶囊，除另有规定外，取供试品 6 粒，按片剂的装置与方法（化药胶囊如漂浮于液面，可加挡板；中药胶囊加挡板）进行检查。硬胶囊应在 30 分钟内全部崩解；软胶囊应在 1 小时内全部崩解，以明胶为基质的软胶囊可改在人工胃液中进行检查。如有 1 粒不能完全崩解，应另取 6 粒复试，均应符合规定。

肠溶胶囊，除另有规定外，取供试品 6 粒，按上述装置与方法，先在盐酸溶液（9→1000）中不加挡板检查 2 小时，每粒的囊壳均不得有裂缝或崩解现象；继将吊篮取出，用少量水洗涤后，每管加入挡板，再按上述方法，改在人工肠液中进行检查，1 小时内应全部崩解。如有 1 粒不能完全崩解，应另取 6 粒复试，均应符合规定。

结肠肠溶胶囊，除另有规定外，取供试品 6 粒，按上述装置与方法，先在盐酸溶液（9→1000）中不加挡板检查 2 小时，每粒的囊壳均不得有裂缝或崩解现象；将吊篮取出，用少量水洗涤后，再按上述方法，在磷酸盐缓冲液（pH6.8）中不加挡板检查 3 小时，每粒的囊壳均不得有裂缝或崩解现象；续将吊篮取出，用少量水洗涤后，每管加入挡板，再按上述方法，改在磷酸盐缓冲液（pH7.8）中检查，1 小时内应全部崩解。如有 1 粒不能完全崩解，应另取 6 粒复试，均应符合规定。

三、滴丸剂

按片剂的装置，但不锈钢丝网的筛孔内径应为0.42mm；除另有规定外，取供试品 6 粒，按上述方法检查，应在 30 分钟内全部溶散，包衣滴丸应在 1 小时内全部溶散。如有 1 粒不能完全溶散，应另取 6 粒复试，均应符合规定。

以明胶为基质的滴丸，可改在人工胃液中进行检查。

【附注】

人工胃液　取稀盐酸 16.4ml，加水约 800ml与胃蛋白酶 10g，摇匀后，加水稀释成 1000ml，即得。

人工肠液　即磷酸盐缓冲液(含胰酶)(pH 6.8)（通则 8004）。

0981　结晶性检查法

固态物质由于内部的分子排列规律不同可分为晶质晶态（晶体或称结晶体）和非晶质态（无定型）两大类。可用下列方法检查物质的结晶性。固态物质的结晶性检查一般可采用下列方法。

第一法（偏光显微镜法）

许多晶体具有光学各向异性，当光线通过这些透明晶体时会发生双折射现象。利用晶体对光的基本特性可实现固态物质的结晶性检查。

取适量供试品颗粒，置载玻片上，加液状石蜡适量使晶粒供试品颗粒浸没其中，在偏光显微镜下检视，当转动载物台时，应呈现双折射和消光位等各品种项下规定的晶体光学性质。

第二法（粉末 X 射线衍射法）

结晶质当 X 射线照射到供试品上，晶态物质应呈现特征的衍射图（尖锐的衍射峰），而非晶质态的衍射图则呈弥散状。

对于相同化合物的不同晶型固体物质状态亦可采用该方法进行晶型种类鉴别。

测定方法见 X 射线衍射法（通则 0451）。

第三法（差示扫描量热法）

差示扫描量热法可实现对晶态物质的尖锐状吸热峰或非晶态物质的弥散状（或无吸热峰）特征进行结晶性检查。

当相同化合物的不同晶型固体物质状态吸热峰位置存在差异时，亦可采用该方法进行晶型种类鉴别。

测定方法见热分析法（通则 0661）。

0991　比表面积测定法（新增）

比表面积系指单位质量粉体的总表面积。当气体被粉体的表面物理吸附时，可通过测定其表面对气体单分子层的吸附量而得到粉体的比表面积，单位为 m^2/g。物理吸附是被测粉体的表面与被吸附气体（吸附质）之间形成相对微弱范德华力的结果。测定在低温（常用液氮的沸点温度）下进行，被吸附气体的量可通过容量法或动态流动法进行测定。

粉体的物理吸附具有多层吸附的特性，不能直接得到单层饱和吸附量，而是由多层吸附量间接求算。

用后述方法测得的多层吸附量数据可用 BET（Brunauer, Emmett, Teller）等温吸附方程进行处理：

$$\frac{1}{V_a(P_0/P-1)} = \frac{C-1}{V_mC} \times \frac{P}{P_0} + \frac{1}{V_mC} \quad (1)$$

式中　V_a 为标准状态（273.15K、1.013×10^5Pa）下吸附质的吸附体积，ml；

V_m 为标准状态下，供试品表面单分子层吸附质的吸附体积，ml；

P_0 为在吸附温度下吸附质的饱和蒸气压，Pa；

P 为77.4K（液氮的沸点）时吸附质的平衡吸附压力，Pa；

C 为与供试品吸附特性相关的常数。

根据式（1），将 BET 值 $1/[V_a(P_0/P-1)]$ 对 P/P_0 作图，当 P/P_0 值在 $0.05 \sim 0.30$ 范围内，与 $1/[V_a(P_0/P-1)]$ 值呈线性关系，所得线性方程的斜率为 $(C-1)/(V_mC)$，截距为 $1/(V_mC)$，推得 $V_m = 1/($斜率+截距$)$，$C=$斜率/截距+1。从斜率和截距求出 V_m，再由式（2）计算出比表面积（S）：

$$S = \frac{V_mN\sigma}{m \times 22\,400} \quad (2)$$

式中　N 为阿佛加德罗常数（6.022×10^{23}/mol）；

σ 为单个吸附质分子的横截面积（氮分子为 $0.162nm^2$；氪分子为 $0.195nm^2$）；

m 为供试品的量，g；

S 为供试品的比表面积，m^2/g。

当 P/P_0 值在 $0.05 \sim 0.30$ 之间，$1/[V_a(P_0/P-1)]$ 与 P/P_0 的线性关系满足相关系数 r 不小于0.9975时，可通过第一法（动态流动法）或第二法（容量法）

在至少 3 个不同的 P/P_0 条件下测定 V_a 值，按式（1）和（2）处理数据，计算得供试品的比表面积。当 P/P_0 值小于 0.05 时，$1/[V_a(P_0/P-1)]$ 与 P/P_0 通常呈非线性关系，故不建议在此范围内测定。这种在多个 P/P_0 条件下测定的方式，为多点方式测定。

如果满足以下条件，也可在一个 P/P_0 条件下采用单点方式测定。

当供试品的 C 值远大于 1 时，由式（1）可知，$1/[V_a(P_0/P-1)]$ 与 P/P_0 的线性方程的截距趋近于 0，在此条件下，只需选择一个 P/P_0 点，式（1）被简化为式（3），按式（3）计算出 V_m，再代入式（2）可得到供试品的比表面积。

$$V_m = V_a\left(1 - \frac{P}{P_0}\right) \quad (3)$$

1. 供试品的处理及一般要求

（1）供试品的处理　在生产和贮存过程中，供试品表面可吸附其他气体或蒸汽，因此在测定前需对供试品进行脱气处理。由于物质表面的性质、脱气条件等因素影响测定结果的精密度和准确度，脱气效果不好可使比表面积测定结果偏低或产生波动。宜根据供试品的性质选择和优化脱气条件，控制适当的温度、真空度和时间进行脱气。可采用加热真空脱气法或置于干燥气流中采用气体置换法脱气。提高温度可加速去除供试品表面吸附的气体，但在升温过程中要注意供试品表面的性质与完整性不受影响。

（2）吸附质　是指在测定条件（液氮温度77.4K）下，被供试品表面吸附的气体。氮气是常用的吸附质。对于比表面积小于 $0.2m^2/g$ 的供试品，为避免测定误差，可选用氪气作为吸附质；也可选用氮气作为吸附质，但必须通过增加取样量，使供试品总表面积至少达到 $1m^2$ 方可补偿测定误差。选用的吸附质必须干燥，且纯度不小于99.99%。

（3）取样量　使用氮气作为吸附质，供试品的取样量以总表面积至少达到 $1m^2$ 为宜。使用氪气作为吸附质，取样量以总表面积至少达到 $0.5m^2$ 为宜。减少取样量需经过充分的试验验证。

（4）仪器校准　仪器应定期使用比表面积与供试品相当的标准物质（如 α-氧化铝）进行校准。

2. 测定方法

　　测定方法分为第一法（动态流动法）与第二法（容量法），两种方法均可采用单点或多点方式测定。单点方式仅适用于 C 值较大（≫1）的供试品，对于 C 值较小的供试品，测定误差大，宜采用多点方式。

第一法　动态流动法

仪器装置　装置各部分如图 1 所示。

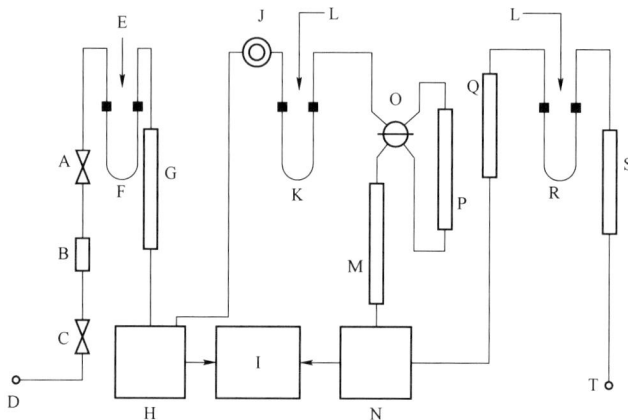

图 1　动态流动法装置示意图

A. 流动控制阀；B. 流动差速控制器；C. 开关阀；D. 进气口；E. 密封环；F. 冷却圈；G. 热平衡管；H. 检测器；
I. 数字显示器；J. 刻度盘；K. 样品池；L. 快速连接自封环；M. 短通道镇流器；N. 检测器；O. 通道选择阀；
P. 长通道镇流器；Q. 流量计；R. 脱气装置；S. 扩散挡板；T. 排气口

　　本法中使用的吸附质通常为干燥的氮气或氪气，在测定条件下氦气因不被吸附而作为载气；吸附质和载气按一定比例组成混合气体。

　　在 P/P_0 值 0.05～0.30 范围内，通过调节混合气体中的吸附质与载气比例，获得不同的 P/P_0 值，至少使用 3 种不同比例的混合气体进行多点方式测定，也可使用比例确定的混合气体进行单点方式测定。

　　测定法　精密量取一定量的吸附质注入检测系统，记录色谱峰，计算单位体积吸附质对应峰面积的大小；再将装有供试品的样品管浸入杜瓦瓶的液氮中，在液氮温度下，供试品吸附流经的混合气体中的吸附质，再移走杜瓦瓶使样品管离开液氮，使供试品中的吸附质被脱附出来，在热导检测器产生信号得到脱附峰，记录峰面积，根据单位体积吸附质所对应的峰面积大小，计算供试品对吸附质的吸附量（V_a），按 BET 方程作图并计算得到供试品的比表面积。

第二法　容量法

仪器装置　装置各部分如图 2 所示。

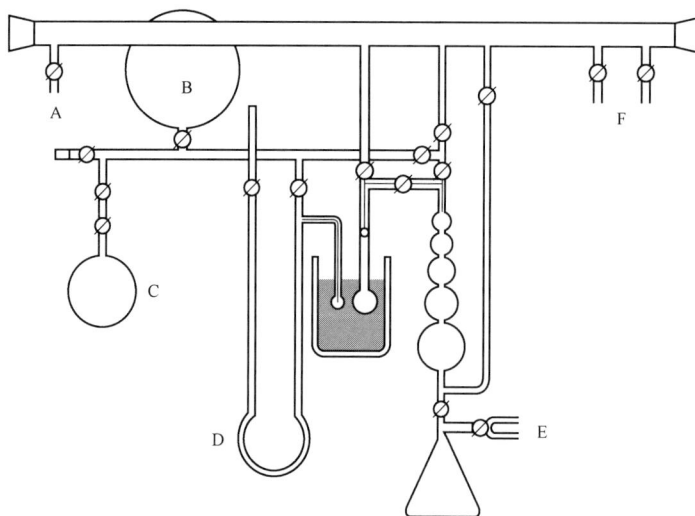

图 2　容量法装置示意图

A. 真空计；B. 氮气瓶；C. 氦气瓶；D. 气压计；E. 真空控制装置；F. 冷却圈和真空泵

吸附质进入已脱气的供试品表面空间可得到稳定的吸附平衡压力 P，容量法常使用氮气作为吸附质。为避免产生热扩散干扰效应，本法仅使用纯度不小于99.99%的纯吸附质而非混合气体。

测定法　取内壁干燥洁净的样品管，通入少量干燥的氮气后，加塞，称重；开盖，在样品管中加入供试品适量，加塞，称重；将样品管置测量装置中，以较低的抽气速率小心地抽真空，使样品管中的供试品处于较低的压力（通常在2～10Pa之间）并保持平稳。

将盛有液氮的杜瓦瓶置测量装置中，调节杜瓦瓶高度使样品管浸入液氮中。在已抽真空至平稳低压的样品管中通入一定量不被吸附的气体（通常为氦气），测定死体积。小心抽去测定死体积用的气体，再向样品管中通入一定量的吸附质，测定供试品在一定 P/P_0 值下对吸附质的吸附量（V_a）。对于多点方式测定，可在 P/P_0 值0.05～0.30的范围内，由低至高在至少3个不同的 P/P_0 值条件下测定供试品中的吸附质吸附量（V_a），按BET方程作图并计算得到供试品的比表面积。

0991　比表面积测定法起草说明

一、概况

比表面积是粉体材料表面特性的重要表征参数，也是粉体药用辅料的一种重要功能性指标。在《美国药典》<1059>药用辅料功能性中明确

antioxidant、Wetting and/or solubilizing agent、Release-modifying agents、Glidants and/or anticaking agent、Lubricant、Wet binder、diluent 等类别的药用辅料应关注其比表面积指标项目。在《中国药典》通则9601药用辅料功能性指标指导原则中也明确了稀释剂、黏合剂、润滑剂、助流剂和抗结块剂等类别的药用辅料应关注比表面积功能性指标项目。在《欧洲药典》和《美国药典》已将比表面积项目作为功能性指标检查项列入部分品种的各论中，如硬脂酸镁、硬脂酸钙、三硅酸镁、干燥氢氧化铝、胶态二氧化硅、硬脂酸、硬脂富马酸钠和滑石粉等品种均有测定比表面积。而在2015年版《中国药典》中尚未有任何药用辅料品种各论列有比表面积检查项。

《中国药典》2015年版尚未收载比表面积测定法，《美国药典》USP41-NF36、《欧洲药典》EP9.0、《英国药典》BP2018、《日本药典》JP17和中华人民共和国国家标准（GB/T 19587—2017）均已收载比表面积测定法（气体吸附法）。《欧洲药典》和《英国药典》除收载了比表面积测定法（气体吸附法），还收载了透过法（EP2.9.14/BP Appendix ⅩⅦ C）。

本通则方法是参考各国药典和国家标准（GB/T 19587—2004）的气体吸附法进行起草，并按《中国药典》书写格式进行规范。各国药典收载情况如下表1。

表1　各国药典比表面积测定法比较

	EP2.9.26/BP Appendix ⅩⅦ M/USP<846>/JP17（3.02）	GB/T 19587—2017/ISO 9277：2010 气体吸附BET法测定固态物质比表面积	拟定方法	异同点
方法介绍与原理	1. BET方程及原理介绍 2. 多点方式测定 3. 单点方式测定	1. 名词术语 2. 原理详细介绍 3. 多点方式测定 4. 单点方式测定	1. BET方程及原理介绍 2. 多点方式测定 3. 单点方式测定	拟定标准与各国药典标准内容一致
供试品的处理与技术要求	1. 供试品的脱气处理 2. 吸附质 3. 取样量	1. 样品处理 2. 试验条件 3. 试验报告要求 4. 标准物质的使用	1. 供试品的脱气处理 2. 吸附质 3. 取样量 4. 用标准物质定期校准	1. 拟定标准中供试品的脱气处理、取样量与各国药典标准内容一致。 2. 吸附质在各国药典的基础上，参考国标，增加了对吸附质的纯度要求。 3. 拟定标准将国外药典单列的仪器校准及标准物质归为技术要求中，内容要求与国外药典一致。但内容较国家标准简单，没有标准物质列表

续表

EP2.9.26/BP Appendix ⅩⅦ M/USP<846>/ JP17（3.02）	GB/T 19587—2017/ISO 9277：2010 气体吸附BET法测定固态物质比表面积	拟定方法	异同点
测定方法	1. 第一法：动态流动法 2. 第二法：容量法	1. 容量法（静态法与动态法） 2. 重量法 3. 动态流动法（气相色谱法）	1. 第一法：动态流动法 2. 第二法：容量法	拟定标准与各国药典内容一致，但较国标少收载了动态容量法和重量法。
仪器校准	用标准物质定期校准	用标准物质定期校准		该部分内容已并入技术要求中

其中，《欧洲药典》《美国药典》和《日本药局》方收载的方法和内容一致。

二、样品信息

因 USP<1059>附录中要求考察药用辅料比表面积的种类主要包括填充剂、黏合剂、助流剂和润滑剂，考虑到上述类别，共收集到几十批常用辅料及活性炭进行实验考察。

三、方法起草及说明

1. 方法起草依据

（1）测定方法的收载　参考各国药典，仅收载了容量法、动态流动法两种方法，未收载国家标准中的动态容量法和重量法。单点方式测定和多点方式测定与各国药典要求一致。

国外药典未对测定方法的应用和选择进行阐述，参考国家标准，在标准中对测定方法的选择做了简略的建议性描述。

（2）供试品的处理与技术要求　参考各国药典，对影响试验的关键因素供试品的处理、吸附质与取样量等的技术要求进行阐述，并将国外药典中对仪器校准的要求归入该部分内容。

仪器在校准和测定时，测定结果的精密度因比表面积值的大小而不同，在材料行业领域内的测定经验中，通常比表面积较大的样品，重复测定结果的偏差可在2%以内，但是对于比表面积较小的样品，测定结果的偏差用百分数表示会相应增大。但各国药典对于测定结果的精密度要求均未作规定，参考国外药典，暂不在技术要求中对结果做精密度要求。

（3）仪器校准　将对仪器的校准放在技术要求项下，按各国药典对仪器校准进行描述：即"仪器应定期使用比表面积与供试品相当的标准物质

（如α-氧化铝）进行校准"。国家标准中仪器校准附上详细的标准物质表，如表2。考虑到该表中的标准物质在药品与药用辅料中尚无国内指定来源，参考国外药典暂不将标准物质表列在正文中。

表2　常用标准物质表

（来源：GB/T 19587—2017/ISO 9277：2010）

材料	SRM/CRM 编号	生产商或经销商	方法	比表面积（m^2/g）	测量结果的不确定性
二氧化硅	BAM–PM–101	BAM[1]	氮气吸附	0.177	0.008[a]
α-氧化铝	BAM–PM–102	BAM	氮气吸附	5.41	0.09[a]
氧化铝	BAM–PM–103	BAM	氮气吸附	156	2.7[a]
氧化铝	BAM–PM–104	BAM	氮气吸附	79.8	0.8[a]
多孔玻璃	BAM–P105	BAM	氮气吸附	198.5	1.6[b]
活性炭	BAM–P108	BAM	氮气吸附	550	5[b]
α-氧化铝	BCR–169	IRMM[2]	氮气吸附	0.104	0.012[a]
α-氧化铝	BCR–170	IRMM	氮气吸附	1.05	0.05[a]
氧化铝	BCR–171	IRMM	氮气吸附	2.95	0.13[a]
石英	BCR–172	IRMM	氮气吸附	2.56	0.10[a]
二氧化钛	BCR–173	IRMM	氮气吸附	8.23	0.21[a]
钨	BCR–175	IRMM	氮气吸附	0.18	0.04[a]
二氧化硅/氧化铝	SRM 1897	NIST[3]	氮气吸附	258.32	5.29[b]
氧化硅	SRM 1899	NIST	氮气吸附	10.52	0.19[b]
氮化硅	SRM 1900	NIST	氮气吸附	2.85	0.09[b]

续表

材料	SRM/CRM 编号	生产商或经销商	方法	比表面积（m²/g）	测量结果的不确定性
二氧化钛	SAP11-05 Class1	APPIE[4]	氮气吸附	8.88	0.55[b]
碳黑	SAP11-05 Class2	APPIE	氮气吸附	23.8	1.10[b]
碳黑	SAP11-05 Class3	APPIE	氮气吸附	111.7	8.62[b]

注：1　Bundesanstalt fur Materialforschung und-prufung（BAM）

部门1，分析化学，标准样品

Richard-Willstatter-Straβe 11，

D-12489 BERLIN

德国 http://www.bam.de/

2　欧洲委员会-联合研究中心

标准物质和测量研究所（IRMM）

标准物质的单位，经办人，标准物质的销售

Retieseweg 111，

B-2440 GEEL

Belgium（比利时）

http://irmm.jrc.ec.europa.eu/html/homepage.htm

3　标准物质的国家标准编制

美国国家标准与技术研究所（NIST）

100 Bureau Drive Stop 2322

GAITHERSBURG

MD 20899-2322

USA（美国）

http://www.nist.gov

4　日本粉末过程工业和工程协会（APPIE 日本）

NO.5 Kyoto Bldg.，181Kitamachi

Karasuma-dori，Rokuji-agaru，Shimogyo-ku

KYOTO 600-8176

Japan（日本）

http://www.appie.or.jp/english/

a　不同实验室之间测试结果（m²/g）的可信度在 95% 之间。

b　扩展不确定度 $U=ku_c$（覆盖因子 $k=2$ 对应一个 95% 可信度的水平），单位 m²/g，根据 ISO/IEC 指南 98-3 计算，u_c 是一个平均标准不确定度。

2. 实验部分

本方法原理已在标准中详述，分别为采用单点方式和多点方式测定的容量法和动态流动法。各国药典和国家标准均未对测定结果的精密度给出要求，对方法的重现性和耐用性进行考察，以及对测量影响条件进行考察，如不同抽真空时间、加热时间、加热温度和不同称样量等，均采用氮气作为吸附质。药用辅料的比表面积值跨度较大，活性炭的比表面积值可达 1000m²/g 以上，而可压性蔗糖的比表面积值可小至 0.15m²/g。本实验选取常用辅料进行了仪器精密度试验、不同处理条件考察、重复性试验、不同仪器测定结果比较、样品测定考察研究。

0992　固体密度测定法（新增）

密度为某一物质的质量在空间分布上的平均值。颗粒成分的密度是药物粉末的一个重要物理特性。固体密度测定值取决于测定粒子体积的方法。实际操作中，固体密度有以下三种表示方法。

真密度：物质的真密度是单位体积上的平均质量，不计由于分子堆积排列造成的空隙体积。这是物质的内在性质，与测定方法无关。晶体的密度可由其大小和晶胞组成测得。

颗粒密度：又称为粒密度，是单位颗粒体积上的平均质量。除了物质本身的体积，颗粒体积还包括颗粒表面及内部一些小于限制尺寸的细孔的体积。尺寸限制取决于测定方法。

堆密度：又称为松密度，是待测样品自然地充填规定容器时，单位容积待测样品的质量。测定堆密度时，待测样品的体积包含其样品自身体积及其内部空隙体积。因此，堆密度测定值取决于粉末颗粒的密度及其堆积方式。

本法适用于测定原料药、药用辅料等的颗粒密度。测定原理为气体置换法，即在测定颗粒密度时，假设在一封闭体系中，测试气体被样品置换掉的体积等同于样品本身体积。若样品不含测试气体无法进入的空隙或密封针孔，则所得密度应与真密度一致。固体密度的单位可以 g/cm³，或者 kg/m³ 表示。

装置　测定装置为气体置换法真密度仪，其原理图见图1。

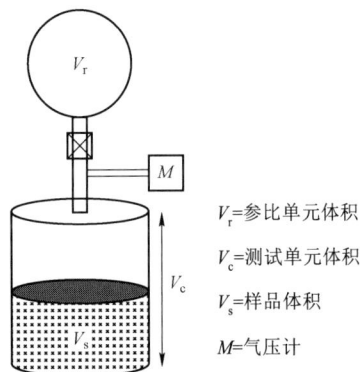

V_r＝参比单元体积

V_c＝测试单元体积

V_s＝样品体积

M＝气压计

图1　气体置换法真密度仪原理图

装置校准　为保证测定结果的准确性，测试单元体积（V_c）和参比单元体积（V_r）应可精确至

0.001cm³。装置校准应进行两次，第一次测试单元为空（即 V_s 为0），第二次将一只已知体积的校准球（精确至 0.001cm³）置于测试单元，分别照测定法操作，并按测定法项下给出的公式，计算 V_c 和 V_r。

测定法　颗粒密度的测定应在 15～30℃条件下进行，测定过程中，温度变化不得过 2℃。测定前，应确保气体置换法真密度仪的参比单元体积和测试单元体积已通过适宜的方法校准。

除另有规定外，以氦气作为测试气体。测定前，应将待测物置于洁净氦气流中进行脱气处理，以除去挥发性物质，必要时，将待测物置于真空中脱气，以加快去除挥发性物质。以处理后的待测物作为测试样品。

取样品适量，装入已精密称定的测试单元，封闭。打开连接测试单元和参比单元的瓣膜，待系统压力稳定后，记录参比单元压力（P_r）；关闭连接测试单元和参比单元的瓣膜，向测试单元导入适量测试气体，待系统压力稳定后，记录系统初始压力（P_i），打开连接测试单元和参比单元的瓣膜，待系统压力稳定后，记录系统最终压力（P_f），按式（1）计算样品体积（V_s）：

$$V_s = V_c + \frac{V_r}{1 - \left[\dfrac{P_i - P_r}{P_f - P_r}\right]} \qquad (1)$$

式中　V_r 为参比单元体积，cm³；

V_c 为测试单元体积，cm³；

V_s 为样品体积，cm³；

P_i 为系统初始压力，kPa；

P_f 为系统最终压力，kPa；

P_r 为参比单元压力，kPa。

重复操作，至连续两次测得的样品体积相差在 0.2%以内。

精密称定样品和测试单元总质量，减重法计算样品质量（m），按式（2）计算样品颗粒密度（ρ）：

$$\rho = \frac{m}{V_s} \qquad (2)$$

式中　ρ 为样品颗粒密度，g/cm³；

m 为样品质量，g；

V_s 为样品体积，cm³。

由于脱气和测定过程可能导致样品质量变化，样品质量应以测定结束后测得的质量为准。

0992   固体密度测定法起草说明

1. 基本概念

各国药典一般把密度的定义表述为"某一物质的质量在空间分布上的平均值"，在计算颗粒密度时，根据颗粒是否计入这些孔隙的面积而具有不同的值，一般有 3 种密度的表达方法：①真密度；②粒密度；③表观密度。

USP41/NF36 在<699>Density of solids 中表述了固体密度的基本定义以及使用气体比重法测定粒密度的方法，EP9.0 则是在 2.2.42 Density of Solids 中给出固体密度的基本定义和常用测定手段，在 2.9.23 Gas Pycnometric Density of Solids 给出使用气体比重法测定粒密度的方法，而 JP17 则是在 3.03 Powder Particle Density Determination 中给出使用气体比重法测定粒密度的方法，本法参考各国药典和相关测定仪器使用说明书，在测定法前给出了固体密度的基本定义和术语，以供参考。

2. 密度的表示方法

国际标准单位一般使用 kg/m³，各国药典一般使用 g/cm³ 来表示密度测定值（1g/cm³＝1000kg/m³）。

3. 气体比重测定法

（1）气体密度计的校准   测量仪器气体密度计在使用之前需要进行校准，以保证测量精度，USP41/NF36 未给出详细的校准方法，本法结合 EP9.0 和 JP17，给出供参考的校准方法。若实际使用仪器使用说明书中有对应校准方法，以说明书为准。

（2）测定步骤   各国药典给出的只是大概的测定方法原理，而对于样品处理、可能存在的误差分析等，应根据测定样品的不同，以各论给出的测定方法、注意事项和使用仪器型号为准。

（3）测定重复性要求   测量密度为粉末粒密度的体积加权平均值，一般要求对一些样品进行重复测定，连续两次取样体积 V_s 相差应不得过 0.2%。

（4）测定环境条件   该项测定对环境条件的要求较高，一般要求颗粒密度的测定应在 15～30℃之间，在测定过程中，温度变化不得过 2℃。

（5）仪器清洗和干燥   应根据气体密度计使用说明书操作。

（6）操作注意事项   本法给出的是常用气体密度计的使用原理和方法，若与实际使用比重计的操作和结构有异，照该仪器手册中操作步骤使用。

样品处理：当测量气体被吸入粉末中或测量时挥发性的污染物挥发时，所测密度存在误差。测定前将粉末置于恒定清洁的氦气流中以除去粉末中的挥发性污染物。必要时，粉末置于真空下脱气。如挥发性污染物不影响测量，两次连续的取样容积相差应不大于 0.2%。因为测量时挥发物可能会挥发，故应在比重法测定体积后再测样品质量。若测定样品有要求干燥，则应按照专著文献规定干燥条件进行预处理。

测定气体：由于氦气的高分散性，一般使用氦气作为测定气体。当使用不同检测气体时，测定结果可能不同，因为气体的穿透能力不仅取决于孔洞的大小，还取决于气体分子的横截面积等。例如，在测定多孔材料时，使用氦气作为测试气体，会比氮气作为测试气体获得更大的颗粒密度测定值。

1000　分子生物学检查法

1001　聚合酶链式反应法（新增）

聚合酶链式反应（polymerase chain reaction，PCR）是一种用于扩增特定 DNA 片段的分子生物学技术，即 DNA 片段的特异性体外扩增过程，其特异性依赖于与目的 DNA 片段两端互补的寡核苷酸引物。PCR 基本原理为双链 DNA 在高温下发生变性解链成为单链 DNA，当温度降低后又可以复性成双链，通过温度变化控制 DNA 的变性和复性，加入引物、DNA 聚合酶、脱氧核糖核苷三磷酸（dNTP）及相应缓冲液，完成特定 DNA 片段的体外复制。

聚合酶链式反应法按原理和用途可分为常规 PCR 法、实时定量 PCR 法（quantitative real-time PCR，qPCR）等。常规 PCR 法系利用供试品中一段特征 DNA 片段设计引物进行 PCR 扩增，并通过比较供试品组和对照组 PCR 产物片段大小或数量进行结果判定的核酸检测方法，也可结合限制性内切酶酶切多态性技术（restriction fragment length polymorphism，RFLP）、片段分析或核酸测序技术对扩增产物进行测定，主要用于动、植物源性中药材和饮片、原材料、中间体、原料药与辅料等种属鉴定，也可用于其他药品质量控制中特征 DNA 片段的检定。

1. 对仪器的一般要求

包括可对温度进行连续控制的聚合酶链式反应分析仪（polymerase chain reaction analyzer，简称 PCR 仪）、具有稳压直流电源电泳仪和平板电泳槽、紫外凝胶成像仪（或紫外透射仪）等。

2. 对 PCR 体系的一般要求

包括耐热 DNA 聚合酶、PCR 缓冲液、dNTP、引物、模板等。组成 PCR 体系的试剂可采用自制、商品化试剂或为供试品检测设计的专用试剂盒，配制和使用过程中应避免污染。自制试剂应尽量现配现用

并经验证后方可使用，商品化试剂和专用试剂盒需经过质量确认，并严格遵照说明书使用和储存。

3. 方法适用性试验

进行聚合酶链式反应时，应进行方法适用性试验，若测定条件以及供试品来源、部位、加工、制备工艺、干扰物质、储藏等因素可能影响测定结果时，应重新对所用方法的专属性等进行确认。

利用阳性对照、阴性对照、空白对照按"4. 测定法"进行方法适用性试验。阴性对照可根据实际情况选择已知不含待测动植物源性成分的样品，检测结果应无 DNA 条带或 DNA 条带数量与位置与阳性对照不一致。

采用商品化试剂或试剂盒进行供试品前处理、模板 DNA 制备、核酸扩增和反应产物检测时，应按说明书操作，并符合试剂盒说明书中的质量控制及方法适用性要求。

4. 测定法

（1）供试品前处理　供试品取样应有代表性，取样量和取样部位可按各品种项下的规定或按物料和不同生产阶段产品的检验要求。除另有规定外，可采用适宜方式对供试品进行前处理，如依次用 75%乙醇、无菌水清洗擦拭表面以消除交叉污染或细菌污染。固体供试品应用乳钵或研磨仪充分研磨使成粉末，必要时可加液氮适量辅助研磨。液体供试品应充分混匀。

（2）模板制备　按各品种项下规定或按物料和不同生产阶段产品的检验要求，提取供试品模板 DNA，模板 DNA 的质量和浓度应满足核酸扩增的基本要求。

（3）引物　根据样品来源物种的特征 DNA 片段设计引物。

中药材和饮片引物序列见各品种项下的规定。

动物源性生化药和辅料，除另有规定外，猪、牛及羊源性成分的种属鉴定应分别采用下列引物：

猪源性成分鉴定引物：

上游引物（PidF）：5′–GCCTAAATCTCCC CTCAATGGTA–3′；下游引物（PidR）：5′–ATGAAA GAGGCAA ATAGATTTTCG–3′；扩增产物长度为212bp。

牛源性成分鉴定引物：上游引物（BidF）：5′–GCCATATACTCTC CTTGGTGACA–3′；下游引物（BidR）：5′–GTAGGCTTGGGA ATAGTACGA–3′；扩增产物长度为271bp。

羊源性成分鉴定引物：上游引物（SidF）：5′–TATTAGGCCTCCC CCTTGTT–3′；下游引物（SidR）：5′–CCCTGCTCATAAG GGAATAGCC–3′；扩增产物长度为293bp。

（4）核酸扩增　除另有规定外，核酸扩增可采用 PCR 反应进行，操作如下：

PCR 体系应由脱氧核糖核苷三磷酸（dNTP，含脱氧核糖核苷三磷酸 dATP、dCTP、dGTP、dTTP 一般各 2.5mmol/L）、引物溶液（一般 10～30μmol/L）、耐热 DNA 聚合酶（具有 5′→3′ 聚合酶活性，一般 1～2.5U）及其缓冲液（含金属离子如镁离子）、模板和无菌水组成，总体积为 20～100μl。

扩增程序应包括变性、退火、延伸三个基本步骤，还可包括预变性、终延伸。预变性时间一般为 94℃保温 3～5 分钟，对于鸟嘌呤和胞嘧啶所占比例较高的品种，可适当延长预变性时间至 10 分钟或升高预变性温度至 98℃。PCR 循环一般分为三步或两步，反应循环次数一般在 30～40 次，退火温度一般在 45～65℃。当 PCR 反应产物长度小于 500bp 时，退火延伸时间一般在 20～45 秒。延伸温度一般为 72℃或 68℃，可根据使用的 Taq DNA 聚合酶特性决定。

（5）反应产物检测　如有必要或有规定，在 PCR 反应完成后，取扩增产物，利用限制性内切酶进行酶切反应。酶切反应体系由限制性内切酶及其缓冲液、扩增产物和无菌水组成，总体积为 20μl，其中限制性内切酶一般为 5～15U，扩增产物一般为 5～10μl。依据限制性内切酶种类选择适宜反应温度进行酶切，酶切反应时间通常为 2～4 小时，

快速限制性内切酶的反应时间不超过 1 小时。

中药材和饮片限制性内切酶种类见各品种项下的规定。

动物源性生化药和辅料，除另有规定外，猪、牛及羊源性成分的种属鉴定必要时可结合 RFLP 进行鉴定。猪源性成分鉴定限制性内切酶为 MnlⅠ，牛源性成分鉴定限制性内切酶为 DpnⅡ，羊源性成分鉴定限制性内切酶为 Sau3AⅠ。

按琼脂糖凝胶电泳法（核酸检测用）进行反应产物检测。对于片段小于 1000bp 的产物，制备的琼脂糖凝胶浓度应在 1%～3% 之间。对于片段大于或等于 1000bp 的产物，宜使用浓度为 0.5%～1.5% 的琼脂糖凝胶。选择合适的 DNA 分子量标准与反应产物同时进行琼脂糖凝胶电泳，DNA 分子量标准应含有用于结果判定的分子量条带。

（6）结果判定　阳性对照　除另有规定外，中药材或饮片应选择对照药材作为阳性对照，动物源性生化药和辅料应分别选择与供试品类型一致且种属来源明确的药用原材料、中间体、原料药辅料或序列明确的核酸片段作为阳性对照。

空白对照　以无菌水代替供试品。

结果判定方法　分别取供试品、阳性对照和空白对照同法试验，阳性对照的 DNA 条带位置和数量应符合规定，空白对照中应无 DNA 条带。当供试品琼脂糖凝胶电泳图谱 DNA 条带数量与位置与阳性对照一致时，结果判定为阳性。

【附注】

1. PCR 须在满足核酸检测基本条件的分子生物学实验室中进行；试剂配制和储存、前处理和模板制备、PCR 扩增和产物分析等功能区域应参照《实验室质量控制规范　食品分子生物学检测》（GB/T 27403）予以分隔，或采用其他有效方式控制。

2. 实验室生物安全和污染废弃物的处理应符合《实验室生物安全通用要求》（GB 19489）。

3. 检测人员需经上岗培训和在岗持续培训，要求掌握聚合酶链式反应相关专业知识和技能、实验室管理要求，能独立熟练地操作。

1001　聚合酶链式反应法标准起草说明

聚合酶链式反应（polymerase chain reaction,

PCR）是一种用于扩增特定 DNA 片段的分子生物学技术，具有高特异性、高灵敏度、高效率和高准确性，目前已广泛用于动物、植物、微生物鉴定以及重组制品特性评价和质量控制。聚合酶链式反应（PCR）法系利用供试品中一段特征 DNA 片段，通过设计引物进行 PCR 扩增，并加以分析，用于中药材和饮片、供药品生产使用的动物源性原材料、中间体、原料药与辅料的种属鉴定。

本法在参照 2015 年版《中国药典》一部川贝母 PCR–RFLP 鉴别法、蕲蛇聚合酶链式反应鉴别法、乌梢蛇聚合酶链式反应鉴别法、金钱白花蛇聚合酶链式反应鉴别法，三部生物制品生产检定用动物细胞基质制备及检定规程，皮内注射用卡介苗多重 PCR 鉴别试验、注射用重组人白介素–11（酵母）基因稳定性检查，SV40 核酸序列检查法（通则 3304）、血液制品生产用人血浆病毒核酸检测技术要求（通则 3306）的基础上，综合意见拟定形成。

现从起草背景、仪器要求、供试品前处理、模板制备、引物要求、PCR 扩增、产物和结果判定等方面对聚合酶链式反应法的起草过程做如下说明：

1. 起草背景

种属鉴定是中药和生化药品质量控制的基础。中药存在一药多基原、同名异物、同物异名的现象，不同基原药材其药性、药效可能存在差异；猪、牛、羊等不同动物来源的生化药品药效也存在差异。另一方面人为制假、掺假、用假现象的存在也对药品质控提出了挑战。由于传统的性状鉴定、显微鉴定和理化鉴定在中药基原鉴别和生化药动物源性成分鉴定上具有一定的局限性，而基于聚合酶链式反应技术的核酸鉴定因其具有准确、专属性好、检测样品微量的优点，且不受环境因素、生物体发育阶段、器官组织差异的影响，逐步应用于药品生物来源的检测。目前 2015 年版《中国药典》蕲蛇、乌梢蛇、金钱白花蛇药材或饮片鉴别项下收载了聚合酶链式反应法，川贝母鉴别项下收载了聚合酶链式反应–限制性内切酶长度多态性方法，以及皮内注射用卡介苗、重组乙型肝炎疫苗（汉逊酵母）种子批菌种、重组人表皮生长因子凝胶（酵母）、注射用重组人干扰素–11（酵母）、重组人表皮生长因子滴眼液（酵母）菌种来源的检定。

聚合酶链式反应（PCR）技术自 1985 年发明以来即受到广泛关注，由于 PCR 技术能以指数形式扩增极其微量的 DNA，特异性强、灵敏度高，并且对检测样品要求低、操作简便，在法医鉴定、生物医学、食品科学、农业科学、检验检疫、动植物植物分类与鉴定等领域急速发展。使用聚合酶链式反应技术鉴别生物基原、动植物品种、种质纯度、微生物检验检疫等的国家标准、行业标准及地方标准已超过 477 项，其中多项标准涉及到药用物种种属来源的鉴定，如 GB/T 21106《动物源性饲料中鹿源性成分定性检测方法 PCR 方法》、HS/T 13《牛、羊、鹿源性成分鉴定方法实时荧光 PCR 方法》、SN/T 3033《燕窝的分子生物学鉴别方法实时荧光 PCR 法和双向电泳法》、SN/T 3957《冬虫夏草真伪鉴别实时荧光 PCR 方法》、SN/T 4452《出口虎、豹、狮源性成分定性检测方法 PCR–RFLP 方法》等。除各物种鉴别标准外，国家标准化管理委员会也发布了食品、农业、微生物检验检疫等领域聚合酶链式反应相关总则或规程。另除《中国药典》以外，《韩国草药药典》（Korean Herbal Pharmacopoeia）于 2013 年也收载了使用聚合酶链式反应法鉴别鹿茸和白首乌。

为了进一步规范和扩大《中国药典》聚合酶链式反应鉴别的应用，急需建立聚合酶链式反应法（通则），为药材、饮片、生化药品准确、可靠鉴定及临床用药安全提供保障。

2. 起草说明

（1）概述　聚合酶链式反应（polymerase chain reaction，PCR）法系利用供试品中一段特征 DNA 片段或碱基，通过设计引物进行 PCR 扩增，并加以分析，用于中药材和饮片、供药品生产使用的动物源性原材料、中间体、原料药与辅料的种属鉴定。

聚合酶链式反应技术的基本原理类似于 DNA 天然复制过程，其特异性依赖于与靶序列两端互补的寡核苷酸引物。模板 DNA 先经高温变性为单链，降低到适宜温度后两条特异性寡核苷酸引物分别与模板 DNA 两条链上相应的一段互补序列发生退火，在 DNA 聚合酶作用下，以四种脱氧核糖核苷三磷酸（dNTP）为底物，使退火引物得以延伸，然后不断重复变性、退火和延伸这一循环，使目的 DNA 片段呈指数级扩增，其扩增产物可通过多种特异性和敏感性好的方法进行分析。聚合酶链式反应法在大量实验基础上形成，涉及工作包括：①国家标准化管理委员会发布的相关国家标准：GB/T 34408—2017《天然皮革牛、羊、猪源性成分定性 PCR 检测方法》；GB/T 25165—2010《明胶中牛、羊、猪源性成分的定性检测方法实时荧光 PCR 法》；GB/T 21101—2007《动物源性饲料中猪源性成分定性检测方法 PCR 方法》。②行业/团体标准：中药分子鉴定通则；SN/T 1119—2002《进口动物源性饲料中牛、羊源性成分检测方法 PCR 方法》；金银花快速 PCR 鉴定；金钱白花蛇快速 PCR 鉴定。

（2）仪器一般要求的依据　所用仪器主要有可对温度进行连续控制并实现核酸指数级扩增的聚合酶链式反应分析仪（polymerase chain reaction analyzer，简称 PCR 仪）、具有稳压直流电源和平板电泳槽电泳仪、紫外凝胶成像仪（或紫外透射仪）等，此外还包括常规仪器电子天平、离心机、冰箱、恒温仪、紫外分光光度仪。仪器应定期进行校准。

使用 PCR 法进行测定的一般步骤包括样品前处理和 DNA 提取、聚合酶链式反应、凝胶电泳与凝胶成像等三个基本步骤。电子天平用于样品前处理时的取样称量，离心机主要用于 DNA 提取部分的固液分离和柱纯化分离，冰箱用于 DNA、酶的保存，恒温仪用于 DNA 提取时的孵育，紫外分光光度计用于 DNA 浓度和质量的测定，PCR 仪用于聚合酶链式反应扩增，具有稳压直流电源电泳仪和平板电泳槽用于凝胶电泳，紫外凝胶成像仪（或紫外透射仪）用于结果判定时的凝胶成像，均为进行聚合酶链式反应过程中必不可少的仪器。

PCR 仪的控温精度、升降温速度、变温方法等有可能影响 PCR 检定结果，应根据检定方法选择合适的 PCR 仪。中药聚合酶链式反应鉴别一般为近缘物种鉴别，多只有单个或少数几个差异 SNP 位点，可用于鉴别的退火温度窗口较窄，部分品种对温度要求较高（如蕲蛇、金银花等），为准确鉴别中药及其混伪品，需要确保退火温度的准确性。多数 PCR 仪控温一致性在 ±0.2～0.5℃，少数在 0.5～1℃，应确保控温精度适合品种的 PCR 鉴别。

（3）PCR 体系一般要求的依据　包括耐热 DNA 聚合酶、PCR 缓冲液、dNTP、引物、模板等。组成 PCR 体系的试剂可采用自制、商品化试剂或为供试品检测设计的专用试剂盒，配制和使用过程中应避免污染。自制试剂应尽量现配现用并经验证后方可使用，商品化试剂和专用试剂盒应严格遵照说明书使用和储存，需经过验证或经监管机构批准。

DNA 聚合酶　主要作用是催化 DNA 的合成，具有 $5'{\rightarrow}3'$ 聚合酶活性，常用的 DNA 聚合酶包括 Taq DNA 聚合酶、Pfu DNA 聚合酶等，不同的 DNA 聚合酶生物特征及聚合能力显著不同，需根据检测目的进行选择。Taq DNA 聚合酶是最常用的 PCR 反应聚合酶，最早由水生栖热菌 *Thermus Aquaticus*（Taq）中分离，它具有很强的热稳定性，95℃孵育时的半衰期大于 40 分钟且在 70～75℃具有 DNA 聚合活性。Taq DNA 聚合酶具无 $3'{\rightarrow}5'$ 外切酶活性，进行 PCR 反应时的碱基掺入错误率为 $2.7\times10^{-4}\pm0.8\times10^{-4}$，适用于保真度要求不高的 PCR 反应，尤其是在如位点特异性 PCR 鉴别或多重 PCR 鉴别反应等一些特定的 PCR 反应操作中，必须使用无 $3'{\rightarrow}5'$ 外切酶活性的 DNA 聚合酶。Taq DNA 聚合酶具有极强的 dNTP 掺入能力，在未进行特殊规定的情况下，一般使用 Taq DNA 聚合酶进行 PCR 反应。

Pfu DNA 聚合酶具有 $3'{\rightarrow}5'$ 核酸外切酶活性，在 DNA 扩增时可切除掉 DNA 延伸链中错配的碱基，对扩增中的 DNA 产物片段进行校读，在 PCR 反应中具有很好的忠实性。因此，使用 Pfu DNA 聚合酶进行 PCR 反应，比使用 Taq 聚合酶有较低的错配突变概率，保真性更高，其 PCR 反应保真度约为 Taq 聚合酶的 10 倍。川贝母、蕲蛇、乌梢蛇的 PCR 鉴别反应中要求使用的高保真 DNA 聚合酶，可以用 Pfu DNA 聚合酶[《中国药典》2015 年版一部<37、78、372 页>]。不同 DNA 聚合酶具有不同的特性，对品种项下规定的 DNA 聚合酶，不可进行随意更改。

引物　引物/引物组是特异结合于目的 DNA 序列并作为 DNA 聚合作用起始点的寡核苷酸片段的集合，一般由两条或多条组成，分别与目的 DNA 片段两端的 DNA 模板链互补。引物是保证 PCR 特异性的核心元件，单个碱基的改变即可导致检测结果的不同，如位点特异性 PCR，对品种项下规定的引物，不可进行随意更改。

　　反应缓冲液　根据离子组成、pH 值和添加物的不同，PCR 反应中使用的缓冲液也不同。有些缓冲液适用于特定的试验，如多重 PCR、实时定量 PCR、反转录 PCR。从不同生物中分离或人工诱变的 DNA 聚合酶反应缓冲液的离子组成、pH 值和添加物具有很大不同，需要根据 DNA 聚合酶的性质选择。Mg^{2+}或 Mn^{2+}（在使用兼具反转录酶活性及 DNA 聚合酶活性的 DNA 聚合酶时应用）为反应体系中一个重要的组成成分。镁离子对于 PCR 扩增的特异性和效率影响显著，一般应为 1.0～2.0mmol/L 为宜。镁离子浓度过高，反应特异性降低，易出现非特异扩增；浓度过低会降低 DNA 聚合酶的活性，使反应产物减少。目前，绝大多数标准和论文中 Mg^{2+}浓度均处于 1.0～2.0mmol/L 〔《中国药典》2015 年版一部〈37、78、372 页〉，三部〈各论 115 页〉，四部（通则 3304、通则 9107）〕，市售主流 DNA 聚合酶反应缓冲液的 Mg^{2+}浓度一般也均处于 1.0～2.0mmol/L。

　　dNTP　为 DNA 合成的原料，包括 dATP、dGTP、dTTP、dCTP 等。PCR 反应中，dNTP 的质量与浓度和 PCR 扩增效率有密切关系，一般应为 50～200μmol/L，配制时四种 dNTP 的浓度应按等摩尔比例进行混合，当四种 dNTP 浓度相差较大时，可能引起碱基错配。

　　模板　为含有所需扩增片段的 DNA，PCR 反应对模板质量（包括 DNA 完整性和 DNA 纯度）和模板浓度均有一定的要求，应满足核酸扩增的基本条件。不同 DNA 提取方法获得的 DNA 质量和浓度均不相同，特异性 PCR 鉴别、核酸测序、多重 PCR 扩增、荧光定量 PCR 扩增等因品种或引物的不同，模板 DNA 要求均不一致。过高模板浓度可能导致假阳性或假阴性（扩增抑制），过低的模板浓度导致假阴性结果，故需确保模板浓度在合适的范围。

　　品种正文项下规定的反应体系除 DNA 聚合酶种类、引物不得更改外，其余如 PCR 缓冲液、dNTP、模板用量等可以适当微调，以达到系统适用性试验的要求。当对其测定结果产生争议时，应以品种项下规定的 PCR 体系的检定结果为准。

　　（4）**样品前处理依据**　药品种类众多、形态多样，来源于动物、植物、微生物的不同部位，具有异质性，垂体后叶素、肝素钠等动物源性生化药原材料、中间体、原料药与辅料形态、性质不同，均应有不同的取样方法。由于聚合酶链式反应样品用量小，首先应通过一定手段对样品进行均质处理，由于不同中药、动物源性生化药原辅料、中间体性质不一，取样部位和取样量应根据样本进行分别规定，中药材可以参照药材和饮片取样法（通则 0211）取样。由于药材表面往往具有细菌、霉菌、其他药材附着、污染物等情况，且可能存在样品间交叉污染，应先去除外源污染和附着物，依次使用 75%乙醇和无菌水擦拭表面后晾干，以确保供试品准确性。动物源性生化药品原辅料、中间体可根据样本来源和样本类型适当处理后取样。

　　供试品通常使用液氮研磨和组织研磨仪进行粉碎，液氮研磨可使样品保持低温状态，防止 DNA 降解，而组织研磨仪可同时粉碎多份样品，能有效避免样品间的交叉污染，粉碎粒度小，均质性强。由于聚合酶链式反应鉴别具有很高的灵敏度，供试品前处理应严格与其他区域隔离并严格防止交叉污染。进行中药聚合酶链式反应鉴别的实验室应满足实验室分区要求，实验室要求可参照《实验室质量控制规范　食品分子生物学检测》（GB/T 27403）。实验室生物安全和污染废弃物的处理应符合《实验室生物安全通用要求》（GB 19489）。

　　（5）**模板 DNA 制备方法选择依据**　DNA 提取是指从供试品中提取出 DNA 的方法。中药和生化药品原辅料、中间体进行聚合酶链式反应测定的首先步骤是 DNA 的提取，获得高质量 DNA 是聚合酶链式反应测定成功的前提。提取纯化的基本原则是将 DNA 从基质中释放出来，去除抑制 PCR 反应的物质，纯化及富集 DNA 以进行后续的 PCR 反应。所提取 DNA 应符合 PCR 反应及其产物检测的要求，即 DNA 含量、完整性、纯度应满足扩增、酶切和电泳检查的要求。常用的药品 DNA 提取方法包括十六烷基三甲基溴化铵（cetyl trimethyl ammonium bromide，CTAB）法、十二烷基硫酸钠（sodium dodecyl sulfate，SDS）法、DNA 碱裂解法以及基于这些原理的 DNA 提取试剂盒法。CTAB 法通过调整提取缓冲液的盐浓度可以很好去除 DNA 中的多糖、蛋白质、色素及多酚类成杂质，且可以通过增加 PVP 及 β-巯基乙醇的含量来防止植物细胞中多酚类物质氧化。SDS 法调整 SDS 浓度和蛋白酶 K 的含量可以对难以提取的骨类、角甲类、壳类药材进行提取。与 CTAB 和 SDS 法相比，DNA 碱裂解法的试剂组成简单、操作步骤少，且不需要使用酚等有毒试剂，被认为是一种具有良好前景的药材快速 DNA 提取方法。在 DNA 提取过程中，也可以采用等效的 DNA 提取试剂盒，目前常用试剂盒多采用硅胶膜离心柱法。由于中药材所含成分复杂，且在标准研制过程中发现不同供试品需要使用完全不同的 DNA 提取方法才能达到最佳 DNA 提取效果，如川贝母 PCR–RFLP 鉴别使用了新型植物基因组提取试剂盒，蕲蛇和乌梢蛇一般使用 SV 动物基因组 DNA 提取试剂盒进行 DNA 提取，故需针对供试品特征选择合适的 DNA 提取方法，为确保通则的通用性和规范性，仅给予原则性的规定。要求模板 DNA 的质量和浓度应满足核酸扩增的基本要求，原则上模板 DNA 浓度宜不低于 10ng/μl，A_{260}/A_{280} 比值宜在 1.8～2.0 之间。

目前，多种商品化试剂盒可用于动物源性生化药品 DNA 的提取纯化，应根据样品类型（如固体或液体样品，细胞或非细胞样品等）选择适用的提取方法与试剂盒。对于部分 DNA 含量极低或含有大量 PCR 反应抑制成分（如蛋白质等）的原材料或辅料，可根据样品特点，进行合适前处理后，采用商品化试剂盒提取基因组 DNA。原则上动物源性生化药品模板 DNA 浓度宜不低于 10ng/μl，A_{260}/A_{280} 比值宜在 1.8～2.0 之间，但对于小牛血清、糜蛋白酶原等 DNA 含量极低的样品，不能准确测定 A_{260} 及 A_{280}，但不影响后续的 PCR 反应。若 DNA 提取液的浓度过低，需相应地加大取样量或减少最终 DNA 产物的溶解体积。

考虑到动物源性生化药品原辅料的 DNA 提取早已商业化，在研究过程中根据生化药品来源和种类的不同，分别尝试了不同生产厂家不同货号的试剂盒进行动物源性生化药品原辅料总 DNA 的提取，结果均可以符合核酸扩增的要求。另外，在研究时发现不严格符合 DNA 浓度和纯度的供试品 DNA 溶液也可进行聚合酶链式反应测定，通则起草研讨过程中有建议放宽对 DNA 浓度和纯度的限制，为确保通则的通用性和规范性，仅给予原则性的规定，与中药材及饮片聚合酶链式反应 DNA 提取要求相一致。

（6）引物选择的依据　**中药材和饮片**　中药材和饮片聚合酶链式反应测定一般使用特异性 PCR 反应鉴别法。特异性 PCR 反应鉴别是根据正伪品药材间碱基存在差异的一段特定区域 DNA 序列，设计特异性的正品鉴别引物，建立 PCR 反应及其产物检测方法，根据电泳条带的大小及有无即可区分正品和伪品，从而实现药材及饮片的鉴定。

《中国药典》蕲蛇、乌梢蛇、金钱白花蛇药材或饮片项下收载的聚合酶链式反应鉴别法，其原理属特异性 PCR 反应鉴别法。除此之外，该方法还已广泛应用于龟甲、鹿茸、蜈蚣、蛤蚧、鸡内金等动物药材及饮片；人参、西洋参、太子参、三七、前胡、半夏、大黄、白及、黄芪、贝母、何首乌、泽泻等根和根茎类，西红花、金银花等花类，木通、杜仲、紫苏、石斛等茎类，莱菔子、紫苏子、菟丝子、白术种子等种子类，麻黄、淫羊藿、薄荷等全草类药材和饮片的鉴别。

基于大量实验结果证明，特异性 PCR 在中药材及饮片鉴定中具有很好的专属性、适用性，由于中药材和饮片特异性 PCR 的基本原理为正品和混伪品间存在特异性的 DNA 序列，故而中药材和饮片聚合酶链式反应法中每种正品或正品的每个基原均有根据正品/物种特征设计的特异性引物片段。具体序列需要根据品种项下决定，不做统一规定。

动物源性生化药品　参考 GB/T 21101—2007《动物源性饲料中猪源性成分定性检测方法 PCR 方法》、SN/T 1119—2002《进口动物源性饲料中牛、羊源性成分检测方法 PCR 方法》以及 Genbank 公共核酸数据库等资料，确定如下引物序列：

猪源性成分鉴定引物：上游引物（PidF）：5′–GCC TAA ATC TCC CCT CAA TGG TA–3′；下游引物（PidR）：5′–ATG AAA GAG GCA AAT AGA TTT TCG–3′。

牛源性成分鉴定引物：上游引物（BidF）：5′–GCC ATA TAC TCT CCT TGG TGA CA–3′；下游引物（BidR）：5′–GTA GGC TTG GGA ATA GTA CGA–3′。

羊源性成分鉴定引物：上游引物（SidF）：5′–TAT TAG GCC TCC CCC TTG TT–3′；下游引物（SidR）：5′–CCC TGC TCA TAA GGG AAT AGC

C-3′。

使用上述引物，对小牛脾匀浆、小牛血清、垂体后叶粉、糜蛋白酶原、玻璃酸酶、肝素钠等样品的种属来源进行聚合酶链式反应法测定，结果与经过测序验证的猪、牛、羊对照品结果相一致，在进行牛源性成分种属鉴别时，牛对照品分别在214bp及57bp处各有一条DNA条带，猪、羊对照品均无DNA条带；在进行猪源性成分种属鉴别时，猪对照品分别在196bp及16bp处各有一条DNA条带，牛、羊对照品均无DNA条带；在进行羊源性成分种属鉴别时，羊对照品分别在202bp及91bp处各有一条DNA条带，牛、猪对照品均无DNA条带。通过对多批次实际样品进行检测，结果均具有良好的特异性、重现性和重复性。

（7）核酸扩增方法确定的依据　除另有规定外，核酸扩增可采用PCR反应或PCR-RFLP反应进行。

PCR反应　PCR反应体系和PCR反应条件需要依据各药材和饮片品种特征制定。

一般来说，PCR反应体系应由脱氧核糖核苷三磷酸（dNTPs，含脱氧核糖核苷三磷酸dATP、dCTP、dGTP、dTTP各2.5mmol/L）、引物溶液（10～30μmol/L）、耐热Taq DNA聚合酶（具有5′→3′聚合酶活性）1～2.5U及其缓冲液（含镁离子）、模板和无菌水组成，总体积为25μl或30μl。

扩增程序应包括变性、退火、延伸三个基本步骤，还可包括预变性、终延伸。预变性时间一般为94℃保温3～5分钟，对于鸟嘌呤和胞嘧啶所占比例较高的品种，可适当延长预变性时间至10分钟或升高预变性温度至98℃。PCR循环可以为三步或两步PCR循环，反应循环次数一般在30～40次，退火温度一般在45～65℃。当PCR反应产物长度小于500bp时，退火延伸时间一般在20～45秒。终延伸温度一般为72℃或68℃，可根据使用的Taq DNA聚合酶特性决定。特异性PCR对反应条件要求严格，其退火温度、酶量、引物量、循环数、模板浓度、Taq酶种类均可影响鉴别结果。Taq DNA聚合酶属于耐热性聚合酶，分子量94KD，催化5′→3′DNA合成，最佳反应温度68～75℃，dNTPs的工作浓度为100～300μM，最佳Mg^{2+}浓度为2～3mM，最佳pH为8.1～9.1。DNA聚合时的延伸速度在理想状态下为2～4kb/min，20～25秒延伸已

能完全保证500bp片段的扩增，Pfu聚合酶等高保真DNA聚合酶相比Taq DNA聚合酶具有更高的延伸速度，且时间过长可能出现长片段的假阳性扩增，故原则性规定退火延伸时间一般在20～45秒，终延伸温度为72℃或68℃。

PCR反应条件的关键参数包括温度、时间和循环次数，基于PCR原理三步骤而设置变性-退火-延伸三个温度点。关键参数与引物序列特征密切相关，特异性PCR引物序列严格依赖于正伪品间碱基存在差异的一段特定区域及其上下游DNA序列特征。

PCR-RFLP反应　PCR-RFLP是一种利用PCR扩增目的DNA片段，再使用特定的核酸内切酶消化扩增产物，通过分析酶切条带大小及多态性，从而检测酶切位点处是否发生突变的一种技术。《中国药典》川贝母项下收载的聚合酶链式反应-限制性内切酶长度多态性方法，其原理属PCR-RFLP反应鉴别法。除此之外，该方法还已广泛应用于人参、半夏、何首乌、大黄、石斛、木通、泽泻、绞股蓝、金银花、紫草等中药材鉴定。其步骤主要包括：

PCR-RFLP反应由PCR反应和酶切反应组成，其中PCR反应同特异性PCR反应鉴别法。反应体系和反应条件需要依据各药材和饮片品种特征制定。

一般来说，酶切体系由10×酶切缓冲液、限制性内切酶、扩增产物、无菌双蒸水组成，总体积为20～30μl。由于PCR-RFLP严格依赖于限制性内切酶的种类，即要求鉴别位点位于限制性内切酶的识别序列上，从而导致识别位点的改变。因此需要根据正伪品差异序列特征，选择对应的限制性内切酶种类，以及酶切温度和时间。常规限制性内切酶的酶切反应时间为2～6小时，快速限制性内切酶的酶切反应时间不超过30分钟，时间过长容易产生星活性，导致鉴别结果错误。

动物源性生化药品聚合酶链式反应测定时采用PCR-RFLP反应进行测定，其反应条件和酶切条件均通过多批次的实验研究结果确定。牛、猪、羊源性成分种属鉴别时分别使用BidF/BidR、PidF/PidR、SidF/SidR引物对进行PCR扩增，扩增后取产物，分别使用限制性内切酶DpnII、MnlI、

Sau3AI 进行酶切。通过对小牛脾匀浆、小牛血清、垂体后叶粉、糜蛋白酶原、玻璃酸酶、肝素钠等不同批次样品进行检测，结果表明扩增方法和酶切方法均具有良好的重现性和重复性。

（8）反应产物检测依据　DNA 片段可通过琼脂糖凝胶电泳法（核酸检测用）进行反应产物检测。大量实验数据证明，琼脂糖凝胶电泳已成为成熟 PCR 或酶切产物检测技术，可用于扩增及酶切产物检查。聚合酶链式反应法反应产物检测采用供试品 DNA 扩增/酶切产物凝胶电泳结果与对照品/对照药材 DNA 扩增/酶切产物凝胶电泳结果进行对比的方式进行，由于不同检测批次凝胶电泳迁移速度、迁移时间具有不同，故需要 DNA 分子量标准判断产物片段凝胶电泳迁移位置 DNA 分子量标准应含有用于结果判定的分子量条带。琼脂糖凝胶电泳法适合分离片段大小差异为 50～1000bp 的反应产物，根据产物片段大小选择合适浓度的琼脂糖凝胶（《分子克隆实验指南》第三版）。对于片段小于 1000bp 的产物，制备的琼脂糖凝胶浓度应在 1%～3%之间（表1）。

表1　琼脂糖浓度与线性 DNA 片段大小参考表

琼脂糖凝胶浓度（%，w/v）	分离线性 DNA 的有效范围（bp）
0.7	800～12 000
1	500～10 000
1.2	300～7000
1.5	200～3000
2.0	50～2000

由于 PCR 鉴别具有很高的灵敏度，为避免在实验过程中由于操作不当引入的外源污染或样品交叉污染，需同时进行对照试验，阳性对照使用对照药材，阴性对照使用无菌双蒸水，保证实验的可靠性。

（9）结果判定依据　对照试验是检定测定方法足否存在系统误差的方法之一。本方法为定性检测，结果判定应依据阳性、空白等对照和供试品的检测结果。除另有规定外，阳性、空白等对照应符合以下要求：

阳性对照　阳性对照试验是分析质量控制的方法之一。除另有规定外，中药材或饮片应选择对照药材，动物源性生化药和辅料应选择与供试品类型一致且种属来源明确的药用原材料、中间体、原料药或辅料。照供试品方法操作，阳性对照的 DNA 条带位置和数量应符合规定。

空白对照　常采用空白对照试验是以评定方法的准确度以及观察实验是否处于正常状态。以无菌水代替供试品，照供试品方法操作，空白对照应无 DNA 条带。

结果判定　阳性、空白对照应符合规定，当供试品琼脂糖凝胶电泳图谱 DNA 条带数量与位置与阳性对照一致时，结果为阳性。

（10）质量控制要求的依据　质量控制是鉴别结果质量保证体系中最重要、最关键的环节之一。由于 PCR 具有极高的灵敏度，能将微量 DNA 模板放大，极微量的试剂、器具、耗材、气溶胶或样品交叉污染就能造成假阳性结果；而检测人员的错误操作或试剂、耗材的失效则易造成假阴性结果。

PCR 须在满足核酸检测基本条件的分子生物学实验室中进行；试剂配制和储存、前处理和模板制备、PCR 扩增和产物分析等功能区域应予以分隔，可参照《实验室质量控制规范　食品分子生物学检测》（GB/T 27403）要求建立涵盖检测人员、检测实验室、仪器设备、结果质量控制和管理体系的质量控制系统。除酶等具有生物活性的试剂外，或另有规定不能灭菌的试剂外，进行聚合酶链式反应鉴别的试剂与耗材均应根据灭菌法（通则 1421）进行灭菌。实验室生物安全和污染废弃物可根据《实验室生物安全通用要求》（GB19489）进行处理。

3. 方法适用性要求的确定依据

聚合酶链式反应测定结果受 DNA 聚合酶性质、PCR 仪控温能力、升降温速度及其他条件的影响，在进行聚合酶链式反应测定时，应进行方法适用性试验，以确认所采用的方法适合于该供试品的测定。若测定条件发生变化可能影响测定结果时，应重新进行方法适用性确认。

进行方法适用性确认时，选择已知含有待测物种成分的样品作为阳性样品，已知不含待测物种成分的样品作为阴性样品，按建立的方法进行操作，阳性样品应在预期位置出现 DNA 条带，阴性样品应无 DNA 条带或 DNA 条带数量与位置与预期不一致。

方法适用性确认可采用中国合格评定国家认

可委员会（China National Accreditation Service for Conformity Assessment，CNAS）、中国计量认证（China Metrology Accreditation，CMA）通常采取的实验室能力验证的方式进行。能力验证通常采用两种方式进行：①实验室间比对；②上级实验室样品检测。其核心为上级实验室发布的样本，按照规定的方法学进行检测，看结果偏差是否在可接受的范围。对聚合酶链式反应检测，最核心是对专属性的检测，即发布的阳性样本检测结果是否为阳性，阴性样本是否为阴性。阳性样本通常为含有待测物种成分同种样同类型品，阴性样本通常为供试品同类型的常见混伪品样品。

动物源性原材料最主要的物种来源为猪、牛、羊，进行猪源性成分聚合酶链式反应鉴定方法适用性确认时应确定已知猪源性样本使用待确认的方法检测应为阳性，已知的牛或羊源性样本使用待确认的方法检测应为阴性，牛、羊猪源性成分聚合酶链式反应鉴定方法适用性确认方式同猪源性鉴定。

动物源性原材料样品的方法适用性验证举例具体如下：

（1）脾脏匀浆　分别取猪、牛及羊脾脏，剪碎后匀浆，制得猪、牛及羊脾脏匀浆样品。在猪源性成分鉴别时，以猪脾脏匀浆为阳性样品，以牛、羊脾脏匀浆为阴性样品；在牛源性成分鉴别时，以牛脾脏匀浆为阳性样品，以猪、羊脾脏匀浆为阴性样品；在羊源性成分鉴别时，以羊脾脏匀浆为阳性样品，以猪、牛脾脏匀浆为阴性样品，按建立的方法进行操作。在进行牛源性成分种属鉴别时，牛对照品分别在214bp及57bp处各有一条DNA条带，猪、羊对照品均无DNA条带；在进行猪源性成分种属鉴别时，猪对照品分别在196bp及16bp处各有一条DNA条带，牛、羊对照品均无DNA条带；在进行羊源性成分种属鉴别时，羊对照品分别在202bp及91bp处各有一条DNA条带，牛、猪对照品均无DNA条带（图1）。说明本方法对脾脏匀浆样品的猪、牛及羊源性成分鉴别具有专属性。

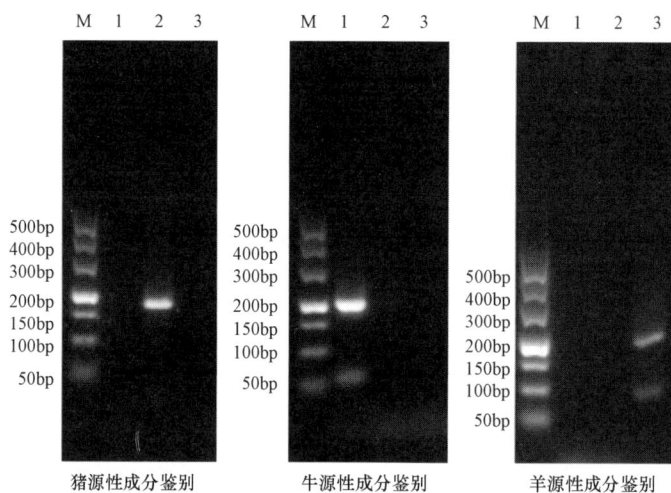

图1　脾脏匀浆样品猪、牛及羊源性成分鉴别专属性验证
M：DNA分子量Marker（DL 500）；1：牛脾匀浆样品；2：猪脾匀浆样品；3：羊脾匀浆样品

（2）血清　分别取猪、牛及羊血清，制得猪、牛及羊血清样品。在猪源性成分鉴别时，以猪血清为阳性样品，以牛、羊血清为阴性样品；在牛源性成分鉴别时，以牛血清为阳性样品，以猪、羊血清为阴性样品；在羊源性成分鉴别时，以羊血清为阳性样品，以猪、牛血清为阴性样品，按建立的方法进行操作。在进行牛源性成分种属鉴别时，牛对照品分别在214bp及57bp处各有一条DNA条带，猪、羊对照品均无DNA条带；在进行猪源性成分种属鉴别时，猪对照品分别在196bp及16bp处各有一条DNA条带，牛、羊对照品均无DNA条带；在进行羊源性成分种属鉴别时，羊对照品分别在202bp及91bp处各有一条DNA条带，牛、猪对照品均无DNA条带（图2）。说明本方法对血清样品的猪、牛及羊源性成分鉴别具有专属性。

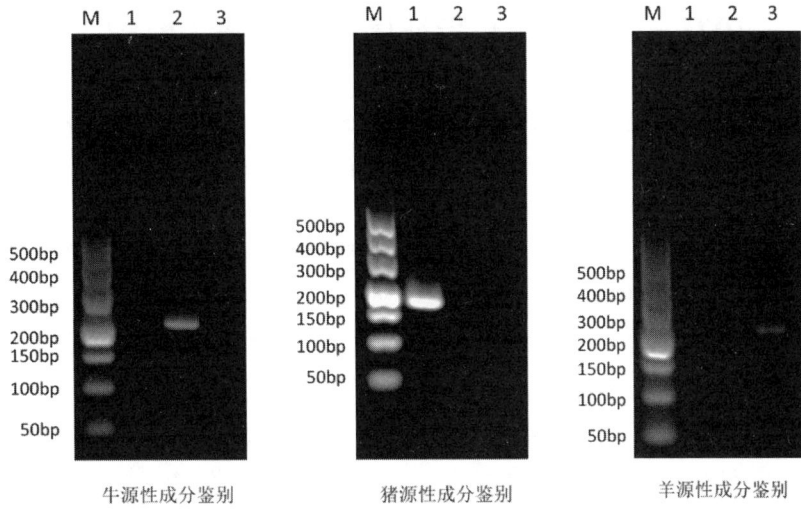

图2　血清样品牛、猪及羊源性成分鉴别专属性验证

M：DNA分子量Marker（DL 500）；1：猪血清样品；2：牛血清样品；3：羊血清样品

1021　细菌 DNA 特征序列鉴定法（新增）

细菌 DNA 特征序列鉴定法系以特征核酸序列作为目标检测物，用于药用原料、辅料、制药用水、中间产品、终产品、包装材料和环境等药品全生命周期质量控制中细菌的鉴定。

本法通过对细菌 16S rRNA 基因特征序列的测定，实现细菌的生物学鉴定。细菌 16S 核糖体 RNA 基因（16S ribosomal RNA gene，16S rRNA 基因）全长约 1500bp，包含 9 个可变区（Variable region，V 区）和 10 个恒定区（Constant region，C 区），在结构与功能上具有高度保守性，是细菌分类和鉴定中得到广泛应用的 DNA 特征序列之一。

实验环境和仪器的一般要求

开展细菌鉴定试验的环境应具备分子生物学实验室的基本条件，并符合相应级别的生物安全要求。

所用仪器有电子天平、离心机、冰箱、恒温仪、DNA 定量仪器（如紫外或荧光分光光度仪），聚合酶链式反应分析仪（polymerase chain reaction analyzer，PCR 仪）、电泳仪、凝胶成像仪、核酸测序仪等。

试剂及其制备方法

三羟甲基氨基甲烷–乙二胺四醋酸二钠缓冲液（TE 缓冲液，pH 8.0）　称取三羟甲基氨基甲烷 12.1g，加适量纯化水搅拌溶解，并稀释至 100ml，用盐酸试液调节 pH 值至 8.0，得到 1mol/L 储备液；称取乙二胺四醋酸二钠 18.6g，加适量纯化水搅拌溶解，并稀释至 100ml，用氢氧化钠试液调节 pH 值至 8.0，得到 0.5mol/L 储备液。取三羟甲基氨基甲烷储备液 10ml，乙二胺四醋酸二钠储备液 2ml，加纯化水稀释至 1000ml，灭菌。

PCR 反应缓冲液（pH 8.3）　称取三羟甲基氨基甲烷 12.1g，氯化钾 37.3g，氯化镁 2.4g，加适量纯化水搅拌溶解，并稀释至 1000ml，用盐酸试液调节 pH 值至 8.3，灭菌。

电泳缓冲液（TAE 缓冲液，pH 8.0）　称取三羟甲基氨基甲烷 4.84g，冰醋酸 1.14ml，乙二胺四醋酸二钠 0.75g，加适量纯化水搅拌溶解，并稀释至 1000ml，用氢氧化钠试液调节 pH 值至 8.0。

上样缓冲液　称取溴酚蓝 0.25g，二甲苯氰 0.25g，蔗糖 40.0g，加适量纯化水搅拌溶解，并稀释至 100ml。

也可以采用适宜的商品化试剂和试剂盒进行核酸提取、扩增、产物检测和纯化等。

方法适用性试验

细菌 DNA 特征序列鉴定时，应进行方法适用性试验，以确认所采用的方法适合于目标菌的鉴定。若鉴定条件发生变化可能影响鉴定结果时，应重新进行方法适用性试验。

进行方法适用性试验时，选择革兰阳性和阴性标准菌株按"待检菌的测定"步骤进行操作。提取的核酸质量应能满足核酸扩增的要求；核酸扩增产物应能在 500bp 左右检测到一条目的条带；核酸测序结果应与相应对照菌株的核酸序列一致。

方法适用性试验应设定阴性对照试验，取灭菌的纯化水作为阴性对照，照核酸提取及后续步骤进行操作。核酸扩增产物应无扩增条带。

方法适用性试验可与待检菌的测定同时进行。

待检菌的测定

待检菌的测定应设置阳性对照试验、阴性对照试验。

阳性对照试验

根据待检菌的革兰染色等特性，选择特征序列确定的菌株作为阳性对照，照待检菌的测定步骤进行操作。阳性对照试验提取的核酸质量应能满足核酸扩增的要求；核酸扩增产物应能在 500bp 左右检测到一条目的条带；核酸测序结果应与相应对照菌株的核酸序列一致。

阴性对照试验

取灭菌的纯化水作为阴性对照，照核酸提取及后续步骤进行操作，用以确证核酸提取、PCR 反应体系和扩增过程无污染。阴性对照试验的核酸扩增产物应无扩增条带。

待检菌测定

分离纯化　挑取待检菌在适宜的固体培养基上连续划线培养，以获取纯培养物（单个菌落）。

核酸提取　核酸提取常用 CTAB 法（cetyltriethylammnonium bromide method），也可采用

十二烷基硫酸钠法、碱裂解法等其他适宜的方法，必要时加入核糖核酸酶（Ribonuclease，RNase）去除 RNA。

CTAB 法提取核酸的一般步骤：取适量经分离纯化后的待测菌纯培养物于离心管中，加入 TE 缓冲液 450μl、溶菌酶（10mg/mL）25μl，混匀，置 37℃水浴加热 30 分钟；加入 10%十二烷基硫酸钠溶液 50μl，混匀，置 37℃水浴加热 15 分钟；加入 1%氯化钠溶液 80μl、10% CTAB 溶液 70μl，混匀，置 65℃水浴加热 15 分钟；加入饱和苯酚–三氯甲烷–异戊醇（25:24:1，v/v/v）溶液 350μl，剧烈振荡，室温静置 5 分钟，离心（转速为每分钟 12 000 转）10 分钟，取上清液置于新的离心管中，重复操作 1 次；加入 2 倍体积无水乙醇，于–20℃静置不少于 30 分钟，离心（转速为每分钟 12 000 转）10 分钟，弃去上清液；加入适量 75%乙醇（v/v）溶液洗涤，离心（转速为每分钟 12 000 转）10 分钟，弃去上清液，室温风干至乙醇挥发完；加入适宜体积的 TE 缓冲液溶解，作为核酸提取溶液（模板 DNA），置 2～8℃冰箱中备用。

待检菌提取的核酸质量应能满足核酸扩增的要求，核酸浓度宜不低于 10ng/μl。模板 DNA 浓度和纯度测定常用紫外–可见分光光度法，A_{260}/A_{280} 比值宜在 1.8～2.0 之间。

核酸扩增　本法中的核酸扩增是指对 16S rRNA 基因 V1～V3 可变区核酸序列片段进行扩增，其扩增引物、反应体系及扩增程序如下：

扩增引物

正向引物（16SV1F）：5′– AGAGTTTGAT CCTGGCTCAG–3′；反向引物（16SV3R）：5′– GTATTACCGCGG CTGCTGGC–3′。

反应体系

常用的 PCR 反应体系为 25μl。制备时，取 PCR 反应缓冲液 2.5μl，脱氧核糖核苷三磷酸（dNTPs，2.5mmol/L）2μl，正向和反向引物（2.5μmol/L）各 2μl，模板 DNA 1μl，Taq DNA 聚合酶（1U/μl）1μl，加灭菌的纯化水至 25μl。

扩增程序

采用的扩增程序为：94℃预变性 3 分钟；94℃变性 30 秒，55～60℃退火 30 秒，72℃延伸 60 秒，30 个循环；72℃继续延伸 5 分钟。

核酸扩增产物的检测

采用琼脂糖凝胶电泳法检测核酸扩增产物。使用电泳缓冲液配制 1.5%琼脂糖凝胶，其中加入溴化乙锭（ethidium bromide，EB）或吖啶橙（acridine orange，AO）等适宜的核酸凝胶染色剂。取核酸扩增产物 5μl、上样缓冲液 1μl，混匀后上样，于 100～150V 电压下电泳，溴酚蓝条带移动至凝胶片的 1/2～2/3 处结束电泳。取凝胶片在紫外凝胶成像仪上检视，核酸扩增产物应在约 500bp 的位置出现一条目的条带。核酸扩增产物检测时应选择适宜的 DNA 分子量标记（Marker），目的条带的大小应包括在 Marker 的范围内。

核酸扩增产物的纯化

核酸扩增产物应进行纯化，去除扩增引物、模板 DNA、Taq DNA 聚合酶等残留。核酸扩增产物纯化的主要步骤包括：将琼脂糖凝胶中的核酸扩增产物切下，置于离心管中，加入适量体积的 TE 缓冲液，65℃水浴至凝胶块完全溶解；分别加入 1/10 体积醋酸钠溶液（3mol/L，pH 5.2）和乙二胺四醋酸钠溶液（125mmol/L，pH 8.0），混匀；加入 2 倍体积无水乙醇，–20℃静置 30 分钟；离心（转速为每分钟 12 000 转）10 分钟，弃去上清液；加入适量 75%乙醇（v/v）溶液洗涤，离心（转速为每分钟 12 000 转）10 分钟，弃去上清液，室温风干至乙醇挥发完；加入适宜体积的 TE 缓冲溶液溶解，作为核酸扩增产物的纯化溶液，置 2～8℃冰箱中备用。

核酸测序

以扩增引物作为测序引物，使用核酸测序仪对纯化后的核酸扩增产物进行双向测序，获得目标核酸序列。对核酸测序结果进行序列质量核查。双向测序峰图应采用有峰图拼接功能的软件，以正、反向核酸序列叠加的方式进行序列拼接，并去除两端引物区序列。拼接后得到的核酸序列方向应与核酸扩增正向引物方向一致。

结果判定

将获得的细菌 DNA 特征序列与经验证过的专用数据库进行比对。根据比对结果进行判定。

1021　细菌 DNA 特征序列鉴定法起草说明

利用分子生物学技术对药用原料、辅料、制药用水、中间产物、终产品、包装材料和环境等药品全生命周期质量控制中的细菌菌株进行鉴定、分类和追溯，是加强药品生产过程质量控制、提升产品质量与安全性、降低用药风险的有效手段。与传统的形态学观察、显微镜检、理化鉴别和生化分析等技术相比，分子生物学技术以生物核酸作为目标检测物，可以从根本性的遗传物质层面对菌株的种属及来源做出解释，检测结果更加准确，专属性更强，目前已逐渐成为国内外药品质量标准发展的必然趋势。目前，《美国药典》（USP 41<1113>）、《欧洲药典》（EP 9.0<5.1.6>）、《日本药典》（JP 17<General Information G4>）、《中国药典》通则（9204）中均收载了分子生物学技术用于药品微生物质量控制的相关章节。

DNA 特征序列分子鉴定是利用基因组中一段公认的、相对较短的 DNA 序列来进行物种鉴定的分子生物学分类技术。该技术以核酸测序技术为基础，通过筛选通用 DNA 特征序列，建立数据库和鉴定平台，运用生物信息学方法分析比对 DNA 数据，进而对物种进行鉴定，是对传统生物鉴定方法的有效补充和重大突破。该技术近年来受到国内外药品质量标准制定机构的广泛关注，并逐渐成为物种鉴定和分类的研究热点。DNA 特征序列分子鉴定的优势在于：结果客观准确、重复性好、方法通用性强、易于推广和标准化。《中国药典》2015 年版四部通则（9107）首次收载了用于中药材 DNA 条形码鉴定指导原则，是该项技术在中药材质量控制领域的重要应用。

本指导原则将 16S rRNA 基因核酸测序与 DNA 特征序列分子鉴定相结合，通过测定 16S rRNA 基因 5′端可变区的核酸序列进行菌株鉴定，建立细菌鉴定的 DNA 特征序列，是完善微生物监控和风险评估体系、提高药品质量标准和用药安全性的有效手段。

细菌 DNA 特征序列鉴定法是在《伯杰氏系统细菌学手册》（Bergey's Manual of Systematic Bacteriology）和 Genbank 数据库中大量核酸序列数据的筛选、大量实验样本核酸测序鉴定的基础上形成的：

（1）针对葡萄球菌属、假单胞菌属、埃希菌属、沙门菌属、梭菌属、芽孢杆菌属、微球菌属、库克菌属等课题研究的目标细菌，收集整理《伯杰氏系统细菌学手册》中所有对应标准菌株（含模式菌株）的核酸序列，并在此基础上进行序列分区和特异性位点的筛选；收集整理 Genbank 数据库中的参比序列等可信度较高的核酸序列，并进行序列长度、兼并碱基等序列分析适用性的筛选；

（2）实验样本量包括　葡萄球菌属（标准菌株 9 个种 19 株；分离株 20 个种 274 株）、假单胞菌属（标准菌 19 个种 21 株；分离株 2 个种 12 株）、埃希菌属（标准菌株 5 个种 11 株；分离株 1 个种 58 株）、沙门菌属（标准菌株 28 株，分离株 72 株）、梭菌属（标准菌株 8 个种 8 株）、芽孢杆菌属（标准菌株 5 个种 5 株；分离株 6 个种 24 株）、克雷伯菌属（标准菌株 1 个种 1 株）、微球菌属（标准菌株 1 个种 1 株；分离株 22 株）、库克菌属（分离菌株 6 个种 8 株）等药品质量控制中的常见细菌。同时以不同种属的标准菌株为例，分别进行专属性和重现性考察，结果进一步表明细菌 DNA 特性序列鉴定法在菌株鉴定中具有较好的稳定性和准确性，具有广阔的应用前景。

现将细菌 DNA 特征序列鉴定法的起草过程做如下说明：

一、标准起草经过

细菌 DNA 特征序列鉴定法（原"细菌 DNA 条形码鉴定指导原则"）系上海市食品药品检验所承担国家药典委员会 2015 年、2016 年标准提高研究课题，在 2015 年研究课题通过结题验收、拟定葡萄球菌核酸测序鉴定法并通过实验室间复核；以及 2016 年研究课题扩大细菌种属的验证范围，并进行规范化鉴定方法和标准核酸序列实验室间复核的基础上拟定形成。

2017 年 12 月，细菌 DNA 条形码鉴定指导原则（2017.12 送审稿）在 2016 年标准提高研究课题中期审定会上进行初次审议。会后，课题组根据专家意见做进一步修改。

2018 年 1 月，细菌 DNA 条形码鉴定指导原则（2018.1 送审稿）报国家药典委员会微生物专委会审定。专家建议将原"细菌 DNA 条形码鉴定指导原则"正式命名为"细菌 DNA 特征序列鉴定法"；并要求进一步核定鉴定方法适用范围、"DNA 条形码与 DNA 特征序列"的合理性等。会后，课题组根据专家意见做进一步修改。

2018 年 2 月，细菌 DNA 特征序列鉴定法（2018.2 送审稿）报国家药典委员会"分子生物学检测技术药典标准体系建设专题会议"再次审定。专家建议通则中涉及的试剂及其制备方法单列条目表述；涉及试剂盒的试验方法，应补充相应通用方法（手工方法）的试验步骤，并进行验证，确保通则实施后各类用户均可重现。会后，课题组根据审定意见做进一步修改后，形成细菌 DNA 特征序列鉴定法（2018.6 送审稿）。

二、标准起草说明

1. 核酸提取与纯化

菌株的分离纯化和核酸的提取是进行 PCR 扩增和核酸测序的必要步骤。菌体破碎多采用碱裂解法、CTAB 法等；核酸提取多采用酚氯仿抽提法等，且菌体破碎和核酸提取的方法早已商业化，课题在研究过程中分别尝试了 3 个生产厂家共 4 个货号的试剂盒进行菌株基因组 DNA 的提取，结果均可以符合核酸扩增的要求。由于革兰阴性细菌的细胞壁富含脂多糖，较易破碎；而革兰阳性细菌的细胞壁富含碳聚糖和磷壁酸，不易破碎，本研究也尝试通过加热煮沸、超声破碎、等快速破壁的方法进行标准核酸序列片段的扩增，扩增效果不稳定。综合各类菌体破碎、核酸提取方法的普适性和可接受程度，通则中采用 CTAB 提取法，并对具体试验步骤在本实验室进行了确认；同时，也可采用商品化试剂盒方法。

另外，课题组在承担 2015 年药品标准提高课题的研究时，部分参与单位在复核过程中建议放宽对于模板 DNA 浓度和纯度的限制。为确保指导原则的通用性和规范性，仅给予原则性描述。

2. 核酸扩增

（1）扩增引物　16S rRNA 基因核酸序列分为 V1~V9 共 9 个可变区，一般而言，根据恒定区核酸序列设计引物，扩增可变区特异性核酸序列片段，进行菌株鉴定。常用的鉴定引物有：

27F：5′-AGAGTTTGATCMTGGCTCAG-3′

357F：5′-CTCCTACGGGAGGCAGCAG-3′

530F：5′-GTGCCAGCMGCCGCGG-3′

926F：5′-AAACTYAAAKGAATTGACGG-3′

1114F：5′-GCAACGAGCGCAACCC-3′

342R：5′-CTGCTGCSYCCCGTAG-3′

519R：5′-GWATTACCGCGGCKGCTG-3′

907R：5′-CCGTCAATTCMTTTRAGTTT-3′

1100R：5′-GGGTTGCGCTCGTTG-3′

1492R：5′-TACGGYTACCTTGTTACGACTT-3′

1525R：5′-AAGGAGGTGWTCCARCC-3′

（M=C：A，Y=C：T，K=G：T，R=A：G，S=G：C，W=A：T）

根据公共数据库中序列的筛选，结合国内外药品质量标准、参考文献等法规要求和公开发表的研究论文，将 16S rRNA 基因核酸序列 5′端约 500bp 的长度作为细菌核酸测序鉴定的通用 DNA 特征序列（覆盖 V1~V3 区），优化后的扩增引物如下：

正向扩增引物（16SV1F）：5′-AGAGTTTGATCCTGGCTCAG-3′；反向扩增引物（16SV3R）：5′-GTATTACCGCGGCTGCTGGC-3′。

（2）反应体系　镁离子浓度：镁离子对 PCR 扩增的特异性和产量有显著的影响，在一般的 PCR 反应中，各种 dNTP 浓度为 20mmol/L 时，镁离子浓度为 1.5~2.0mmol/L 为宜。镁离子浓度过高，反应特异性降低，出现非特异扩增，浓度过低会降低 Taq DNA 聚合酶的活性，使反应产物减少。课题研究中根据各商业化试剂的浓度、结合本实验室的 PCR 扩增效果，以 20~30mmol/L 镁离子为宜。

dNTP 的质量与浓度：dNTP 的质量与浓度和 PCR 扩增效率有密切关系，dNTP 粉呈颗粒状，多次冻融使 dNTP 降解。在一般的 PCR 反应中，dNTP 为 2.0~3.0mmol/L（等摩尔配制）。浓度过低又会降低 PCR 产物的产量。课题研究中根据各商业化试剂的浓度、结合本实验室的 PCR 扩增效果，以 2.0~3.0mmol/L dNTPs 为宜。

（3）扩增程序　课题研究中在 PCR 反应的建立过程中采用梯度 PCR 的方式，分别选择 55℃、58℃ 和 60℃ 为退火温度，验证 PCR 序列扩增的特异性，结果显示：三个退火温度均可有效扩增靶序列片段，产生单一的条带。因此，通则中规定 55~60℃ 均可作为核酸扩增反应的退火温度。

3. 核酸扩增产物的纯化

采用 DNA 在酸性条件下沉淀、碱性条件下溶解的原理，对于获得的 PCR 产物进行纯化。

（1）方法一　将琼脂糖凝胶中的核酸扩增产物

切下，置于离心管中，加入适量体积的 TE 缓冲液，65℃水浴至凝胶块完全溶解；分别加入 1/10 体积醋酸钠溶液（3mol/L，pH5.2）和乙二胺四醋酸钠溶液（125mmol/L，pH 8.0），混匀；加入 2 倍体积无水乙醇，−20℃静置 30 分钟；离心（转速为每分钟 12 000 转）10 分钟，弃去上清液；加入适量 75%乙醇（v/v）溶液洗涤，离心（转速为每分钟 12 000 转）10 分钟，弃去上清液，室温风干至乙醇挥发完全；加入适宜体积的 TE 缓冲溶液，混匀后作为核酸扩增产物的纯化溶液，置 4℃冰箱中备用。

（2）方法二　向 PCR 产物中加入 1/10 体积的醋酸钠，混匀；向体系中加入 2 倍体积的无水乙醇，混匀；离心（转速为每分钟 12 000 转）10 分钟，弃去上清；加入适量 70%乙醇，离心（转速为每分钟 12 000 转）1 分钟，弃去上清；待离心管内的乙醇挥发完全后加入适量灭菌的纯化水溶解 DNA，即得到纯化的 PCR 产物。

（3）方法三　采用 DNA 片段纯化试剂盒（TaKaRa MiniBEST DNA Fragment Purification Kit Ver.4.0），按照说明书操作进行。

综合三种纯化方法的普适性和可接受程度，通则中采用了"方法一"，并对该方法的具体试验步骤在本实验室进行了确认；同时，也可采用商品化试剂盒方法。

4. 核酸测序

核酸测序过程借助核酸测序仪完成，根据一代核酸测序的应用情况及前期调研中供应商的品牌，目前市场上大多以 ABI3130、ABI3500 和 ABI3730 为主，方法操作已经相对成熟。核酸测序的主要实验步骤包括：

(1)PCR 测序反应体系　PCR 产物 1μl(10ng)，引物（3.2pmol/L）1μl，BigDye（2.5X）8μl，加灭菌的纯化水至 20μl。

（2）测序 PCR 循环条件　PCR 扩增反应程序：96℃预变性 1 分钟；96℃变性 10 秒，50℃退火 5 秒，60℃延伸 240 秒，25 个循环；4℃保温。

（3）测序产物纯化　采用试剂盒（BigDye XTerminator Purification Kit），按照说明书操作进行；或采用 70%乙醇沉淀法。使用核酸测序仪对纯化后的核酸扩增产物进行双向测序，获得目标核酸序列。

5. 序列拼接及结果判定

（1）序列拼接　由于 PCR 扩增片段约 500bp，单个测序反应可以测通，因此采用正、反向测序反应叠加的方式，验证序列的可靠性，也即：通过正向测序反应的 3′端拼接、校核反向测序的 5′端，以反向测序的 3′端拼接、校核正向测序的 5′端；最终生成长度一致的标准核酸序列。

（2）结果判定　在课题研究过程中，采用以下两种方式进行菌株鉴定结果的判定。将获得的序列录入国家药品质量控制标准核酸信息数据库（http://tcm.zju. edu.cn/snseq 链接的数据库）和 GenBank 数据库中，根据序列比对结果对待测菌株进行判定。

登录 http：//tcm.zju.edu.cn/snseq，按照操作指南录入核酸测序结果，以 BLAST 方法进行序列分析。根据核酸序列比对结果的最大相似性（最大可能性）进行判定。也可采用遗传距离法、建树法进行序列比对分析。

登录 GenBank 数据库 BLAST 鉴定系统，在 Basic BLAST 中选择 nucleotide blast，在 Enter Query Sequence 中粘贴需要鉴定的序列。在 Choose Search Set 中选 others(nr etc.)数据库，点击左下角 BLAST。在 BLAST 结果中序列相似性最高（Max ident）的种属，一般为与查询序列最接近的物种。

待国家药品质量控制标准核酸信息数据库建立后，将获得的核酸序列与国家药品监督管理部门认可的细菌鉴定 DNA 特征性标准序列比对。

6. 方法学验证

（1）方法验证　参照药品质量标准分析方法验证指导原则（通则 9101）、药品微生物检查替代方法指导原则（通则 9201）的相关要求，进行专属性、耐用性和重现性等的验证。对于"种"水平的鉴定结果需同时选择"属"内其他"种"的样本进行专属性验证，对于"属"水平的鉴定结果需同时选择"科"内其他"属"的样本进行专属性验证。通过考察测定方法的影响因素，进行耐用性和重现性试验，保证测定结果可以在不同实验室间予以重现。

（2）方法确认　参照微生物鉴定指导原则（通则 9204）的相关要求，进行核酸测序结果的方法学确认，包括准确度、专属性、重现性、灵敏度、阳性预测值、阴性预测值等指标，保证该测定方法的适用性。其中，准确性和重现性为主要确认指标，定义如下：

准确性% =（结果正确的数量/
总的结果数量）×100%

重现性% =（结果正确且达到一致性的数量/
总的结果数量）×100%

综合考虑鉴定方法的适用性，建立准确性和重现性的接受标准：鉴定结果和已知标准菌株一致，判定为结果正确。鉴定结果的可信性达到该方法设定的一致性标准，则符合重现性的统计要求。

（3）对比验证　分别以《伯杰氏系统细菌学手册》中收载的标准菌株（含模式菌株）核酸序列、公共数据库中经筛选的参比序列、国内外权威菌种保藏中心收载的经遗传背景确认的标准菌株、经多相分类鉴定后确认的分离株为参照，保证核酸测序结果的专属性和重现性。

7. 方法适用性要求

参照无菌检查法（通则1101）、非无菌产品微生物限度检查法（通则1105、通则1106），根据实验室质量控制和方法适用性考察的要求，在核酸提取、核酸扩增和产物检测、核酸测序等过程中应设置必要的阳性对照和阴性对照，确保试验结果的准确性。

（1）阳性对照　以与测试菌株革兰染色结果一致的标准菌株作为阳性对照。在进行葡萄球菌、微球菌、肠球菌、芽孢杆菌、乳杆菌等种属的基因组DNA 提取时，以革兰阳性标准菌株为阳性对照；在进行假单胞菌、埃希菌、沙门菌、肠杆菌、克雷伯菌、柠檬酸杆菌等种属的基因组DNA 提取时，以革兰阴性标准菌株为阳性对照，以相同的方法步骤操作，获得基因组DNA 的浓度与纯度基本一致，提取的核酸质量应能满足核酸扩增的要求。分别以相应种属的核酸提取阳性对照为模板，在相同的PCR 反应体系和程序下进行PCR 扩增，核酸扩增产物应能在500bp 左右检测到一条目的条带，例如：

葡萄球菌 DNA 特征序列片段长度496bp，微球菌 DNA 特征序列片段长度465bp 等。核酸测序后得到的序列经 Blast 比对，结果应与相应标准菌株的信息一致。

（2）阴性对照　以灭菌的纯化水作为阴性对照，以相同的方法步骤进行核酸提取、核酸扩增和产物检测，无核酸扩增的条带，用以核查核酸提取、PCR 反应体系和扩增过程无污染。

8. 关于其他鉴定序列的说明

本法用于药物原料、辅料、制药用水、中间体、终产品和环境中检出细菌的鉴定。根据《中国药典》2015 年版通则（1106）的规定，金黄色葡萄球菌、铜绿假单胞菌、大肠埃希菌应鉴定至"种"的水平；沙门菌、梭菌应鉴定至"属"的水平；芽孢杆菌、微球菌等典型细菌污染物应鉴定到一定水平。当药品无菌检查试验结果阳性、非无菌微生物限度控制菌检查中疑似菌的确证、无菌生产模拟工艺（如培养基灌装）失败、环境污染物溯源分析等，需要鉴定到菌株亚型水平时，也可采用其他适宜的核酸序列进行鉴定，必要时进行全基因组测序，在深入分析生物学信息的基础上，进行菌群分布、毒力、耐药、抗逆等的判断，开展偏差调查与溯源分析。

9. 对于实验室、生物安全和检测人员的要求

本指导原则中开展菌株鉴定工作的场所应具备分子生物学实验室的基本条件，按规定开展实验室的质量控制，以保证检测体系的稳定和检测结果的准确可靠。

实验室布局中试剂储存、样本制备、PCR 扩增、产物分析等功能区域应相对分隔，各区域的设施和设备为该区域专用，不得交叉使用；计量器具和关键设备按规定检定、校准或验证。实验室生物安全和污染废弃物的处理应符合国家生物安全等相关要求，并建立污染应急处理措施。检测人员应经过专业培训，掌握相关专业知识、操作技能、实验室管理要求。

1100　生物检查法

1101　无菌检查法

无菌检查法系用于检查药典要求无菌的药品、生物制品、医疗器具械、原料、辅料及其他品种是否无菌的一种方法。若供试品符合无菌检查法的规定，仅表明了供试品在该检验条件下未发现微生物污染。

无菌检查应在无菌条件下进行，试验环境必须达到无菌检查的要求，检验全过程应严格遵守无菌操作，防止微生物污染，防止污染的措施不得影响供试品中微生物的检出。单向流空气区、工作台面及受控环境应定期按医药工业洁净室（区）悬浮粒子、浮游菌和沉降菌的测试方法的现行国家标准进行洁净度确认。隔离系统应定期按相关的要求进行验证，其内部环境的洁净度须符合无菌检查的要求。日常检验还需对试验环境进行监控测。

培养基

硫乙醇酸盐流体培养基主要用于厌氧菌的培养，也可用于需氧菌培养；胰酪大豆胨液体培养基用于真菌和需氧菌的培养。

培养基的制备及培养条件

培养基可按以下处方制备，亦可使用按该处方生产的符合规定的脱水培养基或成品培养基。配制后应采用验证合格的灭菌程序灭菌。制备好的培养基应保存在 2～25℃、避光的环境，若保存于非密闭容器中，一般在 3 周内使用；若保存于密闭容器中，一般可在一年内使用若不即时使用，应置于无菌密闭容器中，在 2～25℃、避光的环境下保存，并在经验证的保存期内使用。

1. 硫乙醇酸盐流体培养基

胰酪胨	15.0g
酵母浸出粉	5.0g
葡萄糖/无水葡萄糖	5.5g/5.0g
L-胱氨酸	0.5g
硫乙醇酸钠（或硫乙醇酸）	0.5g（0.3ml）
氯化钠	2.5g
新配制的 0.1%刃天青溶液	1.0ml
琼脂	0.75g
水	1000ml

除葡萄糖和刃天青溶液外，取上述成分混合，微温溶解，调节 pH 为弱碱性，煮沸，滤清，加入葡萄糖和刃天青溶液，摇匀，调节 pH，使灭菌后在25℃的 pH 值为 7.1±0.2。分装至适宜的容器中，其装量与容器高度的比例应符合培养结束后培养基氧化层（粉红色）不超过培养基深度的 1/2。灭菌。在供试品接种前，培养基氧化层的高度不得超过培养基深度的 1/51/3，否则，须经 100℃水浴加热至粉红色消失（不超过 20 分钟），迅速冷却，只限加热一次，并防止被污染。

除另有规定外，硫乙醇酸盐流体培养基置 30～35℃培养。

2. 胰酪大豆胨液体培养基

胰酪胨	17.0g
大豆木瓜蛋白酶水解物	3.0g
葡萄糖/无水葡萄糖	2.5g/2.3g
氯化钠	5.0g
磷酸氢二钾	2.5g
水	1000ml

除葡萄糖外，取上述成分，混合，微温溶解，必要时滤过使澄清，调节 pH 使灭菌后在25℃的 pH 值为 7.3±0.2，加入葡萄糖，分装，灭菌。

胰酪大豆胨液体培养基置 20～25℃培养。

3. 中和或灭活用培养基

按上述硫乙醇酸盐流体培养基或胰酪大豆胨液体培养基的处方及制法，在培养基灭菌前或使用前加入适宜的中和剂、灭活剂或表面活性剂，其用量同方法适用性试验。

4. 0.5%葡萄糖肉汤培养基（用于硫酸链霉素等抗生素的无菌检查）

胨 10.0g

牛肉浸出粉 3.0g

葡萄糖 5.0g

氯化钠 5.0g

水 1000ml

除葡萄糖外，取上述成分混合，微温溶解，调节 pH 为弱碱性，煮沸，加入葡萄糖溶解后，摇匀，滤清，调节 pH 使灭菌后在 25℃的 pH 值为 7.2±0.2，分装，灭菌。

54. 胰酪大豆胨琼脂培养基

胰酪胨	15.0g
大豆木瓜蛋白酶水解物	5.0g
氯化钠	5.0g
琼脂	15.0g
水	1000ml

除琼脂外，取上述成分，混合，微温溶解，调节 pH 使灭菌后在 25℃的 pH 值为 7.3±0.2，加入琼脂，加热溶化后，摇匀，分装，灭菌。

65. 沙氏葡萄糖液体培养基

动物组织胃蛋白酶水解物和胰酪胨等量混合物	10.0g
葡萄糖	20.0g
水	1000ml

除葡萄糖外，取上述成分，混合，微温溶解，调节 pH 使灭菌后在 25℃的 pH 值为 5.6±0.2，取，加入葡萄糖，摇匀，分装，灭菌。

76. 沙氏葡萄糖琼脂培养基

动物组织胃蛋白酶水解物和胰酪胨等量混合物	10.0g
葡萄糖	40.0g
琼脂	15.0g
水	1000ml

除葡萄糖、琼脂外，取上述成分，混合，微温溶解，调节 pH 使灭菌后在 25℃的 pH 值为 5.6±0.2，加入琼脂，加热溶化后，再加入葡萄糖，摇匀，分装，灭菌。

7. 马铃薯葡萄糖琼脂培养基（PDA）

马铃薯（去皮）	200g
葡萄糖	20.0g
琼脂	14.0g
水	1000ml

取马铃薯，切成小块，加水 1000ml，煮沸 20～30 分钟，用 6～8 层纱布过滤，取滤液补水至 1000ml，调节 pH 使灭菌后在 25℃的 pH 值为 5.6±0.2，加入琼脂，加热溶化后，再加入葡萄糖，摇匀，分装，灭菌。

培养基的适用性检查

无菌检查用的硫乙醇酸盐流体培养基和胰酪大豆胨液体培养基等应符合培养基的无菌性检查及灵敏度检查的要求。本检查可在供试品的无菌检查前或与供试品的无菌检查同时进行。

无菌性检查　每批培养基随机取不少于 5 支（瓶），置各培养基规定的温度培养 14 天，应无菌生长。

灵敏度检查

菌种　培养基灵敏度检查所用的菌株传代次数不得超过 5 代（从菌种保存中心获得的干燥菌种为第 0 代），并采用适宜的菌种保藏技术进行保存和确认，以保证试验菌株的生物学特性。

金黄色葡萄球菌（*Staphylococcus aureus*）〔CMCC（B）26003〕

铜绿假单胞菌（*Pseudomonas aeruginosa*）〔CMCC（B）10104〕

枯草芽孢杆菌（*Bacillus subtilis*）〔CMCC（B）63501〕

生孢梭菌（*Clostridium sporogenes*）〔CMCC（B）64941〕

白色念珠菌（*Candida albicans*）〔CMCC（F）98001〕

黑曲霉（*Aspergillus niger*）〔CMCC（F）98003〕

菌液制备　接种金黄色葡萄球菌、铜绿假单胞菌、枯草芽孢杆菌的新鲜培养物至胰酪大豆胨液体培养基中或胰酪大豆胨琼脂培养基上，接种生孢梭菌的新鲜培养物至硫乙醇酸盐流体培养基中，30～35℃培养 18～24 小时；接种白色念珠菌的新鲜培养物至沙氏葡萄糖液体培养基中或沙氏葡萄糖琼脂培养基上，20～25℃培养 24～48 小时 2～3 天，上述培养物用 pH 7.0 无菌氯化钠-蛋白胨缓冲液或 0.9%无菌氯化钠溶液制成每 1ml 含菌数小于 100cfu（菌落形成单位）的适宜浓度菌悬液。接种黑曲霉的新鲜培养物至沙氏葡萄糖琼脂斜面培基或马铃薯葡萄糖琼脂培养基上，20～25℃培养5～7 天或直到获得丰富的孢子，加入 3～5ml 适量含0.05%（ml/ml）聚山梨酯 80 的 pH 7.0 无菌氯化钠–蛋白胨缓冲液或 0.9%无菌氯化钠溶液，将孢子洗脱。然后，采用适宜的方法吸出孢子悬液至无菌试管内，用含 0.05%（ml/ml）聚山梨酯 80 的 pH 7.0 无菌氯化钠–蛋白胨缓冲液或 0.9%无菌氯化钠溶液制成每1ml含孢子数小于 100cfu 适宜浓度的孢子悬液。

菌悬液若在室温下放置，一般应在 2 小时内使用；若保存在 2～8℃可在 24 小时内使用。黑曲霉孢子悬液可保存在 2～8℃，在验证过的贮存期内使用。

培养基接种　取每管适宜装量为12ml的硫乙醇酸盐流体培养基 7 支，分别接种小于不大于 100cfu的金黄色葡萄球菌、铜绿假单胞菌、生孢梭菌各 2支，另 1 支不接种作为空白对照，培养不超过 3 天；取每管适宜装量为 9ml 的胰酪大豆胨液体培养基 7支，分别接种小于不大于 100cfu 枯草芽孢杆菌、白色念珠菌、黑曲霉各 2 支，另 1 支不接种作为空白对照，培养不超过 5 天。逐日观察结果。

结果判定　空白对照管应无菌生长，若加菌的培养基管均生长良好，判该培养基的灵敏度检查符合规定。

稀释液、冲洗液及其制备方法

稀释液、冲洗液配制后应采用验证合格的灭菌程序灭菌。

1. 0.1%无菌蛋白胨水溶液　取蛋白胨 1.0g，加水 1000ml，微温溶解，滤清必要时过滤使澄清，调节 pH 值至 7.1±0.2，分装，灭菌。

2. pH 7.0 无菌氯化钠–蛋白胨缓冲液　取磷酸二氢钾 3.56g，无水磷酸氢二钠 5.77g，氯化钠4.30g，蛋白胨 1.00g，加水 1000ml，微温溶解，滤清必要时过滤使澄清，分装，灭菌。

根据供试品的特性，可选用其他经验证过的适宜的溶液作为稀释液、或冲洗液（如 0.9%无菌氯化钠溶液）。

如需要，可在上述稀释液或冲洗液的灭菌前或灭菌后加入表面活性剂或中和剂等。

方法适用性试验

进行产品无菌检查时，应进行方法适用性试验，以确认所采用的方法适合于该产品的无菌检查。若检验程序或产品发生变化可能影响检验结果时，应重新进行方法适用性试验。

方法适用性试验按“供试品的无菌检查”的规定及下列要求进行操作。对每一试验菌应逐一进行方法确认。

菌种及菌液制备　除大肠埃希菌（*Escherichia coli*）〔CMCC（B）44102〕外，金黄色葡萄球菌、枯草芽孢杆菌、生孢梭菌、白色念珠菌、黑曲霉的菌株及菌液制备同培养基灵敏度检查。大肠埃希菌（*Escherichia coli*）〔CMCC（B）44102〕的菌液制备同金黄色葡萄球菌。

薄膜过滤法　按供试品的无菌检查要求取每种培养基规定接种的供试品总量，按采用薄膜过滤法过滤，冲洗，在最后一次的冲洗液中加入小于不大于 100cfu 的试验菌，过滤。加硫乙醇酸盐流体培养基或胰酪大豆胨液体培养基至滤筒内。，接种金黄色葡萄球菌、大肠埃希菌、生孢梭菌的滤筒内加硫乙醇酸盐流体培养基；接种枯草芽孢杆菌、白色念珠菌、黑曲霉的滤筒内加胰酪大豆胨液体培养基。另取一装有同体积培养基的容器，加入等量试验菌，作为对照。置规定温度培养，培养时间不得超过 5 天，各试验菌同法操作。

直接接种法　取符合直接接种法培养基用量要求的硫乙醇酸盐流体培养基 6 管，分别接入小于不大于 100cfu 的金黄色葡萄球菌、大肠埃希菌、生孢梭菌各 2 管；取符合直接接种法培养基用量要求的胰酪大豆胨液体培养基 6 管，分别接入小于不大于 100cfu 的枯草芽孢杆菌、白色念珠菌、黑曲霉各 2 管。其中 1 管按供试品的无菌检查要求接入每支培养基规定的供试品接种量，另 1 管作为对照，置规定的温度培养，培养时间不得超过 5 天。

结果判断　与对照管比较，如含供试品各容器中的试验菌均生长良好，则说明供试品的该检验量在该检验条件下无抑菌作用或其抑菌作用可以忽略不计，照此检查方法和检查条件进行供试品的无菌检查。如含供试品的任一容器中的试验菌生长微弱、缓慢或不生长，则说明供试品的该检验量在该检验条件下有抑菌作用，应采用增加冲洗量、增加培养基的用量、使用中和剂或灭活剂、更换滤膜品种等方法，消除供试品的抑菌作用，并重新进行方法适用性试验。

方法适用性试验也可与供试品的无菌检查同时进行。

供试品的无菌检查

无菌检查法包括薄膜过滤法和直接接种法。只要供试品性质允许，应采用薄膜过滤法。供试品无菌检查所采用的检查方法和检验条件应与方法适用性试验确认的方法相同。

无菌试验过程中，若需使用表面活性剂、灭活剂、中和剂等试剂，应证明其有效性，且对微生物无毒性。

检验数量　检验数量是指一次试验所用供试品最小包装容器的数量，成品每亚批均应进行无菌检查。除另有规定外，出厂产品按表1规定；上市产品监督检验按表2规定。表1、表2中最少检验数量不包括阳性对照试验的供试品用量。

检验量　是指供试品每个最小包装接种至每份培养基的最小量（g或ml）。除另有规定外，供试品检验量按表3规定。若每支（瓶）供试品的装量按规定足够接种两种培养基，则应分别接种硫乙醇酸盐流体培养基和胰酪大豆胨液体培养基。采用薄膜过滤法时，只要供试品特性允许，应将所有容器内的全部内容物全部过滤。

阳性对照　应根据供试品特性选择阳性对照菌：无抑菌作用及抗革兰阳性菌为主的供试品，以金黄色葡萄球菌为对照菌；抗革兰阴性菌为主的供试品，以大肠埃希菌为对照菌；抗厌氧菌的供试品，以生孢梭菌为对照菌；抗真菌的供试品，以白色念珠菌为对照菌。阳性对照试验的菌液制备同方法适用性试验，加菌量小于不大于100cfu，供试品用量同供试品无菌检查时每份培养基接种的样品量。阳性对照管培养72小时不超过5天，应生长良好。

阴性对照　供试品无菌检查时，应取相应溶剂和稀释液、冲洗液同法操作，作为阴性对照。阴性对照不得有菌生长。

供试品处理及接种培养基

操作时，用适宜的消毒液方法对供试品容器表面进行彻底消毒，如果供试品容器内有一定的真空度，可用适宜的无菌器材（如带有除菌过滤器的针头）向容器内导入无菌空气，再按无菌操作启开容器取出内容物。

除另有规定外，按下列方法进行供试品处理及接种培养基。

1. 薄膜过滤法

薄膜过滤法一般应采用封闭式薄膜过滤器，根据供试品及其溶剂的特性选择滤膜材质。无菌检查用的滤膜孔径应不大于0.45μm直径约为50mm。根据供试品及其溶剂的特性选择滤膜材质。滤膜直径约为50mm，若使用其他尺寸的滤膜，应对稀释液和冲洗液体积进行调整，并重新验证。使用时，应保证滤膜在过滤前后的完整性。

水溶性供试液过滤前，一般应先将少量的冲洗液过滤，以润湿滤膜。油类供试品，其滤膜和过滤器在使用前应充分干燥。为发挥滤膜的最大过滤效率，应注意保持供试品溶液及冲洗液覆盖整个滤膜表面。供试液经薄膜过滤后，若需要用冲洗液冲洗滤膜，每张滤膜每次冲洗量一般为100ml，总冲洗量一般不超过500ml，最高不得超过1000ml，以避免滤膜上的微生物受损伤。

水溶液水溶性液体供试品　取规定量，直接过滤，或混合至含不少于100ml适宜稀释液的无菌容器中，混匀，立即过滤。如供试品具有抑菌作用，须用冲洗液冲洗滤膜，冲洗次数一般不少于三次，所用的冲洗量、冲洗方法同方法适用性试验。除生物制品外，一般样品冲洗后，1份滤器加入100ml硫乙醇酸盐流体培养基，1份滤器加入100ml胰酪大豆胨液体培养基。生物制品样品冲洗后，2份滤器加入100ml硫乙醇酸盐流体培养基，1份滤器加入100ml胰酪大豆胨液体培养基。

水溶性固体和半固体供试品　取规定量，加适宜的稀释液溶解或按标签说明复溶，然后照水溶液水溶性液体供试品项下的方法操作。

非水溶性供试品　取规定量，直接过滤；或混合溶于适量含聚山梨酯80或其他适宜乳化剂的稀释液中，充分混合，立即过滤。用含0.1%~1%聚山梨酯80的冲洗液冲洗滤膜至少3次。加入含或不含聚山梨酯80的培养基。接种培养基照水溶液水溶性液体供试品项下的方法操作。

可溶于十四烷酸异丙酯的膏剂和黏性油剂供试品　取规定量，混合至适量的无菌十四烷酸异丙酯①中，剧烈振摇，使供试品充分溶解，如果需要

────────────

注：①无菌十四烷酸异丙酯的制备　可采用薄膜过滤法过滤除菌，选用孔径为0.22μm的适宜滤膜，或其他适宜的灭菌方法。

可适当加热，加热但温度不得一般不超过 <u>44</u>40℃，
<u>最高不得超过 44℃</u>，趁热迅速过滤。对仍然无法过
滤的供试品，于含有适量的无菌十四烷酸异丙酯中
的供试液中加入不少于 100ml 的<u>适宜</u>稀释液，充分
振摇萃取，静置，取下层水相作为供试液过滤。过
滤后滤膜冲洗及接种培养基照非水溶性制剂供试
品项下的方法操作。

无菌气（喷）雾剂供试品　取规定量，<u>采用专</u>
<u>用设备将供试品转移至封闭式薄膜过滤器中。或将</u>
各容器置–20℃或其他适宜温度冷冻约 1 小时，取出，
<u>迅速消毒供试品开启部位或阀门。正置容器，用无</u>
<u>菌钢锥或针样设备</u>以无菌操作迅速在容器上端<u>与容</u>
<u>器阀门结构相匹配</u>的适宜位置钻一小孔，<u>不同容器</u>
<u>钻孔大小和深度应保持基本一致，钻孔后应无明显</u>
<u>抛射剂抛出。轻轻转动容器，使抛射剂缓缓释出。</u>
释放抛射剂后再无菌开启容器，并将供试液转移至
无菌容器中混合，<u>必要时用冲洗液冲洗容器内壁。</u>
供试品亦可采用其他适宜的方法取出。然后照水溶
液<u>水溶性液体</u>或非水溶性供试品项下的方法操作。

装有药物的注射器供试品　取规定量，将注射
器中的内容物（若需要可吸入稀释液或标签所示的
溶剂溶解）直接过滤，或混合至含适宜稀释液的无
菌容器中，然后照水溶液<u>水溶性液体</u>或非水溶性供
试品项下方法操作。同时应采用适宜的方法进行对
包装中所带的无菌针头<u>等要求无菌的部件</u>进行
无菌检查。

具有导管的医疗器具械（输血、输液袋等）供试
品　除另有规定外，取规定量，每个最小包装用 50～
100ml 冲洗液分别冲洗内壁，收集冲洗液于无菌容器
中，然后照水溶液<u>水溶性液体</u>供试品项下方法操作。
同时应采用<u>直接接种法</u>适宜的<u>方法</u>进行对包装中所
配带的针头<u>等要求无菌的部件进行的</u>无菌检查。

2. 直接接种法

直接接种法适用于无法用薄膜过滤法进行无
菌检查的供试品，即取规定量供试品分别等量接
种至硫乙醇酸盐流体培养基和胰酪大豆胨液体培
养基中。除生物制品外，一般样品无菌检查时两
种培养基接种的瓶或支数相等；生物制品无菌检
查时硫乙醇酸盐流体培养基和胰酪大豆胨液体培
养基接种的瓶或支数为 2:1。除另有规定外，每个
容器中培养基的用量应符合接种的供试品体积不

得大于培养基体积的 10%，同时，硫乙醇酸盐流
体培养基每管装量不少于 15ml，胰酪大豆胨液体
培养基每管装量不少于 10ml。供试品检查时，培
养基的用量和高度同方法适用性试验。

混悬液等非澄清水溶液<u>水溶性液体</u>供试品
取规定量，等量接种至各管培养基中。

固体供试品　取规定量，直接等量接种至各
管培养基中，或加入适宜的溶剂溶解，或按标签
说明复溶，取规定量等量接种至各管培养基中。

非水溶性供试品　取规定量，混合，加入适量的
聚山梨酯 80 或其他适宜的乳化剂及稀释剂使其乳化，
等量接种至各管培养基中。或直接等量接种至含聚山
梨酯 80 或其他适宜乳化剂的各管培养基中。

敷料供试品　取规定数量，以无菌操作拆开每
个包装，于不同部位剪取约 100mg 或 1cm×3cm 的
供试品，等量接种于各管足以浸没供试品的适量培
养基中。

肠线、缝合线等供试品　肠线、缝合线及其他
一次性使用的医用材料按规定量取最小包装，无菌
拆开包装，等量接种于各管足以浸没供试品的适量
培养基中。

灭菌医用器具械供试品　除另有规定外，取规
定量，必要时应将其拆散或切成小碎段，等量接种
于各管足以浸没供试品的适量培养基中。

放射性药品　取供试品 1 瓶（支），等量接种
于装量为 7.5ml 的硫乙醇酸盐流体培养基和胰酪
大豆胨液体培养基中。每管接种量为 0.2ml。

培养及观察

将上述接种供试品后的培养基容器分别按各
培养基规定的温度培养<u>不少于</u> 14 天；接种生物制
品供试品的硫乙醇酸盐流体培养基的容器应分成
两等份，一份置 30～35℃培养，一份置 20～25℃
培养。培养期间应逐日定期观察并记录是否有菌
生长。如在加入供试品后或在培养过程中，培养
基出现浑浊，培养 14 天后，不能从外观上判断有
无微生物生长，可取该培养液适量<u>不少于 1ml</u> 转
种至同种新鲜培养基中，<u>将原始培养物和新接种</u>
<u>的培养基继续培养不少于 3</u>4<u> 天</u>，观察接种的同种
新鲜培养基是否再出现浑浊；或取培养液涂片，染
色，镜检，判断是否有菌。

结果判断

阳性对照管应生长良好，阴性对照管不得有菌生长。否则，试验无效。

若供试品管均澄清，或虽显浑浊但经确证无菌生长，判供试品符合规定；若供试品管中任何一管显浑浊并确证有菌生长，判供试品不符合规定，除非能充分证明试验结果无效，即生长的微生物非供试品所含。当符合下列至少一个条件时方可判试验结果无效：

（1）无菌检查试验所用的设备及环境的微生物监控结果不符合无菌检查法的要求。

（2）回顾无菌试验过程，发现有可能引起微生物污染的因素。

（3）供试品管中生长的微生物经鉴定后，确证是因无菌试验中所使用的物品和（或）无菌操作技术不当引起的。

试验若经确认无效，应重试。重试时，重新取同量供试品，依法检查，若无菌生长，判供试品符合规定；若有菌生长，判供试品不符合规定。

表1　批出厂产品及生物制品的原液和半成品最少检验数量

供试品	批产量 N（个）	接种每种培养基的最少检验数量
注射剂	≤100 100<N≤500 >500	10%或4件（取较多者） 10个 2%或20个（取较少者） 20个（生物制品）
大体积注射剂（>100ml）		2%或10个（取较少者）20个（生物制品）
>5ml ≤5ml	每柜冻干≤200 每柜冻干>200 ≤100 100<N≤500 >500	5个 10个 5个 10个 20个
眼用及其他非注射产品	≤200 >200	5%或2个（取较多者） 10个
桶装无菌固体原料 抗生素固体原料药（≥5g）	≤4 4<N≤50 >50	每个容器 20%或4个容器（取较多者） 2%或10个容器（取较多者） 6个容器
生物制品原液或半成品		每个容器（每个容器制品的取样量为总量的0.1%或不少于10ml，每开瓶一次，应如上法抽验）
体外用诊断制品半成品		每批（抽验量应不少于3ml）

续表

供试品	批产量 N（个）	接种每种培养基的最少检验数量
医疗器械	≤100 100 <N≤500 >500	10%或4件（取较多者）10件 2%或20件（取较少者）

注：若供试品每个容器内的装量不够接种两种培养基，那么表中的最少检验数量应增加相应倍数。

表2　上市抽验样品的最少检验数量

供试品	供试品最少检验数量（瓶或支）
液体制剂	10
固体制剂	10
血液制品 V<50ml	6
V≥50ml	2
医疗器械	10

注：1. 若供试品每个容器内的装量不够接种两种培养基，那么表中的最少检验数量应增加相应倍数。

2. 抗生素粉针剂（≥5g）及抗生素原料药（≥5g）的最少检验数量为6瓶（或支）。桶装固体原料的最少检验数量为4个包装。

表3　供试品的最少检验量

供试品	供试品装量	每支供试品接入每种培养基的最少量
液体制剂	V≤1ml 1ml<V≤40ml 40ml<V≤100ml V>100ml	全量 半量，但不得少于1ml 20ml 10%，但不少于20ml
固体制剂	M<50mg 50mg≤M<300mg 300mg≤M≤5g M≥5g	全量 半量，但不得少于50mg 150mg 500mg 半量（生物制品）
生物制品的原液及半成品		半量
医疗器械	外科用敷料棉花及纱布缝合线、一次性医用材料带导管的一次性医用器具械（如输液袋） 其他医疗器械	取100mg或1cm×3cm 整个材料① 二分之一内表面积 整个器具① （切碎或拆散开）

注：①如果医用疗器械体积过大，培养基用量可在2000ml以上，将其完全浸没。

1101　无菌检查法修订说明

一、修订背景

无菌检查法系用于检查药典要求无菌的药品、生物制品、医疗器械、原料、辅料及其他品种是否无菌的一种方法。《中国药典》2015 年版无菌检查法在实验环境、培养基体系以及检查法等方面进行了整合。为继续理顺和完善无菌检查法的关键性技术要求，以《中国药典》2020 年版编制大纲为指导，坚持科学、规范、实用和可操作的原则，结合我国医药产业的发展阶段和技术进步的方向，对标国际标准的变化趋势，进一步明确和细化无菌检查法的通用性和规范性要求，使该通则更具指导性和实用性。

本次修订对无菌检查法中检验环境、培养基及培养基适用性、检测方法及方法适用性、结果判断等内容进行完善，参考的国内、国外相关标准如下：

（1）GB/T 16292—2010 医药工业洁净室（区）悬浮粒子的测试方法；

（2）GB/T 16293—2010 医药工业洁净室（区）浮游菌的测试方法；

（3）GB/T 16294—2010 医药工业洁净室（区）沉降菌的测试方法；

（4）GB/T 16886—2011 医疗器械生物学评价第一部分；

（5）美国药典（USP）41 <71> sterility test；

（6）欧洲药典（EP）9.0 <2.6.1> sterility；

（7）日本药典（JP）17 <4.06> sterility test；

（8）英国药典（BP）2017 appendix XVI A. test for sterility；

（9）ISO 14644–1：2015，Cleanrooms and associated controlled environments– Part 1 Classification of air cleanliness by particle concentration；

（10）BS EN ISO 11133：2014，Microbiology of food，animal feed and water – Preparation，production，storage and performance testing of culture media。

二、修订内容和依据

1. 明确环境监控的范围

结合医药工业洁净室（区）悬浮粒子、浮游菌和沉降菌的测试方法的现行国家标准表述，对环境和监控章节的相关内容进行修订。将"单向流空气区、工作台面及环境"修改为"单向流空气区、工作台面及受控环境"。在开展无菌检查过程中不仅限定在单向流区域和工作台面等范围进行环境监测，还要对其相关的所有受控环境，包括单向流区域的背景区（如：B 级或 C 级区），或其他非单向

流等受控环境进行必要的洁净度确认，以保障整体环境的无菌性。

2. 完善了培养基的相关要求

（1）修订培养基的保存和使用期限　《中国药典》2015 年版规定："应保存在 2～25℃、避光的环境，若保存于非密闭容器中，一般在 3 周内使用；若保存于密闭容器中，一般可在一年内使用"，修订为"若不即时使用，应置于无菌密闭容器中，在2～25℃、避光的环境下保存，并在经验证的保存期内使用"，取消具体保存时间的规定，保存时间应经过验证。

（2）修改了硫乙醇酸盐流体培养基使用时的要求　本次修订将使用前培养基氧化层高度由 1/5 修改为 1/3，也与 USP 41、EP 9.0、BP 2017 和 JP 17 的表述相同。

（3）删除了 0.5%葡萄糖肉汤培养基　《中国药典》2015 年版中仅有硫酸链霉素和硫酸卡那霉素两个品种的无菌检查需要额外使用 0.5%葡萄糖肉汤培养基进行测试。该培养基不具有普遍的适用性，且已在药典各论中予以明确，因此在通则中不再做特殊说明。药典无菌检查法中列出的培养基由原来的 7 种缩减为 6 种。

3. 完善菌种保存和使用中的规定

（1）增加对菌种确认的要求　增加了所用菌种进行"确认"的要求，以确保在无菌检查过程中所用菌种的生物学特性不改变。

（2）修改白色念珠菌及黑曲霉的培养时间　菌液制备中，白色念珠菌的新鲜培养物的培养时间由"24～48 小时"修改为 2～3 天，与《中国药典》四部通则 1105 和通则 1106 的白色念珠菌培养时间保持一致。黑曲霉的培养时间由"5～7 天"修改为"5～7 天或直到获得丰富的孢子"。

（3）取消菌液制备中对黑曲霉新鲜培养物的要求　本次修订也不再要求使用黑曲霉的"新鲜培养物"接种至沙氏葡萄糖琼脂斜面培养基后再培养。只要求黑曲霉在沙氏葡萄糖琼脂斜面培养基可以生长并产生一定量的孢子即可。

（4）取消对菌悬液浓度的要求　《中国药典》2015 年版规定菌悬液或孢子悬液要制备成"每 ml 含菌数小于 100cfu 的菌悬液"。而在实际使用中可以选择不同的接种体积加入到培养基或样品中，用

来调整检查体系中的含菌量，并不影响后续对试验结果。因此，在制备悬液时取消了对菌液浓度的规定，试验人员只需要保证接入无菌检查体系内的菌量小于100cfu即可满足药典要求。

4. 修改了培养基灵敏度试验的培养时间

《中国药典》2015年版中要求培养基灵敏度试验要求"金黄色葡萄球菌、铜绿假单胞菌、生孢梭菌……培养3天，枯草芽孢杆菌、白色念珠菌、黑曲霉……培养5天"。在实际实验过程中应及时观察培养结果，并最长培养不得超过3天（或5天），修改后更为准确。也与USP41、EP9.0、BP2017和JP17的表述相同

5. 细化无菌检查法的关键操作步骤

（1）细化薄膜过滤法适用性试验的操作步骤《中国药典》2015年版在薄膜过滤法的方法适用性试验中未明确规定不同微生物的菌悬液加入何种培养基的说明，容易在操作中产生理解错误。而在直接接种法中有相关说明。因此，在薄膜过滤法的方法适用性试验中补充了"接种金黄色葡萄球菌、大肠埃希菌、生孢梭菌的滤筒内加硫乙醇酸盐流体培养基；接种枯草芽孢杆菌、白色念珠菌、黑曲霉的滤筒内加胰酪大豆胨液体培养基"的说明，补充后薄膜过滤法的加菌操作更加明确。

（2）修改了阳性对照的培养时间《中国药典》2015年版规定："阳性对照管培养72小时，应生长良好"，为了与方法适用性试验中要求的培养时间保持一致，将此处修改为"阳性对照管培养5天，应生长良好"。

（3）增加对薄膜直径变化的说明《中国药典》2015年版要求采用"直径约50mm"的过滤器，实际工作中也可能会采用其他尺寸的薄膜过滤器。因此，本次修订增加了"若使用其他尺寸的滤膜，尺寸的滤膜，应对稀释液和冲洗液体积进行调整，并重新验证"的要求，与USP41、EP9.0、BP2017和JP17的表述相同。

（4）修改薄膜过滤法中每膜冲洗量的规定《中国药典》2015年版要求每膜总冲洗量不得超过1000ml。过量冲洗会对滤膜和被截留的微生物造成损害。目前，USP41、EP9.0、BP2017和JP17的均规定"最多不能超过5次冲洗，每次冲洗量为100ml"。结合我国目前行业内对无菌检查方法适用

性的应用现状，本次修订增加了"冲洗量一般不超过500ml，最多不得超过1000ml"的过渡性要求，尽量减少试验过程中冲洗液的用量，并逐步对标国际标准。

（5）修改"可溶于十四烷酸异丙酯的膏剂和黏性油剂供试品"的处理方法　该项下规定"如有需要可适当加热，但温度不得超过44℃"。处理供试品的温度过高会直接影响供试品中微生物的活性，因此，增加"加热温度一般不超过40℃，最高不超过44℃"的规定。该要求与USP41、EP9.0、BP2017和JP17的表述相同。

此外，为增加标准通用性，修订了无菌十四烷酸异丙酯的制备方法。除采用过滤除菌外，根据实际情况也可选用其他适宜的方法制备。

（6）修改了无菌气（喷）雾剂供试品的制备方法　《中国药典》2015年版中对"无菌气（喷）雾剂供试品"的取样方法缺乏操作性，其取样方式不适用于喷雾剂产品。本次修订后，无菌喷雾剂供试品可采用常规方式制备，细化和规范了无菌气雾剂供试品的制备，除传统人工操作外，推荐使用专用取样设备进行全封闭式取样，使得该方法在可行性基础上具备了可操作性。

6. 完善检验数量和检验量相关内容

补充完善无菌检查法中检验量的要求，在《中国药典》2015年版表3"供试品的最少检验量"中固体制剂在"50～300mg"范围内，要求最少检验量为"半量"，本次修订为"半量，但不少于50mg"的规定，与USP41、EP9.0、BP2017和JP17的表述相同。

7. 培养及观察

（1）供试品无菌检查培养时间　在对产品进行无菌检查时，培养时间由"培养14天"修订为"培养不少于14天"。考虑到供试品污染的微生物特性及供试品的特性，污染的微生物培养时间可能大于14天才能生长。与USP41、EP9.0、BP2017和JP17的规定相同。

（2）取消培养及观察中对逐日观察的要求　在对产品进行无菌检查时，《中国药典》2015年版规定"培养不少于14天"，并要求"逐日观察"。考虑到无菌检查全过程较长，且无菌阳性结果不需要在出现的第一时间报告，逐日观察可能不便于检验

者实施。因此，为增加实验便捷性，观察的时间间隔可由各单位根据具体情况自行规定。

（3）明确培养浑浊需转种时的相关规定　《中国药典》2015年版中规定"不能从外观上判断有无微生物生长，可取该培养液适量转种至同种新鲜培养基中，培养3天"，为明确和细化具体操作要求，修订为"转移不少于1ml培养物至同种新鲜培养基中，将原始培养物和新接种的培养基继续培养不少于4天"。该要求明确了转种的体积，并延长了对新鲜接种培养基的最短培养时间，有助于帮助操作者明确试验方式，提高微生物的检出率。与USP41、EP9.0、BP2017和JP17的表述相同。

8. 规范了部分术语的表述

（1）修改了供试品分类名称　在《中国药典》2015年版薄膜过滤法中，供试品分类名称为"水溶液供试品、水溶性固体供试品、非水溶性供试品"，该分类方式未覆盖到全部供试品的产品类别。因此，本次将供试品分类修改为"水溶性液体供试品、水溶性固体和半固体供试品、非水溶性供试品"。直接接种法项下的供试品分类修订为"混悬液等非澄清水溶性液体供试品……"。

（2）优化部分供试品处理方式　在《中国药典》2015年版中，供试品检查存在两种对"无菌针头"进行检查的表述。装有药物的注射器供试品中要求"采用适宜的方法进行包装中所配带的无菌针头的无菌检查"，而医疗器具供试品中要求"采用直接接种法进行包装中所配带的无菌针头的无菌检查"，两者表述略有差别。本次修订统一了两种表述，均"采用适宜的方法"进行检查，并增加对"所配带的针头等要求无菌的部件进行无菌检查"的要求。

（3）将"医疗器具"修改为"医疗器械"　按GB/T 16886.1—2011《医疗器械生物学评价第一部分》中"医疗器械"的定义包括仪器、设备、器具、机器、用具、植入物、体外试剂或核准物等。因此"医疗器械"的定义范围包含"医疗器具"，修订后扩展了无菌检查法的适用范围。

（4）规范了对数字范围的表述　为增加标准严谨性，对《中国药典》2015年版中部分数字范围表述进行了规范。如：将标准中对培养时间、体积装量等的要求统一用"不超过"、"不少于"等范围表述方法替代原标准中绝对值的表述方式。该表述方法与《中国药典》2015年版四部通则1105保持一致，也与USP41、EP9.0、BP2017和JP17的表述相同。

1105　非无菌产品微生物限度检查：微生物计数法

微生物计数法系用于能在有氧条件下生长的嗜温细菌和真菌的计数。

当本法用于检查非无菌制剂及其原、辅料等是否符合相应规定的微生物限度标准时，应按下述规定进行检验，包括样品的取样量和结果的判断等。除另有规定外，本法不适用于活菌制剂的检查。

微生物计数试验环境应符合微生物限度检查的要求。检验全过程必须严格遵守无菌操作，防止再污染，防止污染的措施不得影响供试品中微生物的检出。单向流空气区域、工作台面及环境应定期进行监测。

如供试品有抗菌活性，应尽可能去除或中和。供试品检查时，若使用了中和剂或灭活剂，应确认其有效性及对微生物无毒性。

供试液制备时如果使用了表面活性剂，应确认其对微生物无毒性以及与所使用中和剂或灭活剂的相容性。

计数方法

计数方法包括平皿法、薄膜过滤法和最可能数法（Most-Probable-Number Method，简称 MPN 法）。MPN 法用于微生物计数时精确度较差，但对于某些微生物污染量很小的供试品，MPN 法可能是更适合的方法。

供试品检查时，应根据供试品理化特性和微生物限度标准等因素选择计数方法，检测的样品量应能保证所获得的试验结果能够判断供试品是否符合规定。所选方法的适用性须经确认。

计数培养基适用性检查和供试品计数方法适用性试验

供试品微生物计数中所使用的培养基应进行适用性检查。

供试品的微生物计数方法应进行方法适用性试验，以确认所采用的方法适合于该产品的微生物计数。

若检验程序或产品发生变化可能影响检验结果时，计数方法应重新进行适用性试验。

菌种及菌液制备

菌种　试验用菌株的传代次数不得超过 5 代（从菌种保藏中心获得的干燥菌种为第 0 代），并采用适宜的菌种保藏技术进行保存，以保证试验菌株的生物学特性。计数培养基适用性检查和计数方法适用性试验用菌株见表 1。

表 1　试验菌液的制备和使用

试验菌株	试验菌液的制备	计数培养基适用性检查		计数方法适用性试验	
		需氧菌总数计数	霉菌和酵母菌总数计数	需氧菌总数计数	霉菌和酵母菌总数计数
金黄色葡萄球菌（Staphylococcus aureus）〔CMCC（B）26 003〕	胰酪大豆胨琼脂培养基或胰酪大豆胨液体培养基，培养温度30～35℃，培养时间18～24 小时	胰酪大豆胨琼脂培养基和胰酪大豆胨液体培养基，培养温度30～35℃，培养时间不超过 3 天，接种量不大于100cfu		胰酪大豆胨琼脂培养基或大豆胨液体培养基（MPN）法，培养温度 30～35℃，培养时间不超过 3 天，接种量 大于100cfu	
铜绿假单胞菌（Pseudomona s a eruginosa）〔CMCC（B）10 104〕	胰酪大豆胨琼脂培养基或胰酪大豆胨液体培养基，培养温度30～35℃，培养时间18～24 小时	胰酪大豆胨琼脂培养基和胰酪大豆胨液体培养基，培养温度30～35℃，培养时间不超过 3 天，接种量不大于100cfu		胰酪大豆胨琼脂养基或胰酪大豆胨液体培养基（MPN 法），培养温度 30～35℃，培养时间不超过3天，接种量不大 于100cfu	
枯草芽孢杆菌（Bacillus subtilis）〔CMCC（B）63501〕	胰酪大豆胨琼脂培养基或胰酪大豆胨液体培养基，培养温度30～35℃，培养时间18～24 小时	胰酪大豆胨琼脂培养基和胰酪大豆胨液体培养基，培养温度30～35℃，培养时间不超过 3 天，接种量不大于100cfu		胰酪大豆胨琼脂培养基或胰酪大豆胨液体培养基（MPN 法），培养温度 30～35℃，培养时间不超过3天，接种量不大于100cfu	

续表

试验菌株	试验菌液的制备	计数培养基适用性检查		计数方法适用性试验	
		需氧菌总数计数	霉菌和酵母菌总数计数	需氧菌总数计数	霉菌和酵母菌总数计数
白色念珠菌（Candida albicans）〔CMCC（F）98001〕	沙氏葡萄糖琼脂培养基或沙氏葡萄糖液体培养基，培养温度20～25℃，培养时间2～3天	胰酪大豆胨琼脂培养基，培养温度30～35℃，培养时间不超过5天，接种量不大于100cfu	沙氏葡萄糖琼脂培养基，培养温度20～25℃，培养时间不超过5天，接种量不大于100cfu	胰大豆胨琼脂培养基（MPN法不适用），培养温度30～35℃，培养时间不超过5天，接种量不大于100cfu	沙氏葡萄糖琼脂培养基，培养温度20～25℃，培养时间不超过5天，接种量不大于100cfu
黑曲霉（Aspergillus niger）〔CMCC（F）98003〕	沙氏葡萄糖琼脂培养基或马铃薯葡萄糖琼脂培养基，培养温度20～25℃，培养时间5～7天，或直到获得丰富的孢子	胰酪大豆胨琼脂培养基，培养温度30～35℃，培养时间不超过5天，接种量不大于100cfu	沙氏葡萄糖琼脂培养基，培养温度20～25℃，培养时间不超过5天，接种量不大于100cfu	胰酪大豆胨琼脂培养基（MPN法不适用），培养温度30～35℃，培养时间不超过5天，接种量不大于100cfu	沙氏葡萄糖琼脂培养基，培养温度20～25℃，培养时间不超过5天，接种量不大于100cfu

注：当需用玫瑰红钠琼脂培养基测定霉菌和酵母菌总数时，应进行培养基适用性检查，检查方法同沙氏葡萄糖琼脂培养基。

菌液制备 按表1规定程序培养各试验菌株。取金黄色葡萄球菌、铜绿假单胞菌、枯草芽孢杆菌、白色念珠菌的新鲜培养物，用pH 7.0无菌氯化钠-蛋白胨缓冲液或0.9%无菌氯化钠溶液制成适宜浓度的菌悬液；取黑曲霉的新鲜培养物加入3～5ml适量含0.05%（ml/ml）聚山梨酯80的pH 7.0无菌氯化钠-蛋白胨缓冲液或0.9%无菌氯化钠溶液，将孢子洗脱。然后，采用适宜的方法吸出孢子悬液至无菌试管内，用含0.05%（ml/ml）聚山梨酯80的pH 7.0无菌氯化钠-蛋白胨缓冲液或0.9%无菌氯化钠溶液制成适宜浓度的黑曲霉孢子悬液。

菌液制备后若在室温下放置，应在2小时内使用；若保存在2～8℃，可在24小时内使用。稳定的黑曲霉孢子悬液可保存在2～8℃，在验证过的贮存期内使用。

阴性对照

为确认试验条件是否符合要求，应进行阴性对照试验，阴性对照试验应无菌生长。如阴性对照有菌生长，应进行偏差调查。

培养基适用性检查

微生物计数用的成品培养基、由脱水培养基或按处方配制的培养基均应进行培养基适用性检查。

按表1规定，接种不大于100cfu的菌液至胰酪大豆胨液体培养基管或胰酪大豆胨琼脂培养基平板或沙氏葡萄糖琼脂培养基平板，置表1规定条件下培养。每一试验菌株平行制备2管或2个平皿板。同时，用相应的对照培养基替代被检培养基进行上述试验。

被检固体培养基上的菌落平均数与对照培养基上的菌落平均数的比值应在0.5～2范围内，且菌落形态大小应与对照培养基上的菌落一致；被检液体培养基管与对照培养基管比较，试验菌应生长良好。

计数方法适用性试验

1. 供试液制备

根据供试品的理化特性与生物学特性，采取适宜的方法制备供试液。供试液制备若需加温时，应均匀加热，且温度不应超过45℃。供试液从制备至加入检验用培养基，不得超过1小时。

常用的供试液制备方法如下。如果下列供试液制备方法经确认均不适用，应建立其他适宜的方法。

（1）**水溶性供试品** 取供试品，用pH 7.0无菌氯化钠-蛋白胨缓冲液，或pH 7.2磷酸盐缓冲液，或胰酪大豆胨液体培养基溶解或稀释制成1:10供试液。若需要，调节供试液pH值至6～8。必要时，用同一稀释液将供试液进一步10倍系列稀释。水溶性液体制剂也可用混合的供试品原液作为供试液。

（2）**水不溶性非油脂类供试品** 取供试品，用pH 7.0无菌氯化钠-蛋白胨缓冲液，或pH 7.2磷酸盐缓冲液，或胰酪大豆胨液体培养基制备成1:10供试液。分散力较差的供试品，可在稀释剂中加入表面活性剂如0.1%的聚山梨酯80，使供试品分散均匀。若需要，调节供试液pH值至6～8。必要时，用同一稀释液将供试液进一步10倍系列稀释。

（3）**油脂类供试品** 取供试品，加入无菌十四烷酸异丙酯使溶解，或与最少量并能使供试品乳化的无菌聚山梨酯 80 或其他无抑菌性的无菌表面活性剂充分混匀。表面活性剂的温度一般不超过 40℃（特殊情况下，最多不超过 45℃），小心混合，若需要可在水浴中进行，然后加入预热的稀释液使成 1:10 供试液，保温，混合，并在最短时间内形成乳状液。必要时，用稀释液或含上述表面活性剂的稀释液进一步 10 倍系列稀释。

（4）需用特殊方法制备供试液的供试品

膜剂供试品　取供试品，剪碎，加 pH 7.0 无菌氯化钠-蛋白胨缓冲液，或 pH 7.2 磷酸盐缓冲液，或胰酪大豆胨液体培养基，浸泡，振摇，制成 1:10 的供试液。若需要，调节供试液 pH 值至 6～8。必要时，用同一稀释液将供试液进一步 10 倍系列稀释。

肠溶及结肠溶制剂供试品　取供试品，加入 pH6.8 无菌磷酸盐缓冲液（用于肠溶制剂）或 pH 7.6 无菌磷酸盐缓冲液（用于结肠溶制剂），置 45℃ 水浴中，振摇，使溶解，制备成 1:10 的供试液。必要时，用同一稀释液将供试液进一步 10 倍系列稀释。

气雾剂、喷雾剂供试品　取供试品，置-20℃ 或其他适宜温度冷冻约 1 小时，取出，迅速消毒供试品开启部位，用无菌钢锥在该部位钻一小孔，放至室温，并轻轻转动容器，使抛射剂缓缓全部释出。供试品亦可采取其他适宜的方法取样出。用无菌注射器从每一容器中吸出药液于无菌容器中混合，然后取样检查。取供试品，置-20℃ 或其他适宜温度冷冻约 1 小时，取出，迅速消毒供试品开启部位或阀门。正置容器，用无菌钢锥或针样设备在与阀门结构相匹配的适宜位置钻一小孔，供试品各容器的钻孔大小和深度尽量保持一致，拔出钢锥时应无明显抛射剂抛出。轻轻转动容器，使抛射剂缓缓释出。亦可采用专用设备释出抛射剂。释放抛射剂后再无菌开启容器，并将供试品转移至无菌容器中混合，必要时用冲洗液冲洗容器内壁。供试品亦可采用其他适宜的方法取出。然后取样检查。

贴剂、贴膏剂供试品　取供试品，去掉防粘层，将粘贴面朝上放置在无菌玻璃或塑料器皿上，在粘贴面上覆盖一层适宜的无菌多孔材料（如无菌纱布），避免贴膏剂供试品粘贴在一起。将处理后的贴膏剂供试品放入盛有适宜体积并含有表面活性剂（如聚山梨酯 80 或卵磷脂）稀

释液的容器中，振荡至少 30 分钟。必要时，用同一稀释液将供试液进一步 10 倍系列稀释。

2. 接种和稀释

按表1规定及下列要求进行供试液的接种和稀释，制备微生物回收试验用供试液。所加菌液的体积应不超过供试液体积的 1%。为确认供试品中的微生物能被充分检出，首先应选择最低稀释级的供试液进行计数方法适用性试验。

（1）**试验组**　取上述制备好的供试液，加入试验菌液，混匀，使每 1ml 供试液或每张滤膜所滤过的供试液中含菌量不大于 100cfu。

（2）**供试品对照组**　取制备好的供试液，以稀释液代替菌液同试验组操作。

（3）**菌液对照组**　取不含中和剂及灭活剂的相应稀释液替代供试液，按试验组操作加入试验菌液并进行微生物回收试验。

若因供试品抗菌活性或溶解性较差的原因导致无法选择最低稀释级的供试液进行方法适用性试验时，应采用适宜的方法对供试液进行进一步的处理。如果供试品对微生物生长的抑制作用无法以其他方法消除，供试液可经过中和、稀释或薄膜过滤处理后再加入试验菌悬液进行方法适应性试验。

3. 抗菌活性的去除或灭活

供试液接种后，按下列"微生物回收"规定的方法进行微生物计数。若试验组菌落数减去供试品对照组菌落数的值小于菌液对照组菌落数值的 50%，可采用下述方法消除供试品的抑菌活性。

（1）增加稀释液或培养基体积。

（2）加入适宜的中和剂或灭活剂。

中和剂或灭活剂（表2）可用于消除干扰物的抑菌活性，最好在稀释液或培养基灭菌前加入。若使用中和剂或灭活剂，试验中应设中和剂或灭活剂对照组，即取相应量稀释液替代供试品同试验组操作，以确认其有效性和对微生物无毒性。中和剂或灭活剂对照组的菌落数与菌液对照组的菌落数的比值应在 0.5～2 范围内。

（3）采用薄膜过滤法。

（4）上述几种方法的联合使用。

表2　常见干扰物的中和剂或灭活方法

干扰物	可选用的中和剂或灭活方法
戊二醛、汞制剂	亚硫酸氢钠
酚类、乙醇、醛类、吸附物	稀释法
醛类	甘氨酸
季铵化合物、对羟基苯甲酸、双胍类化合物	卵磷脂
季铵化合物、碘、对羟基苯甲酸	聚山梨酯
水银	巯基醋酸盐
水银、汞化物、醛类	硫代硫酸盐
EDTA、喹喏诺酮类抗生素	镁或钙离子
磺胺类	对氨基苯甲酸
β-内酰胺类抗生素	β-内酰胺酶

若没有适宜消除供试品抑菌活性的方法，对特定试验菌回收的失败，表明供试品对该试验菌具有较强的抗菌活性，同时也表明供试品不易被该类微生物污染。但是，供试品也可能仅对特定试验菌株具有抑制作用，而对其他菌株没有抑制作用。因此，根据供试品须符合的微生物限度标准和菌数报告规则，在不影响检验结果判断的前提下，应采用能使微生物生长的更高稀释级的供试液进行计数方法适用性试验。若方法适用性试验符合要求，应以该稀释级供试液作为最低稀释级的供试液进行供试品检查。

4. 供试品中微生物的回收

表1所列的计数方法适用性试验用的各试验菌应逐一进行微生物回收试验。微生物的回收可采用平皿法、薄膜过滤法或 MPN 法。

（1）平皿法

平皿法包括倾注法和涂布法。表1中每株试验菌每种培养基至少制备 2 个平皿，以算术均值作为计数结果。

倾注法　取照上述"供试液的制备"、"接种和稀释"和"抗菌活性的去除或灭活"制备的供试液 1ml，置直径 90mm 的无菌平皿中，注入 15～20ml 温度不超过 45℃熔化的胰酪大豆胨琼脂或沙氏葡萄糖琼脂培养基，混匀，凝固，倒置培养。若使用直径较大的平皿，培养基的用量应相应增加。按表1规定条件培养、计数。同法测定供试品对照组及菌液对照组菌数。计算各试验组的平均菌落数。

涂布法　取 15～20ml 温度不超过 45℃的胰酪大豆胨琼脂或沙氏葡萄糖琼脂培养基，注入直径 90mm 的无菌平皿，凝固，制成平板，采用适宜的方法使培养基表面干燥。若使用直径较大的平皿，

培养基用量也应相应增加。每一平皿表面接种上述"供试液的制备""接种和稀释"和"抗菌活性的去除或灭活"制备的供试液不少于 0.1ml。按表1规定条件培养、计数。同法测定供试品对照组及菌液对照组菌数。计算各试验组的平均菌落数。

（2）薄膜过滤法

薄膜过滤法所采用的滤膜孔径应不大于 0.45μm，直径一般为 50mm，若采用其他直径的滤膜，冲洗量应进行相应的调整。供试品及其溶剂应不影响滤膜材质对微生物的截留。滤器及滤膜使用前应采用适宜的方法灭菌。使用时，应保证滤膜在过滤前后的完整性。水溶性供试液过滤前先将少量的冲洗液过滤以润湿滤膜。油类供试品，其滤膜和滤器在使用前应充分干燥。为发挥滤膜的最大过滤效率，应注意保持供试品溶液及冲洗液覆盖整个滤膜表面。供试液经薄膜过滤后，若需要用冲洗液冲洗滤膜，每张滤膜每次冲洗量一般为 100ml。总冲洗量不得超过 1000ml，以避免滤膜上的微生物受损伤。

取照上述"供试液的制备"、"接种和稀释"和"抗菌活性的去除或灭活"制备的供试液适量（一般取相当于 1g、1ml、10cm² 的供试品，若供试品中所含的菌数较多时，供试液可酌情减量），加至适量的稀释液中，混匀，过滤。用适量的冲洗液冲洗滤膜。

若测定需氧菌总数，转移滤膜菌面朝上贴于胰酪大豆胨琼脂培养基平板上；若测定霉菌和酵母总数，转移滤膜菌面朝上贴于沙氏葡萄糖琼脂培养基平板上。按表1规定条件培养、计数。每株试验菌每种培养基至少制备一张滤膜。同法测定供试品对照组及菌液对照组菌数。

（3）MPN 法

MPN 法的精密度和准确度不及薄膜过滤法和平皿计数法，仅在供试品需氧菌总数没有适宜计数方法的情况下使用，本法不适用于霉菌计数。若使用 MPN 法，按下列步骤进行。

取照上述"供试液的制备"、"接种和稀释"和"抗菌活性的去除或灭活"制备的供试液至少 3 个连续稀释级，每一稀释级取 3 份 1ml 分别接种至 3 管装有 9～10ml 胰酪大豆胨液体培养基中，同法测定菌液对照组菌数。必要时可在培养基中加入表面活性剂、中和剂或灭活剂。

　　接种管置30～35℃培养3天,逐日观察各管微生物生长情况。如果由于供试品的原因使得结果难以判断,可将该管培养物转种至胰酪大豆胨液体培养基或胰酪大豆胨琼脂培养基,在相同条件下培养1～2天,观察是否有微生物生长。根据微生物生长的管数从表3查被测供试品每 1g 或、每 1ml 或 10cm² 中需氧菌总数的最可能数。

表3　微生物最可能数检索表

生长管数			需氧菌总数最可能数	95%置信限	
每管含样品的 g 或、ml 或 10cm² 数			MPN/g 或、ml 或 10cm²	下限	上限
0.1	0.01	0.001			
0	0	0	<3	0	9.4
0	0	1	3	0.1	9.5
0	1	0	3	0.1	10
0.1	0.01	0.001			
0	1	1	6.1	1.2	17
0	2	0	6.2	1.2	17
0	3	0	9.4	3.5	35
1	0	0	3.6	0.2	17
1	0	1	7.2	1.2	17
1	0	2	11	4	35
1	1	0	7.4	1.3	20
1	1	1	11	4	35
1	2	0	11	4	35
1	2	1	15	5	38
1	3	0	16	5	38
2	0	0	9.2	1.5	35
2	0	1	14	4	35
2	0	2	20	5	38
2	1	0	15	4	38
2	1	1	20	5	38
2	1	2	27	9	94
2	2	0	21	5	40
2	2	1	28	9	94
2	2	2	35	9	94
2	3	0	29	9	94
2	3	1	36	9	94
3	0	0	23	9	94
3	0	1	38	9	104
3	0	2	64	16	181
3	1	0	43	9	181
3	1	1	75	17	199
3	1	2	120	30	360
3	1	3	160	30	380
3	2	0	93	18	360
3	2	1	150	30	380
3	2	2	210	30	400
3	2	3	290	90	990
3	3	0	240	40	990

续表

生长管数			需氧菌总数最可能数	95%置信限	
每管含样品的 g 或、ml 或 10cm² 数			MPN/g 或、ml 或 10cm²	下限	上限
0.1	0.01	0.001			
3	3	1	460	90	1980
3	3	2	1100	200	4000
3	3	3	>1100		

　　注: 表内所列检验量如改用 1g（或 ml、10cm²）、0.1g（或 ml、10cm²）和 0.01g（或 ml、10cm²）时,表内数字应相应降低 10 倍; 如改用 0.01g（或 ml、10cm²）、0.001g（或 ml、10cm²）和 0.0001g（或 ml、10cm²）时,表内数字应相应增加 10 倍, 其余类推。

5. 结果判断

　　计数方法适用性试验中,采用平皿法或薄膜过滤法时,试验组菌落数减去供试品对照组菌落数的值与菌液对照组菌落数的比值应在 0.5～2 范围内; 采用 MPN 法时,试验组菌数应在菌液对照组菌数的 95%置信限内。若各试验菌的回收试验均符合要求,照所用的供试液制备方法及计数方法进行该供试品的需氧菌总数、霉菌和酵母菌总数计数。

　　方法适用性确认时,若采用上述方法还存在一株或多株试验菌的回收达不到要求,那么选择回收最接近要求的方法和试验条件进行供试品的检查。

供试品检查

检验量

　　检验量即一次试验所用的供试品量（g、ml、cm²）。

　　一般应随机抽取不少于 2 个最小包装的供试品,混合,取规定量供试品进行检验。

　　除另有规定外,一般供试品的检验量为 10g 或 10ml; 膜剂、贴剂和贴膏剂为 100cm²; 贵重药品、微量包装药品的检验量可以酌减。检验时,应从 2 个以上最小包装单位中抽取供试品,大蜜丸还不得少于 4 丸,膜剂、贴剂和贴膏剂还不得少于 4 片。贵重药品、微量包装药品的检验量可以酌减。

　　若供试品处方中每一剂量单位（如片剂、胶囊剂）活性物质含量小于或等于 1mg,或每 1g 或每 1ml（指制剂）活性物质含量低于 1mg 时,检验量应不少于 10 个剂量单位或 10g 或 10ml 供试品。

　　若样品量有限或批产量极小（如: 小于 1000ml 或 1000g）的活性物质供试品,除另有规定外,其检验量最少为批产量的 1%，检验量更少时需要进行风险评估。

若批产量少于 200 的供试品，检验量可减少至 2 个单位；批产量少于 100 的供试品，检验量可减少至 1 个单位。

供试品的检查

按计数方法适用性试验确认的计数方法进行供试品中需氧菌总数、霉菌和酵母菌总数的测定。

胰酪大豆胨琼脂培养基或胰酪大豆胨液体培养基用于测定需氧菌总数；沙氏葡萄糖琼脂培养基用于测定霉菌和酵母菌总数。

阴性对照试验　　以稀释剂代替供试液进行阴性对照试验，阴性对照试验应无菌生长。如果阴性对照有菌生长，应进行偏差调查。

1. 平皿法

平皿法包括倾注法和涂布法。除另有规定外，取规定量供试品，按方法适用性试验确认的方法进行供试液制备和菌数测定，每稀释级每种培养基至少制备 2 个平板。

培养和计数　　除另有规定外，胰酪大豆胨琼脂培养基平板在 30～35℃培养 3～5 天，沙氏葡萄糖琼脂培养基平板在 20～25℃培养 5～7 天，观察菌落生长情况，点计平板上生长的所有菌落数，计数并报告。菌落蔓延生长成片的平板不宜计数。点计菌落数后，计算各稀释级供试液的平均菌落数，按菌数报告规则报告菌数。若同稀释级两个平皿的菌落数平均值不小于 15，则两个平板的菌落数不能相差 1 倍或以上。

菌数报告规则　　需氧菌总数测定宜选取平均菌落数小于 300cfu 的稀释级、霉菌和酵母菌总数测定宜选取平均菌落数小于 100cfu 的稀释级，作为菌数报告的依据。取最高的平均菌落数，计算 1g、1ml、10cm² 供试品中所含的微生物数，取两位有效数字报告。

如各稀释级的平板均无菌落生长，或仅最低稀释级的平板有菌落生长，但平均菌落数小于 1 时，以<1 乘以最低稀释倍数的值报告菌数。

2. 薄膜过滤法

除另有规定外，按计数方法适用性试验确认的方法进行供试液制备。取相当于 1g、1ml、10cm² 供试品的供试液，若供试品所含的菌数较多时，

可取适宜稀释级的供试液，照方法适用性试验确认的方法加至适量稀释液中，立即过滤，冲洗，冲洗后取出滤膜，菌面朝上贴于胰酪大豆胨琼脂培养基或沙氏葡萄糖琼脂培养基上培养。

培养和计数　　培养条件和计数方法同平皿法，每张滤膜上的菌落数应不超过 100cfu。

菌数报告规则　　以相当于 1g、1ml、10cm² 供试品的菌落数报告菌数；若滤膜上无菌落生长，以<1 报告菌数（每张滤膜过滤 1g、1ml、10cm² 供试品），或<1 乘以最低稀释倍数的值报告菌数。

3. MPN 法

取规定量供试品，按方法适用性试验确认的方法进行供试液制备和供试品接种，所有试验管在 30～35℃培养 3～5 天，如果需要确认是否有微生物生长，按方法适应性试验确定的方法进行。记录每一稀释级微生物生长的管数，从表3 查对每 1g 或 1ml、10cm² 供试品中需氧菌总数的最可能数。

结果判断

需氧菌总数是指胰酪大豆胨琼脂培养基上生长的总菌落数（包括真菌菌落数）；霉菌和酵母菌总数是指沙氏葡萄糖琼脂培养基上生长的总菌落数（包括细菌菌落数）。若因沙氏葡萄糖琼脂培养基上生长的细菌使霉菌和酵母菌的计数结果不符合微生物限度要求，可使用含抗生素（如氯霉素、庆大霉素）的沙氏葡萄糖琼脂培养基或其他选择性培养基（如玫瑰红钠琼脂培养基）进行霉菌和酵母菌总数测定。使用选择性培养基时，应进行培养基适用性检查。若采用 MPN 法，测定结果为需氧菌总数。

各品种项下规定的微生物限度标准解释如下：

10^1cfu：可接受的最大菌数为 20；

10^2cfu：可接受的最大菌数为 200；

10^3cfu：可接受的最大菌数为 2000；依此类推。

若供试品的需氧菌总数、霉菌和酵母菌总数的检查结果均符合该品种项下的规定，判供试品符合规定；若其中任何一项不符合该品种项下的规定，判供试品不符合规定。

稀释液、冲洗液及培养基

见非无菌产品微生物限度检查：控制菌检查法（通则 1106）。

1107　非无菌药品微生物限度标准

非无菌药品的微生物限度标准是基于药品的给药途径和对患者健康潜在的危害以及药品的特殊性而制订的。药品生产、贮存、销售过程中的检验，药用原料、辅料、中药提取物及中药饮片的检验，新药标准制订，进口药品标准复核，考察药品质量及仲裁等，除另有规定外，其微生物限度均以本标准为依据。

1. 制剂通则、品种项下要求无菌的制剂及标示无菌的制剂和原辅料　应符合无菌检查法规定。

2. 用于手术、严重烧伤、严重创伤的局部给药制剂　应符合无菌检查法规定。

3. 非无菌化学药品制剂、生物制品制剂、不含药材原粉的中药制剂的微生物限度标准见表1。

4. 非无菌含药材原粉的中药制剂微生物限度标准见表2。

5. 非无菌的药用原料及辅料的微生物限度标准见表3。

6. 中药提取物及中药饮片的微生物限度标准见表4。

表1　非无菌化学药品制剂、生物制品制剂、不含药材原粉的中药制剂的微生物限度标准

给药途径	需氧菌总数（cfu/g、cfu/ml 或 cfu/10cm²）	霉菌和酵母菌总数（cfu/g、cfu/ml 或 cfu/10cm²）	控制菌
口服给药* 　固体制剂 　液体及半固体制剂	10^3 10^2	10^2 10^1	不得检出大肠埃希菌（1g 或 1ml）；含脏器提取物的制剂还不得检出沙门菌（10g 或 10ml）
口腔黏膜给药制剂 　齿龈给药制剂 　鼻用制剂	10^2	10^1	不得检出大肠埃希菌、金黄色葡萄球菌、铜绿假单胞菌（1g、1ml 或 10cm²）
耳用制剂 皮肤给药制剂	10^2	10^1	不得检出金黄色葡萄球菌、铜绿假单胞菌（1g、1ml 或 10cm²）
呼吸道吸入给药制剂	10^2	10^1	不得检出大肠埃希菌、金黄色葡萄球菌、铜绿假单胞菌、耐胆盐革兰阴性菌（1g 或 1ml）
阴道、尿道给药制剂	10^2	10^1	不得检出金黄色葡萄球菌、铜绿假单胞菌、白色念珠菌（1g、1ml 或 10cm²）；中药制剂还不得检出梭菌（1g、1ml 或 10cm²）
直肠给药 　固体制剂 　液体及半固体制剂	10^3 10^2	10^2 10^2	不得检出金黄色葡萄球菌、铜绿假单胞菌（1g 或 1ml）
其他局部给药制剂	10^2	10^2	不得检出金黄色葡萄球菌、铜绿假单胞菌（1g、1ml 或 10cm²）

注：化学药品制剂和生物制品制剂若含有未经提取的动植物来源的成分及矿物质，还不得检出沙门菌（10g 或 10ml）。

表2　非无菌含药材原粉的中药制剂的微生物限度标准

给药途径	需氧菌总数（cfu/g、cfu/mL 或 cfu/10cm²）	霉菌和酵母菌总数（cfu/g、cfu/ml 或 cfu/10cm²）	控制菌
固体口服给药制剂 　不含豆豉、神曲等发酵原粉 　含豆豉、神曲等发酵原粉	10^4（丸剂 $3×10^4$） 10^5	10^2 $5×10^2$	不得检出大肠埃希菌（1g）；不得检出沙门菌（10g）；耐胆盐革兰阴性菌应小于 10^2cfu（1g）
液体及半固体口服给药制剂 　不含豆豉、神曲等发酵原粉 　含豆豉、神曲等发酵原粉	$5×10^2$ 10^3	10^2 10^2	不得检出大肠埃希菌（1g 或 1ml）；不得检出沙门菌（1g 或 10ml）；耐胆盐革兰阴性菌应小于 10^1cfu（1g 或 1ml）

续表

给药途径	需氧菌总数（cfu/g、cfu/mL或 cfu/10cm²)	霉菌和酵母菌总数（cfu/g、cfu/mL或cfu/10cm²)	控制菌
固体局部给药制剂 　用于表皮或黏膜不完整 　用于表皮或黏膜完整	10^3 10^4	10^2 10^2	不得检出金黄色葡萄球菌、铜绿假单胞菌（1g或10cm²）；阴道、尿道给药制剂还不得白色念珠菌、梭菌（1g或10cm²)
液体及半固体局部给药制剂 　用于表皮或黏膜不完整 　用于表皮或黏膜完整	10^2 10^2	10^2 10^2	不得检出金黄色葡萄球菌、铜绿假单胞菌（1g或1ml）；阴道、尿道给药制剂还不得白色念珠菌、梭菌（1g或1ml)

表3　非无菌药用原料及辅料微生物限度标准

	需氧菌总数 cfu/g 或 cfu/ml)	霉菌和酵母菌总数（cfu/g 或 cfu/ml)	控制菌
药用原料及辅料	10^3	10^2	*

注*：未做统一规定。

表4　中药提取物及中药饮片的微生物限度标准

	需氧菌总数 cfu/g 或 cfu/ml)	霉菌和酵母菌总数（cfu/g 或 cfu/ml)	控制菌
中药提取物	10^3	10^2	*
中药研粉口服用贵细饮片、直接口服及泡服饮片	**$*10^5$**	**$*10^3$**	**不得检出大肠埃希菌（1g)** 不得检出沙门菌（10g)；耐胆盐革兰阴性菌应小于10^4cfu（1g)

注*：未做统一规定。

7. 有兼用途径的制剂　应符合各给药途径的标准。

8. 除中药饮片外，非无菌药品的需氧菌总数、霉菌和酵母菌总数照"非无菌产品微生物限度检查：微生物计数法"（通则1105）检查；非无菌药品的控制菌照"非无菌产品微生物限度检查：控制菌检查法"（通则 1106）检查。各品种项下规定的需氧菌总数、霉菌和酵母菌总数标准解释如下：

10^1cfu：可接受的最大菌数为20；

10^2cfu：可接受的最大菌数为200；

10^3cfu：可接受的最大菌数为2000；依此类推。

中药饮片需氧菌总数、霉菌和酵母菌总数及控制菌检查照"中药饮片微生物限度检查法"（通则xxx）检查；各品种项下规定的需氧菌总数、霉菌和酵母菌总数标准解释如下：

10^1cfu：可接受的最大菌数为50；

10^2cfu：可接受的最大菌数为500；

10^3cfu：可接受的最大菌数为5000；

10^4cfu：可接受的最大菌数为50 000；

依此类推。

9. 本限度标准所列的控制菌对于控制某些药品的微生物质量可能并不全面，因此，对于原料、辅料及某些特定的制剂，根据原辅料及其制剂的特性和用途、制剂的生产工艺等因素，可能还需检查其他具有潜在危害的微生物。

10. 除了本限度标准所列的控制菌外，药品中若检出其他可能具有潜在危害性的微生物，应从以下方面进行评估。

药品的给药途径：给药途径不同，其危害不同；

药品的特性：药品是否促进微生物生长，或者药品是否有足够的抑制微生物生长能力；

药品的使用方法；

用药人群：用药人群不同，如新生儿、婴幼儿及体弱者，风险可能不同；

患者使用免疫抑制剂和甾体类固醇激素等药品的情况；

存在疾病、伤残和器官损伤，等等。

11. 当进行上述相关因素的风险评估时，评估人员应经过微生物学和微生物数据分析等方面的专业知识培训。评估原辅料微生物质量时，应考虑相应制剂的生产工艺、现有的检测技术及原辅料符合该标准的必要性。

1107　非无菌药品微生物限度修订说明

一、立项背景

2016年2月，国务院印发了《中医药发展战略规划纲要（2016—2030年）》，明确提出"全面提升中药产业发展水平"。加强中药质量控制，保障临床使用安全是促进我国中药产业健康发展的前提。当前，中药的安全问题日益引起社会广泛关注，在确保中药有效性的同时，全面提升中药安全性，是当前中药标准提高工作的重点和难点。《中国药典》2020年版编制大纲中将加强安全性控制作为完善中药标准的重点，提出了有效控制外源性污染物对中药安全性造成的影响，全面制定中药材、饮片重金属及有害元素、农药残留的限量标准；全面制定易霉变中药材、饮片真菌毒素限量标准，加强中药饮片微生物污染的控制，是加强外源性污染物控制，提高中药饮片临床使用安全的重要工作之一。

药品微生物检查是药品安全性控制的重要质控项目。随着历版《中国药典》的增修订，中药制剂的微生物限度控制标准体系已经较为成熟，"中药提取物及直接口服及泡服饮片"微生物限度标准首次纳入《中国药典》2015年版，进一步推进了对中药提取物以及中药饮片在微生物控制要求。世界卫生组织（WHO）、欧洲药典（EP）、日本药典（JP）和美国药典（USP）均对天然药（或植物药）制定了微生物检查方法和限度标准，并作为对这类药物的安全控制项目。国外药典标准对天然药（或植物药）微生物控制要求基本一致，主要根据用药风险分为"直接口服及泡服饮片"和"煎煮类饮片"两大类。由于国外药典中对饮片使用理解不尽相同，标准收载具体的分类略有差异，在限度标准设置上总体趋于一致。

由于中药饮片在国内临床使用量大面广的特点，与国外相比，在微生物控制标准体系和检测要求方面还相对薄弱，存在质量控制的短板，为加强基础研究，逐步完善中药饮片微生物控制，提高产品质量，自2013年，国家药典委员会相继设立了中药饮片微生物污染控制研究相关专项课题，针对中药饮片外源微生物污染的情况进行系统研究，并将研究过程中收集的样品污染微生物的数据进行汇总，建立了"中药饮片污染微生物数据库"，通过大数据分析研究中药饮片污染外源微生物的程度以及各类中药饮片容易污染微生物的种类，据此研究制定中药饮片微生物污染控制的相关措施。

二、增修订过程

（一）课题研究

饮片的原料决定其必然携带大量微生物，净制、切制、炮炙等炮制过程既是中药药性的要求，也是杀灭或减少微生物的工艺环节。这些控制通过传统的分离培养方式，都可以实现对饮片微生物的分析控制。

自2013年以来，在课题组各相关单位的共同努力下，对中药饮片的微生物限度检查方法、耐热菌检查方法、不同类别的中药饮片微生物污染数量、微生物污染类别、控制菌及其他主要肠道致病菌污染情况、耐热菌（经100℃煎煮30分钟处理残留的好氧菌数）的污染情况等内容进行了研究，课题研究过程多次召开相关专业委员会听取专家意见。课题组基于研究结果及国外对植物药的微生物污染控制情况提出了"中药饮片微生物限度检查法（草案稿）"，并拟定了中医临床使用的中药饮片微生物限度标准。

（二）国外相关标准

尽管各国药典（包括欧美日药典、WHO相关技术要求）并没有严格意义的"药材和饮片"的分类定义，但均制定了类似于国内饮片的口服的天然药（或植物药）的微生物限度检查法及微生物限度标准。

各国药典体系收载的微生物限度标准根据不同的风险要求将中药饮片（植物药）微生物污染限度分级控制，对直接服用或炮制处理过的中药材要求相对严格，需氧菌总数为在10^5cfu/g，霉菌和酵母菌总数为10^3~10^4cfu/g；需煎煮的中药材需氧菌总数10^6~10^7cfu/g，霉菌和酵母菌总数10^4~10^5cfu/g。

控制菌方面，尽管各国药典体系设置了不同的控制菌检测项目，但重要的控制菌检查项是一致的，即直接服用类中药材均控制大肠埃希菌、沙门菌及耐胆盐革兰阴性菌；煎煮的中药材均控制沙门菌。各国药典同时根据需要还设置了其他相应控制菌检测项目，如大肠埃希菌及耐胆盐革兰阴性菌，WHO的标准中还增加了梭菌和志贺菌的控制要求。

三、拟增修订主要内容

1. 适用范围

鉴于中药饮片种类繁多、来源多样、用途不同、加工工艺不尽相同等情况。通则 1107 的征求意见稿中对中药饮片微生物控制拟针对在"中医临床使用"的中药饮片，不涉及"制剂生产使用"的中药饮片。

2. 分类

根据微生物污染可能导致的安全风险，将中药饮片分为直接"直接口服及泡服"和"煎煮类"两类进行控制。需煎煮的饮片在后续使用过程中需加热煎煮，煎煮过程可以杀灭不耐热微生物，因此"直接口服及泡服"饮片的微生物限度标准控制相对严格。

3. 直接口服或泡服类饮片微生物限度标准修订

从患者用药安全风险控制考虑，通则 1107 征求意见稿中"直接口服泡服类饮片"较 2015 版药典增设了需氧菌总数、霉菌和酵母菌总数和大肠埃希菌的控制要求。

1121　抑菌效力检查法

抑菌剂是指抑制微生物生长的化学物质，有时也称防腐剂。抑菌效力检查法系用于测定无菌及非无菌制剂的抑菌活性，用于指导生产企业在研发阶段制剂中抑菌剂种类和浓度的确定。

如果药物本身不具有充分的抗菌效力，那么应根据制剂特性（如水溶性制剂）添加适宜的抑菌剂，以防止制剂在正常贮藏或使用过程中由于微生物污染和繁殖，使药物变质而对使用者造成危害，尤其是多剂量包装的制剂。

在药品生产过程中，抑菌剂不能用于替代药品生产的 GMP 管理，不能作为非无菌制剂降低微生物污染的唯一途径，也不能作为控制多剂量包装制剂灭菌前的生物负载的手段。所有抑菌剂都具有一定的毒性，制剂中抑菌剂的量应为最低有效量。同时，为保证用药安全，成品制剂中的抑菌剂有效浓度应低于对人体有害的浓度。

抑菌剂的抑菌效力在贮存过程中有可能因药物的成分或包装容器等因素影响而变化，因此，应验证成品制剂的抑菌效力在效期内不因贮藏条件而降低。

本试验方法和抑菌剂抑菌效力判断标准用于包装未启开的成品制剂。

培养基

培养基的制备

胰酪大豆胨液体培养基、胰酪大豆胨琼脂培养基、沙氏葡萄糖液体培养基、沙氏葡萄糖琼脂培养基照无菌检查法（通则 1101）制备。

培养基的适用性检查

抑菌效力测定用培养基包括成品培养基、由脱水培养基或按处方配制的培养基均应进行培养基的适用性检查检查。

菌种　试验所用的菌株传代次数不得超过 5 代（从菌种保藏中心获得的干燥菌种为第 0 代），并采用适宜的菌种保藏技术进行保存，以保证试验菌株的生物学特性。培养基适用性检查的菌种及新鲜培养物的制备见表 1。

表 1　培养基适用性检查、方法适用性检查、抑菌效力测定用的试验菌及新鲜培养物制备

试验菌株	试验培养基	培养温度	培养时间
金黄色葡萄球菌（Staphylococcus aureus）〔CMCC（B）26 003〕	胰酪大豆胨琼脂培养基或胰酪大豆胨液体培养基	30～35℃	18～24 小时
铜绿假单胞菌（Pseudomonas aeruginosa）〔CMCC（B）10 104〕	胰酪大豆胨琼脂培养基或胰酪大豆胨液体培养基	30～35℃	18～24 小时
大肠埃希菌*（Escherichia coli）〔CMCC（B）44 102〕	胰酪大豆胨琼脂培养基或胰酪大豆胨液体培养基	30～35℃	18～24 小时
白色念珠菌（Candida albicans）〔CMCC（F）98 001〕	沙氏葡萄糖琼脂培养基或沙氏葡萄糖液体培养基	20～25℃	24～48 小时
黑曲霉（Aspergillus niger）〔CMCC（F）98 003〕	沙氏葡萄糖琼脂培养基或沙氏葡萄糖液体培养基	20～25℃	5～76～10 天或直到获得丰富的孢子

*大肠埃希菌仅用于口服制剂的抑菌效力测定。

菌液制备　取金黄色葡萄球菌、铜绿假单胞菌、大肠埃希菌、白色念珠菌的新鲜培养物，用 pH 7.0 无菌氯化钠-蛋白胨缓冲液或 0.9%无菌氯化钠溶液制成适宜浓度的菌悬液。取黑曲霉的新鲜培养物加入 3～5ml 适量含 0.05%（ml/ml）聚山梨酯 80 的 pH 7.0 无菌氯化钠-蛋白胨缓冲液或0.9%无菌氯化钠溶液，将孢子洗脱。然后，采用适宜方法吸出孢子悬液至无菌试管内，用含 0.05%（ml/ml）聚山梨酯 80 的 pH 7.0 无菌氯化钠-蛋白胨缓冲液或0.9%无菌氯化钠溶液制成适宜浓度的孢子悬液。

菌液制备后若在室温下放置，应在 2 小时内使用；若保存在 2～8℃，可在 24 小时内使用。黑曲霉的孢子悬液可保存在 2～8℃，在验证过的贮存期内使用。

适用性检查　分别接种不大于 100cfu 的金黄色葡萄球菌、铜绿假单胞菌、大肠埃希菌的菌液至胰酪胨大豆琼脂培养基，每株试验菌平行制备 2 个平板，混匀，凝固，置 30～35℃培养不超过 3 天，计数；分别接种不大于 100cfu 的白色念珠菌、黑曲霉的菌液至沙氏葡萄糖琼脂培养基，每株试验菌平行制备 2 个平板，混匀，凝固，置 20～25℃培养不超过 5 天，计数；同时，用对应的对照培养基替代被检培养基进行上述试验。

结果判定　若被检培养基上的菌落平均数不小于对照培养基上菌落平均数的 70~~50~~%，且菌落形态大小与对照培养基上的菌落一致，判该培养基的适用性检查符合规定。

抑菌效力测定

菌种　抑菌效力测定用菌种见表 1，若需要，制剂中常见的污染微生物也可作为试验菌株。

菌液制备　试验菌新鲜培养物制备见表 1，铜绿假单胞菌、金黄色葡萄球菌、大肠埃希菌、白色念珠菌若为琼脂培养物，加入适量的 0.9%无菌氯化钠溶液将琼脂表面的培养物洗脱，并将菌悬液移至无菌试管内，用 0.9%无菌氯化钠溶液稀释并制成每 1ml 含菌数约为 10^8cfu 的菌悬液；若为液体培养物，离心收集菌体，用 0.9%无菌氯化钠溶液稀释并制成每 1ml 含菌数约为 10^8cfu 的菌悬液。取黑曲霉的新鲜培养物加入 3～5ml 适量含 0.05%（ml/ml）聚山梨酯 80 的 0.9%无菌氯化钠溶液，将孢子洗脱，然后，用适宜方法吸出孢子悬液至无菌试管内，加入适量的含 0.05%（ml/ml）聚山梨酯 80 的 0.9%无菌氯化钠溶液制成每 1ml 含孢子数 10^8cfu 的孢子悬液。测定 1ml 菌悬液中所含的菌数。

菌液制备后若在室温下放置，应在 2 小时内使用；若保存在 2～8℃，可在 24 小时内使用。黑曲霉的孢子悬液可保存在 2～8℃，在一周 7 天内使用。

供试品接种　抑菌效力可能受试验用容器特征的影响，如容器的材质、形状、体积及封口的方式等。因此，只要供试品每个包装容器的装量足够试验用，同时容器便于按无菌操作技术接入试验菌液、混合及取样等，一般应将试验菌直接接种于供试品原包装容器中进行试验。若因供试品的性状或每个容器装量等因素需将供试品转移至无菌容器时，该容器的材质不得影响供试品的特性（如吸附作用），特别应注意不得影响供试品的 pH 值，pH 值对抑菌剂的活性影响很大。

取包装完整的供试品至少 5~~4~~ 份，直接接种试验菌，或取适量供试品分别转移至 5~~4~~ 个适宜的无菌容器中（，若试验菌株数超过 5~~4~~ 株，应增加相

应的供试品份数），每一容器接种一种试验菌，1g 或 1ml 供试品中接菌量为 10^5～10^6cfu，接种菌液的体积不得超过供试品体积的 1%，充分混合，使供试品中的试验菌均匀分布，然后置 20～25℃避光贮存。

存活菌数测定　根据产品类型，按表 2–1、表 2–2、表 2–3 规定的间隔时间，分别从上述每个容器中取供试品 1ml（g），测定每份供试品中所含的菌数，测定细菌用胰酪胨大豆琼脂培养基，测定真菌用沙氏葡萄糖琼脂培养基。存活菌数测定方法及方法适用性试验照"非无菌产品微生物限度检查：微生物计数法（通则 1105）"进行，方法适用性试验用菌株见表 1，菌液制备同培养基适用性检查，方法适用性试验试验菌的回收率不得低于 70~~50~~%。

表 2–1　注射剂、眼用制剂、用于子宫和
乳腺的制剂抑菌效力判断标准

		减少的 lg 值				
		6h	24h	7d	14d	28d
细菌	A	2	3	—	—	NR
	B	—	1	3	—	NI
真菌	A	—	—	2	—	NI
	B	—	—	—	1	NI

注：NR：试验菌未恢复生长。

NI：未增加，是指对前一个测定时间，试验菌增加的数量不超过 0.5lg。

表 2–2　耳用制剂、鼻用制剂、皮肤给药制剂、
吸入制剂抑菌效力判断标准

		减少的 lg 值			
		2d	7d	14d	28d
细菌	A	2	3	—	NI
	B	—	—	3	NI
真菌	A	—	—	2	NI
	B	—	—	1	NI

注：NI：未增加，是指对前一个测定时间，试验菌增加的数量不超过 0.5lg。

表 2–3　口服制剂、口腔黏膜制剂、
直肠给药制剂的抑菌效力判断标准

	减少的 lg 值	
	14d	28d
细菌	3	NI
真菌	1	NI

注：NI：未增加，是指对前一个测定时间，试验菌增加的数量不超过 0.5lg。

根据存活菌数测定结果，计算 1ml（g）供试品各试验菌所加的菌数及各间隔时间的菌数，并换算成 lg 值。

结果判断　供试品抑菌效力评价标准见表 2–1、表 2–2、表 2–3，表中的"减少的 1g 值"是指各间隔时间测定的菌数 1g 值与 1ml（g）供试品中接种的菌数 1g 值的相差值。表中"A"是指应达到的抑菌效力标准，特殊情况下，如抑菌剂可能增加不良反应的风险，则至少应达到"B"的抑菌效力标准。

中药饮片微生物限度检查法（新增）

中药饮片微生物限度检查法用于检查中药材及中药饮片的微生物污染程度。检查项目包括需氧菌总数、霉菌和酵母菌总数、耐热菌总数、耐胆盐革兰阴性菌、大肠埃希菌、沙门菌。本通则中的耐热菌系供试液置水浴（98～100℃）30分钟处理后按需氧菌总数测定方法检出菌的总称。

中药饮片微生物限度检查的试验环境应符合微生物限度检查的要求。检验全过程必须严格遵守无菌操作，防止再污染，防止污染的措施不得影响供试品中微生物的检出。单向流空气区域、工作台面及环境应定期进行监测。

微生物计数

培养基适用性检查和方法适用性试验

供试品微生物计数中所使用的培养基应进行适用性检查。

供试品的微生物计数方法应进行方法适用性试验，以确认所采用的方法适合于该产品的微生物计数。

若检验程序或产品发生变化可能影响检验结果时，计数方法应重新进行适用性试验。

1. 菌种及菌液制备

菌种　试验用菌株的传代次数不得超过 5 代（从菌种保藏中心获得的干燥菌株为第 0 代），并采用适宜的菌种保藏技术进行保存，以保证试验菌株的生物学特性。计数培养基适用性检查和计数方法适用性试验用菌株见表1。

菌液制备　按表1规定程序培养各试验菌株。取金黄色葡萄球菌、铜绿假单胞菌、枯草芽孢杆菌、白色念珠菌的新鲜培养物，用 pH 7.0 无菌氯化钠-蛋白胨缓冲液或 0.9%无菌氯化钠溶液制成适宜浓度的菌悬液；取黑曲霉的新鲜培养物加入适量含 0.05%聚山梨酯 80 的 pH 7.0 无菌氯化钠-蛋白胨缓冲液或 0.9%无菌氯化钠溶液，将孢子洗脱。然后，采用适宜的方法吸出孢子悬液至无菌试管内，用含 0.05%聚山梨酯 80 的 pH 7.0 无菌氯化钠-蛋白胨缓冲液或 0.9%无菌氯化钠溶液制成适宜浓度的黑曲霉孢子悬液。菌液制备后若在室温下放置，应在 2 小时内使用；若保存在 2～8℃，可在 24 小时内使用。稳定的黑曲霉孢子悬液可保存在 2～8℃，在验证过的贮存期内使用。

表1　试验菌液的制备和使用

试验菌株	试验菌液的制备	计数培养基适用性检查		计数方法适用性试验	
		需氧菌总数、耐热菌总数计数	霉菌和酵母菌总数计数	需氧菌总数、耐热菌总数计数	霉菌和酵母菌总数计数
金黄色葡萄球菌（Staphylococcus aureus）〔CMCC(B)26 003〕	胰酪大豆胨琼脂培养基或胰酪大豆胨液体培养基，培养温度30～35℃，培养时间18～24小时	胰酪大豆胨琼脂培养基和胰酪大豆胨液体培养基，培养温度 30～35℃，培养时间不超过 3 天，接种量不大于100cfu		胰酪大豆胨琼脂培养基或胰酪大豆胨液体培养基（MPN）法，培养温度30～35℃，培养时间不超过 3 天，接种量不大于100cfu	
铜绿假单胞菌（Pseudomonas a eruginosa）〔CMCC(B)10104〕	胰酪大豆胨琼脂培养基或胰酪大豆胨液体培养基，培养温度30～35℃，培养时间18～24小时	胰酪大豆胨琼脂培养基和胰酪大豆胨液体培养基，培养温度 30～35℃，培养时间不超过 3 天，接种量不大于100cfu		胰酪大豆胨琼脂培养基或胰酪大豆胨液体培养基（MPN 法），培养温度 30～35℃，培养时间不超过 3 天，接种量不大 于 100cfu	
枯草芽孢杆菌（Bacillus subtilis）〔CMCC(B) 63501〕	胰酪大豆胨琼脂培养基或胰酪大豆胨液体培养基，培养温度30～35℃，培养时间18～24小时	胰酪大豆胨琼脂培养基和胰酪大豆胨液体培养基，培养温度 30～35℃，培养时间不超过 3 天，接种量不大于100cfu		胰酪大豆胨琼脂培养基或胰酪大豆胨液体培养基（MPN 法），培养温度30～35℃，培养时间不超过 3 天，接种量不大于100cfu	

续表

试验菌株	试验菌液的制备	计数培养基适用性检查		计数方法适用性试验	
		需氧菌总数、耐热菌总数计数	霉菌和酵母菌总数计数	需氧菌总数、耐热菌总数计数	霉菌和酵母菌总数计数
白色念珠菌 (Candida albicans) 〔CMCC（F）98001〕	沙氏葡萄糖琼脂培养基或沙氏葡萄糖液体培养基，培养温度20～25℃，培养时间2～3天	胰酪大豆胨琼脂培养基，培养温度30～35℃，培养时间不超过5天，接种量不大于100cfu	沙氏葡萄糖琼脂培养基，培养温度20～25℃，培养时间不超过5天，接种量不大于100cfu	胰酪大豆胨琼脂培养基（MPN法不适用），培养温度30～35℃，培养时间不超过5天，接种量不大于100cfu	沙氏葡萄糖琼脂培养基，培养温度20～25℃，培养时间不超过5天，接种量不大于100cfu
黑曲霉 (Aspergillusniger) 〔CMCC（F）98003〕	沙氏葡萄糖琼脂培养基或马铃薯葡萄糖琼脂培养基，培养温度20～25℃，培养时间5～7天，或直到获得丰富的孢子	胰酪大豆胨琼脂培养基，培养温度30～35℃，培养时间不超过5天，接种量不大于100cfu	沙氏葡萄糖琼脂培养基，培养温度20～25℃，培养时间不超过5天，接种量不大于100cfu	胰酪大豆胨琼脂培养基（MPN法不适用），培养温度30～35℃，培养时间不超过5天，接种量不大于100cfu	沙氏葡萄糖琼脂培养基，培养温度20～25℃，培养时间不超过5天，接种量不大于100cfu

注：当需用玫瑰红钠琼脂培养基测定霉菌和酵母菌总数时，应进行培养基适用性检查，检查方法同沙氏葡萄糖琼脂培养基。

2. 培养基适用性检查

微生物计数用的成品培养基、由脱水培养基或按处方配制的培养基均应进行培养基适用性检查。

按表1规定，接种不大于100cfu的菌液至胰酪大豆胨液体培养基管或胰酪大豆胨琼脂培养基平板或沙氏葡萄糖琼脂培养基平板，置表1规定条件下培养。每一试验菌株平行制备2管或2平板。同时，用相应的对照培养基替代被检培养基进行上述试验。被检固体培养基上的菌落平均数与对照培养基上的菌落平均数的比值应在0.5～2范围内，且菌落形态大小应与对照培养基上的菌落一致；被检液体培养基管与对照培养基管比较，试验菌应生长良好。

3. 方法适用性试验

供试液制备 取供试品，置适量的pH 7.0无菌氯化钠-蛋白胨缓冲液，或pH 7.2磷酸盐缓冲液，或胰酪大豆胨液体培养基中使成1:10供试液，充分振摇洗（不少于15分钟）或用隔膜均质袋处理，取其液体作为供试液。取上述1:10供试液适量，置水浴（98～100℃）30分钟处理后迅速冷却，作为耐热菌总数测定用供试液。分散力较差的供试品，可在稀释液中加入表面活性剂如0.1%的聚山梨酯80，使供试品分散均匀。若需要，调节供试液pH值至6～8。然后用同一稀释液将供试液进一步10倍系列稀释。供试液从制备至加入检验用培养基，不得超过1小时。

接种和稀释 按表1规定及下列要求进行供试液的接种和稀释，制备微生物回收试验用供试液。所加菌液的体积应不超过供试液体积的1%。一般选择最低稀释级的供试液进行计数方法适用性试验。若供试品污染的微生物数较多，低稀释级供试液可能影响微生物回收结果，因此，应选择低微生物污染的样品或选择适宜稀释级的供试液进行方法适用性试验。

（1）试验组 取上述制备好的供试液，加入试验菌液，混匀，使每1ml供试液加菌量不大于100cfu。

（2）供试品对照组 取制备好的供试液，以稀释液代替菌液同试验组操作。

（3）菌液对照组 取不含中和剂及灭活剂的相应稀释液替代供试液，按试验组操作加入试验菌液并进行微生物回收试验。

供试品中微生物的回收 计数方法适用性试验用的各试验菌应逐一进行微生物回收试验。微生物的回收一般采用平皿法。每株试验菌每种培养基至少制备2个平皿，以算术均值作为计数结果。

取上述"试验组"制备的供试液1ml，置直径90mm的无菌平皿中，注入15～20ml温度不超过45℃熔化的胰酪大豆胨琼脂或沙氏葡萄糖琼脂培养基，混匀，凝固，倒置培养。若使用直径较大的平皿，培养基的用量应相应增加。按规定的条件培养、计数。同法测定供试品对照组及菌液对照组菌数。计算各组平均菌落数。

结果判断　计数方法适用性试验中，试验组菌落数减去供试品对照组菌落数的值与菌液对照组菌落数的比值应在 0.5～2 范围内。若各试验菌的回收试验均符合要求，照所用的供试液制备方法及计数方法进行该供试品的需氧菌总数、霉菌和酵母菌总数及耐热菌总数计数。若因供试品抗菌活性或溶解性较差等原因导致试验菌的回收试验不符合要求，将供试液进行进一步的稀释或采用其他适宜的方法处理，重新进行方法适用性试验。

供试品检查

1. 抽样量

除另有规定外，参照药材和饮片取样法（通则 0211）抽取试验样品，大包装饮片每批抽取 100～500g，混匀；独立小包装饮片按装量抽取 100～500g 的包装数。

2. 检验量

即一次试验所用的供试品量。除另有规定外，中药饮片的检验量为 25g。贵重品种或密度较小品种（如金银花、穿心莲、夏枯草）等可酌减，如 10g。

3. 供试品的检查

供试品的需氧菌总数、霉菌和酵母菌总数及耐热菌总数测定一般采用平皿法。用胰酪大豆胨琼脂培养基测定需氧菌总数和耐热菌总数，沙氏葡萄糖琼脂培养基测定霉菌和酵母菌总数。

阴性对照试验　以稀释液代替供试液进行阴性对照试验，阴性对照试验应无菌生长。如果阴性对照有菌生长，应进行偏差调查。

供试液制备　除另有规定外，取规定量供试品，按计数方法适用性试验确认的方法进行供试液制备，并进行 10 倍系列稀释。

供试品检查　按方法适用性试验确认的菌数测定方法，取上述供试品系列稀释液 2～3 级进行菌数测定，每稀释级每种培养基至少制备 2 个平板。

培养和计数　除另有规定外，胰酪大豆胨琼脂培养基平板在 30～35℃培养 3～5 天，沙氏葡萄糖琼脂培养基平板在 20～25℃培养 5～7 天，观察菌落生长情况，点计平板上生长的所有菌落数，计数并报告。菌落蔓延生长成片的平板不宜计数。点计菌落数后，计算各稀释级供试液的平均菌落数，按菌数报告规则报告菌数。若同稀释级两个平板的菌

落数平均值不小于 15，则两个平板的菌落数不能相差 1 倍或以上。

需氧菌总数是指胰酪大豆胨琼脂培养基上生长的总菌落数（包括真菌菌落数）；霉菌和酵母菌总数是指沙氏葡萄糖琼脂培养基上生长的总菌落数（包括细菌菌落数）。若因沙氏葡萄糖琼脂培养基上生长的细菌使霉菌和酵母菌的计数结果不符合微生物限度要求，可使用含抗生素（如氯霉素、庆大霉素）的沙氏葡萄糖琼脂培养基或其他选择性培养基（如玫瑰红钠琼脂培养基）进行霉菌和酵母菌总数测定。使用选择性培养基时，应进行培养基适用性检查。

4. 菌数报告规则

需氧菌总数及耐热菌测定宜选取平均菌落数小于 300cfu 的稀释级、霉菌和酵母菌总数测定宜选取平均菌落数小于 100cfu 的稀释级，作为菌数报告的依据。取最高的平均菌落数，计算 1g、1ml 或 10cm² 供试品中所含的微生物数，取两位有效数字报告。

如各稀释级的平板均无菌落生长，或仅最低稀释级的平板有菌落生长，但平均菌落数小于 1 时，以＜1 乘以最低稀释倍数的值报告菌数。

控制菌检查

培养基适用性检查和方法适用性试验

供试品控制菌检查中所使用的培养基应进行适用性检查。

供试品的控制菌检查方法应进行方法适用性试验，以确认所采用的方法适合于该产品的控制菌检查。

若检验程序或产品发生变化可能影响检验结果时，控制菌检查方法应重新进行适用性试验。

1. 菌种及菌液制备

菌种　试验用菌株的传代次数不得超过 5 代（从菌种保藏中心获得的干燥菌种为第 0 代），并采用适宜的菌种保藏技术进行保存，以保证试验菌株的生物学特性。

铜绿假单胞菌（*Pseudomonas aeruginosa*）〔CMCC（B）10 104〕

大肠埃希菌（*Escherichia coli*）〔CMCC（B）44 102〕

乙型副伤寒沙门菌（*Salmonellaparatyphi B*）〔CMCC（B）50 094〕

菌液制备 将铜绿假单胞菌、大肠埃希菌、沙门菌分别接种于胰酪大豆胨液体培养基中或在胰酪大豆胨琼脂培养基上，30～35℃培养18～24小时。上述培养物用pH 7.0无菌氯化钠-蛋白胨缓冲液或0.9%无菌氯化钠溶液制成适宜浓度的菌悬液。

菌液制备后若在室温下放置，应在2小时内使用；若保存在2～8℃，可在24小时内使用。

2. 培养基适用性检查

控制菌检查用的成品培养基、由脱水培养基或按处方配制的培养基均应进行培养基的适用性检查。

控制菌检查用培养基的适用性检查项目包括促生长能力、抑制能力及指示特性的检查。各培养基的检查项目及所用的菌株见表1。

表1 控制菌检查用培养基的
促生长能力、抑制能力和指示特性

控制菌检查	培养基	特性	试验菌株
耐胆盐革兰阴性菌	肠道菌增菌液体培养基	促生长能力	大肠埃希菌 铜绿假单胞菌
		抑制能力	金黄色葡萄球菌
	紫红胆盐葡萄糖琼脂培养基	促生长能力+指示特性	大肠埃希菌 铜绿假单胞菌
大肠埃希菌	麦康凯液体培养基	促生长能力	大肠埃希菌
		抑制能力	金黄色葡萄球菌
	麦康凯琼脂培养基	促生长能力+指示特性	大肠埃希菌
沙门菌	RV沙门菌增菌液体培养基	促生长能力	乙型副伤寒沙门菌
		抑制能力	金黄色葡萄球菌
	木糖赖氨酸脱氧胆酸盐琼脂培养基	促生长能力+指示特性	乙型副伤寒沙门菌
	三糖铁琼脂培养基	指示能力	乙型副伤寒沙门菌

液体培养基促生长能力检查 分别接种不大于100cfu的试验菌（表2）于被检培养基和对照培养基中，在相应控制菌检查规定的培养温度及不大于规定的最短培养时间下培养，与对照培养基管比较，被检培养基管试验菌应生长良好。

固体培养基促生长能力检查 用涂布法分别接种不大于100cfu的试验菌（表2）于被检培养基和对照培养基平板上，在相应控制菌检查规定的培养温度及不大于规定的最短培养时间下培养，被检培养基与对照培养基上生长的菌落大小、形态特征应一致。

培养基抑制能力检查 接种不少于100cfu的试验菌（表2）于被检培养基和对照培养基中，在相应控制菌检查规定的培养温度及不小于规定的最长培养时间下培养，试验菌应不得生长。

培养基指示特性检查 用涂布法分别接种不大于100cfu的试验菌（表2）于被检培养基和对照培养基平板上，在相应控制菌检查规定的培养温度及不大于规定的最短培养时间下培养，被检培养基上试验菌生长的菌落大小、形态特征、指示剂反应情况等应与对照培养基一致。

3. 控制菌检查方法适用性试验

供试液制备 按下列"供试品检查"中的规定制备供试液。

试验菌 根据各品种项下微生物限度标准中规定检查的控制菌选择相应试验菌株，确认耐胆盐革兰阴性菌检查方法时，采用大肠埃希菌和铜绿假单胞菌为试验菌。

适用性试验 取规定量供试液及不大于100cfu的试验菌接入规定的培养基中，依相应的控制菌检查方法，在规定的温度和最短时间下培养，应能检出相应控制菌。

结果判断 上述试验若检出相应控制菌，按此供试液制备法和控制菌检查方法进行供试品检查；否则，应采用适宜的方法（如培养基稀释或薄膜过滤方法）消除供试品的抑菌活性，并重新进行方法适用性试验。

供试品检查

供试品的控制菌检查应按经方法适用性试验确认的方法进行。

阳性对照试验 阳性对照试验方法同供试品的控制菌检查，对照菌的加量应不大于100cfu。阳性对照试验应检出相应的控制菌。

阴性对照试验 以稀释剂代替供试液照相应控制菌检查法检查，阴性对照试验应无菌生长。如果阴性对照有菌生长，应进行偏差调查。

耐胆盐革兰阴性菌（Bile-Tolerant Gram-Negative Bacteria）

供试液制备和预培养 取供试品，用胰酪大豆胨液体培养基作为稀释剂照上述"微生物计数"中

"方法适用性试验"项下制成 1:10 供试液，混匀，在 20～25℃培养,培养时间应使供试品中的细菌充分恢复但不增殖（约 2 小时）。

选择和分离培养　取相当于 0.1g、0.01g 和 0.001g（或其他适宜的连续 3 级稀释液）供试品的预培养物分别接种至适宜体积（经方法适用性试验确定）的肠道菌增菌液体培养基中，供试液加入量不得超过培养基体积的 10%，30～35℃培养 24～48 小时。上述每一培养物分别划线接种于紫红胆盐葡萄糖琼脂培养基平板上，30～35℃培养 18～24 小时。

结果判断　若紫红胆盐葡萄糖琼脂培养基平板上有菌落生长，则对应培养管为阳性，否则为阴性。根据各培养管检查结果，从表 1 查 1g 或 1ml 供试品中含有耐胆盐革兰阴性菌的可能菌数。

表 1　耐胆盐革兰阴性菌的可能菌数（N）

各供试品量的检查结果			每 1g（或 1ml）供试品中可能的菌数 cfu
0.1g 或 0.1ml	0.01g 或 0.01ml	0.001g 或 0.001ml	
＋	＋	＋	$N > 10^3$
＋	＋	－	$10^2 < N < 10^3$
＋	－	－	$10 < N < 10^2$
－	－	－	$N < 10$

注：（1）＋代表紫红胆盐葡萄糖琼脂平板上有菌落生长；－代表紫红胆盐葡萄糖琼脂平板上无菌落生长。

（2）若供试品量减少 10 倍（如 0.01g, 0.001g, 0.0001g），则每 1g 供试品中可能的菌数（N）应相应增加 10 倍。

大肠埃希菌（*Escherichia coli*）

供试液制备和增菌培养　取供试品，照上述"微生物计数"中"方法适用性试验"项下制成 1:10 供试液。取相当于 1g 供试品的供试液，接种至适宜体积（经方法适用性试验确定）的胰酪大豆胨液体培养基中，供试液加入量不超过培养基体积的 10%，混匀，30～35℃培养 18～24 小时。

选择和分离培养　取上述培养物 1ml 接种至 100ml 麦康凯液体培养基中，42～44℃培养 24～48 小时。取麦康凯液体培养物划线接种于麦康凯琼脂培养基平板上，30～35℃培养 18～72 小时。

结果判断　若麦康凯琼脂培养基平板上有菌落生长，应进行分离、纯化及适宜的鉴定试验，确证是否为大肠埃希菌；若麦康凯琼脂培养基平板上没有菌落生长，或虽有菌落生长但鉴定结果为阴性，判供试品未检出大肠埃希菌。

沙门菌（*Salmonella*）

供试液制备和增菌培养　取 10g 供试品直接或处理后接种至适宜体积（经方法适用性试验确定）的胰酪大豆胨液体培养基中，混匀，30～35℃培养 18～24 小时。

选择和分离培养　取上述培养物 0.1ml 接种至 10mL RV 沙门增菌液体培养基中，30～35℃培养 18～24 小时。取少量 RV 沙门菌增菌液体培养物划线接种于木糖赖氨酸脱氧胆酸盐琼脂培养基平板上，30～35℃培养 18～48 小时。

沙门菌在木糖赖氨酸脱氧胆酸盐琼脂培养基平板上生长良好，菌落为淡红色或无色、透明或半透明、中心有或无黑色。用接种针挑选疑似菌落于三糖铁琼脂培养基高层斜面上进行斜面和高层穿刺接种，培养 18～24 小时，或采用其他适宜方法进一步鉴定。

结果判断　若木糖赖氨酸脱氧胆酸盐琼脂培养基平板上有疑似菌落生长，且三糖铁琼脂培养基的斜面为红色、底层为黄色，或斜面黄色、底层黄色或黑色，应进一步进行适宜的鉴定试验，确证是否为沙门菌。如果平板上没有菌落生长，或虽有菌落生长但鉴定结果为阴性，或三糖铁琼脂培养基的斜面未见红色、底层未见黄色；或斜面黄色、底层未见黄色或黑色，判供试品未检出沙门菌。

结果判断

各品种项下规定的微生物限度标准解释如下：

10^1 cfu：可接受的最大菌数为 500；

10^2 cfu：可接受的最大菌数为 5000；

10^3 cfu：可接受的最大菌数为 50 000；

10^4 cfu：可接受的最大菌数为 500 000；

依此类推。

供试品检出控制菌或其他致病菌时，按一次检出结果为准，不再复试。

若供试品的需氧菌总数、霉菌和酵母菌总数、耐热菌总数、控制菌检查结果均符合该品种项下的规定，判供试品符合规定；若其中任何一项不符合该品种项下的规定，判供试品不符合规定。

稀释液、培养基及制备方法

见非无菌产品微生物限度检查：控制菌检查法

（通则1106）

中药饮片微生物限度检查法起草说明

一、立项背景

药品微生物检查是药品安全性控制的重要质控项目。随着历版《中国药典》的增修订，中药制剂的微生物限度控制标准体系已经较为成熟，"中药提取物及直接口服及泡服饮片"微生物限度标准首次纳入《中国药典》2015年版，进一步推进了对中药提取物以及中药饮片在微生物控制要求。世界卫生组织（WHO）、欧洲药典（EP）、日本药局方（JP）和美国药典（USP）均对天然药（或植物药）制定了微生物检查方法和限度标准，并作为对这类药物的安全控制项目。国外药典标准对天然药（或植物药）微生物控制要求基本一致，主要根据用药风险分为"直接口服及泡服饮片"和"煎煮类饮片"两大类。由于国外药典中对饮片使用理解不尽相同，标准收载具体的分类略有差异，在限度标准设置上总体趋于一致。

由于中药饮片在国内临床使用量大面广的特点，与国外相比，在微生物控制标准体系和检测要求方面还相对薄弱，存在质量控制的短板，为加强基础研究，逐步完善中药饮片微生物控制，提高产品质量，自2013年，国家药典委员会相继设立了中药饮片微生物污染控制研究相关专项课题，针对中药饮片外源微生物污染的情况进行系统研究，并将研究过程中收集的样品污染微生物的数据进行汇总，建立了"中药饮片污染微生物数据库"，通过大数据分析研究中药饮片污染外源微生物的程度以及各类中药饮片容易污染微生物的种类，据此研究制定中药饮片微生物污染控制的相关措施。

二、增修订过程

（一）课题研究

饮片的原料决定其必然携带大量微生物，净制、切制、炮炙等炮制过程既是中药药性的要求，也是杀灭或减少微生物的工艺环节。这些控制通过传统的分离培养方式，都可以实现对饮片微生物的分析控制。

自2013年以来，在课题组各相关单位的共同努力下，对中药饮片的微生物限度检查方法、耐热菌检查方法、不同类别的中药饮片微生物污染数量、微生物污染类别、控制菌及其他主要肠道致病菌污染情况、耐热菌（经100℃煎煮30分钟处理残留的好氧菌数）的污染情况等内容进行了研究，课题研究过程多次召开相关专业委员会听取专家意见。课题组基于研究结果及国外对植物药的微生物污染控制情况提出了"中药饮片微生物限度检查法（草案稿）"，并拟定了中医临床使用的中药饮片微生物限度标准。

（二）国外相关标准

尽管各国药典（包括欧美日药典、WHO相关技术要求）并没有严格意义的"药材和饮片"的分类定义，但均制定了类似于国内饮片的口服的天然药（或植物药）的微生物限度检查法及微生物限度标准。

三、拟增修订主要内容

1. 相较于GMP管理生产的药品，中药饮片微生物因其污染数量更大、类群更多、污染不均匀等特性，微生物限度检查方法有其特殊性，拟单独成为一个通则。

2. "中药饮片微生物限度检查法（草案）"参照《中国药典》2015年版四部通则1105和1106拟定，微生物计数项目包括需氧菌总数、霉菌和酵母菌总数、耐热菌数；控制菌检查项目仅包括耐胆盐革兰阴性菌计数，大肠埃希菌、沙门菌；根据中药饮片的污染特性规定了检验量、供试液制备方法、计数方法适用性试验及结果判断，有别于通则1105的要求。

3. 无论是药品，还是中药饮片，任一测试获得的污染微生物数量，均包含了诸多不可控的影响因素，因此仅是一次代表性有限的微生物污染情况的反映。综合中药饮片污染微生物分布不均匀、污染数量相对较高、操作误差等影响因素，参考日本药局方（JP）和欧洲药典（EP）的判断要求，收载了5倍因子的方式容许更大的不确定因素用于结果判断。

1143　细菌内毒素检查法

本法系利用鲎试剂来检测或量化由革兰阴性菌产生的细菌内毒素，以判断供试品中细菌内毒素的限量是否符合规定的一种方法。

细菌内毒素检查包括两种方法，即凝胶法和光度测定法，后者包括浊度法和显色基质法。供试品检测时，可使用其中任何一种方法进行试验。当测定结果有争议时，除另有规定外，以凝胶限度试验结果为准。

本试验操作过程应防止内毒素的污染。

细菌内毒素的量用内毒素单位（EU）表示，1EU 与 1 个内毒素国际单位（IU）相当。

细菌内毒素国家标准品系自大肠埃希菌提取精制而成，并以细菌内毒素国家标准品标定其效价，用于标定、复核、仲裁鲎试剂灵敏度、标定细菌内毒素工作标准品的效价，干扰试验及检查法中编号 B 和 C 溶液的制备、凝胶法中鲎试剂灵敏度复核试验、光度测定法中标准曲线可靠性试验。

细菌内毒素工作标准品系以细菌内毒素国家标准品为基准标定其效价，用于干扰试验及检查法中编号 B 和 C 溶液的制备、凝胶法中鲎试剂灵敏度复核试验、光度测定法中标准曲线可靠性试验。

细菌内毒素检查用水应符合灭菌注射用水标准，其内毒素含量小于 0.015EU/ml（用于凝胶法）或小于 0.005EU/ml（用于光度测定法），且对内毒素试验无干扰作用。

鲎试剂是从鲎的血液中提取出的冻干试剂，可以与细菌内毒素发生凝集反应。除了内毒素，鲎试剂还可与某些 β–葡聚糖反应，产生假阳性结果。如遇含有 β–葡聚糖的样品，应使用去 G 因子鲎试剂或 G 因子反应抑制剂来排除鲎试剂与 β–葡聚糖的反应。

试验所用的器皿需经处理，以去除可能存在的外源性内毒素。耐热器皿常用干热灭菌法（250℃、30 分钟以上）去除，也可采用其他确证不干扰细菌内毒素检查的适宜方法。若使用塑料器具，如微孔板和与微量加样器配套的吸头等，应选用标明无内毒素并且对试验无干扰的器具。

供试品溶液的制备　某些供试品需进行复溶、稀释或在水性溶液中浸提制成供试品溶液。必要时，可调节被测溶液（或其稀释液）的 pH 值，一般供试品溶液和鲎试剂混合后溶液的 pH 值在 6.0～8.0 的范围内为宜，可使用适宜的酸、碱溶液或缓冲液调节 pH 值。酸或碱溶液须用细菌内毒素检查用水在已去除内毒素的容器中配制。缓冲液必须经过验证不含内毒素和干扰因子。

内毒素限值的确定　药品、生物制品的细菌内毒素限值（L）一般按以下公式确定：

$$L=K/M$$

式中　L　为供试品的细菌内毒素限值，一般以 EU/ml、EU/mg 或 EU/U（活性单位）表示；

　　　K　为人每千克体重每小时最大可接受的内毒素剂量，以 EU/（kg·h）表示，注射剂 K=5EU/（kg·h），放射性药品注射剂 K=2.5EU/（kg·h），鞘内用注射剂 K= 0.2EU/（kg·h）；

　　　M　为人用每千克体重每小时的最大供试品剂量，以 ml/（kg·h）、mg/（kg·h）或 U/（kg·h）表示，人均体重按 60kg 计算，人体表面积按 1.62m² 计算。注射时间若不足 1 小时，按 1 小时计算。供试品每平方米体表面积剂量乘以 0.027 即可转换为每千克体重剂量（M）。

按人用剂量计算限值时，如遇特殊情况，可根据生产和临床用药实际情况做必要调整，但需说明理由。

确定最大有效稀释倍数（MVD）　最大有效稀释倍数是指在试验中供试品溶液被允许达到稀释的最大倍数（1→MVD），在不超过此稀释倍数的浓度下进行内毒素限值的检测。用以下公式来确定 MVD：

$$MVD=cL/\lambda$$

式中　L　为供试品的细菌内毒素限值；

　　　c　为供试品溶液的浓度，当 L 以 EU/mg 或 EU/U 表示时，c 的单位需为 mg/ml 或 U/ml，当 L 以 EU/ml 表示时，则 c 等于 1.0ml/ml。如需计算在 MVD 时的供试品浓度，即最小有效稀释浓度，可使用公式 $c=\lambda/L$；

　　　λ　为在凝胶法中鲎试剂的标示灵敏度（EU/ml），或是在光度测定法中所使用的标准曲线上最低的内毒素浓度。

方法 1　凝胶法

凝胶法系通过鲎试剂与内毒素产生凝集反应的原理进行限度检测或半定量检测内毒素的方法。

鲎试剂灵敏度复核试验　在本检查法规定的条件下，使鲎试剂产生凝集的内毒素的最低浓度即为鲎试剂的标示灵敏度，用 EU/ml 表示。当使用新批号的鲎试剂或试验条件发生了任何可能影响检验结果的改变时，应进行鲎试剂灵敏度复核试验。

根据鲎试剂灵敏度的标示值（λ），将细菌内毒素国家标准品或细菌内毒素工作标准品用细菌内毒素检查用水溶解，在旋涡混合器上混匀 15 分钟，然后制成 2λ、λ、0.5λ 和 0.25λ 四个浓度的内毒素标准溶液，每稀释一步均应在旋涡混合器上混匀 30 秒。取分装有 0.1ml 鲎试剂溶液的 10mm×75mm 试管或复溶后的 0.1ml/支规格的鲎试剂原安瓿 18 支，其中 16 管分别加入 0.1ml 不同浓度的内毒素标准溶液，每一个内毒素浓度平行做 4 管；另外 2 管加入 0.1ml 细菌内毒素检查用水作为阴性对照。取不同浓度的内毒素标准溶液，分别与等体积（如 0.1ml）的鲎试剂溶液混合，每一个内毒素浓度平行做 4 管；另外取 2 管加入等体积的细菌内毒素检查用水作为阴性对照。将试管中溶液轻轻混匀后，封闭管口，垂直放入 37℃±1℃ 的恒温器中，保温 60 分钟±2 分钟。

将试管从恒温器中轻轻取出，缓缓倒转 180°，若管内形成凝胶，并且凝胶不变形、不从管壁滑脱者为阳性；未形成凝胶或形成的凝胶不坚实、变形并从管壁滑脱者为阴性。保温和拿取试管过程应避免受到振动，造成假阴性结果。

当最大浓度 2λ 管均为阳性，最低浓度 0.25λ 管均为阴性，阴性对照管为阴性，试验方为有效。按下式计算反应终点浓度的几何平均值，即为鲎试剂灵敏度的测定值（λc）。

$$\lambda_c = antilg\ (\sum X/n)$$

式中　X 为反应终点浓度的对数值（lg）。反应终点浓度是指系列递减的内毒素浓度中最后一个呈阳性结果的浓度；

　　　　n 为每个浓度的平行管数。

当 λc 在 0.5λ～2λ（包括 0.5λ 和 2λ）时，方可用于细菌内毒素检查，并以标示灵敏度 λ 为该批鲎试剂的灵敏度。

干扰试验　按表 1 制备溶液 A、B、C 和 D，使用的供试品溶液应为未检验出内毒素且不超过最大有效稀释倍数（MVD）的溶液，按鲎试剂灵敏度复核试验项下操作。

只有当溶液 A 和阴性对照溶液 D 的所有平行管都为阴性，并且系列溶液 C 的结果符合鲎试剂灵敏度复核试验要求时，试验方为有效。当系列溶液 B 的结果符合鲎试剂灵敏度复核试验要求时，认为供试品在该浓度下无干扰作用。其他情况则认为供试品在该浓度下存在干扰作用。若供试品溶液在小于 MVD 的稀释倍数下对试验有干扰，应将供试品溶液进行不超过 MVD 的进一步稀释，再重复干扰试验。

表 1　凝胶法干扰试验溶液的制备

编号	内毒素浓度/被加入内毒素的溶液	稀释用液	稀释倍数	所含内毒素的浓度	平行管数
A	无/供试品溶液	—	—	—	2
B	2λ/供试品溶液	供试品溶液	1	2λ	4
			2	1λ	4
			4	0.5λ	4
			8	0.25λ	4
C	2λ/检查用水	检查用水	1	2λ	2
			2	1λ	2
			4	0.5λ	2
			8	0.25λ	2
D	无/检查用水	—	—	—	2

注：A 为供试品溶液；B 为干扰试验系列；C 为鲎试剂标示灵敏度的对照系列；D 为阴性对照。

可通过对供试品进行更大倍数的稀释或通过其他适宜的方法（如过滤、中和、透析或加热处理等）排除干扰。为确保所选择的处理方法能有效地排除干扰且不会使内毒素失去活性，要使用预先添加了标准内毒素再经过处理的供试品溶液进行干扰试验。

当进行新药的内毒素检查试验前，或无内毒素检查项的品种建立内毒素检查法时，须进行干扰试验。

当鲎试剂、供试品的处方、生产工艺改变或试验环境中发生了任何有可能影响试验结果的变化时，须重新进行干扰试验。

检查法

（1）凝胶限度试验

按表 2 制备溶液 A、B、C 和 D。使用稀释倍数不超过 MVD 并且已经排除干扰的供试品溶液来制备溶液 A 和 B。按鲎试剂灵敏度复核试验项下操作。

表 2　凝胶限度试验溶液的制备

编号	内毒素浓度/配制内毒素的溶液	平行管数
A	无/供试品溶液	2
B	2λ/供试品溶液	2
C	2λ/检查用水	2
D	无/检查用水	2

注：A 为供试品溶液；B 为供试品阳性对照；C 为阳性对照；D 为阴性对照。

结果判断　保温 60 分钟±2 分钟后观察结果。若阴性对照溶液 D 的平行管均为阴性，供试品阳性对照溶液 B 的平行管均为阳性，阳性对照溶液 C 的平行管均为阳性，试验有效。

若溶液 A 的两个平行管均为阴性，判定供试品符合规定。若溶液 A 的两个平行管均为阳性，判定供试品不符合规定。若溶液 A 的两个平行管中的一管为阳性，另一管为阴性，需进行复试。复试时溶液 A 需做 4 支平行管，若所有平行管均为阴性，判定供试品符合规定，否则判定供试品不符合规定。

若供试品的稀释倍数小于 MVD 而溶液 A 结果出现不符合规定时，需将供试品稀释至 MVD 重新实验，再对结果进行判断。

（2）凝胶半定量试验

本方法系通过确定反应终点浓度来量化供试品中内毒素的含量。按表 3 制备溶液 A、B、C 和 D。按鲎试剂灵敏度复核试验项下操作。

表 3　凝胶半定量试验溶液的制备

编号	内毒素浓度/被加入内毒素的溶液	稀释用液	稀释倍数	所含内毒素的浓度	平行管数
A	无/供试品溶液	检查用水	1	—	2
			2	—	2
			4	—	2
			8	—	2
B	2λ/供试品溶液		1	2λ	2
C	2λ/检查用水	检查用水	1	2λ	2
			2	1λ	2
			4	0.5λ	2
			8	0.25λ	2
D	无/检查用水	—	—	—	2

注：A 为不超过 MVD 并且通过干扰试验的供试品溶液。从通过干扰试验的稀释倍数开始用检查用水稀释至 1 倍、2 倍、4 倍和 8 倍，最后的稀释倍数不得超过 MVD。

B 为含 2λ 浓度标准内毒素的溶液 A（供试品阳性对照）。

C 为鲎试剂标示灵敏度的对照系列。

D 为阴性对照。

结果判断　若阴性对照溶液 D 的平行管均为阴性，供试品阳性对照溶液 B 的平行管均为阳性，系列溶液 C 的反应终点浓度的几何平均值在 0.5λ～2λ，试验有效。

系列溶液 A 中每一系列平行管的终点稀释倍数乘以 λ，为每个系列的反应终点浓度。如果检验的是经稀释的供试品，则将终点浓度乘以供试品进行半定量试验的初始稀释倍数，即得到每一系列内毒素浓度 c。

若每一系列内毒素浓度均小于规定的限值，判定供试品符合规定。每一系列内毒素浓度的几何平均值即为供试品溶液的内毒素浓度 [按公式 c_E=antilg（$\sum$lg$c$/2）]。若试验中供试品溶液的所有平行管均为阴性，应记为内毒素浓度小于 λ（如果检验的是稀释过的供试品，则记为小于 λ 乘以供试品进行半定量试验的初始稀释倍数）。

若任何系列内毒素浓度不小于规定的限值时，则判定供试品不符合规定。当供试品溶液的所有平行管均为阳性，可记为内毒素的浓度大于或等于最大的稀释倍数乘以 λ。

方法 2　光度测定法

光度测定法分为浊度法和显色基质法。

浊度法系利用检测鲎试剂与内毒素反应过程中的浊度变化而测定内毒素含量的方法。根据检测原理，可分为终点浊度法和动态浊度法。终点浊度法是依据反应混合物中的内毒素浓度和其在孵育终止时的浊度（吸光度或透光率）之间存在的量化关系来测定内毒素含量的方法。动态浊度法是检测反应混合物的浊度到达某一预先设定的吸光度或透光率所需要的反应时间，或是检测浊度增加速度的方法。

显色基质法系利用检测鲎试剂与内毒素反应过程中产生的凝固酶使特定底物释放出呈色团的多少而测定内毒素含量的方法。根据检测原理，分为终点显色法和动态显色法。终点显色法是依据反应混合物中内毒素浓度和其在孵育终止时释放出的呈色团的量之间存在的量化关系来测定内毒素含量的方法。动态显色法是检测反应混合物的吸光度或透光率达到某一预先设定的检测值所需要的反应时间，或检测值增加检测色度增长速度的方法。

光度测定试验需在特定的仪器中进行，温度一般为37℃±1℃。

供试品和鲎试剂的加样量、供试品和鲎试剂的比例以及保温时间等，参照所用仪器和试剂的有关说明进行。

为保证浊度和显色试验的有效性，应预先进行标准曲线的可靠性试验以及供试品的干扰试验。

标准曲线的可靠性试验　当使用新批号的鲎试剂或试验条件有任何可能会影响检验结果的改变时，需进行标准曲线的可靠性试验。

用标准内毒素制成溶液，制成至少3个浓度的稀释液（相邻浓度间稀释倍数不得大于10），最低浓度不得低于所用鲎试剂的标示检测限。每一稀释步骤的混匀时间同凝胶法，每一浓度至少做3支平行管。同时要求做2支阴性对照。当阴性对照的吸光度小于或透光率大于标准曲线最低点的检测值，或反应时间大于标准曲线最低点的反应时间，将全部数据进行线性回归分析。

根据线性回归分析，标准曲线的相关系数（r）的绝对值应大于或等于0.980，试验方为有效。否则须重新试验。

干扰试验　选择标准曲线中点或一个靠近中点的内毒素浓度（设为λm），作为供试品干扰试验中添加的内毒素浓度。按表4制备溶液A、B、C和D。

表4　光度测定法干扰试验溶液的制备

编号	内毒素浓度	被加入内毒素的溶液	平行管数
A	无	供试品溶液	至少2
B	标准曲线的中点（或附近点）的浓度（设为λm）	供试品溶液	至少2
C	至少3个浓度（最低一点设定为λ）	检查用水	每一浓度至少2
D	无	检查用水	至少2

注：A为稀释倍数不超过MVD的供试品溶液。

B为加入了标准曲线中点或靠近中点的一个已知内毒素浓度的，且与溶液A有相同稀释倍数的供试品溶液。

C为如"标准曲线的可靠性试验"项下描述的，用于制备标准曲线的标准内毒素溶液。

D为阴性对照。

按所得线性回归方程分别计算出供试品溶液和含标准内毒素的供试品溶液的内毒素含量 c_t 和 c_s，再按下式计算该试验条件下的回收率（R）。

$$R=(c_s-c_t)/\lambda_m \times 100\%$$

当内毒素的回收率在50%～200%，则认为在此试验条件下供试品溶液不存在干扰作用。

当内毒素的回收率不在指定的范围内，须按"凝胶法干扰试验"中的方法去除干扰因素，并重复干扰试验来验证处理的有效性。

当鲎试剂、供试品的来源、处方、生产工艺改变或试验环境中等发生了任何有可能影响试验结果的变化时，须重新进行干扰试验。

检查法　按"光度测定法的干扰试验"中的操作步骤进行检测。

使用系列溶液C生成的标准曲线来计算溶液A的每一个平行管的内毒素浓度。

试验必须符合以下三个条件方为有效：

（1）系列溶液C的结果要符合"标准曲线的可靠性试验"中的要求；

（2）用溶液B中的内毒素浓度减去溶液A中的内毒素浓度后，计算出的内毒素的回收率要在50%～200%的范围内；

（3）阴性对照的检测值吸光度或透光率小于标准曲线最低点的检测值或反应时间大于标准曲线最低点的反应时间。

结果判断　若供试品溶液所有平行管的平均内毒素浓度乘以稀释倍数后，小于规定的内毒素限值，判定供试品符合规定。若大于或等于规定的内毒素限值，判定供试品不符合规定。

注：本检查法中，"管"的意思包括其他任何反应容器，如微孔板中的孔。

1145　降压物质检查法

本法系比较组胺对照品（S）与供试品（T）引起麻醉猫血压下降的程度，以判定供试品中所含降压物质的限度是否符合规定。

对照品溶液的制备　精密称取磷酸组胺对照品适量，按组胺计算，加水溶解使成每 1ml 中含 1.0mg 的溶液，分装于适宜的容器内，4~8℃贮存，经验证保持活性符合要求的条件下，可在 3 个月内使用。

对照品稀释液的制备　临用前，精密量取组胺对照品溶液适量，用氯化钠注射液制成每 1ml 中含组胺 0.5μg 或其他适宜浓度的溶液。

供试品溶液的制备　按品种项下规定的限值，且供试品溶液与对照品稀释液的注入体积应相等的要求，制备适当浓度的供试品溶液。

检查法　取健康合格、体重 2kg 以上的猫，雌者应无孕，用适宜的麻醉剂（如巴比妥类）麻醉后，固定于保温手术台上，分离气管，必要时插入插管以使呼吸畅通，或可进行人工呼吸。在一侧颈动脉插入连接测压计的动脉插管，管内充满适宜的抗凝剂溶液，以记录血压，也可用其他适当仪器记录血压。在一侧股静脉内插入静脉插管，供注射药液用。试验中应注意保持动物体温。全部手术完毕后，将测压计调节到与动物血压相当的高度（一般为 13.3~20.0kPa），开启动脉夹，待血压稳定后，方可进行药液注射。各次注射速度应基本相同，每次注射后立即注入一定量的氯化钠注射液，每次注射应在前一次反应恢复稳定以后进行，且相邻两次注射的间隔时间应尽量保持一致。

自静脉依次注入上述对照品稀释液，剂量按动物体重每 1kg 注射组胺 0.05μg、0.1μg 及 0.15μg，重复 2~3 次，如 0.1μg 剂量所致的血压下降值均不小于 2.67kPa，同时相应各剂量所致反应的平均值有差别，可认为该动物的灵敏度符合要求。

取对照品稀释液按动物体重每 1kg 注射组胺 0.1μg 的剂量（d_S），供试品溶液按品种项下规定的剂量（d_T），照下列次序注射一组 4 个剂量：d_S、d_T、d_T、d_S。然后以第一与第三、第二与第四剂量所致的反应分别比较；如 d_T 所致的反应值均不大于 d_S 所致反应值的一半，则判定供试品的降压物质检查符合规定。否则应按上述次序继续注射一组 4 个剂量，并按相同方法分别比较两组内各对 d_S、d_T 剂量所致的反应值；如 d_T 所致的反应值均不大于 d_S 所致的反应值，则判定供试品的降压物质检查符合规定；如 d_T 所致的反应值均大于 d_S 所致的反应值，则判定供试品的降压物质检查不符合规定；否则应另取动物复试。如复试的结果仍有 d_T 所致的反应值大于 d_S 所致的反应值，则判定供试品的降压物质检查不符合规定。

所用动物经灵敏度检查如仍符合要求，可继续用于降压物质检查。

1146　组胺类物质检查法

本法系比较组胺对照品（S）与供试品（T）引起豚鼠离体回肠收缩的程度，以判定供试品中所含组胺类物质的限度是否符合规定。

对照品溶液的制备　精密称取磷酸组胺对照品适量，按组胺计算，加水溶解成每 1ml 含 1.0mg 的溶液，分装于适宜的容器内，4～8℃贮存，经验证在确保收缩活性符合要求的条件下，可在 3 个月内使用。

对照品稀释液的制备　试验当日，精密量取组胺对照品溶液适量，用氯化钠注射液按高、低剂量组（d_{S_2}、d_{S_1}）配成两种浓度的稀释液，高剂量 d_{S_2} 应不致使回肠收缩达到极限，低剂量 d_{S_1} 所致反应值约为高剂量的一半，调节剂量使反应可以重复出现。一般组胺对照品浴槽中的终浓度为 10^{-7}～10^{-9}g/ml，注入体积一般 0.2～0.5ml 为宜，高低剂量的比值（r）为 1:0.5 左右。调节剂量使低剂量能引起回肠收缩，高剂量不致使回肠收缩达极限，且高低剂量所致回肠的收缩应有明显差别。

供试品溶液的配制　按品种项下规定的限值，照对照品稀释液低剂量（d_{SL}）制成适当的浓度。试验时，一般供试品溶液与对照品稀释液的注入体积应相等。且供试品溶液与对照品溶液的注入体积应相等的要求，制备适当浓度的供试品溶液。

供试品组胺溶液的制备　取同一支组胺对照品溶液，按高、低剂量组（d_{S_2+T}、d_{S_1+T}）加供试品溶液配成两种浓度的稀释液，且供试品组胺溶液的高低剂量（d_{S_2+T}、d_{S_1+T}）应与组胺对照品溶液的高、低剂量（d_{S_2}、d_{S_1}）一致。

回肠肌营养液的制备　A 液：试验当日，取氯化钠 160.0g、氯化钾 4.0g、氯化钙（按无水物计算）2.0g、氯化镁（按无水物计算）1.0g 与磷酸氢二钠（含 12 个结晶水）0.10g，加纯化水 700ml 使溶解，再加入注射用水适量，使成 1000ml。B 液：取硫酸阿托品 0.5mg、碳酸氢钠 1.0g、葡萄糖（含 1 个结晶水）0.5g，加适量注射用水溶解，加 A 液 50.0ml，混合后加注射用水使成 1000ml，调节 pH 值至 7.2～7.4。B 液应临用前制备。

检查法　取健康合格的成年豚鼠，雌雄均可，雌者无孕，体重 250～350g，禁食 24 小时，迅速处死，立即剖腹取出回肠一段（选用远端肠段，该段最敏感）仔细分离肠系膜，注意避免因牵拉使回肠受损，剪取适当长度，用注射器抽取上述溶液 B 回肠肌营养 B 液，小心冲洗去除肠段的内容物。将肠段下端固定于离体器官恒温水浴装置的浴槽底部，上端用线与记录装置相连；浴槽中事先放入一定量的回肠肌营养 B 液（10～30ml），连续通入 95% O_2 和 5% CO_2 的混合气体，维持恒温（34～36℃），用适当方法记录该回肠收缩幅度。如果使用杠杆，其长度应能使肠段的收缩放大约 20 倍。选择 1g 左右的预负荷，可根据其灵敏度加以调节。回肠放入浴槽后，静置约 15～30 分钟，方可开始注入药液。每次注入药液前，要用回肠肌营养 B 液冲洗浴槽 2～3 次。相邻两次给药的间隔时间应一致（约 2 分钟），每次给药前应在前一次反应恢复稳定后进行。

在上述高低剂量范围内选定对照品稀释液的剂量（d_{S_2}、d_{S_1}）（d_{S_2}、d_{S_1}）和供试品溶液按品种项下规定的剂量（d_T），照下列次序准确注入浴槽 6 个剂量：d_{S_2}、d_{S_1}、d_T、d_T、d_{S_1}、d_{S_2}，如 d_{S_2} 所致的反应值大于 d_{S_1} 所致反应值并且可重复时判定试验有效。如供试品溶液引起回肠收缩，分别将第二个剂量 d_{S_1} 与第四个剂量 d_T、第五个剂量 d_{S_1} 与第三个剂量 d_T 所致反应值进行比较，若 d_T 所致反应值均不大于 d_{S_1} 所致反应值，即判定供试品组胺类物质检查符合规定；若 d_T 所致反应值均大于 d_{S_1} 所致反应值，即判定供试品组胺类物质检查不符合规定；否则应另取动物按初试方法进行复试，复试结果若 d_T 所致反应值均不大于 d_{S_1} 所致反应值，即判定供试品组胺类物质检查符合规定；只要一个 d_T 所致反应值大于 d_{S_1} 所致反应值，即判定供试品组胺类物质检查不符合规定。如供试品不引起回肠收缩，则按照限值剂量在供试品溶液中加入组胺对照品高、低剂量，并应按下列次序准确注入 d_{S_2}、d_{S_1+T}、d_{S_2+T}、d_{S_1}，重复一次，若供试品组胺溶液高低剂量（d_{S_2+T}、

d_{S_1+T}）产生的收缩与对应组胺对照液高、低剂量（d_{S_2}、d_{S_1}）的收缩反应基本一致，可判定供试品组胺类物质检查符合规定；若供试品组胺溶液产生的收缩与对应组胺对照液高、低剂量的收缩不相符，即减少或无收缩，或不能重复出现，则此试验结果无效，应另取动物重试。组胺类物质检查不能得到有效结果时，可进行供试品的降压物质检查。

1200　生物活性测定法

1208　肝素生物测定法

本法系用于肝素类产品的效价测定。测定方法分为抗Ⅱa因子/抗Ⅹa因子效价测定法和凝血时间测定法，凝血时间测定法又分为兔全血法、血浆复钙法、APTT法。

抗Ⅱa因子/抗Ⅹa因子效价测定法

本法系通过微量显色法比较肝素标准品与供试品抗Ⅱa因子和抗Ⅹa因子的活性，以测定供试品的效价。

抗Ⅱa因子测定法

试剂　（1）三羟甲基氨基甲烷-聚乙二醇6000缓冲液（pH8.4）　取三羟甲基氨基甲烷6.06g，氯化钠10.23g，乙二胺四醋酸二钠2.8g，聚乙二醇6000 1.0g，加水800ml使溶解，用盐酸调节pH值至8.4，用水稀释至1000ml。

（2）抗凝血酶溶液　取抗凝血酶（ATⅢ），加三羟甲基氨基甲烷-聚乙二醇6000缓冲液（pH8.4）溶解并稀释制成每1ml中含抗凝血酶0.25IU的溶液。

（3）凝血酶溶液　取凝血酶（FⅡa），加三羟甲基氨基甲烷-聚乙二醇6000缓冲液（pH8.4）溶解并稀释制成每1ml中约含5IU的溶液，调整浓度使其在以三羟甲基氨基甲烷-聚乙二醇6000缓冲液（pH8.4）代替肝素作为空白溶液（B_1、B_2）的抗Ⅱa因子实验中，在405nm波长处的吸光度值在0.8～1.0。

（4）发色底物溶液　取发色底物S-2238（或其他FⅡa特异性发色底物），加水制成0.003mol/L的溶液，临用前用水稀释至0.625mmol/L。

标准品溶液与稀释液的制备　试验当日，取肝素标准品，复溶后制成标准品溶液。取标准品溶液适量，加三羟甲基氨基甲烷-聚乙二醇6000缓冲液（pH8.4）分别稀释制成4个不同浓度的溶液。该浓度应在log剂量-反应的线性范围内，一般为每1ml

中含0.0085～0.035IU，相邻两浓度之比值（r）应相同。

供试品溶液与稀释液的制备　除另有规定外，按供试品的标示量或估计效价（A_T），用三羟甲基氨基甲烷-聚乙二醇6000缓冲液（pH8.4），照标准品溶液与稀释液的制备法制成4个不同浓度的溶液，相邻两浓度之比值（r）应与标准品相等，供试品与标准品各剂量组的反应值应相近。

测定法　取不同浓度的标准品（S）系列溶液或供试品（T）系列溶液及上述缓冲液（B），按B_1、S_1、S_2、S_3、S_4、T_1、T_2、T_3、T_4、T_1、T_2、T_3、T_4、S_1、S_2、S_3、S_4、B_2的顺序依次向各小管中分别精密加入20～100μl相同体积（V）的上述溶液；每管精密加入相同体积（V）的抗凝血酶溶液，混匀，37℃平衡2分钟；再精密加入凝血酶溶液适量（$2V$），混匀，37℃平衡2分钟；再精密加入发色底物溶液适量（$2V$），混匀，37℃准确保温2分钟后，再精密加入50%醋酸溶液适量（$2V$）终止反应后，迅速冷却至室温。用适宜设备在405nm的波长处测定各管吸光度。B_1、B_2两管的吸光度不得有显著性差异。以吸光度为纵坐标，标准品系列溶液（或供试品系列溶液）浓度的对数值为横坐标分别作线性回归，按生物检定统计法（《中国药典》2015年版通则1431）中的量反应平行线原理4.4法实验设计，计算效价及实验误差。

本法的可信限率（FL%）不得大于10%。

抗Ⅹa因子测定法

试剂　（1）三羟甲基氨基甲烷-聚乙二醇6000缓冲液（pH8.4）　照抗Ⅱa因子项下配制。

（2）抗凝血酶溶液　取抗凝血酶（ATⅢ），加三羟甲基氨基甲烷-聚乙二醇6000缓冲液（pH8.4）

溶解并稀释制成每 1ml 中含抗凝血酶 1IU 的溶液。

（3）Ｘa 因子溶液　取Ｘa 因子（ＦＸa），加三羟甲基氨基甲烷–聚乙二醇 6000 缓冲液（pH8.4）溶解并稀释制成每 1ml 中约含 0.4IU（或 7.lnkat）的溶液，调整浓度使其在以三羟甲基氨基甲烷–聚乙二醇 6000 缓冲液（pH8.4）代替肝素作为空白溶液（B_1、B_2）的抗Ｘa 因子实验中，在 405nm 波长处的吸光度值在 0.8～1.0。

（4）发色底物溶液　取发色底物 S–2765（或其他ＦＸa 特异性发色底物），加水制成 0.003mol/L 的溶液，临用前用水稀释至 1mmol/L。

标准品溶液与稀释液的制备　试验当日，取肝素标准品，复溶后制成标准品溶液。取标准品溶液适量，加三羟甲基氨基甲烷–聚乙二醇 6000 缓冲液（pH8.4）分别稀释制成 4 个不同浓度的溶液。该浓度应在 log 剂量–反应的线性范围内，一般为每 1ml 中含 0.035～0.15IU，相邻两浓度之比值（r）应相同。

供试品溶液与稀释液的制备　除另有规定外，按供试品的标示量或估计效价（A_T），照标准品溶液与稀释液的制备法制成 4 个不同浓度的溶液，相邻两浓度之比值（r）应与标准品相等，供试品与标准品各剂量组的反应值应相近。

测定法　取不同浓度的标准品（S）系列溶液或供试品（T）系列溶液及上述缓冲液（B），按 B_1、S_1、S_2、S_3、S_4、T_1、T_2、T_3、T_4、T_1、T_2、T_3、T_4、S_1、S_2、S_3、S_4、B_2 的顺序依次向各小管中分别精密加入 20～100μl 相同体积（V）的上述溶液；每管精密加入相同体积（V）的抗凝血酶溶液，混匀，37℃平衡 2 分钟；再精密加入Ｘa 因子溶液适量（$2V$），混匀，37℃平衡 2 分钟；再精密加入发色底物溶液适量（$2V$），混匀，37℃准确保温 2 分钟后，再各精密加入 50%醋酸溶液适量（$2V$）终止反应后，迅速冷却至室温。用适宜设备在 405nm 的波长处测定各管吸光度。B_1、B_2 两管的吸光度不得有显著性差异。以吸光度为纵坐标，标准品系列溶液（或供试品系列溶液）浓度的对数值为横坐标分别作线性回归，按生物检定统计法（《中国药典》2015 年版通则 1431）中的量反应平行线原理 4×4 法实验设计，计算效价及实验误差。

本法的可信限率（FL%）不得大于 10%。

凝血时间测定法

本法系比较肝素标准品（S）与供试品（T）延长新鲜兔血或兔、猪血浆凝结时间的作用，以测定供试品的效价。

标准品溶液的制备　精密称取肝素标准品适量，按标示效价加灭菌注射用水溶解使成每 1ml 中含100单位的溶液，分装于适宜的容器内，4～8℃贮存，经验证保持活性符合要求的条件下，可在 3 个月内使用。

标准品稀释液的制备　试验当日，精密量取标准品溶液，按高、中、低剂量组（d_{S_3}、d_{S_2}、d_{S_1}）用氯化钠注射液配制成 3 种浓度的稀释液，相邻两浓度的比值（r）应相等；调节剂量使低剂量组各管的平均凝结时间较不加肝素对照管明显延长，一般以大于 1.5 倍空白血浆的凝结时间为宜。高剂量组各管的平均凝结时间，用兔全血法者，以不超过 60 分钟为宜，其稀释液一般可制成 1ml 中含肝素 2～5 单位，r 为 1:0.7 左右；用血浆复钙法者，以不超过 30 分钟为宜，其稀释液一般可制成每 1ml 中含肝素 0.5～1.5 单位，r 为 1:0.85 左右，用活化部分凝血活酶时间测定法（APTT 法）者，一般以不超过 90 秒为宜，其稀释液浓度一般可制成每 1ml 含肝素 0.4～1.7 单位，r 为 1:0.85 左右，可根据实验情况调整。

供试品溶液与稀释液的制备　按供试品的标示量或估计效价（A_T），照标准品溶液与稀释液的制备法制成高、中、低（d_{T_3}、d_{T_2}、d_{T_1}）3 种浓度的稀释液。相邻两浓度之比值（r）应与标准品相等，供试品与标准品各剂量组的凝结时间应相近。

血浆的制备　迅速收集兔或猪血置预先放有109mmol/L 枸橼酸钠溶液的容器中，枸橼酸钠溶液与血液容积之比为 1:9，边收集边轻轻振摇，混匀，室温下 1500×g 离心不少于 15 分钟（g 为重力常数）。立即吸出血浆，并分成若干份分装于适宜容器内，低温冻结贮存。临用时置 37℃±0.5℃水浴中融化，用两层纱布或快速滤纸过滤，使用过程中在 4～8℃放置。血浆复钙法可使用兔或猪血浆；APTT 法使用兔血浆。

测定法

（1）兔全血法　取管径均匀（0.8cm×3.8cm 或1.0cm×7.5cm）、清洁干燥的小试管若干支，每管加入一种浓度的标准品或供试品稀释液 0.1ml，每种浓度不得少于 3 管，各浓度的试管支数相等。取刚抽出的兔血适量，分别注入小试管内，每管 0.9ml，立即混匀，避免产生气泡，并开始计算时间。将小试管置于 37℃±0.5℃恒温水浴中，从动物采血时起至小试管放入恒温水浴的时间不得超过 3 分钟，注意观察并记录各管的凝结时间。

本法的可信限率（FL%）不得大于 10%。

（2）血浆复钙法　取上述规格的小试管若干支，分别加入血浆一定量，置 37℃±0.5℃恒温水浴中 5～10 分钟后，依次每管加入一种浓度的标准品或供试品稀释液及 1%氯化钙溶液，每种浓度不得少于 3 管，各浓度的试管支数相等，血浆、肝素稀释液和氯化钙溶液的加入量分别为 0.5ml、0.4ml 和 0.1ml，或 0.8ml、0.1ml 和 0.1ml，加入 1%氯化钙溶液后，立即混匀，避免产生气泡，并开始计算时间，注意观察并记录各管凝结时间。

本法的可信限率（FL%）不得大于 5%。

（3）APTT 法　取血液凝固凝血分析仪样品杯若干，每管依次加入血浆 50μl，一种浓度的标准品或供试品稀释液 50μl、APTT 试剂 50μl，混匀，应避免产生气泡。37℃±0.5℃预温 180 秒后，每管再加入 $CaCl_2$ 试剂 50μl，然后立即用血液凝固凝血分析仪测定凝结时间，即活化部分凝血活酶时间（APTT）。标准品或供试品稀释液每个浓度的测定次数不得少于 3 次，各浓度的测定次数应相同。测定时，血浆、标准品或供试品稀释液、APTT 试剂、$CaCl_2$ 试剂的加入比例和预温时间可根据仪器或试剂的说明书适当调整。测定顺序以保证标准品和供试品测定的平行性为原则，应尽量保证相同浓度的标准品和供试品稀释液的测定时间接近。

将上述方法测得的凝结时间换算成对数，照生物检定统计法（通则 1431）中的量反应平行线测定法计算效价及实验误差。

本法的可信限率（FL%）不得大于 10%。

1208　肝素生物测定法修订说明

肝素是临床上应用广泛的抗凝药，用于防止血液凝固和预防血栓等。肝素是由分子量不一的硫酸化多糖组成，采用生物活性测定来进行质控实际就是测定其拮抗凝血因子的活性单位数量，从测定原

理来说大体分为测定凝血时间方法和测定抗Ⅱa因子/抗Ⅹa因子活性的显色法。

肝素效价测定在《中国药典》1977 年版首载新鲜兔血法，1985 年增补本增加兔、猪血浆复钙法，为使用动物来源材料且均采用肉眼观察判定终点的方法；2010 年版第三增补本又增加了 APTT 法，该方法采用仪器测定，提高了终点判断的客观性，但仍需使用动物来源材料。抗Ⅱa/抗Ⅹa 因子活性的比色法测定肝素效价，用体外测定试剂取代了动物材料的使用，具有终点判断客观性强、结果精密度高的特点，符合减少动物试验的方法发展趋势。但综合考虑动物来源、试剂来源、仪器等试验条件的复杂性，且新方法的普遍采用也需要过渡期，故继续收载测定凝血时间的 3 种方法（全血法、血浆复钙法和 APTT 法）。

一、抗Ⅱa 因子/抗Ⅹa 因子效价测定法

抗Ⅱa 因子/抗Ⅹa 因子效价测定法为多家单位协作研究后拟定的方法，是采用测定吸光度，比较标准品和样品之间量效曲线特征，通过生物检定统计来测定肝素活性的方法。根据肝素作用的主要关键靶点，选择同时测定抗Ⅱa 因子和抗Ⅹa 因子的活性，因此将新增订方法名称为"抗Ⅱa 因子/抗Ⅹa 因子效价测定法"。

1. 方法学设计

由于肝素不是化学纯品，是一定分子量范围内的混合物，结构的不均一性对抗Ⅱa 因子/抗Ⅹa 因子效价测定法会造成误差，并且抗Ⅱa 因子/抗Ⅹa 因子效价测定法是半微量、多步酶反应，导致误差的因素较多。通过对吸光度反应值与肝素浓度的量效关系曲线的考察，发现采用量反应平行线原理的 4×4 法是在测定准确度和精密度与实验工作量之间相对平衡的最佳选择。在确定 4×4 法后，进行了试验体系各项条件选择研究以确定试验中的具体条件，并经多家实验室进行了精密度、准确度等考察。

2. 试剂

三羟甲基氨基甲烷-聚乙二醇 6000 缓冲液（pH8.4）　此溶液为试验中各个试剂配制和稀释使用，pH 值为 8.4。标准中是配制 1000ml 溶液的各物质量的说明及配制与调 pH 的方法。

抗凝血酶（ATⅢ）溶液　抗Ⅱa 因子效价测定采用 0.25IU/ml 浓度，抗Ⅹa 因子效价测定采用

1IU/ml 浓度。

凝血酶溶液　凝血酶就是凝血因子Ⅱa，测定抗Ⅱa因子活性时使用。当配制浓度为5IU/ml时，不加肝素的空白溶液反应后测定吸光度值一般在0.8～1.0；加入肝素后，随肝素浓度增加系列溶液反应后吸光度会降低到0.2～0.8之间，这样有利于减少误差。由于每批试剂的特性可能都有微小差异，当空白溶液反应后，如测定吸光度值不在 0.8～1.0之间，应适当调整凝血酶溶液浓度。

Ⅹa 因子溶液　测定抗Ⅹa因子效价使用。当配制浓度为0.4IU/ml，不加肝素的空白溶液反应后测定吸光度值一般在 0.8～1.0；当发现空白溶液反应后测定吸光度值不在 0.8～1.0 之间，应适当调整Ⅹa因子溶液浓度。

发色底物溶液　测定抗Ⅱa因子活性，使用发色底物 S-2238，浓度为 0.625mmol/L。测定抗Ⅹa因子效价，使用发色底物 S-2765，浓度 1mmol/L。其他特异性 FⅡa 或 FⅩa 的发色底物，经过验证可用的后也可以使用。

3. 标准品溶液与稀释液的制备

当空白溶液吸光度值在 0.8～1.0，肝素标准品最小浓度吸光度值在 0.6～0.7，等比的 4 个浓度的溶液得到的曲线误差控制较好。方法学研究中发现，抗Ⅱa因子测定，标准品浓度一般为每 1ml 中含 0.0085～0.035IU，抗Ⅹa因子测定，标准品浓度一般为每 1ml 中含 0.035～0.15IU；在推荐的浓度范围内，回归方程的线性最好、误差最小。如标准品说明书中另有详细规定，可按照说明书中推荐方法进行。

4. 供试品溶液与稀释液的制备

供试品与标准品各剂量组的反应值应相同或相近。供试品按标示效价或估计效价进行配制和稀释，测定用的 4 个的浓度与标准品相同。

5. 测定法

在标准品、供试品溶液准备完毕后，逐步加入各试剂进行反应，并测定吸光度值。由于浓度多、反应步骤多，为减少误差，对加样顺序、加入溶液的体积和反应时间进行了推荐。以 B_1、B_2 两管的吸光度无显著性差异，来控制各个管之间没有显著的操作误差。

6. 结果统计

以吸光度为纵坐标，溶液浓度的对数值为横坐标，采用量反应平行线原理的 4×4 法进行生物检定统计，生物检定统计应符合《中国药典》2015年版通则 1431 的要求。实验可靠性测验（直线回归 $P<0.01$，偏离平行、二次曲线和反向二次曲线 $P>0.05$）应通过，结果方为有效测定结果。因子效价测定法的可信限率，依据多家单位的协作方法学研究结果，定为不得大于 10%。

二、凝血时间测定法

《中国药典》2015 年版收载的三种方法（兔全血法、血浆复钙法、APTT 法），均为通过比较肝素标准品（S）与供试品（T）延长新鲜兔血或兔、猪血浆凝结时间的作用，来测定供试品的效价，因此合并称为"凝血时间测定法"。除名称合并为凝血时间测定法外，其余内容与《中国药典》2015 年版相同。

1213　硫酸鱼精蛋白生物效价测定法

硫酸鱼精蛋白效价测定法是用于测定硫酸鱼精蛋白的效价，包括凝结时间测定法和肝素结合力滴定法。当检验结果有争议时，以凝结时间测定法试验结果为准。

第一法　凝结时间测定法

本法系测定硫酸鱼精蛋白供试品（T）中和肝素标准品（S）所致延长新鲜兔血、或猪、兔血浆凝结时间的程度，以测定供试品效价的方法。

肝素标准品溶液的制备　精密称取肝素标准品适量，按标示效价加 0.9%氯化钠溶液溶解使成几种不同浓度的溶液，相邻两种浓度每 1ml 中所含肝素效价（单位）相差应相等，且不超过 5 个单位，一般可配成每 1ml 中含 85 单位、90 单位、95 单位、100 单位、105 单位、110 单位、115 单位、120 单位、125 单位等的溶液。

供试品溶液的制备　供试品如为粉末，精密称取适量，按干燥品计算，加 0.9%氯化钠溶液溶解使成每 1ml 中含 1mg 的溶液。供试品如为注射液，则按标示量加 0.9%氯化钠溶液稀释至同样浓度。

血浆的制备　同肝素生物测定法中血浆制备法制备（通则 1208）。

测定法　取管径均匀（0.8cm×3.8cm）、清洁干燥的小试管 8 支，第 1 管和第 8 管为空白对照管，加入 0.9%氯化钠溶液 0.2ml，第 2～7 管为供试品管，每管均加入供试品溶液 0.1ml，再每管分别加入上述一种浓度的肝素标准品稀释液 0.1ml，立即混匀。取刚抽出的兔血适量，分别加入上述 8 支试管内，每管 0.8ml，立即混匀，避免产生气泡，并开始计算时间，将小试管置 37℃±0.5℃恒温水浴中，从采动物血时起至小试管放入恒温水浴的时间不得超过 2 分钟；如用血浆，则分别于上述各管中加入 0.7ml 的血浆，置 37℃±0.5℃恒温水浴中预热 5～10 分钟，每管分别加入 1%氯化钙溶液 0.1ml，立即混匀，避免产生气泡，并开始计算时间。观察并记录各管凝结时间。

结果判断　两支对照管的凝结时间相差不得超过 1.35 倍。在供试品管的凝结时间不超过两支对照管平均凝结时间 150%的各管中，以肝素浓度最高的一管作为终点管。

同样重复 5 次，5 次试验测得终点管的肝素浓度，相差不得大于 10 个单位。5 次结果的平均值，即为硫酸鱼精蛋白供试品（干燥品）1mg 中和肝素的效价（单位）。

第二法　肝素结合力滴定法

本法系采用滴定的方法，观察硫酸鱼精蛋白供试品（T）溶液中滴加肝素钠标准品（S）后的吸光度变化，以吸光度明显增加为终点，根据终点的滴加肝素量来测定硫酸鱼精蛋白拮抗肝素活性效价的方法。

肝素标准品溶液的配制　精密称取肝素标准品适量，按标示效价加灭菌注射用水溶解，一般配制成 80～120IU/ml 的溶液。

供试品溶液的配制　原料供试品，精密称取适量，按干燥品计算，加灭菌注射用水溶解配制成浓度为 0.15mg/ml 的待测溶液；分别取适量 0.15mg/ml 的待测溶液，用灭菌注射用水稀释配制成 0.10mg/ml 和 0.05mg/ml 的待测溶液，平行配制 3 份样品。制剂供试品，按标示量加灭菌注射用水配制成 0.15mg/ml 的待测溶液，平行配制 3 份样品。待测溶液应尽快进行测定，放置时间不得超过 4 小时。

测定法　精密量取适量待测溶液，滴加肝素钠标准品溶液后振荡均匀，在 500nm 波长处测定吸光度，连续滴加肝素标准品直至吸光度值陡然升高，准确记录滴加肝素标准品溶液的体积。每个待测溶液平行滴定 2 次，原料 3 份样品共得到 18 个滴定结果，制剂 3 份样品得到 6 个滴定结果。每个滴定结果计算效价如下：

$$测得效价(IU/mg) = (V_T \times C_T)/(V_S \times C_S)$$

式中　V_T 为加入肝素标准品的体积，ml；

C_T 为肝素标准品的浓度，IU/ml；

V_S 为加入硫酸鱼精蛋白待测液的体积，ml）

C_S 为硫酸鱼精蛋白待测液浓度，mg/ml。

结果判断　原料供试品，分别计算各份样品试验测定结果和各浓度测定结果的平均值和标准差，相对标准偏差（RSD%）均应小于 5%。计算所有测定结果的平均值，即为硫酸鱼精蛋白供试品每 1mg（干燥品）中和肝素的效价（单位）。

制剂供试品，计算 3 份样品 6 个测定结果的平均值和标准差，相对标准偏差（RSD%）应小于 5%，平均值即为每 1mg 中和肝素的效价（单位）。

1213　硫酸鱼精蛋白效价测定法修订说明

硫酸鱼精蛋白是临床中唯一拮抗肝素抗凝活性的药物，在使用肝素的手术中不可或缺。硫酸鱼精蛋白的效价测定，就是测定其中和肝素的活性。《中国药典》1977 年版开始收载新鲜兔全血法，1985 年版增加猪/兔血浆法，已经有 38 年未改进，试验需要制备血液或血浆，肉眼观察终点，存在操作步骤多、时间长、器材复杂、结果判断客观性不强的问题；另外，试验中用到实验动物家兔，取血过程繁琐并且会对动物造成致命的伤害，从动物福利及伦理方面考虑也有必要研究有效的替代方法。

肝素结合力滴定来测定硫酸鱼精蛋白效价方法，经方法学研究证实精密度好，不同仪器、人员、测定日期测得效价无显著差异，测定结果与兔全血法测得效价具有一致性。肝素结合力滴定法是使用体外试剂、仪器判定终点、精密度更好的新方法，是《中国药典》收载生物活性测定方法的进步。综合考虑动物来源、试剂来源、仪器来源等试验条件情况的复杂性，且新方法的普遍采用也需要过渡期，附录中也继续收载 2015 年版中收载的全血法和血浆法，统一命名为凝结时间测定法。由于凝结时间测定法与硫酸鱼精蛋白在临床中的使用方法基本一致，因此当两种方法测定结果不一致时，规定以凝结时间测定法为准。

一、凝结时间测定法

《中国药典》2015 年版收载的两种方法（兔全血法和血浆法），均为测定硫酸鱼精蛋白供试品（T）中和肝素标准品（S）所致延长新鲜兔血或猪、兔血浆凝结时间的程度，以测定供试品效价的方法，因此合并称为"凝结时间测定法"。除名称合并为凝结时间测定法外，其余内容与《中国药典》2015 年版相同。

二、肝素结合力滴定法

该方法是观察硫酸鱼精蛋白供试品（T）溶液中滴加肝素钠标准品（S）后，随着结合程度的增加，吸光度值随之发生变化，以吸光度明显增加为终点，根据终点的滴加肝素量来测定硫酸鱼精蛋白拮抗肝素活性效价的方法，因此新增方法的名称定为"肝素结合力滴定法"。

1. 方法原理

硫酸鱼精蛋白具有强碱性基团，可与强酸性的肝素结合，形成稳定的复合物，从而使肝素失去抗凝能力。肝素结合力滴定法，实际测定的也是硫酸鱼精蛋白与肝素的结合活性。在硫酸鱼精蛋白溶液中加入肝素，在肝素快超量时溶液在可见光区的吸光度会出现明显的增大。因此，观察逐步滴加肝素至吸光度值出现显著变化的点，用这个终点的肝素加入量可以计算出硫酸鱼精蛋白的效价。

2. 肝素标准品溶液的配制

肝素的加入量与肝素浓度和肝素加入体积有关，浓度准确性与体积的准确性非常重要。在同等肝素加入量的情况下，浓度高的肝素溶液加入体积小，到滴定终点时整个溶液的体积变化小，因此在加入体积可控的情况下宜配制高浓度的肝素溶液使用。综合考虑，如果加样器具经过严格校准能够保证加样体积准确，肝素标准品溶液浓度在 80～120IU/ml 较为合适。

3. 供试品溶液的配制

当待测液浓度在 0.15mg/ml 时，滴定终点的吸光度值多数在 0.6～0.8 之间，吸光度较之前基线的跃变差异 ΔA 大致在 0.2～0.3，考虑到分光光度计测定值的最佳范围在 0.3～0.7 之间，故确定 0.15mg/ml 为最佳的测定液浓度。为减少误差，在 0.15mg/ml 浓度下选择 0.10mg/ml 和 0.05mg/ml 进行不同浓度的滴定测定，通过不同浓度的测定值平均值来保证测定的准确性是必要的。从实验结果来看，0.10mg/ml 和 0.05mg/ml 的滴定终点吸光度值和跃变值仪器也能够较好反应。

为保证测定结果的准确性，原料应从称取样品开始平行配制 3 份样品、各 3 个浓度共 9 份待测溶液，每份待测溶液滴定 2 次，以 18 次滴定得到的平均值为测定结果。对硫酸鱼精蛋白的制剂，因在原料中已经进行过效价测定，配制一个浓度即可，以 3 份样品的 6 个滴定结果的平均值为测定结果。

方法学研究结果表明，0.15mg/ml 的待测溶液在室温下放置 4 小时、8 小时的滴定终点与 0 小时的滴定终点没有显著性差异，说明 0.15mg/ml 待测溶液在室温下放置 8 小时不会对测定结果产生显著影响。但 0.10mg/ml 和 0.05mg/ml 的待测溶液在 4 小时后与 0 小时测定结果没有显著性差异，而放置 8 小时后略有降低，其中 0.05mg/ml 浓度 8 小时测定结果与 0 小时测定结果存在显著差异，说明 0.10mg/ml 和 0.05mg/ml 的待测溶液应尽快测定，因此建议放置时间不得超过 4 小时。

4. 测定方法

（1）测定波长　方法学考察时，400nm、450nm、500nm、550nm 和 600nm 测定吸光度值均不影响对滴定终点的判断，但 500nm 测定的吸光度在 3 种浓度待测液都比较适合，因此为减少不必要的偶然误差，推荐使用 500nm。

（2）滴定方法　本法为滴定法，应准确记录量取溶液和加入滴定液的体积。每加入一次滴定液，均需振荡均匀，然后测定吸光度，滴定至吸光度值陡然增加。为保证滴定结果的准确性，在观察到吸光度值陡然增加后还应再加入滴定液 1 到 2 次，以

更加准确地确定滴定终点。

（3）实验仪器　能够测定可见光区，准确反应溶液体系滴定终点时吸光度变化的仪器即可，因此标准中不进行限定。从方法学研究结果来看，紫外–可见分光光度计和酶标仪均可，不同的仪器对测定结果并不造成明显影响。选择仪器时，需要注意反应池是否具有适量的体积，一般反应池的体积应在 2～3ml 为宜。

5. 结果计算与判断

为保证试验结果的准确性，减少偶然误差，以各滴定结果之间的差异性来判断试验是否成立。原料供试品，分别计算各份样品试验测定结果和各浓度测定结果的平均值和标准差，得到的 6 个相对标准偏差（RSD%）均应小于 5%；制剂供试品，计算 6 个测定结果的平均值和标准差得到的相对标准偏差（RSD%）应小于 5%。在误差得到有效控制的基础上，以所有测定结果的平均值为样品的测定效价。

1421　灭菌法

本通则介绍的常用灭菌方法，可用于制剂、原料、辅料、医疗器械、药品包装材料以及设备表面等物品的灭菌，从而使物品残存活微生物的概率下降至预期水平。

灭菌（sterilization）法系指用适当的物理或化学手段将物品中活的微生物杀灭或除去的过程。，从而使物品残存活微生物的概率下降至预期的无菌保证水平的方法。本法适用于制剂、原料、辅料及医疗器械等物品的灭菌。无菌物品是指物品中不含任何活的微生物。，但对于任何一批灭菌物品而言，绝对无菌既无法保证也无法用试验来证实。一批物品的无菌特性只能相对地通过物品中活微生物的概率低至某个可接受的水平来表述，即无菌保证水平（sterility assurance level，简称 SAL）。实际生产过程中，灭菌是指将物品中污染微生物的概率下降至预期的无菌保证水平。最终灭菌的物品微生物存活概率，即无菌保证水平不得高于 10^{-6}。已灭菌物品达到的无菌保证水平可通过验证确定。即非无菌概率（probability of a nonsterile unit，简称 PNSU），以达到预期的无菌保证水平（sterility assurance level，简称 SAL）。最终灭菌物品的非无菌概率不得高于 10^{-6}。已灭菌物品达到的非无菌概率可通过验证确定。

灭菌物品的无菌保证不能依赖于最终产品的无菌检验，而是取决于生产过程中采用合格经过验证的灭菌工艺、严格的 GMP 管理和良好的无菌保证体系。灭菌工艺的确定应综合考虑被灭菌物品的性质、灭菌方法的有效性和经济性、灭菌后物品的完整性和稳定性等因素。无菌药品的生产分为最终灭菌工艺和无菌生产工艺。灭菌工艺控制包含灭菌工艺的开发、灭菌工艺的验证和日常监控等内容。

灭菌工艺的开发

灭菌工艺的开发应综合考虑被灭菌物品的性质、灭菌方法的有效性、灭菌后物品的完整性和稳定性，并兼顾经济性等因素。只要物品允许，应尽可能选用最终灭菌法灭菌。若物品不适合采用最终灭菌法，可选用无菌生产工艺达到无菌保证要求。

综合考虑灭菌工艺的灭菌能力和对灭菌物品的影响，灭菌工艺可以分为过度杀灭法、生物负载/生物指示剂（也被称为残存概率法）和生物负载法。只要灭菌物品耐受，应首选过度杀灭法。

物品的无菌保证与灭菌工艺、灭菌前物品的生物负载相关。生物负载系指物品表面或内部的所有活微生物。灭菌工艺的开发时，需要对物品污染的微生物种类、数目及其耐受性进行综合评估。

灭菌工艺的验证

灭菌程序的验证是无菌保证的必要条件。灭菌程序经验证后，方可交付正式使用。验证内容包括：

（1）撰写验证方案及制定评估标准。；

（2）确认设备的设计与选型；

（23）确认灭菌设备技术资料齐全、安装正确，并能处于正常运行（安装确认）。；

（34）确认灭菌设备、关键控制和记录系统能在规定的参数范围内正常运行（运行确认）。；

（45）采用被灭菌物品或模拟物品按预定灭菌程序进行重复试验，确认各关键工艺参数符合预定标准，确定经灭菌物品的无菌保证水平符合规定（性能确认）。；

（56）汇总并完善各种文件和记录，撰写验证报告。

灭菌工艺的日常监控

日常生产中，应对灭菌程序的运行情况进行监控，确认关键参数（如温度、压力、时间、湿度、灭菌气体浓度及吸收的辐照剂量等）均在验证确定的范围内。同时应持续评估灭菌工艺的有效性及被灭菌物品的安全性和稳定性，并建立相应的变更和偏差控制程序，确保灭菌工艺持续处于受控状态。灭菌程序应定期进行再验证。当灭菌设备或程序发生变更（包括灭菌物品装载方式和数量的改变）时，应进行重新验证。

验证及日常监控阶段，可根据实际情况选择性的对微生物的种类、数目及耐受性进行监控。

物品的无菌保证与灭菌工艺、灭菌前物品被污染的程度及污染菌的特性相关。因此，应根据灭菌工艺的特点制定灭菌物品灭菌前的微生物污染水平及污染菌的耐受限度并进行监控，并在生产的各个环节采取各种措施降低污染，确保微生物污染控制在规定的限度内。

在生产的各个环节应采取各种措施降低生物负载，确保生物负载控制在规定的限度内。灭菌结束后，灭菌的冷却阶段，应采取措施防止已灭菌物品被再次污染。任何情况下，都应要求容器及其密封系统确保物品在有效期内符合无菌要求。

灭菌方法

常用的灭菌方法有湿热灭菌法、干热灭菌法、辐射灭菌法、气体灭菌法、和过滤除菌法、汽相灭菌法、液相灭菌法。可根据被灭菌物品的特性采用一种或多种方法组合灭菌。只要物品允许，应尽可能选用最终灭菌法灭菌。若物品不适合采用最终灭菌法，可选用过滤除菌法或无菌生产工艺达到无菌保证要求，只要可能，应对非最终灭菌的物品作补充性灭菌处理（如流通蒸汽灭菌）。

一、湿热灭菌法

本法系指将物品置于灭菌设备柜内利用高压饱和蒸汽、蒸汽-空气混合物、蒸汽-空气-水混合物、过热水喷淋等手段使微生物菌体中的蛋白质、核酸发生变性而杀灭微生物的方法。该法灭菌能力强，为热力灭菌中最有效、应用最广泛的灭菌方法。药品、容器、培养基、无菌衣、胶塞以及其他遇高温和潮湿不发生变化或损坏性能稳定的物品，均可采用本法灭菌。流通蒸汽不能有效杀灭细菌孢子，一般可作为不耐热无菌产品的辅助处理灭菌手段。湿热灭菌条件的选择工艺的开发应考虑被灭菌物品的热稳定性、热穿透力、微生物污染程度等因素。湿热灭菌条件通常采用 120℃×15min、121℃×30min 或 116℃×40min 的程序，也可采用其他温度和时间参数通常采用温度-时间参数或者结合 F_0 值（F_0 值为标准灭菌时间，系灭菌过程赋予被灭菌物品 121℃下的灭菌时间）综合考虑，但无论采用何种灭菌温度和时间控制参数，都必须证明所采用的灭菌工艺和监控措施在日常运行过程中能确

保物品灭菌后的 PNSU≤10^{-6}SAL<10^{-6}。当灭菌程序的选定采用 F_0 值概念时（F_0 值为标准灭菌时间，系灭菌过程赋予被灭菌物品 121℃下的灭菌时间），应采取特别措施确保被灭菌物品能得到足够的无菌保证，此时，除对灭菌程序进行验证外，还必须在生产过程中对微生物进行监控，证明污染的微生物指标低于设定的限度。对热稳定的物品，灭菌工艺可首选过度杀灭法，以保证被灭菌物品获得足够的无菌保证值。热不稳定性物品，其灭菌工艺的确定依赖于在一定的时间内，一定的生产批次的被灭菌物品灭菌前微生物污染的水平及其耐热性。因此，日常生产全过程应对产品中污染的微生物进行连续地、严格地监控，并采取各种措施降低物品微生物污染水平，特别是防止耐热菌的污染。热不稳定性物品的 F_0 值一般不低于 8 分钟。多孔或坚硬物品可采用饱和蒸汽直接接触的方式进行灭菌，过程中应充分去除腔体和待灭菌物品包裹的空气，避免残留空气破坏饱和蒸汽的温度-压力关系。对装有液体的密闭容器进行灭菌，灭菌介质先将热传递到容器表面，再通过传导和对流的方式来实现内部液体的灭菌，必要时可采用空气过压的方式平衡容器内部和灭菌设备腔体之间的压差，避免影响容器的密闭完整性。

采用湿热灭菌时，被灭菌物品应有适当的装载方式。，不能排列过密，以保证灭菌的有效性和均一性。装载方式的确认应考虑被灭菌物品最大、最小和生产过程中典型的装载量和排列方式，确保灭菌的有效性和重现性。装载热分布试验应尽可能使用被灭菌物品，如果采用类似物替代，应结合物品的热力学性质等进行适当的风险评估。热穿透试验应将足够数量的温度探头置于被灭菌物品内部的冷点。如有数据支持或有证据表明将探头置于物品外部也能反映出物品的热穿透情况，也可以考虑将探头置于物品外部。

湿热灭菌法应确认灭菌柜在不同装载时可能存在的冷点。当用生物指示剂进一步确认灭菌效果时，应将其置于冷点处。本法常用的生物指示剂为嗜热脂肪芽孢杆菌孢子（Spores of *Bacillus stearothermophilus*）。微生物挑战试验用来进一步确认灭菌效果，生物指示剂的放置位置应结合被灭菌物品的特点、装载热分布以及热穿透试验结

果来确定。应根据灭菌工艺选择适宜的生物指示剂。过度杀灭法常用的生物指示剂为嗜热脂肪地芽胞杆菌（*Geobacillus stearothermophilus*）的芽胞，热不稳定性物品灭菌常用的生物指示剂为生孢梭菌（*Clostridium sporogenes*），枯草芽胞杆菌（*Bacillus subtilis*）和凝结芽胞杆菌（*Bacillus coagulans*）。

对于热不稳定性物品，日常生产全过程应对物品中污染的微生物进行连续地、严格地监控，并采取各种措施降低微生物污染水平，特别是防止耐热菌的污染。

湿热灭菌在冷却阶段应采取措施防止已灭菌物品被再次污染。

二、干热灭菌法

本法系指将物品置于干热灭菌柜、隧道灭菌器等设备中，利用干热空气达到杀灭微生物或消除热原物质的方法。适用于耐高温但不宜用湿热灭菌法灭菌的物品灭菌，如玻璃器具、金属制容器、纤维制品、陶瓷制品、固体试药、液状石蜡等均可采用本法灭菌。

干热灭菌法的工艺开发应考虑被灭菌物品的热稳定性、热穿透力、生物负载（或内毒素污染水平）等因素。干热灭菌条件一般为（160～170℃）×120min 以上、（170～180℃）×60min 以上或250℃×45min 以上，也可采用其他温度和–时间参数采用温度–时间参数或者结合 F_H 值（F_H 值为标准灭菌时间，系灭菌过程赋予被灭菌物品 160℃下的灭菌时间）综合考虑。干热灭菌温度范围一般为 160～190℃，当用于除热原时，温度范围一般为 170～400℃，无论采用何种灭菌条件，均应保证灭菌后的物品的 SAL＜PNSU≤10^{-6}。

采用干热过度杀灭后的物品一般无需进行灭菌前污染微生物的测定。250℃×45min 的干热灭菌也可除去无菌产品包装容器及有关生产灌装用具中的热原物质。

采用干热灭菌时，被灭菌物品应有适当的装载方式，不能排列过密，以保证灭菌的有效性和均一性。干热灭菌法应确认灭菌柜中的温度分布符合设定的标准及确定最冷点位置等。常用的生物指示剂为枯草芽孢杆菌孢子（Spores of *Bacillus subtilis*）装载方式的确认应考虑被灭菌物品最大和最小的装载量以及那些热力难于穿透的物品，以保证灭菌的有效性和重现性。由于空气热导性较差，应通过热分布和热穿透试验确认冷点能够达到预期的灭菌效果。微生物挑战试验用生物指示剂通常选择枯草芽胞杆菌（*Bacillus subtilis*）。

细菌内毒素灭活验证试验是证明除热原过程有效性的试验。一般将不小于 1000 单位的细菌内毒素加入待去热原的物品中，证明该去热原工艺能使内毒素至少下降 3 个对数单位。细菌内毒素灭活验证试验所用的细菌内毒素一般为大肠埃希菌内毒素（*Escherichia coli* endoxin）。

灭菌设备内的空气应当循环并保持正压。进入干热灭菌设备的空气应当经过高效过滤器过滤，高效过滤器应定期进行检漏测试以确认其完整性。

三、辐射灭菌法

本法系指将物品置于适宜放射源辐射的 γ 射线或适宜的电子加速器发生的电子束中进行电离辐射而达到杀灭微生物的方法。本法最常用的为 ^{60}Co–γ 射线辐射灭菌利用电离辐射杀灭微生物的方法。常用的辐射射线有 ^{60}Co 或 ^{137}Se 衰变产生的 γ 射线、电子加速器产生的电子束和 X 射线装置产生的 X 射线。能够耐辐射的医疗器械、容器、生产辅助用品、药品包装材料不受辐射破坏的、原料药及成品等均可用本法灭菌。

辐射灭菌工艺的开发应考虑被灭菌物品对电离辐射的耐受性以及生物负载等因素。为保证灭菌过程不影响被灭菌物品的安全性、有效性及稳定性，应确定最大可接受剂量。采用辐射灭菌法灭菌的无菌物品其 SAL 应≤10^{-6}。γ 射线辐射灭菌所控制的参数主要是辐射剂量（指灭菌物品的吸收剂量），灭菌剂量的建立应确保物品灭菌后的 PNSU ≤10^{-6}。对最终产品、原料药、某些医疗器材辐射灭菌应尽可能采用低辐射剂量灭菌。该剂量的制定应考虑灭菌物品的适应性及可能污染的微生物最大数量及最强抗辐射力，事先应验证所使用的剂量不影响被灭菌物品的安全性、有效性及稳定性。常用的辐射灭菌吸收剂量为 25kGy。灭菌前，应对被灭菌物品微生物污染的数量和抗辐射强度进行测定，以评价灭菌过程赋予该灭菌物品的无菌保证水平。对于已设定的剂量，应定期审核，以验证其有效性。辐射灭菌验证的关键在剂量分布测试，在开展剂量分布测试前，应规定灭菌物品的包装形式、密度以及装载模式等。通过剂量分布测试，确定灭菌过程的最大和最小剂量值及其位置，如果日常监测使用参照计量位置，还需确定其剂量值与最大和最小剂量值之间的关系。辐射灭菌一般不采用生物指示剂进行微生物挑战试验。

日常使用中，应进行生物负载监控和定期剂量审核，确保辐射灭菌效果及剂量的持续有效。灭菌时，应采用适当的化学或物理方法剂量计对灭菌物品吸收的辐射剂量进行监控，剂量计放置的位置应经验证确定，以充分证实灭菌物品吸收的剂量是在规定的限度内。如采用与灭菌物品一起被辐射的放射性剂量计，剂量计要置于规定的部位。在初安装时剂量计应用标准源进行校正，并定期进行再校正。剂量测量应溯源到国家标准或是国际标准。

⁶⁰Co-γ射线辐射灭菌法常用的生物指示剂为短小芽孢杆菌孢子（Spores of *Bacillus pumilus*）。

四、气体灭菌法

本法系指用化学消毒剂形成的气体杀灭微生物的方法。常用的化学消毒剂有环氧乙烷、气态过氧化氢、甲醛、臭氧（O₃）等，本法适用于在气体中稳定的物品灭菌。采用气体灭菌法时，应注意灭菌气体的可燃可爆性、致畸性和残留毒性。本法中最常用的气体化学消毒剂是环氧乙烷，一般与80%～90%的惰性气体混合使用，在充有灭菌气体的高压腔室内进行。采用气体灭菌法时，应注意灭菌气体的可燃可爆性、致畸性和残留毒性。该法可用于医疗器械、塑料制品等不能采用高温灭菌的物品灭菌。含氯的物品及能吸附环氧乙烷的物品则不宜使用本法灭菌。该法适用于不耐高温、不耐辐射物品的灭菌，如医疗器械、塑料制品和药品包装材料等，干粉类产品不建议采用本法灭菌。

采用本法灭菌需确认经过解析工艺后，灭菌气体和反应产物残留量不会影响被灭菌物品的安全性、有效性和稳定性。采用环氧乙烷灭菌时，灭菌柜腔室内的温度、湿度、灭菌气体浓度、灭菌时间是影响灭菌效果的重要因素。可采用下列灭菌条件：

温度　54℃±10℃
相对湿度　60%±10%
灭菌压力　8×10⁵Pa
灭菌时间　90min

灭菌条件应予验证。灭菌时，将灭菌腔室抽成真空，然后通入蒸汽使腔室内达到设定的温湿度平衡的额定值，再通入经过滤和预热的环氧乙烷气体。灭菌过程中，应严密监控腔室的温度、湿度、压力、环氧乙烷浓度及灭菌时间。必要时使用生物指示剂监控灭菌效果。本法灭菌程序的控制具有一定难度，整个灭菌过程应在技术熟练人员的监督下进行。灭菌后，应采取新鲜空气置换，使残留环氧乙烷和其他易挥发性残留物消散。并对灭菌物品中的环氧乙烷残留物和反应产物进行监控，以证明其不超过规定的浓度，避免产生毒性。

采用环氧乙烷灭菌时，应进行泄漏试验，以确认灭菌腔室的密闭性。灭菌程序确认时，气体灭菌工艺的验证，应考虑物品包装材料和灭菌腔室中物品的排列方式对灭菌气体的扩散和渗透的影响。环氧乙烷气体灭菌的生物指示剂一般采用枯草芽孢杆菌孢子（Spores of *Bacillussubtilis*）。萎缩芽胞杆菌（*Bacillus atrophaeus*）。

采用环氧乙烷灭菌时，应进行泄漏试验，以确认灭菌腔室的密闭性。灭菌后，可通过经验证的解析步骤，使残留环氧乙烷和其他易挥发性残留物消散。并对灭菌物品中的环氧乙烷残留物和反应产物进行监控，以证明其不超过规定的浓度，避免产生毒性。

五、过滤除菌法

本法系利用细菌不能通过致密具孔滤材的原理以除去指采用物理截留去除气体或液体中微生物的方法。常用于气体、热不稳定的药品溶液或原料的除菌。

除菌过滤器采用孔径分布均匀的微孔滤膜作过滤材料，微孔滤膜分亲水性和疏水性两种。滤膜材质依过滤物品的性质及过滤目的而定。药品生产中采用的除菌滤膜孔径一般不超过0.22μm。过滤除菌工艺开发时，应根据待过滤介质属性及工艺目的选择合适的过滤器。除菌级过滤器的滤膜孔径选用0.22μm（或更小孔径或相同过滤效力），过滤器的孔径定义来自过滤器对微生物的截留，而非平均孔径的分布系数。所以，用于最终除菌的过滤器必须选择具有截留实验证明的除菌级过滤器。过滤器对滤液的吸附选择过滤器材质时，应充分考察其与待过滤介质的兼容性。过滤器不得因与待过滤介质发生反应、释放物质或吸附作用而对过滤产品质量产生不利影响，不得影响药品质量，不得有纤维脱落，禁用含石棉的过滤器。过滤器的使用者应了解滤液过滤过程中的析出物性质、数量并评估其毒性影响。滤器和滤膜在使用前应进行洁净处理，并用高压蒸汽进行灭菌或做在线灭菌。更换品种和批次应先清洗滤器，再更换滤芯或滤膜或直接更换滤器。

过滤过程中无菌保证与过滤液体的初始生物负荷及过滤器的对数下降值 LRV（log reduction value）有关。LRV 系指规定条件下，被过滤液体过滤前的微生物数量与过滤后的微生物数量比的常用对数值。即：

$$LRV = \lg N_0 - \lg N$$

式中　N_0 为产品除菌前的微生物数量；

　　　N 为产品除菌后的微生物数量。

LRV 用于表示过滤器的过滤除菌效率，对孔径为 0.22μm 的过滤器而言，要求每 1cm² 有效过滤面积的 LRV 应不小于 7。因此过滤除菌时，被过滤产品总的污染量应控制在规定的限度内。为保证过滤除菌效果，可使用两个除菌级的过滤器串连过滤，或在灌装前用过滤器进行再次过滤主过滤器前增加的除菌级过滤器即为冗余过滤器，并须保证这两级过滤器之间的无菌性。

过滤除菌法常用的生物指示剂为缺陷短波单胞菌（Brevundimonas diminuta）。除菌级过滤器的截留试验要求是在规定条件下，在有效的表面积内每 1cm² 截留缺陷短波单胞菌的能力达到 10⁷cfu。但在有些情况下，缺陷短波单胞菌不能代表最差条件，则需要考虑采用生产中发现的更小细菌进行截留试验。

在过滤除菌中，一般无法对全过程中过滤器的关键参数（滤膜孔径的大小及分布，滤膜的完整性及 LRV）进行监控。因此，在每一次过滤除菌前后均应作滤器的完整性试验，即气起泡点试验、或压力维持试验或气体扩散流量试验扩散流/前进流试验或水侵入法测试，确认滤膜在除菌过滤过程中的

有效性和完整性。完整性的测试标准来自于相关细菌截留实验数据。除菌过滤器的使用时间应进行验证，一般不应超过一个工作日。过滤除菌前是否进行完整性测试可根据风险评估确定。灭菌前进行完整性测试应考虑滤芯在灭菌过程中被损坏的风险；灭菌后进行完整性测试应采取措施保证过滤器下游的无菌性。

过滤除菌法常用的生物指示剂为缺陷假单胞菌（Pseudomonas diminuta）。过滤除菌前，产品的生物负载应控制在规定的限度内。过滤器使用前必须经过灭菌处理（如在线或离线蒸汽灭菌，辐射灭菌等）。在线蒸汽灭菌的设计及操作过程应关注滤芯可耐受的最高压差及温度。

通过过滤除菌法达到无菌的产品应严密监控其生产环境的洁净度，应在无菌环境下进行过滤操作。过滤除菌过程中，相关的设备、包装容器、塞子及其他物品应采用适当的方法进行灭菌，并防止再污染。

六、无菌生产工艺

无菌生产工艺系指必须在无菌控制条件下生产无菌制剂的方法，无菌分装及无菌冻干是最常见的无菌生产工艺。后者在工艺过程中须采用过滤除菌法。

无菌生产工艺应严密监控其生产环境的洁净度，并应在无菌控制的环境下进行过滤操作。相关的设备、包装容器、塞子及其他物品应采用适当的方法进行灭菌，并防止被再次污染。

无菌生产工艺过程的无菌保证应通过培养基无菌灌装模拟试验验证。在生产过程中，应严密监控生产环境的无菌空气质量、操作人员的素质、各物品的无菌性。无菌生产工艺应定期进行验证，包括对环境空气过滤系统有效性验证及培养基模拟灌装试验。

汽相灭菌法

本法系指通过分布在空气中的灭菌剂杀灭微生物的方法。常用的灭菌剂包括过氧化氢（H_2O_2）、过氧乙酸（CH_3CO_3CH）等。汽相灭菌适用于密闭空间的内表面灭菌，如隔离系统等。

汽相灭菌效果与灭菌剂量（一般是指注入量）、相对湿度和温度有关。装载方式的确认应考虑密闭空间内部物品的装载量和排列方式。微生

物挑战试验用来确认灭菌效果，生物指示剂的放置位置应包括灭菌剂最难到达的位置。汽相灭菌用生物指示剂一般为嗜热脂肪地芽胞杆菌（*Geobacillus stearothermophilus*）、枯草芽胞杆菌（*Bacillus subtilis*）、生孢梭菌（*Clostridium sporogenes*）等。

日常使用中，汽相灭菌前灭菌物品应进行清洁。灭菌时应最大程度的暴露表面，确保灭菌效果。

液相灭菌法

本法系指将被灭菌物品完全浸泡于灭菌剂中达到杀灭物品表面微生物的方法。具备灭菌能力的灭菌剂包括：甲醛、过氧乙酸、氢氧化钠、过氧化氢、次氯酸钠等。

灭菌剂种类的选择应考虑灭菌物品的耐受性。灭菌剂浓度、温度、pH值、生物负载、灭菌时间、被灭菌物品表面的污染物等是影响灭菌效果的重要因素。

灭菌工艺验证时，应考虑灭菌物品表面积总和最大的装载方式，并确保灭菌剂能够接触到所有表面，如狭小孔径物品的内表面。微生物挑战试验常用的生物指示剂是萎缩芽孢杆菌（*Bacillus atrophaeus*）和枯草芽孢杆菌（*Bacillus subtilis*）。通过重复试验来验证灭菌剂浓度和灭菌时间等灭菌参数条件。

灭菌剂残留去除阶段，应采取措施防止已灭菌物品被再次污染。使用灭菌剂的全过程都应采取适当的安全措施。

1421　灭菌法修订说明

1421 原文	修改稿	修订理由
灭菌法系指用适当的物理或化学手段将物品中活的微生物杀灭或除去，从而使物品残存活微生物的概率下降至预期的无菌保证水平的方法。本法适用于制剂、原料、辅料及医疗器械等物品的灭菌	本通则介绍的常用灭菌方法，可用于制剂、原料、辅料、医疗器械、药品包装材料以及设备表面等的灭菌，从而使物品残存活微生物的概率下降至预期水平[1,2]。灭菌（sterilization）系指用适当的物理或化学手段将物品中的微生物杀灭或除去的过程[3]。无菌物品是指物品中不含任何活的微生物，但对于任何一批灭菌物品而言，绝对无菌既无法保证也无法用试验来证实。一批物品的无菌特性只能通过物品中微生物的概率来表述，即非无菌概率（Probability of a Nonsterile Unit，简称 PNSU），以达到预期的无菌保证水平（sterility assurance level，简称 SAL）[4]。最终灭菌物品的非无菌概率不得高于 10^{-6} [5]。已灭菌物品的非无菌概率[6]可通过验证确定	注： （1）修订稿使用"非无菌概率"的概念来替代"无菌保证水平"，因此在本处为了避免歧义，删除了"无菌保证" （2）参考 JP 灭菌过程应包含包装的灭菌，因此在适用范围加上药品包装材料。设备表面主要指汽相灭菌和在线灭菌的对象 （3）前言中提出了灭菌的概念，认为实现所有物品的灭菌是不现实的，应根据实际需要选择不同的方式降低生物负载，并根据程度不同分为清洁、消毒和灭菌，这几个概念与灭菌相关或者相近。"灭菌""去污""消毒""清洁"等名词法规调研情况详见附注 1 （4）参考 USP、GMP 指南以及 PDA 技术报告中，都出现了 PNSU 的概念。SAL 中文翻译为无菌保证水平，这是一个抽象的概念。实际工作中，很多人把 SAL≤10^{-6} 和生物指示剂下降 6 个对数值的概念相混淆，认为能杀灭 6 个对数级的生物指示剂的过程就是灭菌。同时也有专家提出，无菌保证水平应该是越高越安全，但是药典规定的 SAL 却是应小于一个数值。而 PNSU 直译的中文为非无菌单元的概率，该数值应是越小越好，符合多数人的表达习惯。同时也做了"这也被称为无菌保证水平（Sterility Assurance Level，简称 SAL）"的表述，让大家更自然的接受 PNSU 的概念 （5）最终灭菌概念延续了原来《中国药典》的说法，而且对于最终灭菌（湿热、干热、辐射、气体），其工艺的 PNSU 均可以通过计算或推论来得出，且各国药典对于无菌的定义均 PNSU（SAL）≤10^{-6}。而其余灭菌法（汽相、在线、过滤和液相）则是同时工艺内的其他参数来保证 PNSU 低于 10^{-6}，例如过滤中的单位有效面积截留能力 （6）在各灭菌法中，真正计算得到的应该是 PNSU，因此当全文需要出现 10^{-6} 这一概念时统一改为 PNSU

续表

1421 原文	修改稿	修订理由
无菌物品是指物品中不含任何活的微生物。对于任何一批灭菌物品而言，绝对无菌既无法保证也无法用试验来证实。一批物品的无菌特性只能相对地通过物品中活微生物的概率低至某个可接受的水平来表述，即无菌保证水平（sterility assurance level，简称 SAL）。实际生产过程中，灭菌是指将物品中污染微生物的概率下降至预期的无菌保证水平。最终灭菌的物品微生物存活概率，即无菌保证水平不得高于 10⁻⁶。已灭菌物品达到的无菌保证水平可通过验证确定 　　灭菌物品的无菌保证不能依赖于最终产品的无菌检验，而是取决于生产过程中采用合格的灭菌工艺、严格的 GMP 管理和良好的无菌保证体系。灭菌工艺的确定应综合考虑被灭菌物品的性质、灭菌方法的有效性和经济性、灭菌后物品的完整性和稳定性等因素	⁽¹⁾灭菌物品的无菌保证不能依赖于最终产品的无菌检验，而是取决于生产过程中采用经过验证⁽²⁾的灭菌工艺、严格的 GMP 管理和良好的无菌保证体系⁽³⁾	注： （1）将无菌物品和 PNSU 的概念移至前部分 （2）由于合格的灭菌工艺这种说法很空洞，无法明确指出什么样的灭菌工艺是合格的灭菌工艺，因此我们参考了 CDE 的无菌生产指导原则将这个说法更改为经过验证的灭菌工艺。同时上一句话是灭菌工艺开发的一部分，因此我们另起一段。由于部分人认为经济性应该是在安全性等之后最后再考虑的因素，因此我们改变了说法，将经济性放到了最后 （3）"灭菌工艺的确定……"这句话属于工艺开发的一部分，将其放入灭菌工艺开发部分阐述
	无菌药品的生产分为最终灭菌工艺和无菌生产工艺。灭菌工艺控制包含灭菌工艺的开发、灭菌工艺的验证和日常监控等内容⁽¹⁾	注： （1）灭菌工艺控制的基本原则在 USP、PDA 技术文件及药品 GMP 指南中均有体现，包括了工艺的开发、验证及日常控制三大部分，因此引入这一段起到承上启下的作用
	灭菌工艺的开发 　　灭菌工艺的开发应综合考虑被灭菌物品的性质、灭菌方法的有效性、灭菌后物品的完整性和稳定性，并兼顾经济性等因素⁽¹⁾。只要物品允许，应尽可能选用最终灭菌法灭菌。若物品不适合采用最终灭菌法，可选用无菌生产工艺⁽²⁾达到无菌保证要求⁽³⁾	注： （1）这里综合考虑了 USP 灭菌工艺开发的相关内容，并把《中国药典》灭菌方法中的部分内容放在这里，因为灭菌工艺开发的目的是根据产品特性选择合适的灭菌方法以及灭菌工艺，这一点在欧盟 EMA 的决策树中得到了体现，但由于决策树不符合《中国药典》的体例，因此并未被收入。同时经济性这个因素应该是在最后再进行考虑，为了避免过度解读，将经济性放于最后意指经济性应在最后被考虑 （2）将药典的最后一段提前，灭菌工艺的开发即是根据灭菌物品的特性选择合适的灭菌法，同时应该考虑进行补充性灭菌，因此将其提前。而无菌生产工艺里面包括了过滤除菌，因此我们去掉了过滤除菌 （3）流通蒸汽手段常备用于灭菌后防止二次污染，但其不符合灭菌的定义，因此再此不予阐述
	综合考虑灭菌工艺的灭菌能力和对灭菌物品的影响，灭菌工艺可以分为过度杀灭法、生物负载/生物指示剂（也被称为残存概率法）和生物负载法。只要灭菌物品耐受，应首选过度杀灭法⁽¹⁾	注： （1）新增了灭菌工艺类型的描述。其中的生物负载/生物指示剂法，在药品 GMP 指南中所用的是残存概率法；而在老版的 GB 18279.1—2007《医疗保健产品灭菌 环氧乙烷 第 1 部分》的附录 B 所用的为残存概率法，在 2015 的新版 GB 内变更为生物指示剂/生物负载法；EP 内没有此概念，在 USP 和 JP 内被称为生物负载/生物指示剂法。综合此法的概念，应该是根据生物负载的测试结果选择或制备合适的生物指示剂进行微生物挑战试验的方法，因此被称为生物负载/生物指示剂法更为合适 　　JP 将灭菌工艺分为了过度杀灭、生物负载/生物指示剂法、生物负载法和半周期法，它将半周期法单列作为一种工艺类型。USP<1229>描述半周期法是一种特殊的过度杀灭法，由于对物料的影响大，且可能这种对物料的过度灭菌是没有必要的，因此不推荐使用。GB 18279.1—2015《医疗保健产品灭菌 环氧乙烷》第 1 部分 医疗器械灭菌过程的开发、确认和常规控制的要求中也将半周期法作为过度杀灭法的一种。通过用户调研，发现半周期法目前仍被广泛用于环氧乙烷气体灭菌、液相灭菌和汽相灭菌的灭菌工艺开发中，因此综合法规调研情况，作了相应的表述

续表

1421 原文	修改稿	修订理由
	物品的无菌保证与灭菌工艺、灭菌前物品的生物负载相关。生物负载系指物品表面或内部的所有活微生物。灭菌工艺的开发时，需要对物品污染的微生物种类、数目及其耐受性进行综合评估[1]	注 1：明确了生物负载的相关定义。生物负载是工艺开发时需要考虑的因素，因此我们将其提前。生物负载的概念综合参考了药品 GMP 指南以及 USP、EP 的相关概念。生物负载的检查方法需要同时从微生物的数目、种类和耐受性检查，分别对应了通则 1105 非无菌产品微生物限度检查：微生物计数法、通则 1106 非无菌产品微生物限度检查：控制菌检查法以及新修订的生物指示剂耐受性检查法指导原则，在此做了建议。也可参照 GB/T 19973.1—2015/ISO 11737–1：2006《医疗器械的灭菌 微生物学方法 第 1 部分：产品上微生物总数的测定》
灭菌程序的验证是无菌保证的必要条件。灭菌程序经验证后，方可交付正式使用。验证内容包括： （1）撰写验证方案及制定评估标准 （2）确认灭菌设备技术资料齐全、安装正确，并能处于正常运行（安装确认） （3）确认灭菌设备、关键控制和记录系统能在规定的参数范围内正常运行（运行确认） （4）采用被灭菌物品或模拟物品按预定灭菌程序进行重复试验，确认各关键工艺参数符合预定标准，确定经灭菌物品的无菌保证水平符合规定（性能确认） （5）汇总并完善各种文件和记录，撰写验证报告	灭菌工艺的验证 灭菌程序的验证是无菌保证的必要条件。灭菌程序经验证后，方可交付正式使用。验证内容包括 （1）撰写验证方案及制定评估标准；（2）确认设备的设计与选型 （3）确认灭菌设备资料齐全、安装正确，并能正常运行 （4）确认灭菌设备、关键控制和记录系统能在规定的参数范围内正常运行 （5）采用被灭菌物品或模拟物品按预定灭菌程序进行重复试验，确认各关键工艺参数符合预定标准，确定经灭菌物品的无菌保证水平符合规定 （6）汇总并完善各种文件和记录，撰写验证报告	注 （1）将全文所有的灭菌程序均改为了灭菌工艺。灭菌工艺是一个更大的范畴，比如饱和蒸汽工艺一般就包括预真空、加热、保温、冷却、干燥等阶段。空气加压水喷淋工艺一般就包括注水、加热、保温、冷却等阶段，这一些都属于灭菌的工艺。而灭菌的程序是针对于某一个设备的，在程序建立的这一步，是在某一台设备上建立一个适用于产品灭菌的程序，是属于整个灭菌工艺的一部分。在灭菌工艺的验证这一部分中，除了灭菌程序的确立和验证外，还包括了设备确认等内容，因此这里使用灭菌工艺的验证会更好 将各阶段的名称提前，将"撰写验证方案及制定评估标准"定义为文件准备阶段。参照《药品生产质量管理规范实施指南》，设计确认阶段即为预确认，通常指对待订购设备技术指标适应性的审查及对供应厂商的选定，建议新增
日常生产中，应对灭菌程序的运行情况进行监控，确认关键参数（如温度、压力、时间、湿度、灭菌气体浓度及吸收的辐照剂量等）均在验证确定的范围内。灭菌程序应定期进行再验证。当灭菌设备或程序发生变更（包括灭菌物品装载方式和数量的改变）时，应进行重新验证 物品的无菌保证与灭菌工艺、灭菌前物品被污染的程度及污染菌的特性相关。因此，应根据灭菌工艺的特点制定灭菌物品灭菌前的微生物污染水平及污染菌的耐受限度并进行监控，并在生产的各个环节采取各种措施降低污染，确保微生物污染控制在规定的限度内 灭菌的冷却阶段，应采取措施防止已灭菌物品被再次污染。任何情况下，都应要求容器及其密封系统确保物品在有效期内符合无菌要求	灭菌工艺的日常监控 日常生产中，应对灭菌程序的运行情况进行监控，确认关键参数（如温度、压力、时间、湿度、灭菌气体浓度及吸收的辐照剂量等）均在验证确定的范围内。同时应持续评估灭菌工艺的有效性及被灭菌物品的安全性和稳定性，并建立相应的变更和偏差控制程序，确保灭菌工艺持续处于受控状态[1]。灭菌程序应定期进行再验证。当灭菌设备或程序发生变更（包括灭菌物品装载方式和数量的改变）时，应进行重新验证 验证及日常监控阶段，可根据实际情况选择性的对微生物的种类、数目及耐受性进行监控 在生产的各个环节应采取各种措施降低生物负载，确保生物负载控制在规定的限度内[2]。灭菌结束后[3]，应采取措施防止已灭菌物品被再次污染。任何情况下，都应要求容器及其密封系统确保物品在有效期内符合无菌要求	注 （1）一个产品从灭菌工艺的开发及验证完成到商业化生产，生命周期应进行持续改进，通过大量数据的积累（如产品外观、密封完整性、主要质量参数、已知或者潜在杂质等），以及偏差和变更，对灭菌工艺的有效性以及产品的安全性、稳定性和均一性进行持续评估，从而为进一步完善灭菌工艺提供依据。故建议增加相关表述 （2）灭菌前物品被污染的程度及污染菌的特性，指的均是生物负载，因此统一使用微生物的种类、数目及耐受性或者生物负载进行表述 （3）原文中灭菌的冷却阶段说法不合理，因为只有热力学阶段才能被称为冷却，其他例如气体灭菌，这个阶段被称为解析阶段。因此我们将其改成了灭菌结束后
灭菌方法 常用的灭菌方法有湿热灭菌法、干热灭菌法、辐射灭菌法、气体灭菌法和过滤除菌法。可根据被灭菌物品的特性采用一种或多种方法组合灭菌。只要物品允许，应尽可能选用最终灭菌法灭菌。若物品不适合采用最终灭菌法，可选用过滤除菌法或无菌生产工艺达到无菌保证要求，只要可能，应对非最终灭菌的物品作补充性灭菌处理（如流通蒸汽灭菌）	灭菌方法 常用的灭菌方法有湿热灭菌法、干热灭菌法、辐射灭菌法、气体灭菌法、过滤除菌法、汽相灭菌法、液相灭菌法[1]。可根据被灭菌物品的特性采用一种或多种方法组合灭菌[2]	注： （1）参考 USP 及实际应用，新增了液相灭菌法、汽相灭菌法 （2）补充性灭菌处理的删除详见湿热灭菌法流通蒸汽灭菌的修订理由

续表

1421原文	修改稿	修订理由
一、湿热灭菌法 本法系指将物品置于灭菌柜内利用高压饱和蒸汽、过热水喷淋等手段使微生物菌体中的蛋白质、核酸发生变性而杀灭微生物的方法	湿热灭菌法 本法系指将物品置于灭菌设备[1]内利用饱和蒸汽、蒸汽-空气混合物、蒸汽-空气-水混合物、过热水[2]等手段使微生物菌体中的蛋白质、核酸发生变性而杀灭微生物的方法	注: (1)灭菌设备的形式多种多样,"灭菌柜"的表述则把范围缩小了,故将"灭菌柜"修改为"灭菌设备" (2)修订部分综合了USP1229.1<直接接触蒸汽灭菌>和USP1229.2<液体的湿热灭菌>两个章节的灭菌介质,以及PDA第48号技术报告中的表述,对原文进行了补充完善
该法灭菌能力强,为热力灭菌中最有效、应用最广泛的灭菌方法。药品、容器、培养基、无菌衣、胶塞以及其他遇高温和潮湿不发生变化或损坏的物品,均可采用本法灭菌 流通蒸汽不能有效杀灭细菌孢子,一般可作为不耐热无菌产品的辅助灭菌手段	该法灭菌能力强,为热力灭菌中最有效、应用最广泛的灭菌方法。药品、容器、培养基、无菌衣、胶塞以及其他遇高温和潮湿性能稳定[1]的物品,均可采用本法灭菌 流通蒸汽不能有效杀灭细菌孢子,一般可作为不耐热无菌产品的辅助处理手段[2]	注: (1)任何一种灭菌方式对被灭菌物品的影响都是存在的,工艺开发时应确认灭菌过程不能破坏物品的有效性、安全性和稳定性,因此原文表述为"不发生变化或损坏"不够准确,建议修订为"性能稳定" (2)用户调研发现,目前无论国内还是国外,以热处理的手段作为无菌生产工艺的提高无菌保证的辅助手段仍在使用。欧盟EMA最新的GMP无菌附录中,辅助无菌生产的工艺称为"Terminal microbial reduction process(最终减菌工艺)",但无法实现PNSU≤10⁻⁶。辅助灭菌手段容易引起歧义,被误认为是一种候选的灭菌手段,为了避免此类情况的发生将此句话进行了删除
	湿热灭菌工艺的开发[1]应考虑被灭菌物品的热稳定性、热穿透力、微生物污染程度等因素[2]。湿热灭菌通常采用温度–时间参数或者结合F₀值[3](F₀值为标准灭菌时间,系灭菌过程赋予被灭菌物品121℃下的灭菌时间)综合考虑,无论采用何种控制参数,都必须证明所采用的灭菌工艺和监控措施在日常运行中能确保物品灭菌后的PNSU[4]≤10⁻⁶。多孔或坚硬物品可采用饱和蒸汽直接接触的方式进行灭菌,过程中应充分去除腔体和待灭菌物品包裹的空气,避免残留空气破坏饱和蒸汽的温度–压力关系。对装有液体的密闭容器进行灭菌,灭菌介质先将热传递到容器表面,再通过传导和对流的方式来实现内部液体的灭菌,必要时可采用空气过压的方式平衡容器内部和灭菌设备腔体之间的压差,避免影响容器的密闭完整性[5]	注: (1)"灭菌条件的选择"修订为"灭菌工艺的开发",与前言保持一致 (2)删除具体工艺参数"通常采用121℃×15min、121℃×30min或116℃×40min的程序",理由是灭菌的目标是杀灭微生物的同时不影响产品质量。为了达成这个目标,工艺参数可以不同,工艺参数的建立应基于灭菌循环开发通过验证来确定,并根据风险评估来确定验证的内容,在《中国药典》中出现具体工艺参数没有指导意义,反而容易造成误解 (3)将"温度和时间参数"修订为"温度–时间参数",由于灭菌控制参数增加了F₀值,避免引起歧义,改用横杠连接表明两者是合并使用;通过用户调研发现,同时使用F₀值控制已经被国内外企业广泛采用(用户调研显示,45%的用户同时使用温度–时间参数和F₀值控制,调查总数为128家企业),F₀作为控制参数只要使用得当,也可以作为控制参数。另外,调研USP1229.1<直接接触蒸汽灭菌>和USP1229.2<液体的湿热灭菌>两个章节也都将F₀值并列与温度–时间作为控制参数的选择,故拟增加其作为灭菌条件参数 (4)"SAL"修订为"PNSU",与前言保持一致 (5)参考PDA TR1中的图(附图1),湿热灭菌根据灭菌对象(装载类型)来选择适宜的灭菌工艺。USP<1229.1>直接接触蒸汽灭菌和USP<1229.2>液体的湿热灭菌两个章节也是根据灭菌对象的适用范围分别进行阐述的,另外还参考了PDA第1号技术报告"湿热灭菌工艺验证:灭菌程序的设计、开发、确认和日常监控"和PDA第48号技术报告"湿热灭菌设备系统:设计、试车、运行、确认和维护",故拟增加饱和蒸汽工艺和空气过压工艺两种工艺特点的描述及指出关键控制点。饱和蒸汽工艺去除腔体和物品内部空气是保证灭菌效果的关键,腔内和物料内的残存空气会对蒸汽的穿透产生阻隔和杜绝作用,同时会残留空气会破坏饱和蒸汽的温度–压力关系,从而对灭菌效果产生重要影响。空气过压工艺常用于装有液体的密闭容器的灭菌,几乎所有的液体产品的顶部空间存在有气体(空气、氮气或其他气体),当液体加热时,顶部的气体膨胀,容器中的压力增大。对于大多数液体产品而言,如预灌装针筒、一些玻璃瓶或小瓶、塑袋和半刚性容器,都需要增大腔室的压力,尽可能减少腔室和容器的压差,以保持容器的形状和密封的完好性

《中国药典》2020年版四部通则（草案）　　　　　　　　　　　　　　　　　　　　1421　灭菌法

续表

1421 原文	修改稿	修订理由
湿热灭菌条件的选择应考虑被灭菌物品的热稳定性、热穿透力、微生物污染程度等因素。湿热灭菌条件通常采用120℃×15min、121℃×30min 或116℃×40min 的程序，也可采用其他温度和时间参数，但无论采用何种灭菌温度和时间参数，都必须证明所采用的灭菌工艺和监控措施在日常运行过程中能确保物品灭菌后的 SAL< 10^{-6}。当灭菌程序的选定采用 F_0 值概念时（F_0 值为标准灭菌时间，系灭菌过程赋予被灭菌物品121℃下的灭菌时间），应采取特别措施确保被灭菌物品能得到足够的无菌保证，此时，除对灭菌程序进行验证外，还必须在生产过程中对微生物进行监控，证明污染的微生物指标低于设定的限度。对热稳定的物品，灭菌工艺可首选过度杀灭法，以保证被灭菌物品获得足够的无菌保证值。热不稳定性物品，其灭菌工艺的确定依赖于在一定的时间内，一定的生产批次的被灭菌物品灭菌前微生物污染的水平及其耐热性。因此，日常生产全过程应对产品中污染的微生物进行连续地、严格地监控，并采取各种措施降低物品微生物污染水平，特别是防止耐热菌的污染。热不稳定性物品的 F_0 值一般不低于 8 分钟 采用湿热灭菌时，被灭菌物品应有适当的装载方式，不能排列过密，以保证灭菌的有效性和均一性 湿热灭菌法应确认灭菌柜在不同装载时可能存在的冷点。当用生物指示剂进一步确认灭菌效果时，应将其置于冷点处。本法常用的生物指示剂为嗜热脂肪芽孢杆菌孢子（Spores of *Bacillus stearothermophilus*）	采用湿热灭菌时，被灭菌物品应有适当的装载方式。装载方式的确认应考虑被灭菌物品最大、最小和生产过程中典型的装载量和排列方式，确保灭菌的有效性和重现性。装载热分布试验应尽可能使用被灭菌物品，如果采用类似物替代，应结合物品的热力学性质等进行适当的风险评估[1]。热穿透试验应将足够数量的温度探头置于被灭菌物品内部的冷点。如有数据支持或有证据表明将探头置于物品外部也能反映出物品的热穿透情况，也可以考虑将探头置于物品外部[2] 微生物挑战试验用来进一步确认灭菌效果，生物指示剂的放置位置应结合被灭菌物品的特点、装载热分布以及热穿透试验结果来确定。应根据灭菌工艺选择适宜的生物指示剂。过度杀灭法常用的生物指示剂为嗜热脂肪地芽胞杆菌（ *Geobacillus stearothermophilus*）的芽孢，热不稳定性物品灭菌常用的生物指示剂为生孢梭菌（*Clostridium sporogenes*）、枯草芽孢杆菌（*Bacillus subtilis*）和凝结芽胞杆菌（*Bacillus coagulans*）[3,4]。对于热不稳定性物品，日常生产全过程应对物品中污染的微生物进行连续地、严格地监控，并采取各种措施降低微生物污染水平，特别是防止耐热菌的污染[5] 湿热灭菌在冷却阶段应采取措施防止已灭菌物品被再次污染	注：本段落描述的是湿热灭菌法的工艺验证相关要求 （1）装载热分布的要求。强调了试验用被灭菌物品尽量为实际待灭菌物品。如果有不同包装规格或不同浓度的产品，在做装载热分布的时候，可以选取挑战的规格或浓度进行验证，而不用每种分别验证。这种方法称为 Bracketing（统筹法或者括号法），在 PDA 第 1 号技术报告中也有描述 （2）组件热分布以及容器内部热分布的要求。不同灭菌对象分开阐述。USP1229.1<直接接触蒸汽灭菌>认为灭菌多孔或坚硬物品时，内部构造情况以及表面平整程度等都会影响灭菌的有效性和均一性，因此需要确认那些空气不易去除和蒸汽难穿透的被灭菌物品的冷点。药品 GMP 指南也有确认装载最冷点的描述。USP1229.2<液体的湿热灭菌>明确规定大于或者等于100ml 容积的被灭菌物品需要经过热分布研究来确定它内部的冷点；灭菌/无菌工艺验证指导原则（征求意见稿）中也有提及 "应将热穿透温度探头置于液体容器中的冷点，即整个包装中最难灭菌的位置。"；药品 GMP 指南液体物品灭菌程序的开发也对大容量注射剂内部冷点的确认有明确的规定。而通过调研发现，国内的企业对于组件热分布试验开展水平参差不齐，有一些企业并未开展相关工作，因此暂不对组件/容器热分布试验进行强制规定。仅对热穿透试验探头放置位置提出原则性要求，同时，考虑到一些小容量注射剂或者采用旋转灭菌柜时，冷点存在无法测量到的情况，企业可以在风险评估的基础上选择其他放置位置 （3）生物指示剂的相关要求。修订后的菌种名称及拉丁文与《中国药典》新增生物指示剂章节保持一致。增加 "生物指示剂的放置位置应结合被灭菌物品的特点、热分布以及热穿透试验结果来确定" （4）删除 "热不稳定性物品的 F_0 值一般不低于 8 分钟。" 法规调研结果显示，中国 GMP、《中国药典》《欧洲药典》和 EMA 都规定 F_0 值不小 8 但欧洲 GMP、USP、JP 等都没有要求 F_0 必须不小于8。企业调研发现某企业大输液产品在美国上交 FDA 注册时的 F_0 为 6.1 如初始生物负载数量为 10^2/单元，生物负载的 $D_{121℃}=1$ 分钟，需要达到 PNSU=10^{-6} 的情况下，计算得出 F_0 值等于 8。而实际生产过程中，生物负载是可以采取措施进行控制的，即使在 F_0 小于 8 的情况下，也能保证 PNSU≤10^{-6} （5）对于热不稳定性物品，生物负载的监控是日常监控的关键点。在生产后的冷却及包装阶段，需要注意防止灭菌物品的二次污染
二、干热灭菌法 本法系将物品置于干热灭菌柜、隧道灭菌器等设备中，利用干热空气达到杀灭微生物或消除热原物质的方法。适用于耐高温但不宜用湿热灭菌法灭菌的物品灭菌，如玻璃器具、金属制容器、纤维制品、固体试药、液状石蜡等均可采用本法灭菌	干热灭菌法 本法系指将物品置于干热灭菌柜、隧道灭菌器等设备中，利用干热空气达到杀灭微生物或消除热原物质的方法。适用于耐高温但不宜用湿热灭菌法灭菌的物品灭菌，如玻璃器具、金属制容器、纤维制品、陶瓷制品[1]、固体试药、液状石蜡等均可采用本法灭菌	注： （1）适用范围参考 USP 和 JP 增加陶瓷材质

• 205 •

续表

1421 原文	修改稿	修订理由
干热灭菌条件一般为（160～170℃）×120min 以上、（170～180℃）×60min 以上或 250℃×45min 以上，也可采用其他温度和时间参数。无论采用何种灭菌条件，均应保证灭菌后的物品的 SAL<10⁻⁶。采用干热过度杀灭后的物品一般无需进行灭菌前污染微生物的测定。250℃×45min 的干热灭菌也可除去无菌产品包装容器及有关生产灌装用具中的热原物质	干热灭菌法的工艺开发应考虑被灭菌物品的热稳定性、热穿透力、生物负载（或内毒素污染水平）等因素⁽¹⁾。干热灭菌条件采用温度－时间参数或者结合 F_H 值（F_H 值为标准灭菌时间，系灭菌过程赋予被灭菌物品 160℃下的灭菌时间）综合考虑⁽²⁾。干热灭菌温度范围一般为 160～190℃，当用于除热原时，温度范围一般为 170～400℃⁽³⁾，无论采用何种灭菌条件，均应保证灭菌后的物品的 PNSU≤10⁻⁶	注： （1）参考药品 GMP 指南描述工艺开发应考虑的因素 （2）删除了具体工艺参数"干热灭菌条件一般为（160～170℃）×120min 以上、（170～180℃）×60min 以上或 250℃×45min 以上"，理由是工艺参数的建立应基于灭菌循环开发通过验证来确定，在《中国药典》中出现具体工艺参数没有指导意义，反而容易造成误解。建议给出干热灭菌控制参数为采用温度－时间参数或者结合 F_H 值的规定，并给出 F_H 值的定义，提示用户干热灭菌法最主要的参数是温度和灭菌时间。定义的描述方式与湿热灭菌的 F_0 值保持一致。USP、EP、JP 均描述了 F_H 的定义，除 USP 以外等效温度均为 160℃，USP 为 170℃ （3）删除 "250℃×45min 的干热灭菌也可除去无菌产品包装容器及有关生产灌装用具中的热原物质"的规定。在《中国药典》通则 1142 热原检查法和通则 1143 细菌内毒素检查法中规定，去除热原或细菌内毒素检查实验用器具的条件为干热灭菌 250℃ 30 分钟以上，而在 1421 章节规定采用 250℃ 45 分钟的方法去除热原物质，药典检查法通则与〈1421〉的灭菌条件规定不一致，按照 250℃ 45 分钟的灭菌条件计算的 F_H 值达到了 1365，且这个规定国内外均未找到出处。隧道烘箱的温度－时间参数一般为 300℃ 5～10 分钟，相应的 F_H 值 1278～2555，用户调研发现，甚至 F_H 值有超过 3000 的情况。因此，国内目前干热灭菌应用存在严重过度灭杀情况，导致实际生产能耗大大被浪费，缩短了设备的使用寿命，同时由于长时间的高温也带来了过滤器泄露的风险，产生安全隐患。另外，USP 和 PDA 技术报告 3 都没有用于除热原的具体温度－时间工艺参数的规定，而均以内毒素下降 3 个 log 值的规定来验证除热原和细菌内毒素的效果。JP 在干热灭菌章节中未给出具体的灭菌条件，EP 规定"至少 160℃×120min"，建议参照 USP 仅给出相应的温度范围
采用干热灭菌时，被灭菌物品应有适当的装载方式，不能排列过密，以保证灭菌的有效性和均一性。干热灭菌法应确认灭菌柜中的温度分布符合设定的标准及确定最冷点位置等。常用的生物指示剂为枯草芽孢杆菌孢子（Spores of *Bacillus subtilis*） 细菌内毒素灭活验证试验是证明除热原过程有效性的试验。一般将不小于 1000 单位的细菌内毒素加入待去热原的物品中，证明该去热原工艺能使内毒素至少下降 3 个对数单位。细菌内毒素灭活验证试验所用的细菌内毒素一般为大肠埃希菌内毒素（*Escherichia coli* endoxin）	装载方式的确认应考虑被灭菌物品最大和最小的装载量以及那些热力难于穿透的物品⁽¹⁾，以保证灭菌的有效性和重现性。由于空气热导性较差，应通过热分布和热穿透试验确认冷点能够达到预期的灭菌效果⁽²⁾。微生物挑战试验用生物指示剂通常选择枯草芽孢杆菌（*Bacillus subtilis*）⁽³⁾ 细菌内毒素灭活验证试验是证明除热原过程有效性的试验。一般将不小于 1000 单位的细菌内毒素加入待去热原的物品中，证明该去热原工艺能使内毒素至少下降 3 个对数单位。细菌内毒素灭活验证试验所用的细菌内毒素一般为大肠埃希菌内毒素（*Escherichia coli* endoxin）	注： （1）参考药品 GMP 指南，装载方式的确认需要进行最大和最小的装载量以及那些热力难于穿透的物品的验证 （2）干热灭菌与湿热灭菌最大区别在于干热灭菌是通过空气来传播热力的，因为空气的比容小，容易形成较大的温差。因此应通过热分布和热穿透试验确认温度分布以及最冷点位置都能够达到设计和验证方案规定的标准，也就是达到预期的灭菌效果 （3）生物指示剂的命名与《中国药典》新增生物指示剂章节保持一致
	灭菌设备内的空气应当循环并保持正压。进入干热灭菌设备的空气应当经过高效过滤器过滤，高效过滤器应定期进行检漏测试以确认其完整性	注： 提示日常生产监控时应关注灭菌设备内外部压力以及高效过滤器完整性的相关内容。《药品生产质量管理规范》（2010 年修订）无菌药品附录第七十二条（一）有关于灭菌设备内外部压力控制以及高效过滤器完整性测试要求。USP 最新发布的通则〈1228.1〉干热去热原中提到，对干热隧道的正常运行很重要的是在隧道和毗邻地区之间建立所需的气流平衡，不适当的气流会导致正在处理中的负载不均匀加热

续表

1421 原文	修改稿	修订理由
三、辐射灭菌法 　　本法系将物品置于适宜放射源辐射的 γ 射线或适宜的电子加速器发生的电子束中进行电离辐射而达到杀灭微生物的方法。本法最常用的为 ^{60}Co-γ 射线辐射灭菌	辐射灭菌法 　　本法系指利用电离辐射杀灭微生物的方法。常用辐射线有 ^{60}Co 或 ^{137}Se 衰变产生的 γ 射线，电子加速器产生的电子束和 X 射线装置产生的 X 射线[1,2]	注： 　（1）参考国外药典、GB18280、ISO11137、药品 GMP 指南以及中药辐照灭菌技术指导原则，进一步明确用于辐射灭菌的辐射源种类，^{60}Co 或 ^{137}Se 衰变产生的 γ 射线、电子加速器产生的电子束，并增加 X 射线装置产生的 X 射线 　（2）删除"最常用的为 ^{60}Co-γ 射线辐射灭菌"。理由：γ 射线、电子束和 X 射线在穿透性方面及适用的灭菌对象方面各有优劣势，具体使用哪种辐射源进行灭菌取决于厂家或是使用者对物品特性的评估结果。另外，在调研的过程中发现，使用电子加速器进行辐射灭菌的企业也不在少数，并有呈现增加的趋势。建议不采用"最常用之说"的表述。各种射线的优缺点汇总如下： 　①γ 射线：不带电光子，穿透能力强，可以照射含有液体、金属等大密度物品；缺点是 ^{60}Co 源会衰减，需要定期补充 　②电子束：带电粒子，穿透能力较弱，适合于辐照低密度均匀材质的物品；优点是电子束不需要辐射源，终端用户可以自行安装并完成操作，剂量不会随着时间的推移而变化，可以持续提供稳定的剂量 　③X 射线：不带电光子，穿透能力强，可以照射含有液体、金属等大密度物品，且不产生放射性废物，兼具电子束与 γ 射线的优点；缺点是目前转靶的利用率低，能耗大，因此国内目前商业化水平较低
医疗器械、容器、生产辅助用品、不受辐射破坏的原料药及成品等均可用本法灭菌	能够耐辐射的[1]医疗器械、生产辅助用品、药品包装材料[2]、原料药及成品[3]等均可用本法灭菌	注： 　（1）把"不受辐射破坏的"修订为"能够耐辐射的"，并将其放到所有灭菌对象的前面，理由：辐射灭菌对物品及其材料的影响一定是存在的。因此，选择辐射灭菌，首先需要考虑的就是物品的耐辐射性能，确定物品经过辐照后其安全性、功能性和稳定性在物品货架期内不会受到影响，才能选择该灭菌方法，定语适用"能够耐辐射的"更为准确 　（2）根据用户调研，目前有部分药品包装材料也是采用辐射灭菌，故增加 　（3）目前存在原料药及成品使用辐射灭菌的情况，且在灭菌工艺开发中对保证被灭菌物品的安全性、有效性及稳定性作了要求。因此建议保留
采用辐射灭菌法灭菌的无菌物品其 SAL 应≤10^{-6}。γ 射线辐射灭菌所控制的参数主要是辐射剂量（指灭菌物品的吸收剂量）。该剂量的制定应考虑灭菌物品的适宜性及可能污染的微生物最大数量及最强抗辐射力，事先应验证所使用的剂量不影响被灭菌物品的安全性、有效性及稳定性。常用的辐射灭菌吸收剂量为 25kGy。对最终产品、原料药、某些医疗器材应尽可能采用低辐射剂量灭菌。灭菌前，应对被灭菌物品微生物污染的数量和抗辐射强度进行测定，以评价灭菌过程赋予该灭菌物品的无菌保证水平。对于已设定的剂量，应定期审核，以验证其有效性	辐射灭菌工艺的开发应考虑被灭菌物品对电离辐射的耐受性以及生物负载等因素[1]。为保证灭菌过程不影响被灭菌物品的安全性、有效性及稳定性，应确定最大可接受剂量[2]。辐射灭菌控制的参数主要是辐射剂量（指灭菌物品的吸收剂量），灭菌剂量的建立应确保物品灭菌后的 PNSU≤10$^{-6[3]~[5]}$。辐射灭菌应尽可能采用低辐射剂量	注： 　（1）将"可能污染的微生物最大数量及最强抗辐射力"修订为"生物负载"，理由：为达到预期无菌保证水平，无论何种建立灭菌剂量的方法都需要基于被灭菌物品微生物数量以及对辐射的抗性，与前言中生物负载的定义一致 　（2）增加"应规定灭菌剂量和最大可接受剂量的要求"，确保产品在货架期内应能满足其规定的功能要求及无菌要求。灭菌剂量用以保证产品的无菌要求，最大可接受剂量用以评价产品的辐射物理和辐射化学稳定性和生物适用性。在辐射灭菌工艺开发过程中，灭菌剂量是根据 ISO11137-2（GB18280.2—2015《医疗保健产品灭菌 辐射 建立灭菌剂量》）中规定，辐射剂量的建立的 3 种方法开发得到的剂量，该剂量是保证产品无菌性的关键参数。灭菌过程中产品的吸收剂量不允许低于最低接受剂量，也不允许超过最大可接受剂量。参考 USP、药品 GMP 指南以及 ISO11137-1（GB18280.1—2015《医疗保健产品灭菌 辐射 辐射灭菌过程的开发、确认和常规控制要求》）的表述 　（3）删除"常用的辐射灭菌吸收剂量为 25kGy"。ISO11137-2（GB18280.2—2015《医疗保健产品灭菌 辐射 建立灭菌剂量》）中规定，辐射剂量的建立有 3 种方法，其中一种是直接根据被灭菌物品微生物污染的数量将剂量设定为 25kGy 或者 15kGy，该法被称为 VD$_{Max}$25 和 VD$_{Max}$15，其中 VD$_{Max}$25 最为常用，但是在使用该剂量之前都必须通过验证来确定，药典表述为"常用的辐射灭菌吸收剂量为 25kGy"，用户如果简单认为剂量设定就为 25kGy，未经充分验证，可能会对灭菌物品的质量带来不利的影响

续表

1421 原文	修改稿	修订理由
		注： （4）删除"对最终产品、原料药、某些医疗器材应尽可能采用低辐射剂量灭菌。"理由：在物品材料适应性评估时，已经完成对物品及其包装的耐辐照性能评价，建立了最大可接受剂量，在该剂量下辐照，不会影响物品的安全性、功能性和稳定性。另外，由于灭菌剂量的高低与采用何种方法来建立是有关系的，因此，对于辐射敏感的产品，应该选择适宜的方法来建立灭菌剂量，使其过度杀灭程度达到最低，继而获得较低的灭菌剂量。从另一个方面来说，对于无菌产品，无菌是产品的关键，在没有明确质量问题或风险的前提下，不应该为追求较低剂量从而增加无菌保证的风险。那么这个时候，应该要考虑的是无菌性的保证，而非下探所谓的低辐射剂量 （5）"对于已设定的剂量，应定期审核，以验证其有效性"，属于日常监控中再验证的内容，建议放到日常监控部分表述
^{60}Co-γ 射线辐射灭菌法常用的生物指示剂为短小芽孢杆菌孢子（Spores of *Bacillus pumilus*）	辐射灭菌验证的关键在剂量分布测试，在开展剂量分布测试前，应规定灭菌物品的包装形式、密度以及装载模式等。通过剂量分布测试，确定灭菌过程的最大和最小剂量值及其位置，如果日常监测使用参照计量位置，还需确定其剂量值与最大和最小剂量值之间的关系[1]。辐射灭菌一般不采用生物指示剂进行微生物挑战试验[2]	注： （1）该内容为辐射灭菌的验证要求。参考了 USP、药品 GMP 指南以及 ISO11137-1（GB18280.1—2015《医疗保健产品灭菌 辐射 辐射过程的开发、确认和常规控制要求》）的规定。根据辐射灭菌的特点，剂量分布测试验证试验，是剂量实施的关键，关系到灭菌物品的无菌性及其安全性、有效性和稳定性 （2）参考国外药典、ISO、EMA 等法规标准，均认为辐射灭菌有特殊性，监控手段重点在于使用剂量计监测辐射剂量，该方法比生物挑战重复性更高、更可靠。而且根据 BI 厂家提供的 BI 杀灭剂量，发现产品的实际灭菌剂量远高于 BI 的杀灭剂量，无法达到挑战的目的
灭菌时，应采用适当的化学或物理方法对灭菌物品吸收的辐射剂量进行监控，以充分证实灭菌物品吸收的剂量是在规定的限度内。如采用与灭菌物品一起被辐射的放射性剂量计，剂量计要置于规定的部位。在初安装时剂量计应用标准源进行校正，并定期进行再校正	日常使用中，应进行生物负载监控和定期剂量审核，确保辐射灭菌效果及剂量的持续有效性[1]。灭菌时，应采用剂量计[2]对灭菌物品吸收的辐射剂量进行监控，剂量计放置的位置应经验证确定[3]，以充分证实灭菌物品吸收的剂量是在规定的限度内。剂量测量应溯源到国家标准或是国际标准[4]	注： （1）将"灭菌前，应对被灭菌物品微生物污染的数量和抗辐射强度进行测定，以评价灭菌过程赋予该灭菌物品的无菌保证水平"修订为"日常使用中，应进行生物负载监控和定期剂量审核，确保辐射灭菌剂量的持续有效"，将"微生物污染的数量和抗辐射强度"表述为"生物负载"，与前言保持一致。定期审核的要求挪到日程监控部分。确保灭菌剂量的持续有效，需要定期对物品的生物负载进行监控，积累数据，并定期进行计量审核 （2）参考药品 GMP 指南以及 ISO11137-1（GB18280.1—2015《医疗保健产品灭菌 辐射 辐射过程的开发、确认和常规控制要求》）的表述，日常监控应使用剂量计测量辐射剂量。化学方法仅能区分样品是否已经接受辐射，防止混淆，无法监测灭菌效果。调研目前使用现状，基本采用剂量计进行日常监控 （3）强调剂量计放置的位置是预先确定的，用以监测最小剂量和可接受的最大剂量 （4）强调剂量测量应溯源到相应标准。剂量测定结果的准确性关系到灭菌的安全和有效，应对其可能影响到量值的各个因素进行控制
四、气体灭菌法 本法系指用化学消毒剂形成的气体杀灭微生物的方法。常用的化学消毒剂有环氧乙烷、气态过氧化氢、甲醛、臭氧（O$_3$）等，本法适用于在气体中稳定的物品灭菌。采用气体灭菌法时，应注意灭菌气体的可燃可爆性、致畸性和残留毒性 本法中最常用的气体是环氧乙烷，一般与 80%~90% 的惰性气体混合使用，在充有灭菌气体的高压腔室内进行。该法可用于医疗器械、塑料制品等不能采用高温灭菌的物品灭菌。含氯的物品及能吸附环氧乙烷的物品则不宜使用本法灭菌	气体灭菌法 本法系指用化学消毒剂形成的气体杀灭微生物的方法。本法最常用的化学消毒剂是环氧乙烷[1]，一般与 80%~90% 的惰性气体混合使用，在充有灭菌气体的高压腔室内进行。采用气体灭菌法时，应注意灭菌气体的可燃可爆性、致畸性和残留毒性该法适用于不耐高温、不耐辐射物品的灭菌，如医疗器械、塑料制品和药品包装材料等[2]。干粉类产品不建议采用本法灭菌[3] 采用本法灭菌需确认经过解析工艺后，灭菌气体和反应产物残留量不会影响被灭菌物品的安全性、有效性和稳定性[4]	注： （1）删除了常用的化学消毒剂气态过氧化氢、甲醛和臭氧（O$_3$），仅保留了环氧乙烷。法规调研情况，EP、药品 GMP 指南、ISO11135-5：2014/GB18279—2015 都仅提及环氧乙烷，仅 USP 罗列了较多的种类。另外，根据用户调研，生产实践中，甲醛和臭氧在现有设备条件下是无法达到 PNSU≤10^{-6}。过氧化氢常以气-液共存的形态被定义为汽相灭菌，故也不建议在此处表述 （2）适用范围增加了药品包装材料。在调研中发现，部分滴眼剂生产企业使用的滴眼剂瓶采用气体灭菌，因此在适用范围内加入了药品包装材料 根据 EMA 决策树的规定，最终灭菌方法中应以热力灭菌和辐射灭菌为优先选择，故增加不耐辐射的描述

1421 原文	修改稿	修订理由
		注： （3）参考了 USP<1229.7>章节规定了气体灭菌不能用于干粉。由于气体灭菌中有加湿这一个步骤，干粉类产品若使用气体灭菌有受潮的风险，同时干粉在气体中易爆炸且气体很难穿透干粉材质，故干粉不建议使用气体灭菌 （4）修订了原文"含氯的物品及能吸附环氧乙烷的物品则不宜使用本法灭菌"的表述。理由：医疗器械对环氧乙烷是存在吸附的，但只要能在解析阶段将残留的环氧乙烷去除，该法仍可被使用。因此原文中的表述不够准确。另外，原文中规定含氯物品不能使用环氧乙烷灭菌，调研发现，只要含氯物品用环氧乙烷灭菌后的副产物只有氯乙醇且经解析后的残留在规定范围内时，目前用户仍在使用该法灭菌含氯物品。查阅 GB/T 16886.7—2015，也规定了医疗器械环氧乙烷灭菌后氯乙醇的残留标准。只要确保解析后残留的水平可以接受，含氯的物品及能吸附环氧乙烷的物品是可以采用本法灭菌的
采用环氧乙烷灭菌时，灭菌柜内的温度、湿度、灭菌气体浓度、灭菌时间是影响灭菌效果的重要因素。可采用下列灭菌条件： 温度 54℃±10℃ 相对湿度 60%±10% 灭菌压力 8×10⁵Pa 灭菌时间 90min	采用环氧乙烷灭菌时，腔室⁽¹⁾内的温度、湿度、灭菌气体浓度、灭菌时间是影响灭菌效果的重要因素⁽²⁾	注： （1）气体灭菌也被应用于管道等的灭菌，灭菌柜的描述不够，范围太窄了，与上文保持一致修改为"腔室" （2）与热力灭菌法删除具体灭菌条件参数理由一致，删除气体灭菌具体参数的表述
灭菌条件应予验证。灭菌时，将灭菌腔室抽成真空，然后通入蒸汽使腔室内达到设定的温湿度平衡的额定值，再通入经过滤和预热的环氧乙烷气体。灭菌过程中，应严密监控腔室的温度、湿度、压力、环氧乙烷浓度及灭菌时间。……灭菌程序确认时，还应考虑物品包装材料和灭菌腔室中物品的排列方式对灭菌气体的扩散和渗透的影响。生物指示剂一般采用枯草芽孢杆菌孢子（Spores of Bacillus subtilis）	气体灭菌工艺的验证，应考虑物品包装材料和灭菌腔室中物品的排列方式对灭菌气体的扩散和渗透的影响。环氧乙烷气体灭菌的生物指示剂一般采用萎缩芽胞杆菌（Bacillus atrophaeus）⁽¹⁾	注： （1）将环氧乙烷气体灭菌的生物指示剂更新为萎缩芽孢杆菌，与生物指示剂指导原则章节保持一致
采用环氧乙烷灭菌时，应进行泄漏试验，以确认灭菌腔室的密闭性。灭菌后，应采取新鲜空气置换，使残留环氧乙烷和其他易挥发性残留物消散。并对灭菌物品中的环氧乙烷残留物和反应产物进行监控，以证明其不超过规定的浓度，避免产生毒性	采用环氧乙烷灭菌时，应进行泄漏试验，以确认灭菌腔室的密闭性。灭菌后，可通过经验证的解析步骤⁽¹⁾使残留环氧乙烷和其他易挥发性残留物消散。并对灭菌物品中的环氧乙烷残留物和反应产物进行监控，以证明其不超过规定的浓度，避免产生毒性	注： （1）将"新鲜空气置换"修订为"解析步骤"，不再限定新鲜空气置换的方式。用户调研发现，通则 1421 原文明确指出解析的方法是采用新鲜空气置换的方法，业内称为自然解析，实际在使用过程中，由于自然解析的速度慢且难以准确控制解析效果，生产企业对一些具有良好热稳定性的物品，采用通入加热过的空气等方式进行解析，达到加快解析速度的目的。查阅 ISO11135-5：2014/GB18279—2015，规定解析过程可在灭菌器，也可在独立的柜室或房间进行，并提到解析过程的控制参数有时间、温度、压力改变、空气或其他气体的换气次数等，说明国标也允许采用非自然解析的方式。目前自然解析和加热解析都在使用，只是前者需要的时间较后者长一些，但均需要验证确认解析效果
五、过滤除菌法 本法利用细菌不能通过致密具孔滤材的原理以除去气体或液体中微生物的方法。常用于气体、热不稳定的药品溶液或原料的除菌	过滤除菌法 本法系指采用物理截留⁽¹⁾去除气体或液体中微生物的方法。常用于气体、热不稳定溶液的除菌	注： （1）参考 USP< 1229.4> STERILIZING FILTRATION OF LIQUIDS 章节："Sterilization processes are divided broadly into two categories: destruction of microorganisms and their physical removal from the material to be sterilized." 过滤属于灭菌中的物理截留类型，因此将过滤除菌直接定义为采用物理截留的方法。并与新发布的《除菌过滤技术及应用指南》对除菌过滤的定义表述一致

1421原文	修改稿	修订理由
除菌过滤器采用孔径分布均匀的微孔滤膜作过滤材料，微孔滤膜分亲水性和疏水性两种。滤膜材质依过滤物品的性质及过滤目的而定。药品生产中采用的除菌滤膜孔径一般不超过 0.22μm。过滤器的孔径定义来自过滤器对微生物的截留，而非平均孔径的分布系数。所以，用于最终除菌的过滤器必须选择具有截留实验证明的除菌级过滤器。过滤器对滤液的吸附不得影响药品质量，不得有纤维脱落，禁用含石棉的过滤器。过滤器的使用者应了解滤液过滤过程中的析出物性质、数量并评估其毒性影响。滤器和滤膜在使用前应进行洁净处理，并用高压蒸汽进行灭菌或做在线灭菌。更换品种和批次应先清洗滤器，再更换滤芯或滤膜或直接更换滤器	过滤除菌工艺开发时，应根据待过滤介质属性及工艺目的选择合适的过滤器[1,2]。除菌级过滤器的滤膜孔径选用 0.22μm（或更小孔径或相同过滤效力）[3]。过滤器的孔径定义来自滤器对微生物的截留，而非平均孔径的分布系数[4]。选择过滤器材质时，应充分考察其与待过滤介质的兼容性。过滤器不得因与待过滤介质发生反应、释放物质或吸附作用而对产品质量产生不利影响，不得有纤维脱落，禁用含石棉的过滤器[5,6]	注： 　　（1）部分参考新发布的《除菌过滤技术及应用指南》将除菌过滤工艺开发的关键考虑因素明确。除菌过滤工艺应根据工艺目的，选用 0.22μm（更小孔径或相同过滤效力）的除菌级过滤器。0.1μm 的除菌级过滤器通常用于支原体的去除 　　（2）将"除菌过滤器采用孔径分布均匀的微孔滤膜作过滤材料，微孔滤膜分亲水性和疏水性两种。"修订为"选择过滤器材质时，应充分考察其与待过滤介质的兼容性。"并在过滤器材质选择部分统一描述 　　（3）USP< 1229.4>表述为 0.2μm，这个数值是一个相对孔径，小数点后的第二位其实是无意义的。EP <5.1.1>表述为不超过 0.22μm。JP <Sterilization and sterilization indicators>表述为 0.2μm。查阅药品 GMP 指南也指出这两种标称没有区别。调研发现国内外过滤器生产商销售的产品 0.22μm 和 0.2μm 两种标称都存在，因此修改为选用 0.22μm（更小孔径或相同过滤效力）的除菌级过滤器，相同过滤效力指的就是 0.2μm 　　（4）删除"所以，用于最终除菌的过滤器必须选择具有截留实验证明的除菌级过滤器。"，关于除菌级过滤器细菌截留验证在下文工艺验证中描述 　　（5）过滤器对产品的影响除了吸附和析出物之外，还可能会与待过滤介质发生反应。参考药品 GMP 指南以及新发布的《除菌过滤技术及应用指南》，将兼容性表述为"过滤器不得因与待过滤介质发生反应、释放物质或吸附作用而对产品质量产生不利影响" 　　（6）删除"滤器和滤膜在使用前应进行洁净处理，并用高压蒸汽进行灭菌或做在线灭菌。更换品种和批次应先清洗滤器，再更换滤芯或滤膜或直接更换滤器。"过滤器的灭菌和重复使用在日常监控部分描述
过滤过程中无菌保证与过滤液体的初始生物负荷及过滤器的对数下降值 LRV（log reduction value）有关。LRV 系指规定条件下，被过滤液体过滤前的微生物数量与过滤后的微生物数量比的常用对数值。即： $$LRV = \lg N_0 - \lg N$$ 式中 N_0 为产品除菌前的微生物数量； N 为产品除菌后的微生物数量 　　LRV 用于表示过滤器的过滤除菌效率，对孔径为 0.22μm 的过滤器而言，要求每 1cm² 有效过滤面积的 LRV 应不小于 7。因此过滤除菌时，被过滤产品总的污染量应控制在规定的限度内。为保证过滤除菌效果，可使用两个除菌级的过滤器串连过滤，或在灌装前用过滤器进行再次过滤 　　在过滤除菌中，一般无法对全过程中过滤器的关键参数（滤膜孔径的大小及分布、滤膜的完整性及 LRV）进行监控。因此，在每一次过滤除菌前后均应作滤器的完整性试验，即气泡点试验或压力维持试验或气体扩散流量试验，确认滤膜在除菌过滤过程中的有效性和完整性。完整性的测试标准来自于相关细菌截留实验数据。除菌过滤器的使用时间应进行验证，一般不超过一个工作日 　　过滤除菌法常用的生物指示剂为缺陷假单胞菌（Pseudomonas diminuta）。	为保证过滤除菌效果，可使用两个除菌级的过滤器串连过滤，主过滤器前增加的除菌级的过滤器即为冗余过滤器，并须保证这两级过滤器之间的无菌性[1]。过滤除菌法常用的生物指示剂为缺陷短波单胞菌（Brevundimonas diminuta）[2]。除菌级过滤器的截留试验要求是在规定条件下，在有效的表面积内每 1cm² 截留缺陷短波单胞菌的能力达到 10⁷cfu[3]。但在有些情况下，缺陷短波单胞菌不能代表最差条件，则需要考虑采用生产中发现的更小细菌进行截留试验[4]。在每一次过滤除菌后应作滤器的完整性试验，即起泡点试验、扩散流/前进流试验或水侵入法测试[5]，确认滤膜在除菌过滤过程中的有效性和完整性。过滤除菌前是否进行完整性测试可根据风险评估确定。灭菌前进行完整性测试应考虑滤芯在灭菌过程中被损坏的风险；灭菌后进行完整性测试应采取措施保证滤器下游的无菌性[6]	注： 　　（1）删除 $LRV = \lg N_0 - \lg N$ 公式，改为细菌截留实验验证过滤器的除菌效率，N 为产品除菌后的微生物数量，实际生产中采用的检测方法为定性检测（无菌检查试验），因此 N 为零，$\lg N$ 没有意义，公式不成立。并在章节其他部分增加冗余过滤的表述及过滤前生物负载要求来控制风险 　　（2）菌种名已从缺陷假单胞菌变更为缺陷短波单胞菌[美国菌种保藏中心的 ATCC 19146 或中国医学细菌保藏管理中心的 CMCC（B）10504]。另外，中国医学细菌保藏管理中心发布公告称：缺陷假单胞菌 Brevundimonas diminuta，ATCC 19146 /CMCC（B）10504 现已更名为缺陷短波单胞菌。更名的菌种多用于除菌过滤器完整性微生物截留试验，也可用于无菌产品容器密封完整性微生物挑战试验 　　（3）参考新发布的《除菌过滤技术及应用指南》：除菌过滤器是指根据 ASTM F838—2015（Standard Test Method For Determining Bacterial Retention Of Membrane Filters Utilized For Liquid Filtration），冗余过滤器是在主过滤器挑战失败的情况下，为保证该批次药液的无菌性而采用的备用过滤器。用挑战水平大于等于 1×10⁷cfu/cm² 有效过滤面积的缺陷短波单胞菌对过滤器进行挑战，经过验证，可以稳定重得到无菌滤出液的过滤器 　　（4）删除"因此过滤除菌时，被过滤产品总的污染量应控制在规定的限度内。为保证过滤除菌效果，可使用两个除菌级的过滤器串连过滤，或在灌装前用过滤器进行再次过滤。"冗余过滤的概念在工艺开发部分描述，生物负载控制限度在日常监控描述 　　（5）参考 GB/T 34244—2017 液体除菌用过滤芯技术要求，将"气泡点试验"修订为"起泡点试验"。参考《除菌过滤技术及应用指南》将"压力维持试验或气体扩散流量试验"修改为"扩散流/前进流试验或水侵入法测试"

续表

1421 原文	修改稿	修订理由
		注： （6）欧盟要求在灭菌后使用前以及使用后进行完整性测试，USP 规定使用后应进行完整性测试，使用前或灭菌前不开展完整性测试，需要充足的风险评估。通则 1421 现行版强调使用前后都要进行完整性测试，但没有明确是灭菌前还是灭菌后。法规调研详见附表 1；用户调研情况：线上 92%用户、线下 68%用户在使用前进行完整性测试，灭菌前和灭菌后选择一个时机进行完整性测试，灭菌前进行完整性测试略多于灭菌后进行 使用前灭菌后进行完整性测试是基于灭菌过程（尤其是在线蒸汽灭菌）对过滤器损伤的可能性最高，因此建议在该节点进行测试。灭菌后进行完整性测试对系统和操作的要求较高，可能会带来额外的风险（比如破坏灭菌后系统的无菌性），因此应当对该操作进行风险评估和风险管理。修订后的完整性测试的时机规定与新发布的《除菌过滤技术及应用指南》保持一致，过滤后必须进行完整性测试，过滤前根据风险评估结果
通过过滤除菌法达到无菌的产品应严密监控其生产环境的洁净度，应在无菌环境下进行过滤操作。相关的设备、包装容器、塞子及其他物品应采用适当的方法进行灭菌，并防止再污染	过滤除菌前，产品的生物负载应控制在规定的限度内(1)。过滤器使用前必须经过灭菌处理（如在线或离线蒸汽灭菌，辐射灭菌等）。在线蒸汽灭菌的设计及操作过程应关注滤芯可耐受的最高压差和温度 过滤除菌过程中，相关的设备、包装容器及其他物品应采用适当的方法进行灭菌，并防止再污染	注： （1）参考已发布的《除菌过滤技术及应用指南》，最终除菌过滤前，待过滤介质的微生物污染水平一般小于等于 10cfu/100ml；FDA：根据产品特性决定，例如 10cfu/100ml。结合前期调研情况，绝大多数企业目前都是按照小于等于 10cfu/100ml 进行控制，也有部分企业限度要求更高，标准中不强制进行规定 法规调研：FDA 是根据产品特性决定，例如 10cfu/100ml；EMA 则明确了 10cfu/100ml；而在中国-除菌过滤技术及应用指南要求小于等于 10cfu/100ml；2010 版药品 GMP 指南-无菌药品提到"产品或者药液中的实际微生物污染水平（是否低于 10CFU/ml）"影响过滤除菌工艺的设计和效能 企业用户调研：线上调研 88%用户（22/25）过滤除菌前生物负载控制在小于等于 10cfu/100ml；线下调研 68%用户（26/31）过滤除菌前生物负载控制在小于等于 10cfu/100ml
	汽相灭菌法 本法系指通过分布在空气中的灭菌剂杀灭微生物的方法(1)。常用的灭菌剂包括过氧化氢（H_2O_2）、过氧乙酸（CH_3CO_3CH）等(2)。汽相灭菌适用于密闭空间的内表面灭菌，如隔离系统等(3) 汽相灭菌效果与灭菌剂量（一般是指注入量）、相对湿度和温度有关。装载方式的确认应考虑密闭空间内部物品的装载量和排列方式。微生物挑战试验用来确认灭菌效果，生物指示剂的放置位置应包括灭菌剂最难达到的位置。汽相灭菌用生物指示剂一般为嗜热脂肪地芽胞杆菌（Geobacillus stearothermophilus）、枯草芽胞杆菌（Bacillus subtilis）、生孢梭菌（Clostridium sporogenes）等 日常使用中，汽相灭菌前应进行清洁。灭菌时，应最大程度的暴露表面，确保灭菌效果(4)	注： （1）参考 USP1229.11 定义汽相灭菌，与气体灭菌定义不同，气体灭菌是指通过化学消毒剂形成的气体进行灭菌。汽相灭菌作为新兴的灭菌/消毒技术，近些年在国内发展很快，进入了快速应用期，另一方面该技术在实际应用中仍存在诸多待明确的问题，如现有检测手段无法有效区分各相浓度，各相浓度与微生物杀灭之间的关系还有待建立，多相共存的汽相灭菌方法生物指示剂仍未标准化等。关于汽态过氧化氢的表面灭菌原理和过程，目前存在 2 种说法，即干法和湿法，通过与供应商的沟通交流，以及文献的报道，USP 和 PDA 第 51 号技术报告，这 2 种灭菌方法本质应该是一致的，即：在一定的温度、湿度和气态过氧化氢浓度的情况下，在物体表面形成液态和气态共存的过氧化氢状态，这种状态对细菌特别是芽胞的杀灭力很大程度上高于纯液体和纯气体状态。有文献报道微冷凝的形成是杀菌力的主要原因。而且，PDA 第 51 号技术报告中提到"水作为介质有助于芽胞的灭活过程的进行。"至于干法和湿法的说法和划分，我们认为是企业从专利角度和商业宣传角度的策略，因此在本标准中不适合体现 （2）参考 USP1229.11，PDA 第 51 号技术报告确定灭菌介质范围。查询国内外文献，能够查到的关于戊二醛的应用包括：主要应用在医院医用器具的消毒灭菌，也有应用在动物舍的空间消毒，并无制药行业洁净室空间灭菌/消毒的报道。因此在此处未收载 USP 提及的戊二醛。常用的灭菌剂包括过氧化氢（H_2O_2）、过氧乙酸（CH_3CO_3CH）等。如果企业通过风险评估兼顾无菌性和安全性，也可使用其他灭菌剂

续表

1421原文	修改稿	修订理由
		注： （3）虽然在某些条件下，汽态过氧化氢空间灭菌能够使生物指示剂芽孢数下降6个对数值，但是，该种灭菌方法受到的影响因素较多，且基本无穿透力，在应用过程中仅用于空间的消毒除菌（decontamination），由于其国内外规范标准中，未见有将汽态过氧化氢空间灭菌应用于直接接触产品的部件（如分装针头或泵）或间接接触产品的部件（如接触胶塞的设备部件）的规定，也无将该灭菌方式用于无菌产品的灭菌的应用，因此，将该灭菌方式的应用范围定义为空间的表面灭菌，如隔离系统等 （4）由于该方式是表面消毒，没有高温高压所以穿透力较差，所以使用之前需要清除掉清除掉物体表面可能影响消毒或灭菌效果的物质，防止微生物藏匿未接触到灭菌剂，影响灭菌效果
	液相灭菌法 　本法系指将被灭菌物品完全浸泡于灭菌剂中达到杀灭物品表面微生物的方法[1]。具备灭菌能力的灭菌剂包括：甲醛、过氧乙酸、氢氧化钠、过氧化氢、次氯酸钠等 　灭菌剂种类的选择应考虑灭菌物品的耐受性[2]。灭菌剂浓度、温度、pH值、生物负载、灭菌时间、被灭菌物品表面的污染物等是影响灭菌效果的重要因素[3] 　灭菌工艺验证时，应考虑灭菌物品表面积总和最大的装载方式，并确保灭菌剂能够接触到所有表面，如狭小孔径物品的内表面。微生物挑战试验常用的生物指示剂是萎缩芽孢杆菌（Bacillus atrophaeus）和枯草芽孢杆菌（Bacillus subtilis）[4]。通过重复试验来验证灭菌剂浓度和灭菌时间等灭菌参数条件[5] 　灭菌剂残留去除阶段，应采取措施防止已灭菌物品被再次污染。使用灭菌剂的全过程都应采取适当的安全措施[6]	注： （1）参考USP1229.6对液相灭菌进行定义并提示避免二次污染。USP原文表述为"Objects to be sterilized are immersed in the solution of the chemical agent, after which the agent must be removed in a manner that preserves the sterilized object from recontamination." （2）参考USP1229.6将具备灭菌能力的化学成分列出，企业可根据被灭菌物品特性和风险评估结果选择适宜的灭菌剂 （3）参考USP1229.6介绍液相灭菌中灭菌剂的特性。考虑到液相灭菌的灭菌效果与灭菌时间有关，因此在参考USP表述的基础上加上灭菌时间 （4）参考USP1229.6，灭菌验证包括三方面内容，一是验证灭菌最差条件；二是验证灭菌最差位置，三是常用的生物指示剂为萎缩芽孢杆菌和枯草芽孢杆菌，生物指示剂直接接种到被灭菌物品表面 （5）液相灭菌符合一级动力学方程，具体半周期法和残存概率法在前言一起阐述。可通过重复试验来验证灭菌剂浓度和灭菌时间等灭菌参数条件 （6）参考气体灭菌，灭菌后应采取物理和化学手段去除残留灭菌剂，去除过程应防止再污染。由于液相灭菌采用的灭菌剂对人体有害，因此灭菌全过程应采取适当安全措施

附（1）灭菌相关概念文献调研汇总

① USP <800>，对象是 handling hazardous drug（例如含有细胞毒性的药等）

灭活（deactivation）：使药物成分不活泼或失活。

去污（decontamination）：是利用灭活、中和以及物理方法将药品残留从非一次性物品表面去除并转移到可吸收的一次性物品上的过程。

清洁（cleaning）：利用水、表面活性剂、溶剂和（或）其他化学成分使污染物（contaminants）从清洗对象或其表面移除的过程。

消毒（disinfection）：去除或破坏微生物的过程（为了消毒的有效进行，物体表面必须被清洁）。

② CDC Guideline for Disinfection and Sterilization in Healthcare Facilities（2008），对象是医疗卫生设施（例如医院、牙医诊所等）

清洁：去除可见的无机或有机物。

消毒：从无生命物体上消除大部分或所有病原微生物（不包括孢子）的过程。

去污：消除所有病原微生物并使之可以被手直接接触的过程。

灭菌：利用物理或化学的方法去除或破坏所有种类的被带入医疗卫生设施的微生物。

③ CDC bmbl5，对象是微生物或生物医学实验室

灭菌：一个绝对的概念，杀死所有微生物包括孢子。

消毒：从无生命物体上消除几乎所有的病原微生物（不包括孢子）。

去污：使环境、物品、设备和材料能够直接安全地用手接触的过程。

④ 药品 GMP 指南，对象无菌药品

清洁（sanitization）：是指将物体上细菌污染的数量，降低到公共卫生规定的安全水平以下的过程。常指清洁无生命的物体，主要指清洁操作，有时清洗和抗菌相结合。清洁的目的是移除物品表面可能影响消毒或灭菌效果的物质并降低生物负荷。清洁需使用清洁剂，对于水溶性残留物，水是首选的清洁剂。

消毒（disinfection）：是指用化学性试剂或物理方法杀灭致病微生物的过程。

附图 1：PDA TR1

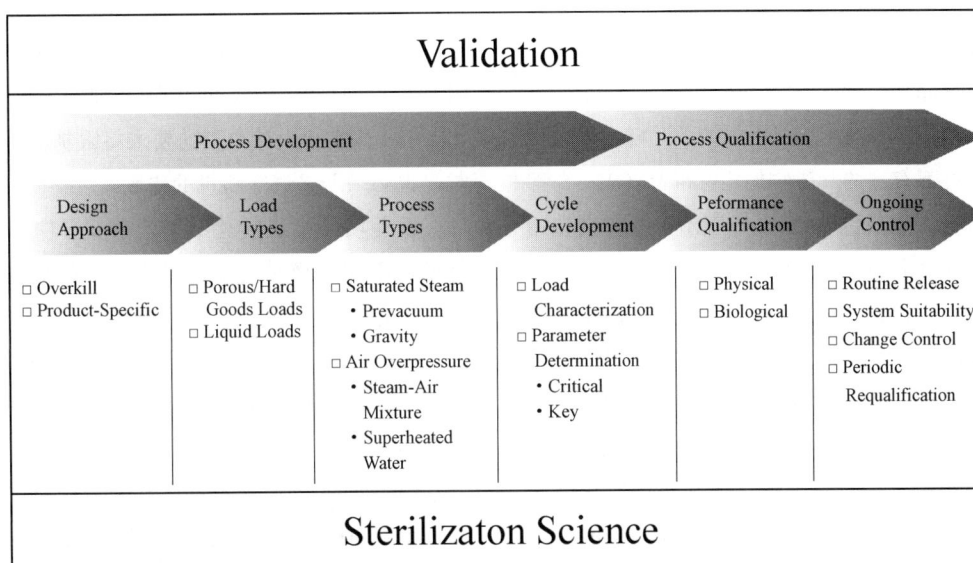

附表 1：完整性测试时机法规调研汇总

法规溯源		中国	欧盟	美国
GMP		《药品生产质量管理规范》（2010 年修订）无菌药品附录　第七十五条　非最终灭菌产品的过滤除菌应当符合以下要求：（三）除菌过滤器使用后，必须采用适当的方法立即对其完整性进行检查并记录	2017 版最新的 EU–GMP 附录 1《无菌药品的生产》两次都提到了在灭菌后，使用前需要进行完整性测试　8.8.4 应在使用前对灭菌后的过滤器的完整性进行测试，如果因操作而造成完整性遭到破坏或降低，则应在其使用后立即通过适当的方法进行在线完整性确认	美国 cGMP 指南（FDA 无菌药物工业指南 2004 年 9 月）　过滤器的完整性检测可以在使用前进行，并且应当在使用后常规进行。过滤器进行完整性检测是非常重要的，可以探查到过滤器在使用过程中可能发生的任何泄漏或者穿孔
药典/其他		四部：在每一次过滤除菌前后均应作滤器的完整性试验，即气泡点试验或压力维持试验或气体扩散流试验，确认滤膜在除菌过滤过程中的有效性和完整性	EMA：建议在灭菌后使用前以及使用后需进行完整性测试	USP：使用后应进行完整性测试，使用前或灭菌前不开展完整性测试，需要充足的风险评估。
灭菌前		通则 1421 原文要求了使用前，但没明确		
灭菌后使用前			需要	USP 要求，FDA 没有明确这个点
使用后		需要	需要	需要

1431　生物检定统计法

一、总则

生物检定法是利用生物体包括整体动物、离体组织、器官、细胞和微生物等评估药物生物活性的一种方法。它以药物的药理作用为基础，以生物统计为工具，运用特定的实验设计在一定条件下比较供试品和与其相当的标准品或对照品所产生的特定反应，通过等反应剂量间比例的运算或限值剂量引起的生物反应程度，从而测定供试品的效价、生物活性或杂质引起的毒性。

生物检定统计法主要叙述应用生物检定时必须注意的基本原则、一般要求、实验设计及统计方法。有关品种用生物检定的具体实验条件和要求，必须按照该品种生物检定法项下的规定。

生物检定标准品　凡《中国药典》规定用生物检定的品种都有它的其生物检定标准品（S）。S都有标示效价，以效价单位（u）表示，其含义和相应的国际标准品的效价单位一致。

供试品　供试品（T）或（U）是供检定其效价的样品，它的活性组分应与标准品基本相同。

A_T 或 A_u 是 T 或 U 的标示量或估计效价。

等反应剂量对比　生物检定是将 T 和其 S 在相同的实验条件下同时对生物体或其离体器官组织等的作用进行比较，通过对比，计算出它们的等反应剂量比值（R），以测得 T 的效价 P_T。

R 是 S 和 T 等反应剂量（d_S、d_T）的比值，即 $R=d_S/d_T$。

M 是 S 和 T 的对数等反应剂量（x_S、x_T）之差，即 $M=\lg d_S-\lg d_T=x_S-x_T$。$R=\text{antilg}M$。

P_T 是通过检定测得 T 的效价含量，称 T 的测得效价，是将效价比值（R）用 T 的标示量或估计效价 A_T 校正之后而得，即 $P_T=A_T \cdot R$ 或 $P_T=A_T \cdot \text{antilg}M$。

检定时，S 按标示效价计算剂量，T 按标示量或估计效价（A_T）计算剂量，注意调节 T 的剂量或调整其标示量或估计效价，使 S 和 T 的相应剂量组所致的反应程度相近。

生物变异的控制　生物检定具有一定的实验误差，其主要来源是生物变异性。因此生物检定必须注意控制生物变异，或减少生物变异本身，或用适宜的实验设计来减小生物变异对实验结果的影响，以减小实验误差。控制生物变异必须注意以下几点。

（1）生物来源、饲养或培养条件必须均一。

（2）对影响实验误差的条件和因子，在实验设计时应尽可能作为因级限制，将选取的因级随机分配至各组。例如体重、性别、窝别、双碟和给药次序等都是因子，不同体重是体重因子的级，雌性、雄性是性别因子的级，不同窝的动物是窝别因子的级，不同双碟是碟间因子的级，给药先后是次序因子的级等。按程度划分的级（如动物体重），在选级时，应选动物较多的邻近几级，不要间隔跳越选级。

（3）按实验设计类型的要求将限制的因级分组时，也必须严格遵守随机的原则。

误差项　指从实验结果的总变异中分去不同剂量及不同因级对变异的影响后，剩余的变异成分，用方差（s^2）表示。对于因实验设计类型的限制无法分离的变异成分，或估计某种因级对变异的影响小，可不予分离者，都并入 s^2。但剂间变异必须分离。

误差项的大小影响标准误 S_M 和可信限（FL）。

不同的检定方法和实验设计类型，分别按有关的公式计算 s^2。

可靠性测验　平行线检定要求在实验所用的剂量范围内，对数剂量的反应（或反应的函数）呈直线关系，供试品和标准品的直线应平行。可靠性测验即验证供试品和标准品的对数剂量反应关系是否显著偏离平行偏离直线，对不是显著偏离平行偏离直线（在一定的概率水平下）的实验结果，认为可靠性成立，方可按有关公式计算供试品的效价和可信限。要求在实验所用的剂量范围内，剂量或对数剂量的反应（或反应的函数）符合特定模型要求，且供试品与标准品的线性满足计算原理的要求；即满足系统适用性和样品适用性要求，方可按有关公式计算供试品的效价和可信限。如：

平行（直）线模型要求其在所用剂量范围内，对数剂量与反应（或反应的函数）呈直线关系，供试品和标准品的直线满足平行性要求；

四参数模型要求其在所用剂量范围内，对数剂量与反应（或反应的函数）呈 S 曲线形关系，供试品和标准品的 S 形曲线平行；

质反应资料要求其在所用剂量范围内，对数剂量与反应（或反应的函数）呈 S 曲线形关系，供试品和标准品的 S 形曲线平行。

可信限和可信限率　可信限（FL）标志检定结果的精密度。M 的可信限是 M 的标准误 S_M 和 t 值的乘积（$t \cdot S_M$），用95%的概率水平。$M+t \cdot S_M$ 是可信限的高限；$M-t \cdot S_M$ 是可信限的低限。用其反对数计算得 R 和 P_T 的可信限低限及高限，是在95%的概率水平下从样品的检定结果估计其真实结果的所在范围。

R 或 P_T 的可信限率（FL%）是用 R 或 P_T 的可信限计算而得。效价的可信限率为可信限的高限与低限之差除以2倍平均数（或效价）效价（平均值）后的百分率。

$$FL\% = \frac{\text{可信限高限} - \text{可信限低限}}{2 \times \text{效价（平均值）}} \times 100\%$$

计算可信限的 t 值是根据 s^2 的自由度（f）查 t 值表而得。t 值与 f 的关系见表一。

注：可信限是可信推断的术语，现一般不再采纳；目前统计使用的是概率推断法，用置信区间表达变异性。《中国药典》所用的可信限与置信限所表述的意义一致。

表一　t 值表（P=0.95）

f	t	f	t
3	3.18	14	2.15
4	2.78	16	2.12
5	2.57	18	2.10
6	2.45	20	2.09
7	2.37	25	2.06
8	2.31	30	2.04
9	2.26	40	2.02
10	2.23	60	2.00
11	2.20	120	1.98
12	2.18	∞	1.96

各品种的检定方法项下都有其可信限率的规定，如果检定结果不符合规定，可缩小动物体重范围

或年龄范围等生物样本间的差异，或调整对供试品的估计效价或调节剂量，重复实验以减小可信限率。

对同批供试品重复试验所得 n 次实验结果（包括FL%超过规定的结果），可按实验结果的合并计算法算得 P_T 的均值及其FL%作为检定结果。

二、直接测定法

直接测得药物对各个动物最小效量或最小致死量的检定方法。如洋地黄及其制剂的效价测定。

x_S 和 x_T 为 S 和 T 组各只动物的对数最小致死量，它们的均值 $\bar{x}_S$ 和 $\bar{x}_T$ 为 S 和 T 的等反应剂量，n_S 和 n_T 为 S 和 T 组的动物数。

1. 效价计算

按（1）～（3）式计算 M、R 和 P_T。

$$M = \bar{x}_S - \bar{x}_T \tag{1}$$
$$R = antilg(\bar{x}_S - \bar{x}_T) = anti\lg M \tag{2}$$
$$P_T = A_T \cdot R \tag{3}$$

2. 误差项及可信限计算

按（4）～（8）式计算 s^2、S_M 及 R 或 P_T 的 FL 和 FL%。

$$s^2 = \frac{\sum x_S^2 - \frac{(\sum x_S)^2}{n_S} + \sum x_T^2 - \frac{(\sum x_T)^2}{n_T}}{n_S + n_T - 2} \tag{4}$$

$f = n_S + n_T - 2$，用此自由度查表一得 t 值。

$$S_M = \sqrt{s^2 \cdot \frac{n_S + n_T}{n_S \cdot n_T}} \tag{5}$$

R 的 $FL = antilg(M \pm t \cdot S_M)$ （6）

$antilg(M+t \cdot S_M)$ 是 R 的高限

$antilg(M-t \cdot S_M)$ 是 R 的低限

P_T 的 $FL = A_T \cdot antilg(M \pm t \cdot S_M)$ （7）

$A_T \cdot antilg(M+t \cdot S_M)$ 是 P_T 的高限

$A_T \cdot antilg(M-t \cdot S_M)$ 是 P_T 的低限

$$R(\text{或}P_T)\text{的}FL\% = \frac{R(\text{或}P_T)\text{的高限} - R(\text{或}P_T)\text{的低限}}{2R(\text{或}2P_T)} \times 100\% \tag{8}$$

当两批以上供试品（T、U…）和标准品同时比较时，按（9）式计算 S、T、U 的合并方差 s^2。

$$s^2 = \frac{\sum x_S^2 - \frac{(\sum x_S)^2}{n_S} + \sum x_T^2 - \frac{(\sum x_T)^2}{n_T} + \sum x_U^2 - \frac{(\sum x_U)^2}{n_U} + \cdots}{n_S - 1 + n_T - 1 + n_U - 1 + \cdots}$$

$$f = n_S - 1 + n_T - 1 + n_U - 1 + \cdots \tag{9}$$

效价 P_T、P_U… 则是 T、U 分别与 S 比较，按照（1）～（3）式计算。

3. 实例

例1 直接测定法

洋地黄效价测定——鸽最小致死量（MLD）法

S 为洋地黄标准品，按标示效价配成 1.0u/ml 的酊剂，临试验前稀释 25 倍。

T 为洋地黄叶粉，估计效价 A_T =10u/g，配成 1.0u/ml 的酊剂，临试验前配成稀释液（1→25）。测定结果见表 1–1。

表 1–1 洋地黄效价测定结果

S		T	
$MLD_S(d_S)$	x_S	$MLD_T(d_T)$	x_T
u/kg 体重	lg（$d_S \times 10$）	u/kg 体重	lg（$d_T \times 10$）
1.15	1.061	1.11	1.045
1.01	1.004	1.23	1.090
1.10	1.041	1.06	1.025
1.14	1.057	1.31	1.117
1.06	1.025	0.94	0.973
0.95	0.978	1.36	1.134
$\sum x_S$	6.166	$\sum x_T$	6.384
$\bar{x}_S$	1.028	$\bar{x}_T$	1.064

按（1）～（3）式：

$$M = 1.028 - 1.064 = -0.036$$
$$R = \text{antilg}(-0.036) = 0.9204$$
$$P_T = 10 \times 0.9204 = 9.20(\text{u/g})$$

按（4）～（8）式计算 s^2、S_M、P_T 的 FL 和 FL%。

$$s^2 = \left(1.061^2 + 1.004^2 + \cdots + 0.978^2 - \frac{6.166^2}{6} + 1.045^2 + \right.$$
$$\left. 1.090^2 + \cdots + 1.134^2 - \frac{6.384^2}{6}\right) \div (6+6-2)$$
$$= 0.002373$$

$f = 6+6-2 = 10$ 查表一 $t = 2.23$

$$S_M = \sqrt{0.002373 \times \frac{6+6}{6 \times 6}} = 0.02812$$

P_T 的 FL $= 10 \cdot \text{antilg}(-0.036 \pm 2.23 \times 0.02812)$
$= 7.97 \sim 10.6(\text{u/g})$

$$P_T \text{的FL\%} = \frac{10.6 - 7.97}{2 \times 9.20} \times 100\% = 14.3\%$$

三、量反应平行线测定法

药物对生物体所引起的反应随着药物剂量的增加产生的量变可以测量者，称量反应。量反应检定用平行线测定法，要求在一定剂量范围内，S 和 T 的对数剂量 x 和反应或反应的特定函数 y 呈直线关系，当 S 和 T 的活性组分基本相同时，两直线平行。平行线模型的原理见图1

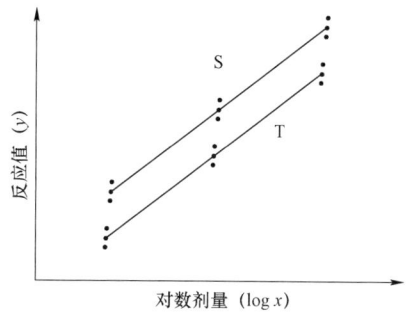

图 1（3.3）剂量组的平行直线模型

本版药典量反应检定主要用（2.2）法、（3.3）法、（4.4）法或（2.2.2）法、（3.3.3）法、（4.4.4）法，即 S、T（或 U）各用 2 个剂量组或 3 个设 2 个、3 个或 4 个剂量组，统称（$k \cdot k$）法或（$k \cdot k \cdot k$）法；如果 S 和 T 的剂量组数不相等，则称（$k \cdot k'$）法；前面的 k 代表 S 的剂量组数，后面的 k 或 k' 代表 T 的剂量组数。一般都是按（$k \cdot k$）法实验设计，当 S 或 T 的端剂量所致的反应未达阈值，或趋于极限，去除此端剂量后，对数剂量和反应的直线关系成立，这就形成了（$k \cdot k'$）法。例如（3.3）法设计就可能形成（2.3）法或（3.2）法等。因此，（$k \cdot k'$）法中的 k 只可能比 k' 多一组或少一组剂量。（$k \cdot k'$）法的计算结果可供重复试验时调节剂量或调整供试品估计效价时参考。无论是（$k \cdot k$）法、（$k \cdot k'$）法或（$k \cdot k \cdot k$）法，都以 K 代表 S 和 T 的剂量组数之和，故 $K=k+k$ 或 $K=k+k'$ 或 $K=k+k+k$。

本版药典平行线测定法的计算都用简算法，因此对各种（$k \cdot k$）法要求：

（1）S 和 T 相邻高低剂量组的比值（r）要相等，一般 r 用（1:0.8）～（1:0.5），$\lg r = I$。

（2）各剂量组的反应个数（m）应相等。

1. 平行线测定的实验设计类型

根据不同的检定方法可加以限制的因级数采用不同的实验设计类型。本版药典主要用下面三种实验设计类型。

（1）随机设计 剂量组内不加因级限制，有关因子的各级随机分配到各剂量组。本设计类型的实验结果只能分离不同剂量（剂间）所致变异，如绒促性素的生物检定。

（2）随机区组设计 将实验动物或实验对象分成区组，一个区组可以是一窝动物、一只双碟或一次实验。在剂量组内的各行间加以区组间（如窝间、碟间、实验次序间）的因级限制。随机区组设计要求每一区组的容量（如每一窝动物的受试动物只数、每一只双碟能容纳的小杯数等）必须和剂量组数相同，这样可以使每一窝动物或每一只双碟都能接受到各个不同的剂量。因此随机区组设计除了从总变异中分离剂间变异之外，还可以分离区组间变异，减小实验误差。例如抗生素杯碟法效价测定。

（3）交叉设计　同一动物可以分两次进行实验者适合用交叉设计。交叉设计是将动物分组，每组可以是一只动物，也可以是几只动物，但各组的动物只数应相等。标准品（S）和供试品（T）对比时，一组动物在第一次试验时接受 S 的一个剂量，第二次试验时则接受 T 的一个剂量，如此调换交叉进行，可以在同一动物身上进行不同试品、不同剂量的比较，以去除动物间差异对实验误差的影响，提高实验精确度，节约实验动物。

（2.2）法 S 和 T 各两组剂量，用双交叉设计，将动物分成四组；对各组中的每一只动物都标上识别号。每一只动物都按给药次序表进行两次实验。

双交叉设计两次实验的给药次序表

	第一组	第二组	第三组	第四组
第一次实验	d_{S_1}	d_{S_2}	d_{T_1}	d_{T_2}
第二次实验	d_{T_2}	d_{T_1}	d_{S_2}	d_{S_1}

2. 平行线测定法的方差分析和可靠性测验

随机设计和随机区组设计的方差分析和可靠性测验

（1）将反应值或其规定的函数（y）按 S 和 T 的剂量分组列成方阵表　见表二。

表二　平行线模型中的剂量分组方阵表

		S 和 T 的剂量组					总和 $\sum y_m$
		(1)	(2)	(3)	…	(k)	
行间（组内）	1	$y_{1(1)}$	$y_{1(2)}$	$y_{1(3)}$	…	$y_{1(k)}$	$\sum y_1$
	2	$y_{2(1)}$	$y_{2(2)}$	$y_{2(3)}$	…	$y_{2(k)}$	$\sum y_2$
	3	$y_{3(1)}$	$y_{3(2)}$	$y_{3(3)}$	…	$y_{3(k)}$	$\sum y_3$
	⋮	⋮	⋮	⋮		⋮	⋮
	m	$y_{m(1)}$	$y_{m(2)}$	$y_{m(3)}$	…	$y_{m(k)}$	$\sum y_m$
总和	$\sum y_{(k)}$	$\sum y_{(1)}$	$\sum y_{(2)}$	$\sum y_{(3)}$	…	$\sum y_{(k)}$	$\sum y$

方阵中，K 为 S 和 T 的剂量组数和，m 为各剂量组内 y 的个数，如为随机区组设计，m 为行间或

组内所加的因级限制；n 为反应的总个数，n=mK。

（2）特异反应异常值剔除和缺项补足

特异反应剔除　在同一剂量组内的各个反应中，如出现个别特大或特小的反应，应按下法判断其是否可以剔除。

设 y_a 表示特异反应值（或其规定的函数），y_m 为与 y_a 相对的另一极端的反应值，y_2、y_3 为与 y_a 最接近的两个反应值，y_{m-1}、y_{m-2} 为与 y_m 最接近的两个反应值，m 是该剂量组内的反应个数，将各数值按大小次序排列如下：

$$y_a、y_2、y_3…y_{m-2}、y_{m-1}、y_m$$

如 y_a 为特大值，则依次递减，y_m 最小；如 y_a 为特小值，则依次递升，ym 最大。按（10）～（12）式计算 J 值。

当 m=3～7 时

$$J_1 = \frac{y_2 - y_a}{y_m - y_a} \qquad (10)$$

当 m=8～13 时

$$J_2 = \frac{y_3 - y_a}{y_{m-1} - y_a} \qquad (11)$$

当 m=14～20 时

$$J_3 = \frac{y_3 - y_a}{y_{m-2} - y_a} \qquad (12)$$

如 J 的计算值大于 J 值表（表三）中规定的相应数值时，y_a 即可剔除。

表三　剔除特异反应的 J 值表

m	3	4	5	6	7	
J_1	0.98	0.85	0.73	0.64	0.59	
m	8	9	10	11	12	13
J_2	0.78	0.73	0.68	0.64	0.61	0.58
m	14	15	16	17	18	19	20
J_3	0.60	0.58	0.56	0.54	0.53	0.51	0.50

异常值剔除　在同一剂量组内的各个反应值中，如出现个别特大或特小的反应，应按下列方法判断其是否可以剔除。

方法 1　狄克森（Dixon）检验法

该法仅适于同组中反应值较少时，对其中可疑的离群反应值进行检验。该法假定在 99%的置信水平下，一个有效的反应值被拒绝的概率仅有 1%（异常

值出现在单侧），或 2%（异常值出现在双侧）。

假定有同一组中 m 个观测反应值，按照由小到大的顺序进行排列，$y_1 \ldots\ldots y_m$。按表三中的公式对组内可疑的离群反应值计算 J 值。

表三　狄克森法异常值的 J_1、J_2 和 J_3 计算公式

样本量（m）	当可疑异常值是最小值（y_1）	当可疑异常值是最大值（y_m）
$3\sim7$	$J_1=(y_2-y_1)/(y_m-y_1)$	$J_1=(y_m-y_{m-1})/(y_m-y_1)$
$8\sim10$	$J_2=(y_2-y_1)/(y_{m-1}-y_1)$	$J_2=(y_m-y_{m-1})/(y_m-y_2)$
$11\sim13$	$J_3=(y_3-y_1)/(y_{m-1}-y_1)$	$J_3=(y_m-y_{m-2})/(y_m-y_2)$

如果 J_1、J_2、或 J_3 中的计算值超出表四中给出标准值，则判断为异常值，可考虑剔除。当同一组中的观察反应值数目大于 13 个时，请选用**方法 2**。

对一个正态反应的样本，在 99%置信水平下，差距不小于表四中 J_1，J_2 或 J_3 的值时，其仅在单侧出现异常值的概率 $p=0.01$，在双侧均出现离群反应值的概率为 $p=0.02$。

表四　剔除异常值的 J_1、J_2 和 J_3 判断标准

m	J_1	m	J_2	m	J_3
3	0.988	8	0.683	11	0.679
4	0.889	9	0.635	12	0.642
5	0.780	10	0.597	13	0.615
6	0.698				
7	0.637				

方法 2　格拉布斯（Grubbs）检验法

该法既可用于同组反应值中的异常值检验，也可用于具有方差同质时的模型（如直线性模型或非直线性模型）中的残差法检测异常值。本法的计算原理如下：

找出本组数据中离样本均值最大的值 y，计算其标准化偏离值 Z：

$$Z=(y-\bar{Y})/S \qquad (10)$$

式中　$\bar{Y}$ 和 S 分别是该组数据的均值和标准差。对于使用平行线模型计算得到的残差，则 $\bar{Y}=0$，S 是试验中的残差均值的平方根。当 $|Z|$ 大于使用下列公式得到的 G 值时，则认为 y 值属于 99%置信水平下的一个统计异常值。

$$G=\frac{(m-1)t_{df-1,p}}{\sqrt{m(m-2+t_{df-1,p}^2)}} \qquad (11)$$

式中　m 为本组数据的样本量；

t 为在 d_f 自由度，具有 S 标准偏差的 t 分布中 $100p$ 的单侧值。

$$p=1-\frac{0.01}{2m} \qquad (12)$$

缺项补足　因反应值被剔除或因故反应值缺失造成缺项，致 m 不等时，根据实验设计类型做缺项补足，使各剂量组的反应个数 m 相等。

随机设计　对缺失数据的剂量组，以该组的反应均值补入，缺 1 个反应补 1 个均值，缺 2 个反应补 2 个均值。

随机区组设计　按（13）式计算，补足缺项。

$$缺项\, y=\frac{KC+mR-G}{(K-1)(m-1)} \qquad (13)$$

式中　C 为缺项所在剂量组内的反应值总和；

　　　R 为缺项所在行的反应值总和；

　　　G 为全部反应值总和。

如果缺 1 项以上，可以分别以 y_1、y_2、y_3 等代表各缺项，然后在计算其中之一时，把其他缺项 y 直接用符号 y_1、y_2 等当作未缺项代入（13）式，这样可得与缺项数相同的方程组，解方程组即得。

随机区组设计，当剂量组内安排的区组数较多时，也可将缺项所在的整个区组除去。

随机设计的实验结果中，如在个别剂量组多出 1~2 个反应值，可按严格的随机原则去除，使各剂量组的反应个数 m 相等。

不论哪种实验设计，每补足一个缺项，就需把 s^2 的自由度减去 1，缺项不得超过反应总个数的 5%。

（3）**方差分析**　方阵表（表二）的实验结果，按（14）～（21）式计算各项变异的差方和、自由度（f）及误差项的方差（s^2）。

随机设计　按（14）式、（15）式计算差方和$_{(总)}$、差方和$_{(剂间)}$。按（20）式计算差方和$_{(误差)}$。按（18）式或（21）式计算 s^2。

随机区组设计　按（14）～（17）式计算差方和$_{(总)}$、差方和$_{(剂间)}$、差方和$_{(区组间)}$、差方和$_{(误差)}$。按（18）式或（19）式计算 s^2。

$$差方和_{(总)}=\sum y^2-\frac{(\sum y)^2}{mK} \qquad (14)$$

$$f_{(总)}=mK-1$$

$$差方和_{(剂间)}=\frac{\sum\left[\sum y_{(k)}\right]^2}{m}-\frac{(\sum y)^2}{mK} \qquad (15)$$

$$f_{(剂间)}=K-1$$

$$差方和_{(区组间)}=\frac{\sum\left(\sum y_m\right)^2}{K}-\frac{\left(\sum y\right)^2}{mK}\quad(16)$$

$$f_{(区组间)}=m-1$$

$$差方和_{(误差)}=差方和_{(总)}-差方和_{(剂间)}-差方和_{(区组间)}\quad(17)$$

$$f_{(误差)}=f_{(总)}-f_{(剂间)}-f_{(区组间)}=(K-1)(m-1)$$

$$各变异项方差=\frac{各变异项差方和}{各变异项自由度}\quad(18)$$

$$误差项方差(s^2)=\frac{差方和_{(误差)}}{f_{(误差)}}$$

或

$$s^2=\frac{Km\sum y^2-K\cdot\sum\left[\sum y_{(k)}\right]^2-m\cdot\sum\left(\sum y_m\right)^2+\left(\sum y\right)^2}{Km(K-1)(m-1)}\quad(19)$$

$$f=(k-1)(m-1)$$

$$差方和_{(误差)}=差方和_{(总)}-差方和_{(剂间)}\quad(20)$$

$$f_{(误差)}=f_{(总)}-f_{(剂间)}=K(m-1)$$

$$s^2=\frac{m\sum y^2-\sum\left[\sum y_{(k)}\right]^2}{Km(m-1)}\quad(21)$$

$$f=K(m-1)$$

（4）可靠性测验　通过对剂间变异的分析，以测验 S 和 T 的对数剂量和反应的关系是否显著偏离平行直线。（2.2）法和（2.2.2）法的剂间变异分析为试品间、回归、偏离平行三项，其他（k·k）法还需再分析二次曲线、反向二次曲线等。

可靠性测验的剂间变异分析

（k·k）法、（k·k'）法按表四五计算各变异项的 $m\cdot\sum C_i^2$ 及 $\sum\left[C_i\cdot\sum y_{(k)}\right]$，按（22）式计算各项变异的差方和。

$$各项变异的差方和_{f=1}=\frac{\left\{\sum\left[C_i\cdot\sum y(k)\right]\right\}^2}{m\cdot\sum C_i^2}\quad(22)$$

表四五　（k·k）法、（k·k'）法可靠性测验正交多项系数表

方法	变异来源	$\sum y(k)$ 的正交多项系数（C_i）								$m\cdot\sum C_i^2$	$\sum\left[C_i\cdot\sum y(k)\right]$
		S_1	S_2	S_3	S_4	T_1	T_2	T_3	T_4		
(2.2)	试品间	−1	−1			1	1			4m	$T_2+T_1-S_2-S_1$
	回归	−1	1			−1	1			4m	$T_2-T_1+S_2-S_1$
	偏离平行	1	−1			−1	1			4m	$T_2-T_1-S_2+S_1$
(3.3)	试品间	−1	−1	−1		1	1	1		6m	$T_3+T_2+T_1-S_3-S_2-S_1$
	回归	−1	0	1		−1	0	1		4m	$T_3-T_1+S_3-S_1$
	偏离平行	1	0	−1		−1	0	1		4m	$T_3-T_1-S_3+S_1$
	二次曲线	1	−2	1		1	−2	1		12m	$T_3-2T_2+T_1+S_3-2S_2+S_1$
	反向二次曲线	−1	2	−1		1	−2	1		12m	$T_3-2T_2+T_1-S_3+2S_2-S_1$
(4.4)	试品间	−1	−1	−1	−1	1	1	1	1	8m	$T_4+T_3+T_2+T_1-S_4-S_3-S_2-S_1$
	回归	−3	−1	1	3	−3	−1	1	3	40m	$3T_4+T_3-T_2-3T_1+3S_4+S_3-S_2-3S_1$
	偏离平行	3	1	−1	−3	−3	−1	1	3	40m	$3T_4+T_3-T_2-3T_1-3S_4-S_3+S_2+3S_1$
	二次曲线	1	−1	−1	1	1	−1	−1	1	8m	$T_4-T_3-T_2+T_1+S_4-S_3-S_2+S_1$
	反向二次曲线	−1	1	1	−1	1	−1	−1	1	8m	$T_4-T_3-T_2+T_1-S_4+S_3+S_2-S_1$
(3.2)	试品间	−2	−2	−2		3	3			30m	$3(T_2+T_1)-2(S_3+S_2+S_1)$
	回归	−2	0	2		−1	1			10m	$T_2-T_1+2(S_3-S_1)$
	偏离平行	1	0	−1		−2	2			10m	$2(T_2-T_1)-S_3+S_1$
	二次曲线	1	−2	1		0	0			6m	$S_3-2S_2+S_1$
(4.3)	试品间	−3	−3	−3	−3	4	4	4		84m	$4(T_3+T_2+T_1)-3(S_4+S_3+S_2+S_1)$
	回归	−3	−1	1	3	−2	0	2		28m	$2(T_3-T_1)+3(S_4-S_1)-S_2+S_3$
	偏离平行	3	1	−1	−3	−5	0	5		70m	$5(T_3-T_1)-3(S_4-S_1)-S_3+S_2$
	二次曲线	3	−3	−3	3	2	−4	2		60m	$2(T_3+T_1)-4T_2+3(S_4-S_3-S_2+S_1)$
	反向二次曲线	−1	1	1	−1	1	−2	1		10m	$T_3-2T_2+T_1-S_4+S_3+S_2-S_1$

注：用（2.3）法及（3.4）法时，分别将（3.2）法及（4.3）法中 S 和 T 的正交多项系数互换即得。

表中 S_1、S_2…T_1、T_2…在量反应分别为标准品和供试品每一剂量组内的反应值或它们规定函数的总和［相当于表二的 $\sum y_{(k)}$ 各项］。所有脚序 1、2、3…都是顺次由小剂量到大剂量，C_i 是与之相应的正交多项系数。$m\cdot\sum C_i^2$ 是该项变异各正交多项系数的平方之和与 m 的乘积，$\sum\left[C_i\cdot\sum y_{(k)}\right]$ 为 S_1、S_2… T_1、T_2…分别与该项正交多项系数乘积之和。

（k·k·k）法按（23）式、（24）式计算试品间差方和。

（2.2.2）法

$$差方和_{(试品间)}=\frac{(S_2+S_1)^2+(T_2+T_1)^2+(U_2+U_1)^2}{2m}-\frac{(\sum y)^2}{mK} \quad (23)$$

$$f=2$$

（3.3.3）法

$$差方和_{(试品间)}=[(S_1+S_2+S_3)^2+(T_1+T_2+T_3)^2+(U_1+U_2+U_3)^2]/(3m)-(\sum y)^2/(mK)$$

$$(24)$$
$$f=2$$

按表五六计算回归、二次曲线、反向二次曲线各项变异的 $m\cdot\sum C_i^2$ 及 $\sum[C_i\cdot y_{(k)}]$；按（22）式计算差方和_{(回归)}、差方和_{(二次曲线)}。

按（25）式计算差方和_{(偏离平行)}及差方和_{(反向二次曲线)}。

$$差方和_{(偏离平行)}、差方和_{(反向二次曲线)}=\frac{2\sum\{\sum[C_i\cdot\sum y_{(k)}]\}^2}{\sum(m\cdot\sum C_i^2)}$$

$$(25)$$
$$f=2$$

表五六　（k·k·k）法可靠性测验正交多项系数表

| 方法 | 变异来源 | $\sum y_{(k)}$ 的正交多项系数（C_i） | | | | | | | | | $m\cdot\sum C_1^2$ | $\sum[C_i\cdot\sum y_{(k)}]$ |
		S_1	S_2	S_3	T_1	T_2	T_3	U_1	U_2	U_3		
(2.2.2)	回归	−1	1		−1	1		−1	1		$6m$	$S_2-S_1+T_2-T_1+U_2-U_1$
	偏离平行	1	−1		−1	1					$4m$	$T_2-T_1-S_2+S_1$
		1	−1					−1	1		$4m$	$U_2-U_1-S_2+S_1$
					1	1		−1	1		$4m$	$U_2-U_1-T_2+T_1$
(3.3.3)	回归	−1	0	1	−1	0	1	−1	0	1	$6m$	$U_3-U_1+T_3-T_1+S_3-S_1$
	偏离平行	1	0	−1	−1	0	1				$4m$	$T_3-T_1-S_3+S_1$
		1	0	−1				−1	0	1	$4m$	$U_3-U_1-S_3+S_1$
					1	0	−1	−1	0	1	$4m$	$U_3-U_1-T_3+T_1$
	二次曲线	1	−2	1	1	−2	1	1	−2	1	$18m$	$U_3-2U_2+U_1+T_3-2T_2+T_1+S_3-2S_2+S_1$
	反向二次曲线	−1	2	−1	1	−2	1				$12m$	$T_3-2T_2+T_1-S_3+2S_2-S_1$
		−1	2	−1				1	−2	1	$12m$	$U_3-2U_2+U_1-S_3+2S_2-S_1$
					−1	2	−1	1	−2	1	$12m$	$U_3-2U_2+U_1-T_3+2T_2-T_1$

按（18）式计算各项变异的方差。

将方差分析结果列表进行可靠性测验。例如随机区组设计（3.3）法可靠性测验结果列表，见表六七。

表六七　随机区组设计（3.3）法可靠性测验结果

变异来源	f	差方和	方差	F	P
试品间	1	（22）式	差方和/f	方差/s^2	
回归	1	（22）式	差方和/f	方差/s^2	
偏离平行	1	（22）式	差方和/f	方差/s^2	

续表

变异来源	f	差方和	方差	F	P
二次曲线	1	（22）式	差方和/f	方差/s^2	
反向二次曲线	1	（22）式	差方和/f	方差/s^2	
剂间 区组间 误差	$K-1$ $m-1$ $(K-1)\cdot(m-1)$	（15）式 （16）式 （17）式	差方和/f 差方和/f 差方和/f (s^2)	方差/s^2 方差/s^2	
总	$mK-1$	（14）式			

表六七中概率 P 是以该变异项的自由度为分子，误差项（s^2）的自由度为分母，查 F 值表（表七八），将查表所得 F 值与表八 F 项下的计算值比

较而得。当 F 计算值大于 P=0.05 或 P=0.01 的查表值时，则 P＜0.05 或 P＜0.01，即为在此概率水平下该项变异有显著意义。

随机设计没有区组间变异项。

表七八　F值表

f_2（分母的自由度）		f_1（分子的自由度）								
		1	2	3	4	6	12	20	40	∞
1		161	200	216	225	234	244	248	251	254
		4052	4999	5403	5625	5859	6106	6208	6286	6366
2		18.51	19.00	19.16	19.25	19.33	19.41	19.44	19.47	19.50
		98.49	99.00	99.17	90.25	99.33	99.42	99.45	99.48	99.50
3		10.13	9.55	9.28	9.12	8.94	8.74	8.66	8.60	8.53
		34.12	30.82	29.46	28.71	27.91	27.05	26.69	26.41	26.12
4		7.71	6.94	6.59	6.39	6.16	5.91	5.80	5.71	5.63
		21.20	18.00	16.69	15.98	15.21	14.37	14.02	13.74	13.46
5		6.61	5.79	5.41	5.19	4.95	4.68	4.56	4.46	4.36
		16.26	13.27	12.06	11.39	10.67	9.89	9.55	9.29	9.02
6		5.99	5.14	4.76	4.53	4.28	4.00	3.87	3.77	3.67
		13.74	10.92	9.78	9.15	8.47	7.72	7.39	7.14	6.88
7		5.59	4.74	4.35	4.12	3.87	3.57	3.44	3.34	3.23
		12.25	9.55	8.45	7.85	7.19	6.47	6.15	5.90	5.65
8		5.32	4.46	4.07	3.84	3.58	3.28	3.15	3.05	2.93
		11.26	8.65	7.59	7.01	6.37	5.67	5.36	5.11	4.86
9		5.12	4.26	3.86	3.63	3.37	3.07	2.93	2.82	2.71
		10.56	8.02	6.99	6.42	5.80	5.11	4.80	4.56	4.31
10		4.96	4.10	3.71	3.48	3.22	2.91	2.77	2.67	2.54
		10.04	7.56	6.55	5.99	5.39	4.71	4.41	4.17	3.91
15		4.54	3.68	3.29	3.06	2.79	2.48	2.33	2.21	2.07
		8.68	6.36	5.42	4.89	4.32	3.67	3.36	3.12	2.87
20		4.35	3.49	3.10	2.87	2.60	2.28	2.12	1.99	1.84
		8.10	5.85	4.94	4.43	3.87	3.23	2.94	2.69	2.42
30		4.17	3.32	2.92	2.69	2.42	2.09	1.93	1.79	1.62
		7.56	5.39	4.51	4.02	3.47	2.84	2.55	2.29	2.01
40		4.08	3.23	2.84	2.61	2.34	2.00	1.84	1.69	1.51
		7.31	5.18	4.31	3.83	3.29	2.66	2.37	2.11	1.81
60		4.00	3.15	2.76	2.52	2.25	1.92	1.75	1.59	1.39
		7.08	4.98	4.13	3.65	3.12	2.50	2.20	1.93	1.60
∞		3.84	2.99	2.60	2.37	2.09	1.75	1.57	1.40	1.00
		6.64	4.60	3.78	3.32	2.80	2.18	1.87	1.59	1.00

注：上行，P=0.05；下行，P=0.01。

可靠性测验结果判断

可靠性测验结果，回归项应非常显著（$P<0.01$）。

（2.2）法、（2.2.2）法偏离平行应不显著（$P>0.05$）。

其他（$k \cdot k$）法、（$k \cdot k \cdot k$）法偏离平行、二次曲线、反向二次曲线各项均应不显著（$P>0.05$）。

试品间一项不作为可靠性测验的判断标准，试品间变异非常显著者，重复试验时，应参考所得结果重新估计 T 的效价或重新调整剂量试验。

双交叉设计的方差分析和可靠性测验

（1）双交叉设计实验结果的方阵表　将动物按体重随机分成四组，各组的动物数（m）相等，四组的动物总数为 $4m$。对四组中的每一只动物都加以识别标记，按双交叉设计给药次序表进行实验，各组的每一只动物都给药两次，共得 $2×4m$ 个反应值。将 S、T 各两个剂量组两次实验所得反应值排列成表，见表八九。

表八九　双交叉实验结果

	第一组			第二组			第三组			第四组			
	第（1）次	第（2）次	两次反应和	第（1）次	第（2）次	两次反应和	第（1）次	第（2）次	两次反应和	第（1）次	第（2）次	两次反应和	
	d_{S_1}	d_{T_2}		d_{S_2}	d_{T_1}		d_{T_1}	d_{S_2}		d_{T_2}	d_{S_1}		
y	$yS_{1(1)}$ ⋮	$y_{T_{2(1)}}$ ⋮	$y_{(1)}+y_{(2)}$ ⋮	$yS_{2(1)}$ ⋮	$y_{T_{1(2)}}$ ⋮	$y_{(1)}+y_{(2)}$ ⋮	$y_{T_{1(1)}}$ ⋮	$y_{S_{2(2)}}$ ⋮	$y_{(1)}+y_{(2)}$ ⋮	$y_{T_{2(1)}}$ ⋮	$y_{S_{1(2)}}$ ⋮	$y_{(1)}+y_{(2)}$ ⋮	总和
Σ	$S_{1(1)}$	$T_{2(2)}$		$S_{2(1)}$	$T_{1(2)}$		$T_{1(1)}$	$S_{2(2)}$		$S_{1(2)}$	$T_{2(1)}$		S_1 S_2 T_1 T_2

（2）缺项补足　表八九中如有个别组的 1 个反应值因故缺失，均作该只动物缺失处理，在组内形成两个缺项。此时，可分别用两次实验中该组动物其余各反应值的均值补入；也可在其余三组内用严格随机的方法各去除 1 只动物，使各组的动物数相等。每补足一个缺项，误差（Ⅰ）和误差（Ⅱ）的方差 s_I^2 和 s_{II}^2 的自由度都要减去 1。缺项不得超过反应总个数的 5%。同一组内缺失的动物不得超过 1 只。

（3）方差分析　双交叉设计的总变异中，包含有动物间变异和动物内变异。对表八九的 $2×4m$ 个反应值进行方差分析时，总变异的差方和$_{(总)}$按（26）式计算。

$$差方和_{(总)}=\sum y^2-\frac{(\sum y)^2}{2×4m} \quad (26)$$
$$f_{(总)}=2×4m-1$$

动物间变异是每一只动物两次实验所得反应值的和（表八九每组动物的第三列）之间的变异，其差方和按（27）式计算。

$$差方和_{(动物间)}=\frac{\sum[y_{(1)}+y_{(2)}]^2}{2}-\frac{(\sum y)^2}{2×4m} \quad (27)$$
$$f_{(动物间)}=4m-1$$

总变异中分除动物间变异，余下为动物内变异。

动物间变异和动物内变异的分析　将表八九中 S 和 T 各剂量组第（1）次实验所得反应值之和 $S_{1(1)}$、$S_{2(1)}$、$T_{1(1)}$、$T_{2(1)}$ 及第（2）次实验反应值之和 $S_{1(2)}$、$S_{2(2)}$、$T_{1(2)}$、$T_{2(2)}$ 按表九十双交叉设计正交系数表计算各项变异的 $m \cdot \sum C_i^2$ 及 $\sum(C_i \cdot y)$，按（22）式计算各项变异的差方和。

总变异的差方和减去动物间变异的差方和，再减去动物内各项变异的差方和，余项为误差（Ⅰ）的差方和，按（28）式计算。

$$差方和_{(误差Ⅰ)}=差方和_{(总)}-差方和_{(动物间)}-差方和_{(试品间)}-差方和_{(回归)}-差方和_{(次间)}-差方和_{(次间×偏离平行)} \quad (28)$$

$$f_{误差(Ⅱ)}=f_{(总)}-f_{(动物间)}-f_{(试品间)}-f_{(回归)}-f_{(次间)}-f_{(次间×偏离平行)}=4(m-1)$$

误差（Ⅰ）的方差 s^2，用以计算实验误差 S_M、FL，及进行动物内各项变异（表九十中* 标记者）的 F 测验。

表九十　双交叉设计正交系数表[①]

变异来源	第（1）次实验				第（2）次实验				$m \cdot \sum C_1^2$	$\sum(C_i \cdot \sum y)$
	$S_{1(1)}$	$S_{2(1)}$	$T_{1(1)}$	$T_{2(1)}$	$S_{1(2)}$	$S_{2(2)}$	$T_{1(2)}$	$T_{2(2)}$		
	正交多项系数 C_1									
试品间*	−1	−1	1	1	−1	−1	1	1	$8m$	$T_{2(1)}+T_{1(1)}-S_{2(1)}-S_{1(1)}+T_{2(2)}+T_{1(2)}-S_{2(2)}-S_{1(2)}$
回归*	−1	1	−1	1	−1	1	−1	1	$8m$	$T_{2(1)}-T_{1(1)}+S_{2(1)}-S_{1(1)}+T_{2(2)}-T_{1(2)}+S_{2(2)}-S_{1(2)}$
偏离平行	1	−1	−1	1	1	−1	−1	1	$8m$	$T_{2(1)}-T_{1(1)}-S_{2(1)}+S_{1(1)}+T_{2(2)}-T_{1(2)}-S_{2(2)}+S_{1(2)}$
次间*	−1	−1	−1	−1	1	1	1	1	$8m$	$T_{2(2)}+T_{1(2)}+S_{2(2)}+S_{1(2)}-T_{2(1)}-T_{1(1)}-S_{2(1)}-S_{1(1)}$
次间×试品间	1	1	−1	−1	−1	−1	1	1	$8m$	$T_{2(2)}+T_{1(2)}-S_{2(2)}-S_{1(2)}-T_{2(1)}-T_{1(1)}+S_{2(1)}+S_{1(1)}$
次间×回归	1	−1	1	−1	−1	1	−1	1	$8m$	$T_{2(2)}-T_{1(2)}+S_{2(2)}-S_{1(2)}-T_{2(1)}+T_{1(1)}-S_{2(1)}+S_{1(1)}$
次间×偏离开行*	−1	1	1	−1	1	−1	−1	1	$8m$	$T_{2(2)}-T_{1(2)}-S_{2(2)}+S_{1(2)}-T_{2(1)}+T_{1(1)}+S_{2(1)}-S_{1(1)}$

①各项变异的自由度均为 1。有*号标记的四项为动物内变异，其余三项为动物间变异。

误差（Ⅱ）的差方和为动物间变异的差方和减去表九十中其余三项变异（表九十中无* 标记者）的差方和，按（29）式计算。

$$差方和_{(误差Ⅱ)} = 差方和_{(动物间)} - 差方和_{(偏离平行)} - 差方和_{(次间×试品间)} - 差方和_{(次间×回归)}$$

$$(29)$$

$$f_{误差（Ⅱ）} = f_{(动物间)} - f_{(偏离平行)} - f_{(次间×试品间)} - f_{(次间×回归)} = 4(m-1)$$

误差（Ⅱ）的方差 S_{II}^2 用以进行上述三项变异的 F 测验。

（4）可靠性测验　将方差分析及 F 测验的结果列表，如表十十一。

表十十一中的概率 P，计算同表六七，但表的上半部分是以 s_{II}^2 的自由度为分母，表的下半部分以 s^2 的自由度为分母，查 F 值表（表八七），将查表所得的 F 值与表十十一 F 项下的计算值比较而得。

表十十一　双交叉设计可靠性测验结果

变异来源	f	差方和	方差	F	P
偏离平行	1	（22）式	差方和/f	方差/s_{II}^2	
次间×试品间	1	（22）式	差方和/f	方差/s_{II}^2	
次间×回归	1	（22）式	差方和/f	方差/s_{II}^2	
误差（Ⅱ）	4（m−1）	（29）式	差方和/f（s_{II}^2）		
动物间	4m−1	（27）式	差方和/f	方差/s^2	
试品间	1	（22）式	差方和/f	方差/s^2	
回归	1	（22）式	差方和/f	方差/s^2	
次间	1	（22）式	差方和/f	方差/s^2	
次间×偏离平行	1	（22）式	差方和/f	方差/s^2	
误差（Ⅰ）	4（m−1）	（28）式	差方和/f（s^2）		
总	2×4m−1	（26）式			

可靠性测验结果判断　回归、偏离平行、试品间三项的判断标准同（2.2）法。

次间×试品间、次间×回归、次间×偏离平行三项中，如有 F 测验非常显著者，说明该项变异在第一次和第二次实验的结果有非常显著的差别，对出现这种情况的检定结果，下结论时应慎重，最好复试。

3. 效价（P_T）及可信限（FL）计算

各种（$k \cdot k$）法都按表十一十二计算 V、W、D、A、B、g 等数值，代入（30）～（33）式及（3）式、（8）式计算 R、P_T、S_M 以及 R、P_T 的 FL 和 FL%等。

$$R = D \cdot \text{antilg} \frac{IV}{W} \qquad (30)$$

$$S_M = \frac{I}{W^2(1-g)}\sqrt{ms^2[(1-g)AW^2 + BV^2]} \qquad (31)$$

$$R \text{ 的 FL} = \text{antilg}\left(\frac{\lg R}{1-g} \pm t \cdot S_M\right) \qquad (32)$$

$$P_T \text{ 的FL} = A_T \cdot \text{antilg}\left(\frac{\lg R}{1-g} \pm t \cdot S_M\right) \qquad (33)$$

（2·2）法双交叉设计　计算方法同上述（2.2）法。双交叉设计各剂量组都进行两次试验，S 和 T 每一剂量组的反应值个数为组内动物数的两倍（2m）。

（1）双交叉设计用 S 和 T 各组剂量两次试验所得各反应值之和（表八九中的 S_1、S_2、T_1、T_2）按表十一十二（2.2）法公式计算 V、W、D、g 等数值。

（2）参照（31）式计算 S_M，因每只动物进行两次实验，式中 m 用 $2m$ 代替，（2.2）法 $A=1$，$B=1$，S_M 的公式为

$$S_M = \frac{I}{W^2(1-g)}\sqrt{2ms^2[(1-g)W^2 + V^2]} \qquad (34)$$

式中 s^2 为表十一中误差（I）的方差：

$$g = \frac{s^2 \cdot t^2 \cdot 2m}{W^2}$$

表十一十二　量反应平行线检定法的计算公式①

方法（$k_1 \cdot k_2$）	S	T	效价计算用数值			S_M 计算用数值		
			V	W	D	A	B	g
2.2	$d_{S_1}d_{S_2}$	$d_{T_1}d_{T_2}$	$\frac{1}{2}(T_1+T_2-S_1-S_2)$	$\frac{1}{2}(T_2-T_1+S_2-S_1)$	$\frac{d_{S_2}}{d_{T_2}}$	1	1	$\frac{t^2s^2m}{W^2}$
3.3	$d_{S_1}d_{S_2}d_{S_3}$	$d_{T_1}d_{T_2}d_{T_3}$	$\frac{1}{3}(T_1+T_2+T_3-S_1-S_2-S_3)$	$\frac{1}{4}(T_3-T_1+S_3-S_1)$	$\frac{d_{S_3}}{d_{T_3}}$	$\frac{2}{3}$	$\frac{1}{4}$	$\frac{t^2s^2m}{4W^2}$
4.4	$d_{S_1}d_{S_2}d_{S_3}d_{S_4}$	$d_{T_1}d_{T_2}d_{T_3}d_{T_4}$	$\frac{1}{4}(T_1+T_2+T_3+T_4-S_1-S_2-S_3-S_4)$	$\frac{1}{20}[(T_3-T_2+S_3-S_2)+3(T_4-T_1+S_4-S_1)]$	$\frac{d_{S_4}}{d_{T_4}}$	$\frac{1}{2}$	$\frac{1}{10}$	$\frac{t^2s^2m}{10W^2}$
3.2	$d_{S_1}d_{S_2}d_{S_3}$	$d_{T_1}d_{T_2}$	$\frac{1}{2}(T_2+T_1)-\frac{1}{3}(S_1+S_2+S_3)$	$\frac{1}{5}[(T_2-T_1)+2(S_3-S_1)]$	$\frac{d_{S_3}}{d_{T_2}} \cdot \frac{1}{\sqrt{r}}$	$\frac{5}{6}$	$\frac{2}{5}$	$\frac{2t^2s^2m}{5W^2}$
2.3	$d_{S_1}d_{S_2}$	$d_{T_1}d_{T_2}d_{T_3}$	$\frac{1}{3}(T_1+T_2+T_3)-\frac{1}{2}(S_1+S_2)$	$\frac{1}{5}[2(T_2-T_1)+(S_2-S_1)]$	$\frac{d_{S_2}}{d_{T_3}} \cdot \sqrt{r}$			
4.3	$d_{S_1}d_{S_2}d_{S_3}d_{S_4}$	$d_{T_1}d_{T_2}d_{T_3}$	$\frac{1}{3}(T_1+T_2+T_3)-\frac{1}{4}(S_1+S_2+S_3+S_4)$	$\frac{1}{14}[2(T_2-T_1)+(S_2-S_1)+3(S_4-S_1)]$	$\frac{d_{S_4}}{d_{T_3}} \cdot \frac{1}{\sqrt{r}}$	$\frac{7}{12}$	$\frac{1}{7}$	$\frac{t^2s^2m}{7W^1}$
3.4	$d_{S_1}d_{S_2}d_{S_3}$	$d_{T_1}d_{T_2}d_{T_3}d_{T_4}$	$\frac{1}{4}(T_1+T_2+T_3+T_4)-\frac{1}{3}(S_1+S_2+S_3)$	$\frac{1}{14}[2(S_2-S_1)+(T_3-T_2)+3(T_4-T_1)]$	$\frac{d_{S_3}}{d_{T_4}} \cdot \sqrt{r}$			
2.2.2	$d_{S_1}d_{S_2}$	$d_{T_1}d_{T2}$ $d_{U_1}d_{U2}$	$\frac{1}{2}(T_1+T_2-S_1-S_2)$ $\frac{1}{2}(U_1+U_2-S_1-S_2)$	$\frac{1}{3}(T_2-T_1+U_2-U_1+S_2-S_1)$	$\frac{d_{S_2}}{d_{T_2}}$ $\frac{d_{S_2}}{d_{U_2}}$	1	$\frac{2}{3}$	$\frac{2t^2s^2m}{3W^2}$
3.3.3	$d_{S_1}d_{S_2}d_{S_3}$	$d_{T_1}d_{T_2}d_{T_3}$ $d_{U_1}d_{U_2}d_{U_3}$	$\frac{1}{3}(T_1+T_2+T_3-S_1-S_2-S_3)$ $\frac{1}{3}(U_1+U_2+U_3-S_1-S_2-S_3)$	$\frac{1}{6}(T_3-T_1+U_3-U_1+S_3-S_1)$	$\frac{d_{S_3}}{d_{T_3}}$ $\frac{d_{S_3}}{d_{U_3}}$	$\frac{2}{3}$	$\frac{1}{6}$	$\frac{t^2s^2m}{6W^2}$

① 表中 d_S、d_T 分别为 S 和 T 的剂量，下角 1、2、3 是顺次由小剂量到大剂量。

4. 实例

例 2　量反应平行线测定随机设计（3.3.3）法　绒促性素（HCG）效价测定——小鼠子宫增重法

S 为绒促性素标准品

d_{S_1}: 0.135u/鼠　　d_{S_2}: 0.225u/鼠　　d_{S_3}: 0.375u/鼠

T 为绒促性素　　估计效价 A_T: 2500u/mg

d_{T_1}: 0.135u/鼠　　d_{T_2}: 0.225u/鼠　　d_{T_3}: 0.375u/鼠

U 为绒促性素粉针，标示量 A_U: 500u/安瓿

d_{U_1}: 0.144u/鼠　　d_{U_2}: 0.240u/鼠　　d_{U_3}: 0.400u/鼠

r=1:0.6　　I=0.222

反应（y）：10g 体重的子宫重（mg）

测定结果见表 2-1。

（3.3.3）法，K=9，每组 15 只小鼠，m=15

表 2-1　HCG 效价测定结果

剂量 u/鼠	d_{S_1} 0.135	d_{S_2} 0.225	d_{S_3} 0.375	d_{T_1} 0.135	d_{T_2} 0.225	d_{T_3} 0.375	d_{U_1} 0.144	d_{U_2} 0.240	d_{U_3} 0.400	
	9.31	33.70	15.10	20.80	25.70	35.60	26.20	10.00	55.00	
	17.50	56.80	47.20	16.40	6.37	48.40	10.00	40.20	41.70	
	21.90	44.60	51.80	5.66	38.30	41.90	19.22	22.30	15.40	
	14.60	32.30	47.30	9.50	46.80	44.70	22.00	40.50	53.60	
	8.20	16.70	49.90	9.27	43.40	29.80	20.70	50.90	53.70	
	11.00	6.17	47.20	7.56	27.80	38.80	23.20	23.50	33.00	
	24.40	41.50	47.10	15.40	26.00	37.40	18.70	19.60	44.30	
y	16.80	36.20	45.10	20.30	27.20	33.70	12.60	27.20	44.70	
	29.90	9.83	46.40	11.50	27.30	35.40	20.90	30.30	23.00	
	8.95	20.00	52.90	22.20	11.90	47.90	19.10	58.80	31.60	
	17.80	22.00	32.50	20.60	33.40	14.60	19.40	55.30	49.20	
	18.00	60.60	56.40	13.90	29.00	49.80	14.50	40.70	55.30	
	13.70	6.43	39.50	12.60	6.43	14.50	11.40	35.40	23.80	
	8.82	26.00	8.08	7.25	27.80	42.00	16.20	15.20	21.80	
	11.80	34.80	37.10	15.80	17.70	11.50	20.80	28.70	36.00	
$\sum y_{(k)}$	238.68 S_1	447.63 S_2	623.58 S_3	208.74 T_1	395.10 T_2	526.00 T_3	274.2 u_1	498.60 u_2	582.10 u_3	$\sum y$ 3795.35

（1）按（14）式、（15）式、（20）式计算各项的差方和

$$差方和_{(总)}=9.31^2+17.50^2+\cdots+23.80^2+21.80^2+36.00^2-3795.35/(9\times15)=29\,868.26$$

$$f_{(总)}=9\times15-1=134$$

$$差方和_{(剂间)}=\frac{238.68^2+477.63^2+\cdots+582.10^2}{15}-\frac{3795.35^2}{9\times15}=12336.55$$

$$f_{(剂间)}=9-1=8$$

$$差方和_{(误差)}=29\,868.26-12\,336.55=17\,531.71$$

$$f_{(误差)}=134-8=126$$

（2）剂间变异分析及可靠性测验　按（24）式及表五六（3.3.3）法分析。

$$差方和_{(试品间)}=[(238.68+447.63+623.58)^2+(208.74+395.10+526.00)^2]\div(3\times15)+(274.92+498.60+582.10)^2\div(3\times15)-3795.35^2\div(9\times15)=633.23$$

$$f_{(试品间)}=2$$

各项分析结果见表 2-2、表 2-3。

结论：回归非常显著，偏离平行、二次曲线、反向二次曲线均不显著，实验结果成立。

表 2–2　HCG（3.3.3）法剂间变异分析

变异来源	$\sum y_{(k)}$									分母 $m \cdot \sum C_i^2$	$\sum[C_i \cdot \sum y_{(k)}]$	差方和	
	S_1 238.68	S_2 447.63	S_3 623.58	T_1 208.74	T_2 395.10	T_3 526.00	U_1 274.92	U_2 498.60	U_3 582.10			$\dfrac{\{\sum[C_i \cdot \sum y_{(k)}]\}^2}{m \cdot \sum C_i^2}$	$\dfrac{2\sum\{\sum[C_i \cdot \sum y_{(k)}]\}^2}{\sum(m \cdot \sum C_i^2)}$
	正交多项系数 C_i												
回归	−1	0	1	−1	0	1	−1	0	1	15×6	1009.34	11 319.64	
偏离平行	1 1	0 0	−1 −1	−1	0	1	−1 −1	0 0	1 1	15×4 15×4 15×4	−67.64 −77.72 −10.08		119.08
			1	0		−1							
二次曲线	1	−2	1	1	−2	1	1	−2	1	15×18	−228.64	193.62	
反向二次曲线	−1 −1	2 2	−1 −1	1	−2	1	1 1	−2 −2	1 1	15×12 15×12 15×12	−22.46 −107.18 −87.72		71.0
				−1	2	−1							

表 2–3　HCG 效价测定（3.3.3）法可靠性测验结果

变异来源	f	差方和	方差	F	P
试品间	2	633.2	316.6	2.28	>0.05
回归	1	11 319.64	11 319.64	81.35	<0.01
偏离平行	2	119.08	59.54	<1	>0.05
二次曲线	1	193.62	193.62	1.39	>0.05
反向二次曲线	2	71.00	35.50	<1	>0.05
剂间	8	12 336.55	1542.07	11.08	<0.01
误差	126	17 531.71	139.14 (s^2)		
总	134	29 868.26			

（3）效价（P_T、P_U）及可信限（FL）计算按表十一十二（3.3.3）法及（30）~（33）式、（3）式、（8）式计算。

$$r = 1:0.6 \qquad I = 0.222$$
$$s^2 = 139.14 \qquad f = 126 \qquad t = 1.98$$

P_T 及其 FL 计算：

$$V = \frac{1}{3} \times (208.74 + 395.10 + 526.00 - 238.68 - 447.63 - 623.58) = -60.017$$

$$W = \frac{1}{6} \times (526.00 - 208.74 + 623.58 - 238.68 + 582.10 - 274.92) = 168.223$$

$$g = \frac{139.14 \times 1.98^2 \times 15}{6 \times 168.223^2} = 0.048$$

$$R_T = \frac{0.375}{0.375} \cdot \text{antilg}\left(\frac{-60.017}{168.223} \times 0.222\right) = 0.833$$

$$P_T = 2500 \times 0.833 = 2082.5 (\text{u/mg})$$

$$S_{M_T} = \frac{0.222}{168.223^2 \times (1 - 0.048)} \times$$
$$\sqrt{15 \times 139.14 \times \left[(1 - 0.048) \times \frac{2}{3} \times 168.223^2 + \frac{1}{6} \times (-60.017)^2\right]}$$
$$= 0.05129$$

R_T 的 FL $= \text{antilg}\left(\dfrac{\lg 0.833}{1 - 0.048} \pm 1.98 \times 0.05129\right)$
$$= 0.653 \sim 1.043$$

P_T 的 FL $= 2500 \times (0.653 \sim 1.043)$
$$= 1632.5 \sim 2607.5 (\text{u/mg})$$

P_T 的 FL% $= \dfrac{2607.5 - 1632.5}{2 \times 2082.5} \times 100\% = 23.4\%$

P_U 及其 FL 计算：

$$V = \frac{1}{3} \times (274.92 + 498.60 + 582.10 - 238.68 - 447.63 - 623.58) = 15.243$$

$$W = 168.223 \qquad g = 0.048$$

$$R_U = \frac{0.375}{0.400} \cdot \text{antilg}\left(\frac{15.243}{168.223} \times 0.222\right) = 0.982$$

$$P_U = 500 \times 0.982 = 491.0 (\text{u/安瓿})$$

$$S_{M_U} = \frac{0.222}{168.223^2 \times (1 - 0.048)} \times$$
$$\sqrt{15 \times 139.14 \times \left[(1 - 0.048) \times \frac{2}{3} \times 168.223^2 + \frac{1}{6} \times 15.243^2\right]}$$
$$= 0.05051$$

$$R_U 的 FL = antilg\left(\frac{\lg 0.982}{1-0.048} \pm 1.98 \times 0.05051\right)$$
$$= 0.779 \sim 1.235$$

$$P_U 的 FL = 500 \times (0.779 \sim 1.235)$$
$$= 389.5 \sim 617.5(u/安瓿)$$

$$P_U 的 FL\% = \frac{617.5-389.5}{2 \times 491.0} \times 100\% = 23.2\%$$

按（21）式计算 s^2

$$s^2 = [15 \times (9.31^2 + 17.50^2 + \cdots + 21.80^2 + 36.00^2) -$$
$$(238.68^2 + 447.63^2 + \cdots + 582.10^2)] \div$$
$$[9 \times 15 \times (15-1)] = 139.14$$

与表 2–3 结果相同。

例 3　量反应平行线测定随机区组设计（3.3）法
新霉素效价测定—杯碟法

S 为新霉素标准品

稀释液 d_{S_1}：8.0u/ml　　d_{S_2}：10.0u/ml　　d_{S_3}：12.5u/ml

T 为新霉素　标示量　A_T：670u/mg

稀释液 d_{T_1}：8.0u/ml　　d_{T_2}：10.0u/ml　　d_{T_3}：12.5u/ml

r=1:0.8　I=0.969

反应（y）：抑菌圈直径（mm）

测定结果见表 3–1。

随机区组设计（3.3）法，K=6。

表 3–1　新霉素效价测定结果

剂量 u/ml	d_{S_1} 8.0	d_{S_2} 10.0	d_{S_3} 12.5	d_{T_1} 8.0	d_{T_2} 10.0	d_{T_3} 12.5	$\sum y_m$
	16.05	16.20	16.50	15.80	16.35	16.60	97.50
	16.20	16.45	16.65	16.20	16.45	16.70	98.65
	16.00	16.45	16.70	16.05	16.35	16.70	98.25
	15.95	16.35	16.60	16.00	16.25	16.60	97.75
y	15.70	16.25	16.60	15.85	16.25	16.60	97.25
	15.55	16.20	16.55	15.70	16.20	16.60	96.80
	15.65	16.20	16.40	15.80	16.15	16.40	96.60
	15.90	16.10	16.45	15.80	16.10	16.50	96.85
	15.60	16.00	16.30	15.70	15.95	16.30	95.85
$\sum y(k)$	142.60 S_1	146.20 S_2	148.75 S_3	142.90 T_1	146.05 T_2	149.00 T_3	875.50

不同双碟（碟间）是剂量组内所加的因级限制，共 9 个双碟，m=9。

（1）按（14）～（18）式计算各项差方和

$$差方和_{(总)} = 16.05^2 + 16.20^2 + \cdots + 16.50^2 + 16.30^2 -$$
$$\frac{875.5^2}{9 \times 6} = 5.4709$$
$$f = 9 \times 6 - 1 = 53$$

$$差方和_{(剂间)} = (142.60^2 + 146.20^2 + \cdots + 146.05^2 +$$
$$149.00^2) \div 9 - 875.5^2 \div (9 \times 6) = 4.1926$$
$$f = 6 - 1 = 5$$

$$差方和_{(碟间)} = (97.50^2 + 98.65^2 + \cdots + 96.85^2 + 95.85^2) \div$$
$$6 - 875.5^2 \div (9 \times 6)$$
$$= 1.0018$$
$$f = 9 - 1 = 8$$

$$差方和_{(误差)} = 5.4709 - 4.1926 - 1.0018 = 0.2765$$
$$f = 53 - 5 - 8 = 40$$

（2）剂间变异分析及可靠性测验　　按表四五（3.3）法计算，结果见表 3–2、表 3–3。

结论：回归非常显著（$P<0.01$），偏离平行、二次曲线、反向二次曲线均不显著（$P>0.05$），实验结果成立。组内（碟间）差异非常显著（$P<0.01$），分离碟间差异，可以减小实验误差。

表 3–2　新霉素（3.3）法剂间变异分析

变异来源	$\sum y_{(k)}$						$m \cdot \sum C_i^2$	$\sum[C_i \cdot \sum y_{(k)}]$	差方和 $\dfrac{\{\sum[C_i \cdot \sum y_{(k)}]\}^2}{m \cdot \sum C_i^2}$
	S_1 142.60	S_2 146.20	S_3 148.75	T_1 142.90	T_2 146.05	T_3 149.00			
	正交多项系数（C_i）								
试品间	−1	−1	−1	+1	+1	+1	9×6	0.4000	0.002 963
回归	−1	0	+1	−1	0	+1	9×4	12.25	4.168
偏离平行	+1	0	−1	−1	0	+1	9×4	0.050 00	0.000 069 44
二次曲线	+1	−2	+1	+1	−2	+1	9×12	1.250	0.014 47
反向二次曲线	−1	+2	−1	+1	−2	+1	9×12	0.8500	0.006 690

表 3–3　新霉素效价测定（3.3）法可靠性测验结果

变异来源	f	差方和	方差	F	P
试品间	1	0.002 963	0.002 963	<1	>0.05
回归	1	4.168	4.168	602.9	<0.01
偏离平行	1	0.000 069 44	0.000 069 44	<1	>0.05
二次曲线	1	0.014 47	0.014 47	2.1	>0.05
反向二次曲线	1	0.006 690	0.006 690	<1	>0.05
剂间	5	4.1926	0.8385	121.3	<0.01
碟间	8	1.0018	0.1252	18.1	<0.01
误差	40	0.2765	0.006 912（s^2）		
总	53	5.4709			

（3）效价（P_T）及可信限（FL）计算按表十二、十一（3.3）法及（30）～（33）式、（3）式、（8）式计算。

$r=1:0.8$　$I=0.0969$　$s^2=0.006\,912$　$f=40$

$t=2.02$（$P=0.95$）

P_T 及其 FL 计算

$$V = \frac{1}{3} \times (142.90 + 146.05 + 149.00 - 142.6 - 146.2 - 148.75)$$
$$= 0.1333$$

$$W = \frac{1}{4} \times (149.0 - 142.9 + 148.75 - 142.6) = 3.0625$$

$$g = \frac{2.02^2 \times 0.006912 \times 9}{4 \times 3.0625^2} = 0.007$$

$$R = \frac{12.5}{12.5} \cdot \text{antilg}\left(\frac{0.1333}{3.0625} \times 0.0969\right) = 1.01$$

$$P_T = 670 \times 1.01 = 676.70 \text{（u/mg）}$$

$$S_M = \frac{0.0969}{3.0625^2 \times (1 - 0.007)} \times$$

$$\sqrt{9 \times 0.006912 \times \left[(1 - 0.007) \times \frac{2}{3} \times 3.0625^2 + \frac{1}{4} \times 0.1333^2\right]}$$

$$= 0.006469$$

$$\text{R的FL} = \text{antilg}\left(\frac{\lg 1.010}{1 - 0.007} \pm 2.02 \times 0.006469\right)$$

$$= 0.980 \sim 1.041$$

$$P_T\text{的FL} = 670 \times (0.980 \sim 1.041)$$

$$= 656.60 \sim 697.47 \text{（u/mg）}$$

$$P_T\text{的FL\%} = \frac{697.47 - 656.60}{2 \times 676.70} \times 100\% = 3.0\%$$

按（19）式计算 s^2

$$s^2 = \frac{6 \times 9 \times (16.05^2 + 16.20^2 + \cdots + 16.50^2 + 16.30^2)}{6 \times 9 \times (6-1) \times (9-1)} -$$

$$\frac{6 \times (142.6^2 + \cdots + 149.0^2) - 9 \times (97.5^2 + \cdots + 95.85^2) + 875.5^2}{6 \times 9 \times (6-1) \times (9-1)}$$

$$= 0.006912$$

$$f = (6-1) \times (9-1) = 40$$

和表 3–3 结果相同。

例 4　量反应平行线测定随机区组设计（2.2）法缩宫素效价测定——大鼠离体子宫法

S 为缩宫素标准品

d_{S_1}：0.0068u　　d_{S_2}：0.009u

T 为缩宫素注射液　标示量　A_T：10u/ml

d_{T_1}：0.008u　　d_{T_2}：0.0106u

$r=1:0.75$　$I=0.125$

反应（y）：子宫收缩高度（mm）

测定结果见表 4–1。

随机区组设计（2.2）法，$K=4$。每组 4 个剂量为一区组，其给药次序为剂量组内所加因级限制。各剂量组均为 5 个反应，$m=5$。

表4–1　缩宫素效价测定结果

剂量 u	d_{S_1} 0.0068	d_{S_2} 0.0090	d_{T_1} 0.0080	d_{T_2} 0.0106	$\sum y_m$
y	39.5 37.0 35.0 31.5 30.0	68.0 62.5 63.0 58.0 50.0	41.0 36.0 37.0 34.5 (13.0) 35.0	71.0 53.0 62.0 60.0 60.0	219.5 188.5 197.0 184.0 175.0
$\sum y_{(k)}$	173.0 S_1	301.5 S_2	183.5 T_1	306.0 T_2	946.0

表4–2　缩宫素（2.2）法剂间变异分析

变异来源	$\sum y_{(k)}$ S_1 173.0	S_2 301.5	T_1 183.5	T_2 306.0	$m \cdot \sum C_i^2$	$\sum [C_i \cdot \sum y_{(k)}]$	差方和 $\dfrac{\{\sum[C_i \cdot \sum y_{(k)}]\}^2}{m \cdot \sum C_i^2}$
	正交多项系数（C_i）						
试品间	−1	−1	1	1	5×4	15.0	11.25
回归	−1	1	−1	1	5×4	251.0	3150.05
偏离平行	1	−1	−1	1	5×4	−6.00	1.80

表4–3　缩宫素效价测定（2.2）法可靠性测验结果

变异来源	f	差方和	方差	F	P
试品间	1	11.25	11.25	<1	>0.05
回归	1	3150.05	3150.05	229.06	<0.01
偏离平行	1	1.80	1.80	<1	>0.05
剂间	3	3163.10	1054.37	76.67	<0.01
区组间	4	285.82	71.46	5.20	<0.05
误差	11	151.27	13.75 (s^2)		>0.01
总	19	3600.20			

（1）特异反应处理　表4–1第三列第四行 d_{T_1} 的第4个数值特小，本例为随机区组设计按（10）式计算决定此值是否属特异值。

$m=5$　$y_a=15$　$y_1=13$　$y_2=35$　$y_m=41$

$$J_1 = \frac{y_2 - y_1}{y_m - y_1} = \frac{35 - 13}{41 - 13} = 0.786$$

查表四，$m=5$ 时，$J_1=0.780$，小于计算值0.786，故此值可以剔除。剔除后形成的缺失项按（13）式补足。

$C=149$　$R=149.5$　$G=929.5$　$K=4$　$m=5$

缺项补足值 $y = \dfrac{4 \times 149 + 5 \times 149.5 - 929.5}{(4-1) \times (5-1)} = 34.5$

（2）按（14）～（18）式计算各项差方和补足了一个缺项，误差项的自由度按（17）式再减1。

$$差方和_{(总)} = 39.5^2 + 37.0^2 + \cdots + 60.0^2 + 60.0^2 - \frac{964.0^2}{5 \times 4}$$
$$= 3600.20$$
$$f = 5 \times 4 - 1 = 19$$

$$差方和_{(剂间)} = \frac{173.0^2 + 301.5^2 + 183.5^2 + 306.0^2}{5} - \frac{964.0^2}{5 \times 4}$$
$$= 3163.10$$
$$f = 4 - 1 = 3$$

$$差方和_{(区组间)} = \frac{219.5^2 + 188.5^2 + \cdots + 184.0^2 + 175.0^2}{4} - \frac{964.0^2}{5 \times 4} = 285.82$$
$$f = 5 - 1 = 4$$

$$差方和_{(误差)} = 3600.20 - 3163.10 - 285.82 = 151.28$$
$$f = 19 - 3 - 4 - 1 = 11$$

（3）剂间变异分析及可靠性测验　按表四五（2.2）法计算，结果见表4–2、4–3。

结论：回归非常显著（$P<0.01$），偏离平行不显著（$P>0.05$），实验结果成立。区组间差异显著（$P<0.05$），分离区组间变异，可以减小实验误差。

缩宫素离体子宫效价测定，如区组间变异不显著，也可以不分离区组间变异，用随机设计方差分析法计算。

（4）效价（P_T）及可信限（FL）计算　按表十一十二（2.2）法及（30）～（33）式、（3）式、（8）式计算。

$r=1:0.75$　$I=0.125$　$s^2=13.75$

$f=11$　$t=2.20$

P_T 及其 FL 计算：

$$V = \frac{1}{2} \times (183.5 + 306.0 - 173.0 - 301.5) = 7.5$$

$$W = \frac{1}{2} \times (306.0 - 183.5 + 301.5 - 173.0) = 125.5$$

$$g = \frac{13.75 \times 2.20^2 \times 5}{125.5^2} = 0.021$$

$$R = \frac{0.009}{0.0106} \cdot \text{antilg}\left(\frac{7.5}{125.5} \times 0.125\right) = 0.864$$

$$P_T = 10 \times 0.864 = 8.64(\text{u/ml})$$

$$S_M = \frac{0.125}{125.5^2 \times (1-0.021)} \times$$
$$\frac{}{\sqrt{5 \times 13.75 \times [(1-0.021) \times 125.5^2 + 7.5^2]}}$$
$$= 0.008362$$

R 的 $FL = \text{antilg}\left(\frac{\lg 0.864}{1-0.021} \pm 2.20 \times 0.008362\right)$
$$= 0.826 \sim 0.899$$

P_T 的 FL $= 10 \times (0.826 \sim 0.899)$
$$= 8.26 \sim 8.99(\text{u/ml})$$

P_T 的 FL% $= \frac{8.99 - 8.26}{2 \times 8.64} \times 100\% = 4.2\%$

例5　量反应平行线测定（2.2）法双交叉设计胰岛素效价测定——小鼠血糖法

S 为胰岛素标准品

d_{S_1}：25mu/ml，0.25ml/鼠

d_{S_2}：50mu/ml，0.25ml/鼠

T 为胰岛素　标示量 A_T：27u/mg

d_{T_1}：25mu/ml，0.25ml/鼠

d_{T_2}：50mu/ml，0.25ml/鼠

r=1:0.5　I=0.301

反应值 y：血糖值（mg%）

每组用鼠 10 只，m=10

测定结果按表九八排列，见表 5-1。

表 5-1　胰岛素效价测定结果

	第一组			第二组			第三组			第四组			
	第（1）次	第（2）次	两次反应和	第（1）次	第（2）次	两次反应和	第（1）次	第（2）次	两次反应和	第（1）次	第（2）次	两次反应和	
	d_{S_1}	d_{T_2}		d_{S_2}	d_{T_1}		d_{T_1}	d_{S_2}		d_{T_2}	d_{S_1}		
	$y_{S_1(1)}$	$y_{T_2(2)}$	$y_{(1)}+y_{(2)}$	$y_{S_2(1)}$	$y_{T_1(2)}$	$y_{(1)}+y_{(2)}$	$y_{T_1(1)}$	$y_{S_2(2)}$	$y_{(1)}+y_{(2)}$	$y_{T_2(1)}$	$y_{S_1(2)}$	$y_{(1)}+y_{(2)}$	
	103.99	87.01	191.00	83.21	119.43	202.64	116.54	85.82	202.36	105.37	128.92	234.29	
	113.21	104.61	217.82	61.05	76.53	137.58	94.19	77.72	171.91	73.40	126.95	200.35	
	106.94	100.26	207.20	85.56	139.40	224.96	92.82	100.26	193.08	74.38	106.19	180.57	
	94.19	96.10	190.29	76.54	126.95	203.49	103.99	79.89	183.88	72.42	100.26	172.68	
	103.99	74.56	178.55	76.54	97.49	174.03	113.21	87.01	200.22	66.54	90.77	157.31	
	92.82	82.27	175.09	78.70	130.90	209.60	101.05	100.26	201.31	106.94	109.35	216.29	
	108.50	87.01	195.51	72.42	93.34	165.76	106.94	122.99	229.93	98.31	103.22	201.53	
	89.09	84.64	173.73	77.52	121.21	198.73	92.82	82.27	175.09	113.21	132.88	246.09	
	131.45	93.34	224.79	76.54	110.93	187.47	98.31	91.95	190.26	61.83	89.58	151.41	
	111.64	88.20	199.84	64.58	94.72	159.30	127.53	106.19	233.72	95.56	110.93	206.49	总和
Σ	1055.82 $S_{1(1)}$			752.66 $S_{2(1)}$			934.36 $S_{2(2)}$			1099.05 $S_{1(2)}$			S_1 2154.87
					1110.90 $T_{1(2)}$		1047.40 $T_{1(1)}$						S_2 1687.02
		898.00 $T_{2(2)}$								867.96 $T_{2(1)}$			T_1 2158.30
													T_2 1765.93
											Σy		7766.15

（1）方差分析按（26）式、（27）式计算：

$$差方和_{(总)} = 103.99^2 + 113.21^2 + \cdots + 89.58^2 +$$
$$110.93^2 - \frac{7766.15^2}{2 \times 4 \times 10}$$
$$= 25865.8223$$
$$f_{(总)} = 2 \times 4 \times 10 - 1 = 79$$

$$差方和_{(动物间)} = \frac{191.00^2 + 217.82^2 + \cdots + 151.41^2 + 206.49^2}{2} -$$
$$\frac{7766.15^2}{2 \times 4 \times 10} = 11320.6387$$

$$f_{(动物间)} = 4 \times 10 - 1 = 39$$

（2）将表 5-1 中 S、T 各剂量组每一次反应值之和按表十九及（22）式、（28）式、（29）式、（18）式计算各项变异的 $m \cdot \sum C_i^2$、$\sum(C_i \cdot \sum y)$ 及差方和、方差，并进行可靠性测验，结果见表 5-2、表 5-3。

表 5-2　胰岛素双交叉法剂间变异分析

变异来源	第（1）次实验 $\sum y_{(1)}$				第（2）次实验 $\sum y_{(2)}$				$m \cdot \sum C_i^2$	$\sum(C_i \cdot \sum y)$	差方和 $\dfrac{[\sum(C_i \cdot \sum y)]^2}{m \cdot \sum C_1^2}$
	$S_{1(1)}$ 1055.82	$S_{2(1)}$ 752.66	$T_{1(1)}$ 1047.40	$T_{2(1)}$ 867.g5	$S_{1(2)}$ 1099.05	$S_{2(2)}$ 934.36	$T_{1(2)}$ 1110.90	$T_{2(2)}$ 898.00			
	$C_i \cdot \sum y$										
试品间*	−1	−1	1	1	−1	−1	1	1	10×8	82.37	84.8102
回归冬	−1	1	−1	1	−1	1	−1	1	10×8	−860.19	9249.0855
偏离平行	1	−1	−1	1	1	−1	−1	1	10×8	75.51	71.2720
次间*	−1	−1	−1	−1	1	1	1	1	10×8	318.47	1267.7893
次间×试品间	1	1	−1	−1	−1	−1	1	1	10×8	−131.39	215.7917
次间×回归	1	−1	1	−1	−1	1	−1	1	10×8	105.01	137.8388
次间×偏离平行*	−1	1	1	−1	1	−1	−1	1	10×8	−171.93	369.4991

表 5-3　胰岛素双交叉法可靠性测验结果

变异来源	f	差方和	方差	F	P
偏离平行	1	71.2720	71.2720	<1	>0.05
次间×试品间	1	215.7917	215.7917	<1	>0.05
次间×回归	1	137.8388	137.8388	<1	>0.05
误差（Ⅱ）	36	10 895.7362	302.6593（s_{II}^2）		
动物间	39	11 320.6387	290.2728	2.92	
试品间	1	84.8102	84.8102	<1	>0.05
回归	1	9249.0855	9249.0855	93.16	<0.01
次间	1	1267.7893	1267.7893	12.77	<0.01
次间×偏离平行	1	369.4991	369.4991	3.72	>0.05
误差（Ⅰ）	36	3573.9995	99.2778（s^2）		
总	79	25 865.8223			

按（28）式、（29）式计算：

$$差方和_{(误差 I)} = 25\,865.8223 - 11\,320.6387 - 84.8102 -$$
$$9249.0855 - 1267.7893 - 369.4991$$
$$= 3573.9995$$

$$f_{(误差 I)} = 4 \times (10-1) = 36$$

$$差方和_{(误差 II)} = 11\,320.6387 - 71.2720 - 215.7917 -$$
$$137.8388 = 10\,895.7362$$

$$f_{(误差 II)} = 4 \times (10-1) = 36$$

结论：回归非常显著，偏离平行不显著，实验结果成立。两次实验间的差异非常显著，用双交叉设计可以消除实验间变异对实验误差的影响，提高实验的精确度。

（3）效价（P_T）及可信限（FL）计算：

用表 5-1 的 S_1、S_2、T_1、T_2，按表十一十二（2.2）法及（30）式、（32）～（34）式等计算：

$r = 1:0.5$　$I = 0.301$

$s^2 = 99.2778$　$f = 36$　$t = 2.03$

$$V = \frac{1}{2} \times (1765.96 + 2158.30 - 1687.02 - 2154.87)$$
$$= 41.185$$

$$W = \frac{1}{2} \times (1765.96 - 2158.30 + 1687.02 - 2154.87)$$
$$= -430.095$$

$$R = \frac{50}{50} \cdot \text{antilg} \left(\frac{41.185}{-430.095} \times 0.301 \right) = 0.936$$

$$P_T = 27 \times 0.936 = 25.27 (\text{u/mg})$$

$$g = \frac{99.2778 \times 2.03^2 \times 2 \times 10}{(-430.095)^2} = 0.044$$

$$S_M = \frac{0.301}{(-430.095)^2 \times (1-0.044)} \times$$
$$\sqrt{2 \times 10 \times 99.2778 \times [(1-0.044) \times (-430.095)^2 + 41.185^2]}$$
$$= 0.03204$$

$$R 的 FL = \text{antilg} \left(\frac{\lg 0.936}{1-0.044} \pm 2.03 \times 0.03204 \right)$$
$$= 0.803 \sim 1.084$$

$$P_T 的 FL = 27 \times (0.803 \sim 1.084) = 21.68 \sim 29.27 (\text{u/mg})$$

$$P_T 的 FL\% = \frac{29.27 - 21.68}{2 \times 25.27} \times 100\% = 15.0\%$$

四、四参数回归计算法

四参数回归计算法系采用非线性模型进行量反应检定的一种统计分析方法。该法要求在一定剂量范围，标准品（S）和供试品（T）的对数剂量 x 与反应值或反应值的特定函数 y 呈"S"或反"S"形关系，可拟合成四参数逻辑斯蒂（logistic）回归方程，拟合曲线对称于拐点，上下各有一渐进线。当 S 和 T 的活性组分基本相同时，两拟合曲线平行。S 形量反应四参数逻辑斯蒂（logistic）曲线模型图见图2。

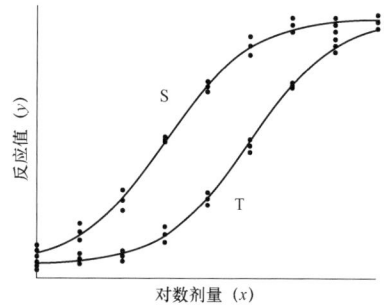

图2：四参数逻辑斯蒂（logistic）曲线模型

四参数逻辑斯蒂（logistic）曲线方程为：

$$y = D + \frac{A - D}{1 + \left(\dfrac{d}{C} \right)^B} \quad （35）$$

另一种等价的方程形式为：

$$y = D + \frac{A - D}{1 + \text{antilog}[B(x - \log C)]} \quad （36）$$

式中　y　为反应值或反应值的特定函数；

d　为标准品或供试品的各剂量；

x　为对数剂量，$x = \log d$；

A　为 $d \to 0$ 时的 y（S 形：下渐进线；反 S 形：上渐进线）；

D　为 $d \to \infty$ 时的 y（S 形：上渐进线；反 S 形：下渐进线）；

C　为 $y = \dfrac{A+D}{2}$ 时对应的 d，即 50%有效浓度（EC_{50} 或 ED_{50}）；

B　为斜率因子（与 EC_{50} 或 ED_{50} 处曲线斜率相关）。

公式中对数的底数可取任一适用的底数，常以无理数 e 或 10 为底。A、B、C、D 即为拟合曲线的 4 个特征性参数。本法主要以基于细胞的生物学活性测定法为例阐述四参数回归计算法的实验设计及运算过程。

1. 实验设计

实验设计中要求 S 和 T 的剂量组数（n）应相等，每个剂量组反应值的个数（m）也应相等，且每个重复数应为独立重复。每组剂量间隔一般呈连续的等比稀释，也可采用非连续的独立稀释。实验过程中，应避免使用有严重位置效应的细胞孔，如会产生边缘效应的外周孔，S 和 T 加样位置应尽量遵循随机、均衡排列的原则，也可选用随机区组设计，以减少实验误差。

2. 异常值处理

获取并记录试验数据后，需采用一定的策略鉴别和处理异常值，应调查产生异常值的原因。对于技术性或物理性等明确原因导致的异常值可直接剔除，如细胞孔污染、加样错误等；而对没有查明原因的异常值原则上不应剔除，即使剔除也要采用合适的统计学方法，并且剔除比例应极低。关于异常值剔除的统计学方法及其缺项补足，见本通则"三、量反应平行线测定法"中异常值剔除项。

3. 四参数逻辑斯蒂（logistic）模型拟合

一般采用适宜的计算机软件中四参数逻辑斯蒂（logistic）自由模型和约束模型，按照非线性最小二乘法的原则，进行 S 和 T 剂量反应曲线的自由拟合和约束拟合，分别获得 S 和 T 自由拟合及约束拟合曲线中 A、B、C、D 四个参数的估计值。约束模型为一平行曲线模型，其中 S 与 T 拟合方程的 A、B、D 三个参数的估计值分别相同，仅参数 C 的估计值不同。

4. 方差分析

按（37）～（39）式将约束模型总变异进行分解，采用适宜的计算机软件计算各项变异的差方和、自由度（f），按（18）式计算各变异项方差。

$$差方和_{总} = 差方和_{试品间} + 差方和_{回归} + 差方和_{残差I} \quad (37)$$

$$差方和_{残差I} = 差方和_{残差II} + 差方和_{偏离平行} \quad (38)$$

$$差方和_{残差II} = 差方和_{模型失拟} + 差方和_{误差} \quad (39)$$

式中　差方和$_{残差II}$为标准品和供试品约束模型的残差平方和；

　　　　差方和$_{残差II}$为标准品和供试品自由模型的残差平方和。

5. 可靠性测验

通过对剂间变异的分析，以测验 S 和 T 的对数剂量和反应的关系是否显著偏离平行曲线。剂间变异分析为试品间、回归、偏离平行和模型失拟四项：残差 II 的方差用以进行试品间、回归和偏离平行三项变异的 F 测验，误差项的方差用以进行模型失拟的 F 测验。由适宜的计算机软件计算获得各变异项的 P 值。当 $P<0.05$ 或 $P<0.01$，即认为在此检验水准下该项变异有显著意义。

可靠性测验结果判断　　可靠性测验结果，回归项应非常显著（$P<0.01$）；偏离平行和模型失拟均应不显著（$P \geqslant 0.05$）。个别情况下，当残差 II 或误差项的方差非常小时，偏离平行或模型失拟检验结果可能判为显著，建议此时以残差 II 或误差质控图中日常平均水平替代该次试验水平进行计算。

试品间一项不作为可靠性测验的判断标准。试品间变异非常显著者，重复试验时，应参考所得结果重新估计 T 的效价或重新调整剂量再进行试验。

满足上述条件，即可认为实验结果的可靠性成立。

6. 相对效价估计及置信区间的计算

对于可靠性成立的实验结果，方可按等反应剂量比的原则，采用约束模型中 S 和 T 拟合曲线 EC_{50} 的比值，计算供试品的相对效价（R）。

$$R = \frac{标准品 EC_{50}}{供试品 EC_{50}} \times 100\% \quad (40)$$

采用经验证的适宜计算机软件进行单次相对效价的置信区间的计算。对于多次实验结果的合并计算见本通则"六、实验结果的合并计算"部分。

在进行本法运算时，选择的计算机软件应能获得与本法实例一致的计算结果。

对符合 S 形量反应模型的供试品进行效价计算时，如果没有合适的计算机软件或统计专家的帮助，无法使用四参数回归计算法的情况下，也可选择剂量反应曲线中呈近似直线关系的一段剂量范围，将反应值进行适宜转换，按"三、量反应平行线测定法"估计效价。

7. 实例

例 6　四参数回归计算法

重组人粒细胞刺激因子（GCSF）生物学活性测定——NFS-60 细胞/MTT 比色法

测定方法见通则 3525　重组人粒细胞刺激因子生物学活性测定法，试验中将 S 和 T 用基础培养液稀释至每 1ml 含 200IU，然后做 2 倍系列稀释，共 8 个稀释度，每个稀释度做 2 孔，酶标仪吸光度测定结果见表 6-1。以 $y_{i,j,k}$ 表示 S 或 T 每一剂量水平的反应值，其中 i 表示 S 或 T 处理组，$i=0$ 时为 S 处理组，$i=1$ 时为 T 处理组；j 表示第 j 个剂量组；k 表示每一剂量水平的第 k 个重复数。

表 6-1　GCSF 生物学活性
（NFS-60 细胞/MTT 比色法）测定结果

浓度	标准品 S		供试品 T	
(IU/ml)	反应值 1 ($y_{i,j,k}$)	反应值 2 ($y_{i,j,k}$)	反应值 1 ($y_{i,j,k}$)	反应值 2 ($y_{i,j,k}$)
200	1.420	1.370	1.425	1.415
100	1.408	1.338	1.395	1.364
50	1.202	1.185	1.220	1.197
25	0.840	0.843	0.863	0.862
12.5	0.562	0.560	0.577	0.557
6.25	0.423	0.391	0.413	0.404
3.125	0.335	0.333	0.345	0.343
1.5625	0.312	0.302	0.317	0.313

（1）四参数逻辑斯蒂（logistic）模型拟合

采用适宜的计算机软件中四参数逻辑斯蒂（logistic）自由模型对表 6-1 测定结果中的数据进行 S 和 T 剂量反应曲线的拟合，其决定系数 R^2 分别为 0.997 和 0.999，S 和 T 自由模型拟合曲线中 A、B、C、D 四个参数的估计值见表 6-2。

表 6-2　S 和 T 自由模型拟合曲线中各参数的估计值

	A	B	C	D
S	0.313	1.834	25.66	1.439
T	0.319	1.834	25.51	1.456

以 $y_{i,j(fm)}$ 表示自由模型每一剂量水平的拟合值，则：

S 自由模型拟合方程：

$$\hat{y}_{i,j(fm)} = 1.439 + \frac{0.313 - 1.439}{1 + \left(\dfrac{x_{i,j,k}}{25.66}\right)^{1.834}}$$

T 自由模型拟合方程：

$$\hat{y}_{i,j(fm)} = 1.456 + \frac{0.319 - 1.456}{1 + \left(\dfrac{x_{i,j,k}}{25.51}\right)^{1.834}}$$

再采用适宜的计算机软件中四参数 logistic 约束模型对表 6-1 测定结果中的数据进行 S 和 T 剂量反应曲线的拟合，S 和 T 约束模型拟合曲线中 A、B、C、D 四个参数的估计值见表 6-3。

表 6-3　S 和 T 约束模型拟合曲线中各参数的估计值

	A	B	C	D
S	0.316	1.833	26.08	1.448
T	0.316	1.833	25.11	1.448

以 $y_{i,j(cm)}$ 表示约束模型每一剂量水平的拟合值，则：

S 约束模型拟合方程：

$$\hat{y}_{i,j(cm)} = 1.448 + \frac{0.316 - 1.448}{1 + \left(\dfrac{x_{i,j,k}}{26.08}\right)^{1.833}}$$

T 约束模型拟合方程：

$$\hat{y}_{i,j(cm)} = 1.448 + \frac{0.316 - 1.448}{1 + \left(\dfrac{x_{i,j,k}}{25.11}\right)^{1.833}}$$

（2）方差分析

试验数据列表　根据表 6-1 计算 S 和 T 处理组所有反应值的平均值 $\overline{y}$、S 或 T 处理组所有反应值的平均值 $\overline{y}_i$、S 或 T 第 j 个剂量组内反应值的平均值 $\overline{y}_{i,j}$ 和每一剂量组反应值的相对标准偏差 RSD；按上述拟合方程分别计算自由模型中 S 和 T 每个剂量水平的拟合值 $y_{i,j(fm)}$；约束模型中 S 和 T 每个剂量水平的拟合值 $y_{i,j(cm)}$；将结果列入表 6-4。

表 6-4　S 和 T 试验数据列表

	(1)	(2)		(3)	(4)	(5)	(6)	(7)	(8)
	$x_{i,j,k}$	$y_{i,j,k}$		y_{ij}	RSD	$\hat{y}_{ij(fm)}$	$\hat{y}_{ij(cm)}$	$\overline{y}_i$	$\overline{y}$
S	200	1.420	1.370	1.395	2.5	1.414	1.422	0.802	0.807
	100	1.408	1.338	1.373	3.6	1.353	1.359		
	50	1.202	1.185	1.194	1.0	1.183	1.185		
	25	0.840	0.843	0.842	0.3	0.863	0.860		
	12.5	0.562	0.560	0.561	0.3	0.551	0.549		

续表

	（1）	（2）		（3）	（4）	（5）	（6）	（7）	（8）
	$x_{i,j,k}$	$y_{i,j,k}$		y_{ij}	RSD	$\hat{y}_{ij(fm)}$	$\hat{y}_{ij(cm)}$	$\bar{y}_i$	$\bar{y}$
S	6.25	0.423	0.391	0.407	5.6	0.392	0.393		
	3.125	0.335	0.333	0.334	0.4	0.336	0.339		
	1.5625	0.312	0.302	0.307	2.3	0.320	0.322		
T	200	1.425	1.415	1.420	0.5	1.431	1.423		
	100	1.395	1.364	1.380	1.6	1.370	1.365		
	50	1.220	1.197	1.209	1.3	1.200	1.198		
	25	0.863	0.862	0.863	0.1	0.877	0.880	0.813	
	12.5	0.577	0.557	0.567	2.5	0.561	0.563		
	6.25	0.413	0.404	0.409	1.6	0.399	0.398		
	3.125	0.345	0.343	0.344	0.4	0.343	0.340		
	1.5625	0.317	0.313	0.315	0.9	0.326	0.323		

将总变异进行分解，计算各项变异的差方和和自由度（f）。

总变异

$$差方和_{总} = (1.420 - 0.807)^2 + \cdots + (0.302 - 0.807)^2 + (1.425 - 0.807)^2 + \cdots + (0.313 - 0.807)^2 = 6.10858$$

$$f_{总} = 2 \times 8 \times 2 - 1 = 31$$

试品间变异

$$差方和_{试品间} = 2 \times 8 \times \begin{bmatrix} (0.802 - 0.807)^2 + \\ (0.813 - 0.807)^2 \end{bmatrix}$$
$$= 0.00108$$

$$f_{试品间} = 2 - 1 = 1$$

回归项变异

$$差方和_{回归} = \begin{bmatrix} (1.422 - 0.802)^2 + \cdots + (0.322 - \\ 0.802)^2 + (1.423 - 0.813)^2 + \cdots + \\ (0.323 - 0.813)^2 \end{bmatrix} \times 2$$
$$= 6.09729$$

$$f_{回归} = 5 - 2 = 3$$

偏离平行项变异

$$差方和_{偏离平行} = \begin{bmatrix} (1.420 - 1.422)^2 + \cdots + (0.302 - \\ 0.322)^2 + (1.425 - 1.423)^2 + \cdots + \\ (0.313 - 0.323)^2 \end{bmatrix} - \begin{bmatrix} (1.420 - 1.414)^2 + \cdots + (0.302 - \\ 0.320)^2 + (1.425 - 1.431)^2 + \cdots \\ (0.313 - 0.326)^2 \end{bmatrix}$$
$$= 4.468E - 04$$

$$f_{偏离平行} = 8 - 5 = 3$$

残差 II 变异

$$差方和_{残差 II} = (1.420 - 1.414)^2 + \cdots + 0.302 - 0.320)^2 + (1.425 - 1.431)^2 + \cdots + (0.313 - 0.326)^2$$
$$= 0.01052$$

$$f_{残差 II} = 2 \times 8 \times 2 - 8 = 24$$

①失拟项变异

$$差方和_{模型失拟} = 2 \times \begin{bmatrix} (1.420 - 1.414)^2 + \cdots + (0.307 - \\ 0.320)^2 + (1.425 - 1.431)^2 + \cdots + \\ (0.315 - 0.326)^2 \end{bmatrix}$$
$$= 0.00505$$

$$f_{模型失拟} = 2 \times 8 - 8 = 8$$

标准品失拟项变异：

$$差方和_{标准品模型失拟} = 2 \times \begin{bmatrix} (1.420 - 1.414)^2 + \cdots + \\ (0.307 - 0.320)^2 \end{bmatrix}$$
$$= 0.00360$$

$$f_{标准品模型失拟} = 8 - 8 / 2 = 4$$

供试品失拟项变异：

$$差方和_{供试品模型失拟} = 2 \times \begin{bmatrix} (1.425 - 1.431)^2 + \cdots + \\ (0.315 - 0.326)^2 \end{bmatrix}$$
$$= 0.00145$$

$$f_{供试品模型失拟} = 8 - 8 / 2 = 4$$

②误差项变异

$$差方和_{误差} = 0.010517 - 5.056E - 03 = 0.00546$$

$$f_{误差} = 2 \times 8 \times 2 - 2 \times 8 = 16$$

（3）可靠性测验

按本通则"三、量反应平行线测定法"中（18）

式计算各变异项方差，将方差分析结果列表进行 F 测验，见表6-5。

表6-5　方差分析及 F 测验结果

变异的来源	自由度	差方和	方差	F	P
试品间	1	0.001 08	0.001 08	2.467 42	0.129 32（＞0.05）
回归	3	6.097 29	2.032 43	4638.5557	2.732E-33（＜0.01）
偏离平行	3	4.468E-04	1.489E-04	0.339 89	0.796 66（＞0.05）
残差	24	0.010 52	4.382E-04		
模型失拟	8	0.005 05	6.319E-04	1.851 25	0.140 13（＞0.05）
标准品	4	0.003 60	9.000E-04	2.636 98	0.072 73（＞0.05）
供试品	4	0.001 45	3.637E-04	1.065 53	0.405 57（＞0.05）
误差	16	0.005 46	3.413E-04		
总变异	31	6.108 58	0.197 05		

注：表中残差为残差Ⅱ

可靠性测验结果判断　根据历史数据设定 S 和 T 拟合曲线 R^2 应≥0.98，每一剂量组反应值的 RSD 应≤10%。可靠性测验结果判断如下：

①S 和 T 拟合曲线的 R^2 分别为 0.997 和 0.999，均符合规定。

②S 和 T 每一剂量组内反应值的 RSD 均＜10%，均符合规定。

③回归项非常显著；偏离平行和失拟检验项均不显著。

结论：实验结果成立。

（4）相对效价及置信区间计算

相对效价 R 按约束模型中S 和 T 拟合曲线 EC_{50}（表6-3中C值）的比值计算。

$$R = \frac{26.08}{25.11} \times 100\% = 103.9\%$$

采用适宜的计算机软件，按渐进置信区间法计算本次相对效价的置信区间，为估计效价的94.5%～105.5%。

五、质反应的生物实验数据分析

某些无法定量测量的检验，每个试验单位只有二分的测量结果，例如观察到动物的存活或死亡，细胞的响应超过或未超过预设的限度等。处理该类检验适用于质反应测定法。

质反应测定法与量反应测定法的区别在于在每个剂量下的 n 次独立重复测量仅得到一个单一

的值，即响应比例。将对数剂量对响应比例作图，通常将得到 S 型的剂量响应曲线。该曲线通常可以通过累积正态分布函数表示。使用累积正态分布函数的模型通常称为概率单位（probit）模型，使用逻辑斯蒂分布函数的模型通常称为 logit 模型，两者计算结果不存在有意义的差异，均可接受。常用 Bliss 迭代法计算模型参数。

1. 概率单位（probit）转换的平行线法

（1）将实验数据输入工作表Ⅰ，按工作表Ⅰ和工作表Ⅱ的循环迭代

首先将试验数据输入工作表Ⅰ以下数字标识的各列。

列（1）标准品或供试品的剂量。

列（2）该剂量下的单位数 m。

列（3）该剂量下产生阳性响应的单位数 r。

列（4）对数剂量 x。

列（5）每组阳性响应的比例 $p=r/m$。

从列（6）开始，循环迭代计算结果：

列（6）第一个循环时，列 Y 全部填写 0。

列（7）累积标准正态分布方程对应的值 $\Phi = \Phi(Y)$。

工作表Ⅰ的列（8）到列（10）用以下公式计算：

列（8）　　$Z = \dfrac{e^{-Y^2/2}}{\sqrt{2\pi}}$　　（41）

列（9）　　$y = Y + \dfrac{p - \Phi}{Z}$　　　（42）

列（10）　　$\omega = \dfrac{mZ^2}{\Phi - \Phi^2}$　　　（43）

工作表 I 的列（11）到列（15）的 wx，wy，

wx^2，wy^2 和 wxy 可以由该表的列（4），列（9）和列（10）算得，对每供试品和标准品分别计算列（10）到列（15）各列之和（Σ）。

表十三　质反应模型的工作表 I 模板

	（1）	（2）	（3）	（4）	（5）	（6）	（7）	（8）	（9）	（10）	（11）	（12）	（13）	（14）	（15）
	剂量	m	r	$\bar{x}$	p	Y	Φ	Z	y	w	wx	wy	wx^2	wy^2	wxy
_S_	∶	∶	∶	∶	∶	∶	∶	∶	∶	∶	∶	∶	∶	∶	∶
	∶	∶	∶	∶	∶	∶	∶	∶	∶	∶	∶	∶	∶	∶	∶
	∶	∶	∶	∶	∶	∶	∶	∶	∶	Σ =	Σ =	Σ =	Σ =	Σ =	Σ =
_T_	∶	∶	∶	∶	∶	∶	∶	∶	∶	∶	∶	∶	∶	∶	∶
	∶	∶	∶	∶	∶	∶	∶	∶	∶	∶	∶	∶	∶	∶	∶
	∶	∶	∶	∶	∶	∶	∶	∶	∶	Σ =	Σ =	Σ =	Σ =	Σ =	Σ =

将工作表 I 计算得到的求和转移至工作表 II 中的列（1）到列（6），通过以下公式计算工作表 II 列（7）到列（12）：

列（7）　　$S_{xx} = \sum wx^2 - \dfrac{\left(\sum wx\right)^2}{\sum w}$　　　（44）

列（8）　　$S_{yy} = \sum wxy - \dfrac{\left(\sum wx\right)\left(\sum wy\right)}{\sum w}$　　　（45）

列（9）　　$S_{yy} = \sum wy^2 - \dfrac{\left(\sum wy\right)^2}{\sum w}$　　　（46）

列（10）　　$\bar{x} = \dfrac{\sum wx}{\sum w}$　　　（47）

列（11）　　$\bar{y} = \dfrac{\sum my}{\sum w}$　　　（48）

表十四　质反应模型的工作表 II 模板

	（1）	（2）	（3）	（4）	（5）	（6）	（7）	（8）	（9）	（10）	（11）	（12）
	$\sum w$	$\sum wx$	$\sum wy$	$\sum wx^2$	$\sum wy^2$	$\sum wxy$	S_{xx}	S_{xy}	S_{yy}	$\bar{x}$	$\bar{y}$	a
_S_	∶	∶	∶	∶	∶	∶	∶	∶	∶	∶	∶	∶
_T_	∶	∶	∶	∶	∶	∶	∶	∶	∶	∶	∶	∶
							Σ =	Σ =				

供试品和参照品的共同斜率参数 b 由以下公式算得：

$$b = \dfrac{\sum S_{xy}}{\sum S_{xx}}\qquad（49）$$

供试品和参照品的截距参数 a 由以下公式算得，并填入工作表 II 的列（12）：

$$a = \bar{y} - b\bar{x}\qquad（50）$$

用 $\bar{y} = a + b\bar{x}$ 公式计算并替换工作表 I 中的列（6），开始重复循环，直到两个循环计算出的 Y 值差异足够小后停止（例如两个连续循环中算得的 Y 值差异小于 10^{-8}）。

（2）可靠性测验

通过对变异的分析，以测验 S 和 T 的对数剂量和反应的关系是否显著偏离线性和平行性。S 和 T 需至少涵盖 3 个剂量，偏离线性的程度可以通过以下方法

测量。在工作表Ⅱ中增加第 13 列，由式（51）计算：

$$S_{yy} = \frac{S_{xy}^2}{S_{xx}} \qquad (51)$$

对工作表Ⅱ第 13 列的计算结果求和得到 χ^2 值，以自由度 $f=K-2h$ 查 χ^2 表（$K=dh$，d 为每个测试品的浓度数；h 为总的测试品数目，只有一个标准品和一个供试品，则 $h=2$），可得到尾区概率 P。当 $P<0.05$ 或 $P<0.01$，即为在此概率水平下对线性的偏离有显著意义。

偏离平行性的程度可以通过以下方法测量。工作表Ⅱ中的数据通过式（52）计算得到 χ^2 值，以自由度 $f=h-1$ 查 χ^2 表，可得到尾区概率 P。当 $P<0.05$ 或 $P<0.01$，即为在此概率水平下对平行性的偏离有显著意义。

$$\chi^2 = \sum \frac{S_{xy}^2}{S_{xx}} - \frac{\left(\sum S_{xy}\right)^2}{\sum S_{xx}} \qquad (52)$$

可靠性测验结果，偏离线性和平行性应不显著（$P>0.05$）。显著偏离线性应当复试。实验者在剂量设置时应当尽可能保证 S 和 T 的对数剂量均覆盖各自 S 型曲线半数反应量的两侧，即最低稀释度有半数以上的动物响应，最高稀释度有半数以下的动物响应。同时，S 和 T 曲线的水平距离应当尽可能小，以充分保证拟合的稳健性和检验结果的可靠性。

显著偏离线性应当复试，但如果有理由保留该检验，公式需要微调。式（56）中的 t 应当修正为线性检验中相同自由度 $f=K-h$ 对应的 $P=0.05$ 处的 t 值，s^2 应当修正为线性检验中的 χ^2 值除以自由度 $f=K-h$。

同时，平行性检验也需要微调。平行性检验的 χ^2 值除以自由度 $f=h-1$ 后，再除以上述计算得到的 s^2，得到一个 F 比率，分子和分母分别对应自由度 $f=h-1$ 和 $f=K-2h$，在 0.05 的显著水平上进行 F 检验以判断平行性。

（3）效价（P_T）及可信限（FL）计算

按工作表Ⅱ得到的 a_T、a_S、b、S_{xx}、$\bar{x}_S$、$\bar{x}_T$，带入式（53）～（58），计算 M、R、P_T 和 FL 等。

$$M = \frac{a_T - a_S}{b} \qquad (53)$$

$$R = \text{antilg } M \qquad (54)$$

$$P_T = A_T \cdot R \qquad (55)$$

$$H = \frac{b^2 \sum S_{xx}}{b^2 \sum S_{xx} - s^2 t^2}(t=1.96, s=1) \qquad (56)$$

$$L = \frac{1}{\sum_S w} + \frac{1}{\sum_T w} \qquad (57)$$

$$P_T\text{的FL} = A_T \cdot \text{antilg}\left(\frac{HM - (H-1)(\bar{x}_S - \bar{x}_T) \pm}{\sqrt{(H-1)\left(L\sum S_{xx} + H(M - \bar{x}_S + \bar{x}_T)^2\right)}}\right) \qquad (58)$$

2. 半数反应量计算

半数反应量包括半数有效量（ED_{50} 或 IC_{50}）和半数致死量（LD_{50}）等，是衡量药物有效性和安全性的常用指标，在质反应测定法中，表现为 50% 单位响应时的剂量。供试品的半数反应量常用 probit 或 logit 模型计算，通过 Bliss 迭代法具体实现。

Bliss 迭代法按"质反应分析模型"章节的步骤开展，按"可靠性测验"章节进行线性检验，不需要进行平行性检验。

按工作表Ⅱ得到的 a、b、S_{xx}、$\bar{x}$，带入式（61）～（65），计算 M、ED_{50} 和 FL 等。

$$M = \frac{-a}{b} \qquad (61)$$

$$ED_{50} = \text{antilg } M \qquad (62)$$

$$H = \frac{b^2 \sum S_{xx}}{b^2 \sum S_{xx} - s^2 t^2}(t=1.96, s=1) \qquad (63)$$

$$L = \frac{1}{\sum w} \qquad (64)$$

$$ED_{50}\text{的FL} = \text{antilg}\left(\frac{HM - (H-1)\bar{x}_S \pm}{\sqrt{(H-1)\left(L\sum S_{xx} + H(M - \bar{x})^2\right)}}\right) \qquad (65)$$

4. 实例

例 7：吸附白喉疫苗的效价测定　通则 3505 豚鼠毒素攻击法（仲裁法）

白喉疫苗（估计效价为 140u/瓶）与标准品（标示效价 132u/瓶）对照检验。制备如表 7-1 所示的 1ml 针剂，注射经随机分组的豚鼠。一段时间后，向豚鼠注射白喉毒素，存活的豚鼠数在表 7-1 中记录。

表7–1　吸附白喉疫苗效价测定的试验设计和原始数据

标准品（S）标示效价136u/瓶			供试品（T）估计效价140u/瓶		
剂量（u/ml）	注射豚鼠数	存活豚鼠数数	剂量（u/ml）	注射豚鼠数	存活豚鼠数数
1.0	12	0	1.0	11	0
1.6	11	2	1.6	11	3

续表

标准品（S）标示效价136u/瓶			供试品（T）估计效价140u/瓶		
剂量（u/ml）	注射豚鼠数	存活豚鼠数数	剂量（u/ml）	注射豚鼠数	存活豚鼠数数
2.5	12	6	2.5	12	9
4.0	11	10	4.0	12	11

（1）输入实验数据，进行工作表I和工作表II的循环迭代　使用 probit 模型，通过 Bliss 迭代法计算出收敛后的工作表I（表7–2）和工作表II（表7–3）。

表7–2　收敛后的工作表I

疫苗	剂量（u/ml）	m	r	x	p	Y	Φ	Z	y	w	wx	wy	wx^2	wy^2	wxy
S	1.0	12	0	0.000	0.000	−2.30	0.011	0.029	−2.676	0.91	0.00	−2.44	0.00	6.54	0.00
	1.6	11	2	0.470	0.182	−1.08	0.141	0.223	−0.893	4.54	2.13	−4.05	1.00	3.62	−1.90
	2.5	12	6	0.916	0.500	0.08	0.532	0.398	0.000	7.62	6.98	0.00	6.40	0.00	0.00
	4.0	11	10	1.386	0.909	1.30	0.903	0.171	1.334	3.69	5.12	4.93	7.10	6.58	6.83
T	1.0	11	0	0.000	0.000	−1.90	0.029	0.066	−2.337	1.70	0.00	−3.97	0.00	9.28	0.00
	1.6	11	3	0.470	0.273	−0.68	0.248	0.317	−0.603	5.91	2.78	−3.56	1.31	2.15	−1.67
	2.5	12	9	0.916	0.750	0.48	0.684	0.356	0.664	7.03	6.44	4.67	5.90	3.10	4.28
	4.0	12	11	1.386	0.917	1.70	0.955	0.094	1.289	2.50	3.47	3.22	4.80	4.16	4.47

表7–3　收敛后的工作表II

疫苗	$\sum w$	$\sum wx$	$\sum wy$	$\sum wx^2$	$\sum wy^2$	$\sum wxy$	S_{xx}	S_{xy}	S_{yy}	$\bar{x}$	$\bar{y}$	a
S	16.76	14.24	−1.57	14.50	16.73	4.93	2.41	6.26	16.58	0.85	−0.09	−2.30
T	17.13	12.68	0.36	12.01	18.69	7.07	2.62	6.81	18.68	0.74	0.02	−1.90

（2）可靠性测验　检验线性。4 个自由度的 χ^2 值是 0.340+1.022=1.361，对应 P=0.851，统计学不显著。检验平行性。1 个自由度的 χ^2 值是 $(16.25+17.66)-\dfrac{13.06^2}{5.03}=0.001$，相应的 p 值是 0.974（此处 p 值使用修约后的 χ^2=0.001 计算），统计学不显著。

结论：偏离线性、平行性不显著，试验结果成立。

（3）效价（P_T）及可信限（FL）计算　效价（P_T）及可信限（FL）的计算，按（53）～（58）式计算。

$$M = \frac{a_T - a_S}{b} = \frac{-1.900 - (-2.297)}{2.595} = 0.153$$

$$R = \text{antilg } M = \text{antilg}(0.153) = 1.166$$

$$P_T = A_T \cdot R = 140\text{UI} \cdot 1.166 = 163.2\text{u / 瓶}$$

$$H = \frac{b^2 \sum S_{xx}}{b^2 \sum S_{xx} - s^2 t^2} = \frac{2.595^2 \times 5.034}{2.595^2 \times 5.034 - 1^2 \times 1.960^2}$$
$$= 1.128 \quad (t=1.96, \ s=1)$$

$$L = \frac{1}{\sum_S w} + \frac{1}{\sum_T w} = \frac{1}{16.764} + \frac{1}{17.134} = 0.118$$

$$P_T \text{的FL} = A_T \cdot \text{antilg}\left(\frac{HM - (H-1)(\bar{x}_S - \bar{x}_T) \pm}{\sqrt{(H-1)\left(L \sum S_{xx} + H(M - \bar{x}_S + \bar{x}_T)^2\right)}} \right)$$

$$= 140\text{UI} \cdot \text{antilg}\left(\frac{0.159 \pm}{\sqrt{0.128}{\sqrt{(0.594 + 1.128 \times 0.044^2)}}} \right)$$

$$= 124.5 \sim 216.3 (\text{u / 瓶})$$

例8：肉豆蔻提取物（PDK）对癌细胞的半数抑制率（IC$_{50}$）计算

采用 MTT 法，取对数生长期的 SGC-7901 细胞以 100μl/well 接种于培养板内，培养 12 小时。

分别加入含不同浓度 PDK 药物的培养液 100μl/well，每个浓度 3 个复孔，同时设阳性对照阿奇霉素和空白对照孔。受试物 6 个剂量终浓度分别为 25μg/ml、50μg/ml、100μg/ml、200μg/ml、400μg/ml、800μg/ml，阳性对照药阿奇霉素终浓度为 5μg/ml，将培养板孵育 4 小时后，各孔加入 MTT 溶液（5mg/ml）20μl，同样条件继续孵育 4 小时后终止培养、处理后，在 570nm 处测各孔 OD 值，计算抑制率（%），以 Bliss 法计算药物对肿瘤细胞体外增殖的 IC_{50}。试验设计和结果如表 8-1 所列。

（1）输入实验数据，进行工作表 I 和工作表 II

的循环迭代　使用 probit 模型，通过 Bliss 迭代法计算出收敛后的工作表 I（表 8-2）和工作表 II（表 8-3）。

表 8-1　PDK 对 SGC-7901 细胞抑制试验设计和原始数据

受试物浓度（μg·ml）	抑制率（%）
25	8.18
50	10.1
100	22.6
200	28.9
400	67.3
800	73.0

表 8-2　收敛后的工作表 I

药品	受试物浓度（μg/ml）	m	r	x	p	Y	Φ	Z	y	w	wx	wy	wx^2	wy^2	wxy
	25	100	8.18	3.219	0.082	−1.64	0.050	0.104	−1.338	22.49	72.39	−30.09	233.00	40.27	−96.86
	50	100	10.1	3.912	0.101	−1.19	0.118	0.198	−1.271	37.55	146.89	−47.72	574.62	60.66	−186.70
T	100	100	22.6	4.605	0.226	−0.73	0.233	0.306	−0.752	52.36	241.13	−39.37	1110.46	29.60	−181.30
	200	100	28.9	5.298	0.289	−0.27	0.393	0.384	−0.542	61.97	328.36	−33.59	1739.73	18.21	−177.97
	400	100	67.3	5.991	0.673	0.18	0.573	0.392	0.439	62.87	376.71	27.60	2257.06	12.12	165.38
	800	100	73.0	6.685	0.730	0.64	0.739	0.325	0.613	54.73	365.85	33.52	2445.54	20.54	224.10

表 8-3　收敛后的工作表 II

药品	$\sum w$	$\sum wx$	$\sum wy$	$\sum wx^2$	$\sum wy^2$	$\sum wxy$	S_{xx}	S_{xy}	S_{yy}	$\bar{x}$	$\bar{y}$	a
T	291.98	1531.32	−89.65	8360.42	181.38	−253.35	329.11	216.82	153.86	5.24	−0.31	−3.76

（2）可靠性测验　检验线性。4 个自由度的 χ^2 值是 11.011，对应 $P=0.264$，统计学不显著。

结论：偏离线性不显著，试验结果成立。

（3）IC_{50} 及可信限（FL）计算

IC_{50} 及可信限（FL）的计算，按（61）～（65）式计算。

$$M = \frac{-a}{b} = \frac{3.762}{0.659} = 5.711$$

$$IC_{50} = \text{antilg}\, M = \text{antilg}(5.711) = 302.09(\mu g/ml)$$

$$H = \frac{b^2 \sum S_{xx}}{b^2 \sum S_{xx} - s^2 t^2} = \frac{0.659^2 \times 329.11}{0.659^2 \times 329.11 - 1^2 \times 1.960^2} = 1.028 \quad (t=1.96,\ s=1)$$

$$L = \frac{1}{\sum_{s} w} = \frac{1}{291.975} = 0.0034$$

$$\text{ED}_{50}\text{的FL} = \text{antilg}\left(\frac{HM - (H-1)\bar{x}_s \pm}{\sqrt{(H-1)\left(L\sum S_{xx} + H(M-\bar{x})^2\right)}} \right)$$
$$= 252.255 \sim 371.222(\mu g/mL)$$

四六、实验结果的合并计算

同一批供试品重复 n 次测定，所得 n 个测定结果，可用合并计算的方法求其效价 P_T 的均值及其 FL。

参加合并计算的 n 个结果应该是：

（1）各个实验结果是独立的，完整的，是在动物生物来源、实验条件相同的情况下，与标准品同时比较所得的检定结果（P_T）。

（2）各次检定结果，经用标示量或估计效价（A_T）校正后，取其对数值（$\lg P_T$）参加合并计算。计算时，令 $\lg P_T = M$

n 次实验结果的合并计算可通过下列两种方式进行。

方式1　假定 n 个独立测定结果的 M 值呈正态或近似正态分布，则可使用如下公式计算其均值、标准差和标准误。

$$均值\ \overline{M} = \sum_{i=1}^{n} M_i / n \qquad (66)$$

$$标准差\ S = \sqrt{\frac{1}{n-1}\sum_{i=1}^{n}(M_i-\overline{M})^2} \qquad (67)$$

$$标准误\ S_{\overline{M}} = S/\sqrt{n} \qquad (68)$$

均值在 100（1−α）%的置信区间为

$$FL = \overline{M} \pm t_{n-1,\alpha/2} \cdot S_{\overline{M}} \qquad (69)$$

式中　M_i 是第 i 次结果的对数效价值；
　　　$t_{n-1,\alpha/2}$ 是具有 $n-1$ 自由度的 t 分布的上 $\alpha/2$ 的 t 值（或双侧 α 的 t 值）。

方式2　假定 n 个独立实验均给出了对数效价值和相应的 S_{Mi} 或置信上下限，以及自由度，n 次实验结果共 n 个 M 值，按（3570）式进行 χ^2 测验：

$$\chi^2 = \sum WM^2 - \frac{(\sum MW)^2}{\sum W} \qquad (35)$$

$$\chi_M^2 = \sum_{i=1}^{n} w_i(M_i-\overline{M})^2 = \sum_{i=1}^{n} w_i M_i^2 - \frac{(\sum_{i=1}^{n} w_i M_i)^2}{\sum_{i=1}^{n} w_i} \qquad (70)$$
$$f = n-1$$

式中　ww_i 为各次实验结果的权重，相当于各次实验 S_M 平方的倒数，即

$$W = 1/S_M^2 \qquad (36)$$

$$w_i = \frac{1}{S_{M_i}^2} \qquad (71)$$

$$w = \sum_{i=1}^{n} w_i \qquad (72)$$

按（3570）式的自由度（f）查 χ^2 值表（表十二十五），得 $\chi^2_{(f)\,0.05}$ 查表值；

表十二十五 χ^2 值表（P=0.05）

f	χ^2	f	χ^2
1	3.84	16	26.3
2	5.99	17	27.6
3	7.82	18	28.9
4	9.49	19	30.1
5	11.1	20	31.4
6	12.6	21	32.7
7	14.1	22	33.9
8	15.5	23	35.2
9	16.9	24	36.4
10	18.3	25	37.6
11	19.7	26	38.9
12	21.0	27	40.1
13	22.4	28	41.3
14	23.7	29	42.6
15	25.0	30	43.8

当 χ^2 计算值小于 $\chi^2_{(f)\,0.05}$ 查表值时，认为 n 个实验结果均一，可按（3773）式、（3874）式、（3975）式计算 n 个 MM_i 的加权均值 $\overline{M}$、$S_{\overline{M}}$ 及其 FL。

$$\overline{M} = \sum(WM)/\sum W \qquad (37)$$

$$\overline{M} = \frac{(\sum_{i=1}^{n} w_i M_i)}{\sum_{i=1}^{n} w_i} \qquad (73)$$

$$S_{\overline{M}} = \sqrt{\frac{1}{\sum W}} \qquad (38)$$

$$S_{\overline{M}} = \sqrt{\frac{1}{\sum_{i=1}^{n} w_i}} \qquad (74)$$

合并计算的自由度（f）是 n 个实验结果的 s^2 自由度之和。$f = \sum f_i$，按此 f 查 t 值表（表一）得 t 值。

$$\overline{M} \text{ 的 } FL = \overline{M} \pm t \cdot S_{\overline{M}} \qquad (3975)$$

P_T 及其可信限按（4076）式、（4177）式计算：

$$P_T = \text{antilg}\,\overline{M} \qquad (4076)$$

$$P_T \text{ 的 } FL = \text{antilg}(\overline{M} \pm t \cdot S_{\overline{M}}) \qquad (4177)$$

FL%按（8）式计算。

当 χ^2 计算值大于 $\chi^2_{(f)\,0.05}$ 查表值时，则认为 n 个实验结果不均一，可用以下下列方法进行合并

计算。

（1）如为个别实验结果影响 n 次实验结果的均一性，可以剔除个别结果，将其余均一的结果按以上（73）～（77）公式进行合并计算，但剔除个别结果应符合"特异反应异常值剔除"的要求。

（2）如果 n 次实验结果的不均一性并非个别实验结果的影响，则按（42 78）式、（43 79）式计算校正权重 W'，如经公式（43）计算结果为负值，可以删除减号后面一项，计算近似的 S_m^2 和各次实验的 W'。用 W' 和 $\sum W'$ 代替公式（37 73）式、（38 74）式中 W 和 $\sum W$ 计算 $\overline{M}$、$S_{\overline{M}}$，再按（39 75）式、（40 76）式、（41 77）式计算 $\overline{M}$ 的 FL、$\overline{P}_T$ 及其 FL。

$$W' = \frac{1}{S_M^2 + S_m^2} \quad （42）$$

$$S_m^2 = \frac{\sum M^2 - (\sum M)^2 / n}{n-1} - \frac{\sum(S_M^2)}{n} \quad （43）$$

$$f = n-1$$

各结果的校正权重

$$W' = \frac{1}{S_{M_i}^2 + S_{\overline{M}}^2} \quad （78）$$

式中　$S_{M_i}^2$ 为实验内变异，即 W 的倒数 $S_{\overline{M}}^2$ 为实验间变异，其计算公式为：

$$S_{\overline{M}}^2 = \frac{\sum(M_i - \overline{M})^2}{n(n-1)} \quad （79）$$

此时，计算 $\overline{M}$ 的置信限时，t 值取 2 即可。

例 69 肝素钠 5 次测定结果的合并计算

测定结果见表 69-1。

表 96-1　肝素钠的效价测定结果

P_T u/mg	$M(\lg P_T)$	S_M	$W\left(\dfrac{1}{S_M^2}\right)$	WM	WM^2
189.28	2.2771	0.0289	1197.30	2726.37	6208.22
180.13	2.2556	0.0144	4822.53	10 877.70	24 535.74
189.72	2.2781	0.0105	9070.29	20 663.03	47 072.44
185.27	2.2678	0.006 33	24 957.01	56 597.51	128 351.83
181.25	2.2583	0.0278	1293.93	2922.08	6598.94
			$\sum$ 41 341.06	93 786.69	212 767.17

按（35 70）式计算：

$$\chi^2 = 212767.17 - \frac{93786.69^2}{41341.06} = 1.86$$

$$f = 5-1 = 4$$

查表十二十五，$\chi^2_{(4)0.05} = 9.49$，$P > 0.05$

χ^2 计算值 $1.86 < x^2_{(4)0.05}$ 查表值，5 次结果均一。

按（37 73）～（41 77）式

$$\overline{M} = \frac{93786.69}{41341.06} = 2.2686$$

$$\overline{P}_T = \text{antilg}\,2.2686 = 185.61\,(\text{u/mg})$$

$$S_{\overline{M}} = \sqrt{\frac{1}{41341.06}} = 0.00492$$

5 次实验均用（3.3）法，随机设计，每剂 5 管，各次实验 s^2 的自由度 f_i 均为：$f_i = 29-5 = 24$。

合并计算的自由度 $f = 5 \times 24 = 120$，$t = 1.96$

$$\overline{P}_T\text{的FL} = \text{antilg}(2.2686 \pm 1.96 \times 0.00492)$$
$$= 181.53 \sim 189.78\,(\text{u/mg})$$

$$\text{FL\%} = \frac{189.78 - 181.53}{2 \times 185.61} \times 100\% = 2.2\%$$

例 710　胰岛素 6 次效价测定结果的合并计算

测定结果见表 710-1。

表 710-1　胰岛素效价测定结果

P_T u/mg	$M(\lg P_T)$	M^2	S_M	W $(1/S_M^2)$	WM	WM^2
25.91	1.4135	1.9980	0.096 03	108.44	153.28	216.66
23.15	1.3646	1.8621	0.006 202	25 997.79	35 476.59	48 411.35
27.48	1.4390	2.0707	0.026 09	1469.10	2114.04	3042.10
28.39	1.4532	2.1118	0.031 77	990.75	1439.76	2092.26
27.56	1.4403	2.0745	0.035 60	789.04	1136.46	1636.84
25.79	1.4115	1.9923	0.031 81	988.37	1394.93	1968.95
$\sum$	8.5221	12.1094		30 343.38	41 715.06	57 368.16

按（35 70）式：

$$\chi^2 = 57368.16 - \frac{41715.06^2}{30343.38} = 19.70$$

$f = 6-1 = 5$　查表十二十五，$\chi^2_{(5)0.05} = 11.1$

χ^2 计算值 $19.70 > \chi^2_{(5)0.05}$ 查表值，6 次结果不均一，经特异反应剔除计算（公式 10）异常值剔除，无个别删除结果。

按（42）式、（43）式计算：

$$S_m^2 = \frac{12.1094 - 8.5221^2/6}{6-1} - \frac{0.01327206}{6} =$$

$$0.001\,007 - 0.002\,212 = -0.001\,205。$$

计算结果为负数，可删除减号后面项，$S_M^2 = 0.001007$。计算各次实验结果的差方 S_M^2、$(S_M^2 + S_m^2)$、校正权重 W'、$\sum W'M$，见表 7-2。

按（78）式、（79）式计算各次实验结果的差方和 $(S_M^2 + S_M^2)$、校正权重 W'、$\sum W'M$，得表 10-2。

$$\bar{M} = 4328.62 / 3063.46 = 1.4130$$

$$S_{\bar{M}} = \sqrt{\frac{1}{3063.46}} = 0.01807 \quad f=5, t=2.57$$

$$\bar{P}_T = \text{antilg} 1.4130 = 25.88(\text{u/mg})$$

$$\bar{P}_T 的 FL = \text{antilg}(1.4130 \pm 2.57 \times 0.01807)$$
$$= 23.26 \sim 28.80(\text{u/mg})$$

$$FL\% = \frac{28.80 - 23.26}{2 \times 25.88} \times 100\% = 10.70\%$$

$$\bar{M} = 26\,544.42 / 19\,233.51 = 1.3801$$

$$S_m = \sqrt{\frac{1}{W'}} = \sqrt{\frac{1}{19233.51}} = 0.00721$$

$$\bar{P}_T = \text{antilg} 1.3801 = 23.99 \quad (\text{u/mg})$$

$$\bar{P}_T 的 FL = \text{antilg}(1.3801 \pm 2 \times 0.00721)$$
$$= 23.21 \sim 24.80 \quad (\text{u/mg})$$

$$FL\% = \frac{24.80 - 23.21}{23.99} \times 100\% = 6.63\%$$

表 10-2　胰岛素测定结果不均一时计算表

P_T (u/mg)	M (lgP_T)	S_M	$S_{\bar{M}}$	$S_M^2 + S_m^2$	W'	W'M
25.91	1.4135	0.096 03	0.005 303	0.009 249 886	108.1094	152.8092
23.15	1.3646	0.006 202	0.005 303	0.000 066 590	15 017.25	20 491.8
27.48	1.4390	0.026 09	0.005 303	0.000 708 813	1410.809	2030.177
28.39	1.4532	0.031 77	0.005 303	0.001 037 458	963.8943	1400.698
27.56	1.4403	0.0356	0.005 303	0.001 295 485	771.9115	1111.768
25.79	1.4115	0.031 81	0.005 303	0.001 040 001	961.5372	1357.163
$\sum$	8.5219				19 233.51	26 544.42

五七、符号

A　平行线模型中，S_M 计算公式中的数值；四参数回归方程中剂量→0 时的 *y 值*

A_T　供试品的标示量或估计效价

B　平行线模型中，S_M 计算公式中的数值；四参数回归方程中半数反应量（EC_{50}）处的斜率因子；回归线的斜率

C　平行线模型中，缺项所在列各反应值之和；四参数回归方程中的半数反应量（EC_{50}），为 $y=(A+D)/2$ 时对应的剂量

C_i　平行线模型中，可靠性测验用正交多项系数

D　平行线模型中，效价计算用系数值，当标准品与待测品剂量数一致时，为 $d_{S高}/d_{T高}$；当标准品剂量数比待测品剂量数多时，为 $d_{S高}/d_{T高} \cdot (1/\sqrt{r})$；反之，则 $d_{S高}/d_{T高} \cdot \sqrt{r}$；四参数回归方程中剂量→∞ 时的 *y 值*

d_{S_1}，d_{S_2} … d_{S_d}　标准品的各剂量

d_{T_1}，d_{T_2} … d_{T_d}　供试品的各剂量

d　四参数回归方程中标准品或供试品的各剂量

EC_{50} 或 ED_{50}　半数反应量。在四参数量反应中指能引起 50% 最大反应强度的药量，在质反应中指引起 50% 实验对象出现阳性反应时的药量。

F　两方差值之比，用于方差分析等

FL　可信限

FL%　可信限率

f　自由度

G　缺项补足式中除缺项外各反应值之和

g　回归的显著性系数

H　95% 置信区间的调整参数（质反应资料计算的中间值，无实际意义）

I　平行线模型中，S 和 T 相邻高低剂量比值的对数，$I = \lg r$

$J_1, J_2\cdots$　Dixon 异常值检验中特异反应异常值剔除用的 J 值（显著性判断标准）

K　S 和 T 的剂量组数和（$k+k'$）

$k \cdot k'$　S 或 T 的剂量组数

L　供试品和参照品的权重倒数和（质反应资料计算的中间值，无实际意义）

M　S 和 T 的对数等反应剂量之差，即效价比值（R）的对数，$M=\lg R$。合并计算中 $M=\lg P_T$

m　平行线测定法或四参数回归计算法中各剂量组内反应值的个数或动物数

n　S 和 T 反应个数之和

n_s　最小效量法 S 反应的个数

n_T　最小效量法 T 反应的个数

n　四参数回归计算法中 S 或 T 的剂量组数

P　概率

p　在质反应资料的 probit 计算中的 r/n 比值。

P_T，P_U　供试品（T、U）的测得效价

R　S 和 T 等反应剂量比值；

随机区组设计中计算缺项反应值公式中的缺项所在行反应值之和；

平行线模型中，S 和 T 相邻高低剂量的比值；

四参数回归计算法中供试品的相对效价

R^2　拟合曲线决定系数

RSD　相对标准偏差

r　S 和 T 相邻高低剂量的比值质反应数据中处理组内出现阳性反应的样本数

S　标准品

S_1，$S_2\cdots$　平行线测定标准品（S）各剂量组反应值之和，等于 S 各剂量组的 $\sum y_{(k)}$

S_M　M 的标准误

s^2　实验的误差项 S_M^2 合并计算中各次实验间的差方

S_m　合并计算中各次实验间的差方合并计算中校正均值的标准误

T　供试品

T_1，$T_2\cdots$　平行线测定供试品（T）各剂量组反应值之和，相当于 T 各剂量组的 $\sum y_{(k)}$

t　可信限计算用 t 值，见表一

U　供试品的另一符号

$U1$，$U2\cdots$　平行线测定供试品（U）各剂量组反应值之和，相当于 U 各剂量组的 $\sum y_{(k)}$

u　供试品的效价单位

V　平行线测定效价计算用数值，见表七十二

W　同 V 平行线测定效价计算用数值，见表七;

W　合并计算中为各次实验结果的权重

W' 合并计算中各次实验结果的校正权重

Wc　权重系数

nWc　权重

x　平行线模型中的对数剂量，$x=\lg d$；四参数模型的实际剂量（相当于 d）

x_S　S 的对数剂量或 S 的对数最小效量

x_T　T 的对数剂量或 T 的对数最小效量

$\bar{x}_S$：直线测定法中，S 的对数剂量均值或 S 组的对数最小剂量的均值

$\bar{x}_T$：直接测定法中，T 的对数剂量均值或 T 组的对数最小效量的均值

y　反应值或其规定的函数

y_a、y_m　特异反应所在组的两极端值

$y_{i,j,k}$　四参数回归计算法中标准品或供试品每个剂量水平的反应值；其中 i 表示 S 或 T 处理组，$i=0$ 时为 S 处理组，$i=1$ 时为 T 处理组；j 表示第 j 个剂量组；k 表示每一剂量水平的第 k 个重复数

$\hat{y}_{i,j\,(fm)}$　四参数自由拟合方程每一剂量水平的拟合值

$\hat{y}_{i,j\,(cm)}$　四参数约束拟合方程每一剂量水平的拟合值 $\bar{y}$　四参数回归计算法中 S 和 T 处理组所有反应值的平均值

$\bar{y}_i$　四参数回归计算法中 S 或 T 处理组所有反应值的平均值

$\bar{y}_{i,j}$　四参数回归计算法中 S 或 T 第 j 个剂量组内反应值的平均值

Z　正态分布的临界值

$\sum$　总和

$\sum y_{(k)}$　S 和 T 各剂量组反应值之和

$\sum y_{(m)}$　S 和 T 各剂量组内各区组反应值之和

χ^2　卡方

Φ　累积标准正态分布函数

1431　生物检定统计法修订说明

生物检定法是利用生物体的反应评估药物生物活性的一种方法。它以药物的药理作用为基础，以生物统计为工具，运用特定的实验设计在一定条件下比较供试品和相当的标准品或对照品所产生的特定反应，通过等反应剂量间比例的运算或限值剂量引起的生物反应程度，从而测定供试品的效价、生物活性或杂质引起的毒性。

下面将本次修订和新增的主要内容进行说明。

一、总则中的修改

1. 由于本次修改，新增了量反应的四参数回归模型和质反应的数据分析部分，且引入的等效性检验的概念，故，在该部分后面术语中，增加了"可靠性检验"中的相关内容。

2. 该部分中，还有一个概念存在问题，即"可信限和可信限率"。

Fiducial limit 是可信性（或叫基准性）推断（fiducial inference）对统计区间（限）的表达。它是统计推断（statistical inference）中的一种被废弃的推断；由 Fisher 提出，因出现矛盾而没有被广泛接受。目前在统计推断中流行的是频率论推断（frequentist inference）、贝叶斯推断（Bayesian inference）和决策理论（decision theory）[具体参见：https://en.wikipedia.org/wiki/Fiducial_inference]

Confidence limit 是频率论推断使用

Credible limit 是贝叶斯推断使用

现在药典中使用的统计推断方式均为频率论推断（frequentist inference），故使用置信限（confidence limit）比使用可信区间（fiducial limit）准确。但为保证一定的延续性和顺利过渡，本次修改，接受这两种表述。

3. 总则倒数第二段中的"动物体重范围和年龄范围"一项，因加入了细胞等生物材料，故应修改表述。建议修改为："生物样本间的差异"，更通用。

二、直接测定法

在合并计算中，增加了不加权合并的方法。鉴于该版本以不大动为主，暂时保留在这里。直接测定法在新版 USP 和 EP 中都不再存在。

三、量反应平行线测定法

1. 该部分中，增加了药典中常用的"拉丁方设计"（缩宫素品种使用）。

2. 对特异反应剔除和缺项补足部分进行了修改补充。

（1）定义及影响　异常值（outlier）是指与预期有很大差距的科学实验测定值；任何异常的（aberrant/ anomalous）、不一致的（discordant）、虚假的（spurious）、可疑的（suspicious）或者是模糊（rogues）的观察值、离群值（mavericks）都叫作异常值。《中国药典》在通则 1431 中，将其称为"特异反应值"，本次统一修改为"异常值"。

药品检验过程中时常会出现异常值，舍弃或者保留 1 个明显的异常值往往会导致数据处理困难，歪曲事实，产生严重偏倚。合理发现并正确处理异常数据，对保证药品检验结论的科学性、严谨性，从而保障人们用药安全有效有着极其重要的意义。由于异常值检验方法较多，需选用适于生物检定实验数据类型的统计检验方法。

（2）检验方法及其优缺点　对于一些无法找出因实验因素或人为因素导致的异常值，一般需要使用适当的统计检验方式进行检测并剔除。异常值检验的方法很多，但多属于距离法。如奈尔（Nair）检验法、拉依达准则法（3S 法）、极度学生化偏离 t 检验（ESD 检验）或格拉布斯检验法（Grubbs）、狄克逊检验（Dixon 检验）、Hampel 规则和 proc robustreg 法。

选择合适的异常值检验方法取决于样本量大小和分布的假设。就药典收载方法看，《中国药典》仅收载了狄克森（Dixon）检验法；EP 没有特别给出；USP40-NF35 中，有 2 个文件都收载了异常值检验：〈111〉〈1010〉。其中〈111〉为强制性的原则，为生物检定统计服务。其上收载了狄克森（Dixon）检验法和格拉布斯（Grubbs）或极度学生化偏离（Extreme studentized deviate test）检验法 2 种方法。〈1010〉是 USP 对数据分析和解释的一个综合指导性的原则。其中除收载了上述两种方法外，还收载了汉佩尔（Hampel）检验法。

药典收载的三种异常值检验方法，各有其优劣势。

①汉佩尔（Hampel）法简单，适于样本量在

3 个以上，对样本数据的分布特征要求不强；无需查表，检验效率最高，但对异常值不敏感，判断保守。

②狄克森法适于很小的样本量，一般在 3～10 之间的样本量中使用比较高效，对分布要求不高；当样本量较小，且其中只存在一个异常值时，效果良好；且不必计算样本标准偏差；但当有多个异常值且相邻的两值相差较小时，灵敏度降低或失效。

（3）格拉布斯法适于样本量不少于 6 个的异常值检验，一般要求在 10 个以上。其优点是检验效率高，不仅可用于同组反应值中的离群值检验，也可用于具有方差同质时的模型（如直线性模型或非直线性模型）中的残差法检测离群值；

但对数据的分布正态性要求较高，当 n 较小或多个异常值接近时，不适用该法检验。

（4）近年来的研究进展 历版《中国药典》均未收载格拉布斯检验法，对于狄克森检验法在使用范围和标准上也没有进一步的说明或限制；仍然与 USP38–NF33 中的〈111〉相似。

从 USP39–NF34 开始，USP 将 Dixon 检验法的使用样本量，从原来的 3～24 个，改为 3～13 个，降低了其应用的范围；同时，对其判断的标准进行了修改（更严格）。由于 Dixon 方法的粗糙性，进一步限制其样本量大小的范围和提高其判断标准，可最大限度地减少有用信息的丧失。因此，本次修改参照了 USP 关于狄克森研究的标准判定表，如下所示。

表 1：USP40–NF35、USP38–NF33 和 ChP2015 中 J 临界值的变化

Table 2. Test for Outlier Measurements

N	3	4	5	6	7
G_1	0.988	0.889	0.780	0.698	0.637
N	8	9	10	—	—
G_2	0.683	0.635	0.597	—	—
N	11	12	13	—	—
G_3	0.679	0.642	0.615	—	—

USP40-NF35（2017 年）111

Table 1

Test for outllers. In samples from a normal population, gaps equal to or larger than the following values of G_1, G_2, and ,G_3, occur with a probability p=0.02 where outliers can occur only at one end, or with p=0.04 where they may occur at either end.

USP38-NF33（2015 年）111

N	3	4	5	6	7						
G_1	.976	.846	.729	.644	.586						
N	8	9	10	11	12	13					
G_2	.780	.725	.678	.638	.605	.578					
N	14	15	16	17	18	19	20	21	22	23	24
G_3	.602	.579	.559	.542	.527	.514	.502	.491	.481	.472	.464

表三　剔除特异反应的 J 值表

CHP（2015 年）1431

m	3	4	5	6	7	
J_1	0.98	0.85	0.73	0.64	0.59	
m	8	9	10	11	12	13
J_2	0.78	0.73	0.68	0.64	0.61	0.58
m	14	15	16	17	18	19	20
J_3	0.60	0.58	0.56	0.54	0.53	0.51	0.50

近年来，随着细胞等体外生物检测方法的增多，实验样本量的增加和多组间等方差时，对模型中异常值的检验需求越来越多，因此迫切需要增加相应的方法。无论从现实需要、统计理论的论证还是经 USP 多年使用，格拉布斯异常值检验法都应该增加到生物检定统计的指导原则中。

（4）异常值检验步骤　由于异常值检验的方式很多，且每种方法的适用范围及优缺点不同，故在使用时，USP〈1010〉建议采用如下步骤。

①在进行异常值检验前，实验室首先应该对该值进行彻底的调查。如果有操作或实验材料等问题导致，可以直接排除该类数据，或重新实验以获得可靠数据。

②只有排除所有影响因素后，对没有明确的原因所致样本数据中的异常值才进行异常值检验。这时，在检验异常值方法上，应尽量按照相应条件选择方法，必要时咨询统计专家。

③无论是剔除或保留所检测出的异常值，都应将其记录在报告中，以便今后更好地理解和追踪相应原因。

四、四参数回归计算法(新增)

1. 概况

关于细胞法试验数据的处理，目前《中国药典》2015 年版（Ch.P.2015）三部均规定采用四参数回归计算法，而通则 1431 中尚未收载该计算法。国外药典中除《日本药局方》（JP17）外，《美国药典》（USP40）、《欧洲药典》（EP9.0）和《英国药典》（BP2017）均收载有四参数回归计算法。本法的起草参考了 USP40 和 EP9.0/BP2017 收载的四参数回归计算法及 USP40 中建议的生物检定试验数据分析程序。

通过对各国药典的查阅、平行性检验方法的比较研究和企业的调研，参考 USP40 初步拟订了利用四参数回归计算法进行细胞法试验数据统计分析的程序，并对初拟程序的可行性和合理性进行了验证。另外，还采用历史数据比较了不同分析软件参数估计和计算结果的一致性，不同平行性检验方法判定结果的一致性，检验了常用数据分析软件平行性判定结果的可靠性。

2. 关于拟订方法制订的具体说明

（1）方法名称　参考《中国药典》2015 年版三部收载的生物学活性测定法中试验数据处理的描述，拟为"四参数回归计算法"。

（2）方法定义及特点　参考《中国药典》2015 年版通则 1431"量反应平行线测定法"中撰写体例给出定义及特点。

（3）方程形式　USP40 和 EP9.0/BP2017 中方程形式本质相同。目前国内实验室通常使用酶标仪自带软件中的四参数 logistic 回归方程，以美国 Molecular Device 公司 softmax 软件居多，与 USP40<1034>四参数回归计算法项下第一个方程式相同。参考 USP40 和 EP9.0/BP2017 并结合国内实际使用情况，在本法中拟订了两种方程形式，并对各参数的符号及含义进行了统一。需要说明的是，USP40 和 EP9.0/BP2017 中对参数 A、D 分别明确定义为上渐进线和下渐进线，该定义仅适用于剂量反应曲线呈反"S"形的情况。而实际上生物学活性测定法的剂量反应曲线既可呈反"S"形，也可呈 "S"形，两种形状的曲线中参数 A 和 D 角色可互换。因此，本法中参考 Rodboard 等在文献中的论述，从数学角度出发给出参数 A 和 D 的定义，并注明不同形状的剂量反应曲线中所代表的具体含义。

（4）模型示意图　参考 USP40 和 EP9.0/ BP2017 列出了四参数模型典型的剂量反应曲线示意图

（5）适用范围　本法中注明是以细胞法为例进行阐述，但应用范围不限于细胞法；使用该模型前应进行拟合确认。

（6）实验设计　参考 USP40 和 EP9.0/BP2017 相关内容以及《中国药典》体例拟订了基本要求。

（7）异常值处理　USP40 通则<1034>指出，应基于"罕见"原则来使用统计学方法剔除异常值，剔除比例应极低。EP9.0/BP2017 通则 5.3 章中提出一般不鼓励仅采用统计学方法剔除异常值。《中国药典》通则 1431"三、量反应平行线测定法" 特异反应剔除项介绍的统计学方法适用于每个剂量组反应值重复数至少为 3 的分析方法。而目前《中国药典》2015 年版三部和国家药品注册标准中的细胞法每个剂量组大多数设置 2 个复孔，故无法使用药典中收载的统计学方法进行异常值剔除。故参考 USP40 和 EP9.0/BP2017 并结合日常实际情况拟订了本法的异常值剔除原则。

（8）分析程序

①四参数 logistic 回归模型拟合：关于四参数 logistic 回归模型中 4 个特征性参数的估计：USP40 建议采用非线性最小二乘法；而 EP9.0/BP2017 建议采用最大似然估计法。目前国内最常用的为美国 MD 公司的 softmax 软件，而国外（包括权威机构 USP 实验室）多采用德国 stegmann 公司开发的 PLA 软件，该软件系根据 USP 通则 <1032><1033> <1034> 和 EP9.0/BP2017 通则 5.3 章编写，既符合 USP 要求，也符合 EP9.0/BP2017 中相关规定。上述两种软件中的参数估计原则均系采用非线性最小二乘法，因此本法参考 USP40 并结合实际使用情况将参数估计原则拟订为非线性最小二乘法。四参数 logistic 回归模型可分为自由模型和约束模型，两种模型中标准品和供试品拟合曲线均可获得 4 个特征性参数 A、B、C、D 的估计值。采用自由模型拟合时，标准品和供试品每组对应参数的估计值不尽相同；而采用约束模型拟合时，标准品和供试品对应参数 A、B、D 的估计值均相同，仅参数 C 的估计值不同，即约束模型为一平行曲线模型。

②方差分析

计算思想 USP40 和 EP9.0/BP2017 收载的四参数回归计算法均是以平行曲线的约束模型中标准品和供试品两条拟合曲线间的水平距离表示供试品的相对效价。参考量反应平行线测定法的计算思想，采用方差分析法比较自由模型下的残差方和（标准品与供试品每剂量组的观测值与自由模型相应拟合值差值的平方和）与约束模型下的残差方和（标准品与供试品每剂量组的观测值与约束模型相应拟合值差值的平方和）是否存在统计学差异。若没有显著的统计学差异，则认为可采用约束模型代替自由模型进行数据的处理和效价的计算，从而间接证明了标准品和供试品拟合曲线的平行性。

方差分解 方差分析的基本思想是基于对约束模型中总变异的分解，对产生变异的来源（source of variation）进行分析，不同来源的变异通常以差方和（SS）表示。约束模型下的总变异（SS_T）可分解为试品间变异（SS_P）、回归项变异（SS_R）和约束模型残差变异（SS_{RE-I}）。SS_{RE-I} 可分解为偏离平行所产生的变异（SS_{NP}）和自由模型残差变异（SS_{RE-II}）。当约束模型残差变异 SS_{RE-I} 与自由模型残差变异

SS_{RE-II} 越接近，二者之差即偏离平行所产生的变异 SS_{NP} 就越小，也就意味着当 SS_{RE-I} 和 SS_{RE-II} 无显著的统计学差异时，SS_{NP} 接近于零，标准品和供试品两条曲线偏离平行的程度在可接受的范围内，即认为两条曲线平行。SS_{RE-II} 又可分解为随机误差（SS_{PE}）和失拟误差（SS_{Lof}）。通过对变异产生来源的分解可知下述关系成立：

$$SS_T = SS_P + SS_R + SS_{RE-I}$$
$$SS_{RE-I} = SS_{NP} + SS_{RE-II}$$
$$SS_{RE-II} = SS_{Lof} + SS_{PE}$$

由于：

$$各变异项方差 = \frac{各变异项差方和}{各变异项自由度}$$

由此计算各变异项的方差，然后进行各项变异显著性的 F 测验。

③可靠性测验

考量指标 参考通则 1431 中"量反应平行线测定法"项下的剂间变异分析，将约束模型中的剂间变异分析分为试品间、回归、偏离平行和模型失拟四项：以残差 II 的方差进行试品间、回归和偏离平行三项变异的 F 测验，以误差项的方差进行模型失拟的 F 测验。

可靠性测验结果判断 对回归项、偏离平行项和失拟检验项分别进行显著性意义的判断。USP40 和 EP9.0/BP2017 均提及方差分析法虽然简单易用，但结果判断可能会受试验精密度的影响：在个别情况下，当自由模型残差或随机误差项方差非常小时，平行性检验和失拟检验可能会被误判为显著。对于该情况，EP9.0/BP2017 中 3.1.2 和 7.6 节项下均建议以自由模型残差和随机误差日常控制图中平均水平替代该次试验水平进行计算。因此，参考 EP9.0/BP2017 拟订了该特殊情况的处理原则。另外，关于试品间一项的结果判断，参考通则 1431"三、量反应平行线法"中相关内容进行拟订。

④相对效价估计及置信区间的计算：USP40 和 EP9.0/BP2017 收载的四参数回归计算法对相对效价的定义相同，均指出应在平行曲线模型成立时计算供试品的相对效价，此时，相对效价为两条平行曲线间的水平距离，即标准品 EC_{50} 与供试品 EC_{50}

的比值。故参考 USP40 和 EP9.0/BP2017 在本法中拟订了相对效价的计算条件和原则。

对于单次效价置信区间的计算，分别采用 softmax 6.5.1 和 PLA3.0 软件中渐进置信区间法（asymptotic approximation）对 EP9.0/BP2017 中实例 5.4.1 试验数据进行了运算，计算结果与实例 5.4.1 中给出的结果非常接近，见表 2。由此表明 softmax6.5.1 和 PLA3.0 均可用于相对效价和置信区间的计算。

表 2 softmax 和 PLA 软件对 EP9.0/BP2017 中实例 5.4.1 相对效价和置信区间计算结果

计算结果	EP9.0/BP2017	softmax6.5.1	PLA3.0
相对效价	1.459	1.459	1.458 86
效价	0.584 IU/ml	0.584 IU/ml	0.584 IU/ml
相对置信区间	1.3925～1.53	1.394～1.523	1.387 77～1.533 59
置信区间	0.557～0.612 IU/ml	0.558～0.609 IU/ml	0.555～0.613 IU/ml

（9）特殊情况 在没有专业统计学家的帮助或适宜分析软件的情况下，EP9.0/BP2017 建议将复杂的四参数 logistic 回归模型转换为简单的直线模型，再利用量反应平行线法进行供试品效价的估计。按照 EP9.0/BP2017 中推荐的转换方法，采用拟订方法中实例的试验数据，对拟订方法和转换方法的可靠性测验、效价及置信区间的计算结果进行了比较。由拟订方法实例中试验数据采用四参数 logistic 自由模型拟合的曲线图可知，在浓度水平为 6.25～50IU/ml 的剂量范围内，其对应的反应值与对数剂量近似呈直线关系，且落在反应窗约 20%～80%范围内，因此选择该剂量范围对应的反应值进行数学转换运算（如对数转换等）。量反应平行线法分析采用软件 Bios2000 进行。结果显示，转换方式的可靠性测验结果均符合要求，且效价及置信区间的计算结果与拟订方法基本一致。

（10）实例 为了便于阐述及与国外药典测定方法及计算方法形成对比，拟订方法中选择各国药典均有收载的品种重组人粒细胞刺激因子（GCSF）作为示例。经用多种已有软件比对，计算结果虽有差异，但这种差异完全在可接受范围内。由拟订方法中实例计算结果可知，其相对效价 103.9%符合

USP40 和 EP9.0/BP2017 中标准规定（应为标示量的 80%～125%），单次效价的置信区间 98.2%～109.6%（相当于估计效价的 94.5%～105.5%）也符合国外药典中相关要求，其中 USP40 规定为估计效价的 75%～133%，EP9.0/BP2017 规定为估计效价的 74%～136%。

五、质反应的生物实验数据分析（新增）

本次增加质反应资料相对效价的计算方法（probit 和 logit 转换法），和半数反应量计算两类方法，以适用一些产品的效价计算需求。

1. 质反应资料相对效价的计算方法

（1）定义及影响 对于某些检验而言，无法对每一个试验单位做到定量测量，而只能得到一个发生与否的二分结果，处理这一类检验应当使用质反应测定法。最常用的质反应分析方法包括 logit 模型和 probit 模型，在 EP8.7 和 USP40–NF35 中均有收载，而《中国药典》尚未收载质反应测定法。在 2015 年版药典通则 3500 生物活性/效价测定法中，通则 3503、3504、3505、3533 适用于质反应模型（如表 3 所示），而药典未提供恰当的统计分析方法，常将死亡率/存活率视同量反应资料通过平行线法计算。而平行线法成立条件较为苛刻，线性和平行性较难满足，特别是出现某稀释度动物全部死亡或全部存活的情况。质反应数据通过对死亡率/存活率的 probit/logit 变换，则有更好的统计分析特性，能够接受个别稀释度动物全部死亡或全部存活的情况，并且不要求各稀释度的动物数量严格相等。总的来说，质反应数据的 probit/logit 转换分析方法在分析精度和对试验设计的灵活度方面，都比现有方法有优势。

表 3 《中国药典》2015 年版四部通则 3500 生物活性/效价测定部分可直接适用质反应分析模型的产品

通则名称	测量指标	质反应/量反应	分析方法
3503 人用狂犬病疫苗效价测定法（NIH 法）	小鼠死亡	质反应	计算 ED_{50} 未提供方法
3504 吸附破伤风疫苗效价测定法	小鼠/豚鼠存活率	质反应	平行线法
3505 吸附白喉疫苗效价测定法	豚鼠/Vero 细胞	质反应	平行线法
3533 A 型肉毒毒素效价测定法	小鼠存活率	质反应	平行线法

（2）比较研究 Bliss 法是质反应数据统计分析最可靠的方法，按照当今统计学的观点，Bliss 法属于广义线性模型的范畴，根据链接函数（link function）的不同可以得到不同模型，以 probit 和 logit 模型最为常用。1934 年 Bliss 最初提出的模型是基于正态分布的 probit 模型，而后 1958 年由 David Cox 导出的 logit 模型因其计算便捷及其特有的解释意义，受到以流行病学为代表的一些学科的青睐。而本质上 probit 和 logit 模型计算结果非常相似，在 ED_{50} 的计算上并无明显差异。

probit 函数是标准正态累积分布函数 ϕ（以下简称"ϕ 函数"）的倒函数（公式*），logit 函数则是 logistic 函数的倒函数（公式**）。为了美观，下图比较了 ϕ 和 logistic 函数，可以发现两者所拟合的 S 型曲线非常接近，且均以概率 0.5 为中心对称（图1）。

$$\mathrm{probit}(Y) = \Phi^{-1}(Y) = a + bx \qquad (*)$$

$$\mathrm{logit}(Y) = \log\left(\frac{Y}{1-Y}\right) = a + bx \qquad (**)$$

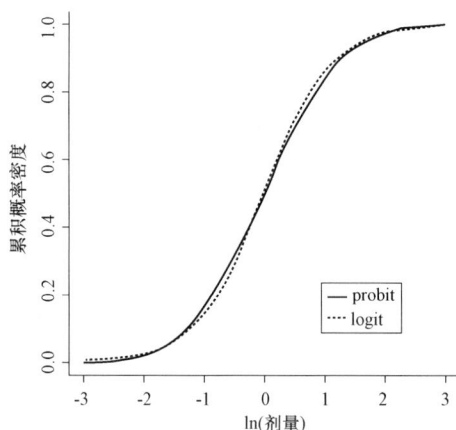

图 1 ϕ 函数和 logistic 函数（经系数调整）的作图比较

《欧洲药典》5.3 章节提出以 probit 和 logit 为主的质反应分析模型，具体介绍了 probit 方法，给出 Bliss 迭代算法的计算步骤和效价比及其置信区间的具体表达式。对于 probit 和 logit 两种模型的选取原则，《欧洲药典》认为，如果响应反映试验个体耐受，则优先考虑 probit 模型；如果响应反映增长规律，则优先考虑 logit 模型。但比较两种模型的计算结果，差别通常很小。除了 probit 和 logit 模型，《欧洲药典》还在计算实例中提到了 gompit（又称

ccloglog 模型）和 angle 这两类模型，其原理与 Probit 和 Logit 模型类似，区别在于 S 型曲线形状，因此适用情形不同。gompit 模型更适用于偏态分布，不具有中心对称的特性，适用于风险比（hazard ratio）模型的解释。angle 模型有中心对称但截尾的函数形式，计算结果与 probit 模型接近但计算简便，有一定的历史意义。《欧洲药典》明确指出，除了 probit 和 logit 模型外的其他模型只有在试验或理论证据的支持下才能够使用。换句话说，在方法开发之时，如果有明确证据证明 S 型曲线确实符合 ϕ 函数或 logistic 函数之外的形状，则可以采用 probit 和 logit 之外的方法。仅仅按照"最优拟合"的结果反过来定义统计分析方法，有可能在错误的模型下得到似乎准确的结论。

美国药典在通则<1034>提出 logit 和 probit 模型，具体介绍了 logit 方法的模型和原理，但未具体介绍具体的计算方法，建议使用具备相关函数功能的计算机软件完成计算。对于 probit 和 logit 两种模型的选取原则，《美国药典》认为，因为两种模型计算结果的差异在实践中难以区分，所以均可接受。研究者可以根据计算机软件的函数功能选择，通常而言，logit 模型在软件中更常见。

研究通过实例使用不同软件和 R 语言自编程序比较了 probit 和 logit 两模型，结果差异很小。尽管 probit 和 logit 模型的表达式不相同，但通过作图和计算模拟可以看出，两类模型得出的结论十分近似，不存在有意义的差异。因提出 Bliss 法时并不存在 logit 模型和其后归纳总结出的广义线性模型，故研究者更熟悉 probit 模型。

虽然 probit 和 logit 模型得出的统计分析结论通常十分近似，但在不同研究领域有不同的偏好和传统。logit 模型因其链接函数有比值比（odds ratio）的解释特性，更常用在临床医学、流行病学、社会学等领域。除了生物检定，probit 模型还常见于计量经济学研究，因其多元正态残差分布这一良好的统计学特性有利于进一步的公式推导。

从实用的角度，probit 和 logit 模型计算 ED50 得出的结果差异很小，因此建议参考《美国药典》，按统计软件的功能选取 Bliss 法的具体模型。选用 probit 或 logit 模型分析 ED_{50} 应当在分析规程中确定，不应根据两种分析结果中更有利的作为分析报

告的结论。

具体修改内容，见通则 1431 修订稿中的具体部分。

2. 半数反应量统计分析方法

半数反应量包括 LD_{50}、ED_{50}、IC_{50} 等。对该类计算的方法法较多，需要进行规范。

（1）定义及影响　半数反应量包括半数有效量（ED_{50} 或 IC_{50}）和半数致死量（LD_{50}）等，是衡量药物有效性和安全性的常用指标，在质反应测定法中，表现为百分之五十单位响应时的剂量。probit 和 logit 方法常用于确定半数有效量（ED_{50}），在 EP8.7 和 USP40–NF35 中均有收载，而《中国药典》尚未收载。

半数反应量的计算方法多样，较常用的寇氏法于 1931 年提出。经过 1963 年孙瑞元的改良，形成既简便又准确的计算方法。然而改良寇氏法要求①各组动物数相同；②剂量成等比级数；③反映情况大致符合正态分布；④试验例包括或接近 0% 及 100% 反应率，因此限制了其应用范围。1934 年提出的 Bliss 法被认为是最可靠的方法，此方法的数理根据严密且最为精确，但由于计算繁琐复杂，早期未被研究者广泛接受。随着计算机程序的普及，Bliss 法的应用如今更为普遍。

（2）比较研究　《欧洲药典》5.3 章节在 probit 和 logit 质反应分析模型基础上，给出了 ED50 的计算方法。《美国药典》在通则<1034>提出 logit 和 probit 模型，给出了 ED_{50} 计算公式。

本次修订内容以 EP 为基础，具体增加的内容，见通则 1431 修订稿中的具体部分。

六、效价的合并计算

1. 前言

合并计算在生物活性测定中，特别在协作标定中非常重要的内容。由于生物变异大的原因，往往对一个产品的效价要采用多次结果的合并以求得稳健的报告值。这时，这些结果通常要求相互独立（注意：在下次实验中，使用同一标准物质的稀释液被认为与上次结果是不独立的）。

合并计算的方法有多种，但理论上可以接受的

都很难实施。《中国药典》和 USP、EP 均从便于计算入手，来规定合并计算的方法。

2. 比较研究

美国和欧洲的药典都收载了三种计算方法，分别是非加权合并计算(unweighted combination of assay results)，两种加权合并计算。两种加权法分别是：一种为均值和置信限均采用完全加权合并计算方式(calculation of the weighted mean and confidence limits)、另一种是通过实验内和实验间变异计算的加权均值和置信区间 (calculation of the weighted mean and confidence limits based on the intra–and inter–assay variation)（EP 计算法）。这里称作"校正加权"或"半加权"合并计算方式。

（1）非加权合并计算法　EP 和 USP 关于"非加权合并"的方式一致。EP 规定只有当有充足的实验次数才可以选用。一般至少要有 6 次实验的结果。《中国药典》没有提供计算方式。该方式在结合型生物活性实验中需要，如鱼精蛋白活性测定、类毒素絮状单位测定法等。

（2）加权合并计算法　在加权合并计算中，三国药典的方法一致。卡方计算后的显著性判断问题上，三者基本相似。但 USP 在最新修改的版本中，要求实验室事先确定显著性水平。当没有官方约定时，实验室可以按 p=20% 进行判断。当然，使用 5% 是最安全的。

（3）校正加权合并计算法　《中国药典》至今还沿用 USP 的原方式；但 USP 已经接受 EP 的采用实验内和实验间变异的计算理念，只是公式还采用原来的公式，并规定当校正权重为负值时，实验间变异取 0 值。这又与方差同质的计算方式一致。

关于校正加权或半加权合并计算中的最终置信区间中所需要的 t 值，《中国药典》使用结果数 –1。该自由度按严格计算，非常复杂。目前 EP 和 USP 均改为固定的 t 值（t=2），故建议《中国药典》本次也修改为 t 取 2。

ChP、EP 和 USP 三者间在半加权合并计算中的差异，见表 4。

表 4　ChP、EP 和 USP 在半加权合并计算中的差异比较表

药典公式	《中国药典》2015 年版通则 1431（与前版一样，计算公式同 USP36–NF31 以前版本）	EP8.7–5.3 pp629 从 EP5.0 至今一致没变	USP40–NF35（2017）〈111〉
卡方公式	$\chi^2=\sum WM^2-\dfrac{(\sum WM)^2}{\sum W}(ChP)$	$\chi^2\approx\sum W(M-\bar{M})^2$ $where\,\bar{M}=\dfrac{\sum WM}{\sum W}(EP)$	$\chi^2=\sum W(M-\bar{M})^2$ $=\sum WM^2-W\bar{M}^2(USP39以后)$
方差异质判断标准	均以 $p=0.05$ 为判断标准	给出 $p=0.05$ 和 0.01 两个判断标准	卡方值小于 5%阈值时，认为方差同质，但提出实验室应提前约定，当没有时，可按 20%标准判断
半（校正）加权中的方差 $S_{\bar{M}}^2$	$S_{\bar{M}}^2=\dfrac{\sum M^2-(\sum M)^2/n}{n-1}$ $-\dfrac{\sum(S_M^2)}{n}$，当 $S_{\bar{M}}^2$ 为负值，可以删除减号后面一项	实验内变异：s_M^2，相当于权重的倒数 $1/W$ 实验间变异：$s_{\bar{M}}^2=\dfrac{\sum(M-\bar{M})^2}{n(n-1)}$ 各结果的校正权重 $W'=\dfrac{1}{s_M^2+s_{\bar{M}}^2}$ 不会出现负值，无需删除	实验内变异：S_M^2，相当于权重的倒数 $1/W$ 实验间变异：$S_{\bar{M}}^2=\max\left\{0,\dfrac{\sum(M-\bar{M})^2}{(n-1)}-\dfrac{\sum S_M^2}{n}\right\}$ 各结果的校正权重 $W'=\dfrac{1}{S_M^2+S_{\bar{M}}^2}$ 改为实验间计算，但公式费解
半加权时置信区间及 t 值问题	$\bar{M}\pm t_{f,\frac{\alpha}{2}}\cdot SE'$ $f=n-1$，这时，因合并结果很少而导致 t 大于 2。该自由度严格意义上不准确	$\bar{M}\pm t_{f,\frac{\alpha}{2}}\cdot SE'$ $t=2$，没有 f 描述	$\bar{M}\pm t_{f,\frac{\alpha}{2}}\cdot SE'$ $t=2$，没有 f 描述

从表中可见，《中国药典》的合并计算公式与 EP 的不同，与原来 USP 的一致。但现行版 USP36–NF31 的〈111〉也做了很大修改。

3. 具体修订内容

参见通则 1431 修订稿中的第七部分。

2000　中药其他方法

2322　汞和、砷元素形态及其价态测定法

本法系采用高效液相色谱-电感耦合等离子质谱法测定供试品中汞或、砷元素形态及其价态。

由于元素形态及其价态分析的前处理方法与样品密切相关,供试品溶液的制备方法如有特殊要求应在品种项下另行规定。

一、汞元素形态及其价态测定法

照高效液相色谱法-电感耦合等离子体质谱测定法(通则 0412)测定。

色谱、质谱条件与系统适用性试验　以十八烷基硅烷键合硅胶为填充剂(150mm×4.6mm;5μm);以甲醇-0.01mol/L 乙酸铵溶液(含 0.12% L-半胱氨酸,氨水调节 pH 值至 7.5)(8∶92)为流动相;流速为 1.0ml/min。以具同轴雾化器和碰撞反应池的电感耦合等离子体质谱(具碰撞反应池)进行检测;测定时选取同位素为 ^{202}Hg,根据干扰情况选择正常模式或碰撞池反应模式。3 种不同形态汞及不同价态汞的分离度应大于1.5(图 1)。

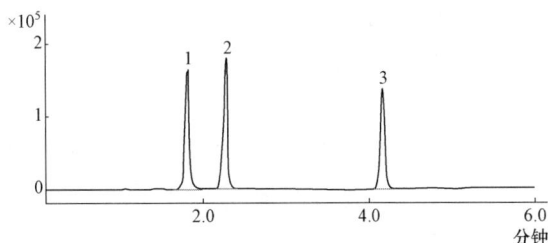

图 1　汞元素形态及价态示意图测定图谱
1. 氯化汞(二价汞);2.甲基汞;3.乙基汞

对照品贮备溶液的制备　分别取氯化汞、甲基汞、乙基汞对照品适量,精密称定,加 8%甲醇制成每 1ml 各含 100ng(均以汞计)的溶液,即得。

标准曲线溶液的制备　精密吸取对照品贮备液适量,加 8%甲醇分别制成每 1ml 各含 0.5ng、1ng、5ng、10ng、20ng(均以汞计)系列浓度的溶液,即得。

供试品溶液的制备　(1)矿物药及其制剂:除另有规定外,取供试品适量,取相当于含汞量20~30mg 的供试品粉末(过四号筛),精密称定,精密加入人工胃液或人工肠液适量,置 37℃水浴中超声处理适当时间,摇匀,取适量,静置约 2420~36 小时,吸取中层溶液适量,用微孔滤膜(10μm)滤过,精密量取续滤液适量,用 0.125mol/L 盐酸溶液稀释至一定体积,摇匀,即得。同法制备空白溶液。

(2)动、植物类中药(除甲类、毛发类):除另有规定外,取供试品粉末(过三号筛)0.2~0.5g,精密称定,加 0.1mol/L 硝酸银溶液 200~600μl,精密加入硝酸人工胃液适量,置 37~45℃水浴中加热约 20~24 小时,取出,摇匀,室温放置 2 小时,取上清液,用一次性双层滤膜(10μm+3μm)滤过,取续滤液,即得。同法制备空白溶液。

测定法　分别吸取系列标准曲线溶液和供试品溶液各 20~100μl,注入液相色谱仪,测定。以系列标准曲线溶液中不同形态汞或不同价态汞的峰面积为纵坐标,浓度为横坐标,绘制标准曲线,计算供试品溶液中不同形态或不同价态汞的含量,即得。

二、砷元素形态及其价态测定法

照高效液相色谱法-电感耦合等离子体质谱测定法(通则 0412)测定。

色谱、质谱条件与系统适用性试验　以聚苯乙烯-二乙烯基苯共聚物载体键合三甲基铵阴离子交换材料或相当的材料为填充剂(250mm×4.1mm;10μm);以 0.025mol/L 磷酸二氢铵溶液(氨水调节 pH 值至 8.0)为流动相 A,以水为流动相 B,按下表进行梯度洗脱;流速为 1.0ml/min。以具同轴雾化器和碰撞反应池的电感耦合等离子体质谱进行检测;测定时选取同位素为 ^{75}As,选择碰撞池反应

模式或根据不同仪器的要求选用适宜校正方程进行校正。

时间（分钟）	流动相 A（%）	流动相 B（%）
0～15	0→100	100→0
15～20	100→0	0→100
20～25	0	100

6 种不同形态砷的分离度应符合要求，其中砷胆碱、砷甜菜碱和亚砷酸的分离度应不小于 1.0（图 2）。

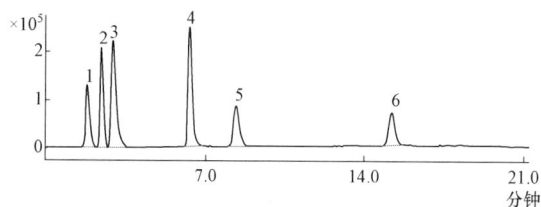

图 2　砷元素形态及价态示意图测定图谱
1. 砷胆碱；2. 砷甜菜碱；3. 亚砷酸（三价砷）；4. 二甲基砷；
5. 一甲基砷；6. 砷酸（五价砷）

对照品贮备溶液的制备　分别取亚砷酸、砷酸、一甲基砷、二甲基砷、砷胆碱、砷甜菜碱对照品适量，精密称定，加水制成每 1ml 各含 2.0μg（均以砷计）的对照品溶液，即得。

标准曲线溶液的制备　精密吸取对照品贮备溶液适量，加 0.02mol/L 乙二胺四醋酸二钠溶液制成每 1ml 各含 1ng、5ng、20ng、50ng、100ng、200ng、500ng（均以砷计）系列浓度的溶液，摇匀，即得。

供试品溶液的制备　（1）矿物药及其制剂：除另有规定外，取供试品适量，取相当于含砷量 20～30mg 的供试品粉末（过四号筛），精密称定，精密加入人工肠液适量，置 37℃水浴中超声处理适当时间，摇匀，取适量，静置约 2420～36 小时，吸取中层溶液适量，用微孔滤膜（10μm）滤过，精密量取续滤液适量，用 0.02mol/L 乙二胺四醋酸二钠溶液稀释至一定体积，摇匀，即得。同法制备空白溶液。

（2）动、植物类中药（除甲类、毛发类）：除另有规定外，取供试品粉末（过三号筛）0.2～0.5g，精密称定，精密加入硝酸人工胃液适量，置 37～45℃水浴中加热约 20～24 小时，取出，摇匀，放置 2 小时，取上清液，用一次性双层滤膜（10μm+3μm）滤过，取续滤液，即得。同法制备空白溶液。

测定法　分别吸取系列标准曲线溶液和供试品溶液各 20～100μl，注入液相色谱仪，测定。以系列标准曲线溶液中不同形态砷或不同价态砷的峰面积为纵坐标，浓度为横坐标，绘制标准曲线，计算供试品溶液中不同形态或不同价态砷的含量，即得。

【附注】

（1）所用玻璃仪器使用前均需以 20%硝酸溶液（V/V）浸泡 24 小时或其他适宜方法进行处理，避免干扰。

（2）本法系汞和砷元素形态及其价态的通用性测定方法，在满足系统适用性的条件下，并非每次测定均需配制 3 种汞或 6 种砷的形态及其价态系列标准曲线溶液，可根据实际情况仅配制需要分析的汞或砷形态及其价态的系列标准曲线溶液。

（3）进行汞元素形态及其价态分析时，由于色谱柱中暴露的未完全封端硅羟基对 Hg^{2+} 的影响，导致色谱柱柱效损失较快。建议采用封端覆盖率较高的色谱柱，且必要时，在一定进样间隔，以采用阀切换技术以高比例有机相冲洗色谱柱后再继续分析。

（4）硝酸人工胃液：取 32.8ml 稀硝酸，加水约 800ml 与人工胃蛋白酶 10g，摇匀后，加水稀释成 1000ml，即得。

（5）因中药成分复杂且砷、汞含量差异较大，故本法中称样量仅供参考。矿物药及其制剂的取样量一般应折算至含砷量或含汞量 20～30mg；动、植物类中药（除甲类、毛发类）的取样量应根据样品中砷或汞的含量来确定适宜的量，一般为 0.2～0.5g。

（6）本法中规定的供试品溶液制备方法系通用性的推荐方法，实践中可根据样品基质的不同而进行参数的适当调整，并在各品种项下另作详细规定，同时进行必要的方法验证。

（4）（7）供试品中汞或、砷形态或价态的限量应符合各品种项下的规定。

2322　汞、砷元素形态及价态测定法修订说明

1. 方法沿革

"汞和砷元素形态及其价态测定法"系《中国药典》2015 年版四部立项研究项目。2013 年相关

单位完成了雄黄、朱砂、安宫牛黄丸中砷、汞元素形态及其价态的测定方法研究，并通过了复核，最终将 HPLC–ICP–MS 法补充进药典四部通则 0412 电感耦合等离子体质谱法中，并将通则 2322 汞和砷元素形态及其价态测定法"单列收载进入《中国药典》2015 年版四部。

该方法系基于雄黄、朱砂、安宫牛黄丸中砷、汞元素形态及其价态的测定研究而建立，主要适用于含砷、汞矿物中药及其制剂。为扩大方法的基质适用范围，特别是要解决海洋类和动物类中药中砷、汞形态价态的测定问题，进一步开展了"海洋类和动物类中药相关元素及价态检测方法"的研究工作，并对现行药典方法的供试品溶液制备方法进行了修订完善，拟收载进入《中国药典》2020 年版四部"2322 汞、砷元素形态及价态测定法"。

2. 方法修订概况

本次修订研究立足于补充完善 2015 年版"2322 汞和砷元素形态及其价态测定法"的供试品溶液制备方法，解决目前各类中药中，特别是海洋类和动物类中药面临的砷、汞元素形态价态测定的疑难。研究中选择海藻、昆布、地龙、冬虫夏草进行了砷形态及其价态测定的代表性研究，选择瓦楞子和地龙进行了汞形态及其价态测定的代表性研究，创建了适用于大部分动、植物类中药的通用的供试品溶液制备方法。

本次修订系在《中国药典》2015 年版四部通则 2322 汞和砷元素形态及其价态测定法的供试品溶液制备项下，在原来矿物类中药样品溶液制备的基础上，又新增订了针对动、植物类中药的供试品溶液制备方法，同时在附注中针对实验所用特殊溶液的配制、样品取样量的确定和方法运用原则等分别进行了补充说明。此外还对整个方法的文字进行了规范。

3. 本次制订的意义

海洋类和动物类中药中砷、汞元素的含量较高，常会引起公众对使用该类药物安全性的担忧。长期研究结果表明，砷的毒性表现主要是以无机砷的形式存在，汞的毒性主要是以甲基汞的形式存在，其他形态或价态砷、汞的毒性较弱或无毒。本次修订研究表明，实际上海洋类和动物类中药中所含的砷、汞元素常以多种形态或价态存在，其中大多是以毒性较弱甚至无毒的形式存在的，因此本次药典方法的完善修订对于客观评价该类药物的安全性具有十分重要的意义。

本次修订完善的方法适用于除甲类、毛发类外的大多数中药，方法适用范围广通用性强，有助于推进对药典中各种砷、汞元素含量较高中药的质量控制研究，同时也为开展其他元素的形态价态检测打下了良好的基础。

2351　黄曲霉毒素测定法真菌毒素测定法

本法适用于药材、饮片及中药制剂中黄曲霉毒素 B$_1$、B$_2$、G$_1$、G$_2$、赭曲霉毒素 A、呕吐毒素、玉米赤霉烯酮、展青霉素、伏马毒素 B$_1$、B$_2$ 及 T-2 毒素的测定。除另有规定外，按下列方法测定。

一、黄曲霉毒素测定法

本法系用液相色谱法和液相色谱-串联质谱法测定药材、饮片及中药制剂中的黄曲霉毒素（以黄曲霉毒素 B$_1$、黄曲霉毒素 B$_2$、黄曲霉毒素 G$_1$ 和黄曲霉毒素 G$_2$ 总量计）。

第一法（液相色谱法）

本法系用高效液相色谱法（通则 0512）测定药材、饮片及制剂中的黄曲霉毒素（以黄曲霉毒素 B$_1$、黄曲霉毒素 B$_2$、黄曲霉毒素 G$_1$ 和黄曲霉毒素 G$_2$ 总量计），除另有规定外，按下列方法测定。

色谱条件与系统适用性试验　以十八烷基硅烷键合硅胶为填充剂；以甲醇-乙腈-水（40:18:42）为流动相；采用柱后衍生法检测，①碘衍生法：衍生溶液为 0.05% 的碘溶液（取碘 0.5g，加入甲醇 100ml 使溶解，用水稀释至 1000ml 制成），衍生化泵流速每分钟 0.3ml，衍生化温度 70℃；②光化学衍生法：光化学衍生器（254nm）；以荧光检测器检测，激发波长 λ_{ex}=360nm（或 365nm），发射波长 λ_{ex}=450nm。两个相邻色谱峰的分离度应大于 1.5。

混合对照品溶液的制备　精密量取黄曲霉毒素混合对照品溶液（黄曲霉毒素 B$_1$、黄曲霉毒素 B$_2$、黄曲霉毒素 G$_1$、黄曲霉毒素 G$_2$ 标示浓度分别为 1.0μg/ml、0.3μg/ml、1.0μg/ml、0.3μg/ml）0.5ml，置 10ml 量瓶中，用甲醇稀释至刻度，作为贮备溶液。精密量取贮备溶液 1ml，置 25ml 量瓶中，用甲醇稀释至刻度，即得。

供试品溶液的制备　取供试品粉末约 15g（过二号筛），精密称定，置于均质瓶中，加入氯化钠 3g，精密加入 70% 甲醇溶液 75ml，高速搅拌 2 分钟（搅拌速度大于 11 000 转/分钟），离心 5 分钟（离心速度 2500 4000 转/分钟），精密量取上清液 15ml，置 50ml 量瓶中，用水稀释至刻度，摇匀，用微孔滤膜（0.45μm）滤过，量取续滤液 20.0ml 离心 10

分钟（离心速度 4000 转/分钟），精密量取上清液 20ml，通过免疫亲合柱，流速每分钟 3ml，用水 20ml 洗脱（必要时可以先用淋洗缓冲液 10ml 洗脱，再用水 10ml 洗脱），弃去洗脱液弃去，使空气进入柱子，将水挤出柱子，再用适量甲醇洗脱，收集洗脱液，置 2ml 量瓶中，并用加甲醇稀释至刻度，摇匀，用微孔滤膜（0.22μm）滤过，取续滤液，即得。

测定法　分别精密吸取上述混合对照品溶液 5μl、10μl、15μl、20μl、25μl，注入液相色谱仪，测定峰面积，以峰面积为纵坐标，进样量为横坐标，绘制标准曲线。另精密吸取上述供试品溶液 20～50μl，注入液相色谱仪，测定峰面积，从标准曲线上读出供试品中相当于黄曲霉毒素 B$_1$、黄曲霉毒素 B$_2$、黄曲霉毒素 G$_1$、黄曲霉毒素 G$_2$ 的量，计算，即得。

注：①淋洗缓冲液的制备　称取 25g 氯化钠、5g 碳酸氢钠溶于水中，加入 0.1ml 聚山梨酯-20，用水稀释至 1000ml，即可。

②黄曲霉毒素 B$_1$、G$_1$ 检出限应为 0.5μg/kg，定量限应为 1μg/kg；黄曲霉毒素 B$_2$、G$_2$ 检出限应为 0.2μg/kg，定量限应为 0.4μg/kg。

第二法（液相色谱-串联质谱法）

本法系用高效液相色谱-串联质谱法测定药材、饮片及制剂中的黄曲霉毒素（以黄曲霉毒素 B$_1$、黄曲霉毒素 B$_2$、黄曲霉毒素 G$_1$ 和黄曲霉毒素 G$_2$ 总量计），除另有规定外，按下列方法测定。

色谱、质谱条件与系统适用性试验　以十八烷基硅烷键合硅胶为填充剂；以 10mmol/L 醋酸铵溶液为流动相 A，以甲醇为流动相 B；柱温 25℃；流速每分钟 0.3ml；按下表中的规定进行梯度洗脱。

时间（分钟）	流动相 A（%）	流动相 B（%）
0～4.5	65→15	35→85
4.5～6	15→0	85→100
6～6.5	0→65	100→35
6.5～10	65	35

以三重四极杆串联质谱仪检测；电喷雾离子源（ESI），采集模式为正离子模式；各化合物监测离子对和碰撞电压（CE）见表 1。

表1　黄曲霉毒素 B₁、B₂、G₁、G₂对照品的监测离子对、碰撞电压（CE）参考值

编号	中文名	英文名	母离子	子离子	CE（V）	检出限（μg/kg）	定量限（μg/kg）
1	黄曲霉毒素 G₂	Aflatoxin G₂	331.1	313.1	33	0.1	0.3
			331.1	245.1	40		
2	黄曲霉毒素 G₁	Aflatoxin G₁	329.1	243.1	35	0.1	0.3
			329.1	311.1	30		
3	黄曲霉毒素 B₂	Aflatoxin B₂	315.1	259.1	35	0.1	0.3
			315.1	287.1	40		
4	黄曲霉毒素 B₁	Aflatoxin B₁	313.1	241.0	50	0.1	0.3
			313.1	285.1	40		

系列混合对照品溶液的制备　精密量取黄曲霉毒素混合对照品溶液（黄曲霉毒素 B₁、黄曲霉毒素 B₂、黄曲霉毒素 G₁、黄曲霉毒素 G₂ 的标示浓度分别为 1.0μg/ml、0.3μg/ml、1.0μg/ml、0.3μg/ml）适量，用70%甲醇稀释成含黄曲霉毒素 B₂、G₂浓度为0.04～3ng/ml，含黄曲霉毒素 B₁、G₁ 浓度为 0.12～10ng/ml 的系列对照品溶液，即得（必要时可根据样品实际情况，制备系列基质对照品溶液）。

供试品溶液的制备　同第一法。

测定法　精密吸取上述系列对照品溶液各5μl，注入高效液相色谱–质谱仪，测定峰面积，以峰面积为纵坐标，进样浓度为横坐标，绘制标准曲线。另精密吸取上述供试品溶液 5μl，注入高效液相色谱–串联质谱仪，测定峰面积，从标准曲线上读出供试品中相当于黄曲霉毒素 B₁、黄曲霉毒素 B₂、黄曲霉毒素 G₁、黄曲霉毒素 G₂ 的浓度，计算，即得。

【附注】

（1）本实验应有相应的安全、防护措施，并不得污染环境。

（2）残留有黄曲霉毒素的废液或废渣的玻璃器皿，应置于专用贮存容器（装有 10%次氯酸钠溶液）内，浸泡 24 小时以上，再用清水将玻璃器皿冲洗干净。

（3）当测定结果超出限度时，采用第二法进行确认。

二、赭曲霉毒素 A 测定法

本法系用液相色谱法和液相色谱–串联质谱法测定药材、饮片及中药制剂中的赭曲霉毒素 A。

第一法（液相色谱法）

色谱条件与系统适用性试验　以十八烷基硅烷键合硅胶为填充剂；以乙腈–2%冰醋酸水溶液（49:51）为流动相；流速每分钟 1.0ml；以荧光检测器检测，激发波长 λₑₓ=333nm，发射波长 λₑₓ=477nm。理论板数以赭曲霉毒素 A 计应不低于4000。

对照品溶液的制备　精密称取赭曲霉毒素 A 对照品适量，用甲醇制成浓度为每 1ml 含 2.5ng 的溶液，即得。

供试品溶液的制备　取供试品粉末约 20g（过二号筛），精密称定，置于均质瓶中，加入氯化钠 4g，精密加入 80%甲醇溶液 100ml，高速搅拌 2 分钟（搅拌速度大于 11 000 转/分钟），离心 10 分钟（离心速度 4000 转/分钟），精密量取上清液 10ml，置 50ml 量瓶中，用水稀释至刻度，摇匀，离心 10 分钟（离心速度 4000 转/分钟），精密量取上清液 10ml，通过免疫亲合柱，流速每分钟 3ml，用水 20ml 洗脱（必要时可以先用淋洗缓冲液 10ml 洗脱，再用水 10ml 洗脱），弃去洗脱液，使空气进入柱子，将水挤出柱子，再用适量甲醇洗脱，收集洗脱液，置 2ml 量瓶中，并用甲醇稀释至刻度，摇匀，用微孔滤膜（0.22μm）滤过，取续滤液，即得。

测定法　分别精密吸取上述对照品溶液 5μl、10μl、15μl、20μl、25μl，注入液相色谱仪，测定峰面积，以峰面积为纵坐标，进样量为横坐标，绘制标准曲线。另精密吸取上述供试品溶液 20～50μl，注入液相色谱仪，测定峰面积，从标准曲线上读出供试品中相当于赭曲霉毒素 A 的量，计算，即得。

注：①淋洗缓冲液的制备　称取 25g 氯化钠、

5g 碳酸氢钠溶于水中，加入 0.1ml 聚山梨酯 20，用水稀释至 1000ml，即可。

②赭曲霉毒素 A 检出限应为 1µg/kg，定量限应为 3µg/kg。

第二法（液相色谱-串联质谱法）

色谱、质谱条件与系统适用性试验　以十八烷基硅烷键合硅胶为填充剂；以 0.1%甲酸溶液为流动相 A 相，以甲醇为流动相 B 相，流速每分钟 0.3ml；按下表中的规定进行梯度洗脱。

时间（分钟）	流动相 A（%）	流动相 B（%）
0～5	45→10	55→90
5～7	10	90
7～7.1	10→45	90→55
7.1～10	45	55

以三重四极杆质谱仪检测；电喷雾离子源（ESI），采集模式为正离子模式；监测离子对和碰撞电压（CE）见表 2。

表 2　赭曲霉毒素 A 对照品的监测离子对、碰撞电压（CE）参考值

中文名	英文名	母离子	子离子	CE（V）	检出限（µg/kg）	定量限（µg/kg）
赭曲霉毒素 A	Ochratoxin A	404.1 404.1	239.0 102.1	34 93	0.2	1

对照品溶液的制备　精密称取赭曲霉毒素 A 对照品适量，加甲醇制成每 1ml 含 250ng 的溶液，作为贮备溶液。精密量取贮备溶液，用甲醇稀释成浓度为 0.2～10ng/ml 的系列对照品溶液，即得（必要时可根据样品实际情况，制备系列基质对照品溶液）。

供试品溶液的制备　同第一法。

测定法　精密吸取上述系列对照品溶液各 5µl，注入高效液相色谱-质谱仪，测定峰面积，以峰面积为纵坐标，进样浓度为横坐标，绘制标准曲线。另精密吸取上述供试品溶液 5µl，注入高效液相色谱-质谱仪，测定峰面积，从标准曲线上读出供试品中相当于赭曲霉毒素 A 的浓度，计算，即得。

三、玉米赤霉烯酮测定法

本法系用液相色谱法和液相色谱-串联质谱法测定药材、饮片及中药制剂中的玉米赤霉烯酮。

第一法（液相色谱法）

色谱条件与系统适用性试验　以十八烷基硅烷键合硅胶为填充剂；以乙腈-水（50:50）为流动相；以荧光检测器检测，激发波长 λ_{ex}=232nm，发射波长 λ_{ex}=460nm。理论板数按玉米赤霉烯酮峰计应不低于 10 000。

对照品溶液的制备　精密称取玉米赤霉烯酮对照品适量，加甲醇制成每 1ml 含 1µg 的溶液，作为贮备溶液。精密量取贮备溶液 1ml，置 10ml 量瓶中，加甲醇稀释至刻度，即得。

供试品溶液的制备　取供试品粉末约 20g（过二号筛），精密称定，置于均质瓶中，加入氯化钠 4g，精密加入 90%乙腈 100ml，高速搅拌 2 分钟（搅拌速度大于 11 000 转/分钟），离心 10 分钟（离心速度 4000 转/分钟），精密量取上清液 10ml，置 50ml 量瓶中，用水稀释至刻度，摇匀，离心 10 分钟（离心速度 4000 转/分钟），量取上清液 20.0ml，通过免疫亲合柱，流速每分钟 3ml，用水 10ml 洗脱（必要时可先用淋洗缓冲液 10ml 洗脱，再用水 10ml 洗脱），弃去洗脱液，使空气进入柱子，将水挤出柱子，再用适量甲醇洗脱，收集洗脱液，置 2ml 量瓶中，并用甲醇稀释至刻度，摇匀，用微孔滤膜（0.22µm）滤过，取续滤液，即得。

测定法　分别精密吸取上述对照品溶液 5µl、10µl、15µl、20µl、25µl，注入液相色谱仪，测定峰面积，以峰面积为纵坐标，进样量为横坐标，绘制标准曲线。另精密吸取上述供试品溶液 20～50µl，注入液相色谱仪，测定峰面积，从标准曲线上读出供试品中相当于玉米赤霉烯酮的量，计算，即得。

注：①淋洗缓冲液的制备　称取 25g 氯化钠、5g 碳酸氢钠溶于水中，加入 0.1ml 聚山梨酯-20，用水稀释至 1000ml，即可。

②玉米赤霉烯酮检出限应为 12µg/kg，定量限应为 30µg/kg。

第二法（液相色谱-串联质谱法）

色谱、质谱条件与系统适用性试验　以十八烷基硅烷键合硅胶为填充剂；以水为流动相 A 相，以甲醇为流动相 B 相，流速每分钟 0.3ml；按下表进行梯度洗脱。

时间（分钟）	流动相A（%）	流动相B（%）
0～5	45→10	55→90
5～7	10	90
7～7.1	10→45	90→55
7.1～10	45	55

以三重四极杆质谱仪检测；电喷雾离子源（ESI），采集模式为负离子模式；各化合物监测离子对和碰撞电压（CE）见表3。

表3　玉米赤霉烯酮对照品的监测离子对、碰撞电压（CE）参考值

中文名	英文名	母离子	子离子	CE（V）	检出限（μg/kg）	定量限（μg/kg）
玉米赤霉烯酮	Zearalenone	317.1 317.1	174.9 131.2	−32 −39	1	4

对照品溶液的制备　精密称取玉米赤霉烯酮对照品适量，加甲醇制成每1ml含500ng的溶液，作为贮备溶液。精密量取贮备溶液，用甲醇稀释制成浓度为1.5～75ng/ml的系列对照品溶液，即得（必要时可根据样品实际情况，制备系列基质对照品溶液）。

供试品溶液的制备　同第一法。

测定法　精密吸取上述系列对照品溶液各5μl，注入高效液相色谱-质谱仪，测定峰面积，以峰面积为纵坐标，进样浓度为横坐标，绘制标准曲线。另精密吸取上述供试品溶液5μl，注入高效液相色谱-质谱仪，测定峰面积，从标准曲线上读出供试品中相当于玉米赤霉烯酮的浓度，计算，即得。

四、呕吐毒素测定法

本法系用液相色谱法和液相色谱-串联质谱法测定药材、饮片及中药制剂中的呕吐毒素。

第一法（液相色谱法）

色谱条件与系统适用性试验　以十八烷基硅烷键合硅胶为填充剂；以甲醇-水（20:80）为流动相；检测波长为220nm。理论板数按呕吐毒素峰计应不低于6000。

对照品溶液的制备　精密称取呕吐毒素对照品适量，加50%甲醇制成每1ml含5μg的溶液，作为贮备溶液。精密量取贮备溶液2ml，置25ml量

瓶中，加50%甲醇稀释至刻度，即得。

供试品溶液的制备　取供试品粉末约20g（过二号筛），精密称定，置均质瓶中，加入聚乙二醇（相对分子质量8000）5g，精密加入水100ml，高速搅拌2分钟（搅拌速度大于11 000转/分钟），离心5分钟（离心速度4000转/分钟），滤过，精密量取续滤液5ml，通过免疫亲合柱，流速每分钟3ml，用水10ml洗脱，洗脱液弃去，使空气进入柱子，将水挤出柱子，再用1ml甲醇洗脱，收集洗脱液，置2ml量瓶中，并用水稀释至刻度，摇匀，用微孔滤膜（0.22μm）滤过，取续滤液，即得。

测定法　分别精密吸取上述对照品溶液5μl、10μl、15μl、20μl、25μl，注入液相色谱仪，测定峰面积，以峰面积为纵坐标，进样量为横坐标，绘制标准曲线。另精密吸取上述供试品溶液20～25μl，注入液相色谱仪，测定峰面积，从标准曲线上读出供试品中相当于呕吐毒素的量，计算，即得。

注：呕吐毒素检出限应为80μg/kg，定量限应为200μg/kg。

第二法（液相色谱-串联质谱法）

色谱、质谱条件与系统适用性试验　以十八烷基硅烷键合硅胶为填充剂；以水为流动相A，以甲醇为流动相B，流速每分钟0.3ml；按下表进行梯度洗脱。

时间（分钟）	流动相A（%）	流动相B（%）
0～5	90→60	10→40
5～6	60→10	40→90
6～7	10	90
7～7.1	10→90	90→10
7.1～10	90	10

以三重四极杆质谱仪检测；电喷雾离子源（ESI），采集模式为负离子模式；监测离子对和碰撞电压（CE）见表4。

表4　呕吐毒素对照品的监测离子对、碰撞电压（CE）参考值

中文名	英文名	母离子	子离子	CE（V）	检出限（μg/kg）	定量限（μg/kg）
呕吐毒素	Deoxynivalenol	295.0 295.0	265.1 138.0	−16 −22	6	20

对照品溶液的制备　精密称取呕吐毒素对照品适量，加50%甲醇制成每1ml含5μg的溶液，作为贮备溶液。精密量取贮备溶液，用50%甲醇稀释成浓度为10～500ng/ml的系列对照品溶液，即得（必要时可根据样品实际情况，制备系列基质对照品溶液）。

供试品溶液的制备　同第一法。

测定法　精密吸取上述对照品溶液各5μl，注入高效液相色谱-质谱仪，测定峰面积，以峰面积为纵坐标，进样浓度为横坐标，绘制标准曲线。另精密吸取上述供试品溶液5μl，注入高效液相色谱-质谱仪，测定峰面积，从标准曲线上读出供试品中呕吐毒素的浓度，计算，即得。

五、展青霉素测定法

本法系用液相色谱-串联质谱法测定药材、饮片及中药制剂中的展青霉素。

色谱、质谱条件与系统适用性试验　以十八烷基硅烷键合硅胶为填充剂；以水为流动相A，以乙腈为流动相B；柱温25℃；流速每分钟0.3ml；按下表中的规定进行梯度洗脱。

时间（分钟）	流动相A（%）	流动相B（%）
0～4	97	3
4～4.2	97→60	3→40
4.2～9	60	40
9～9.5	60→97	40→3
9.5～15	97	3

以三重四极杆质谱仪检测；电喷雾离子源（ESI），采集模式为负离子模式；监测离子对和碰撞电压（CE）见表5。

表5　展青霉素对照品的监测离子对、碰撞电压（CE）参考值

中文名	英文名	母离子	子离子	CE（V）	检出限（μg/kg）	定量限（μg/kg）
展青霉素	Patulin	153.1	80.9	-15.4	12	35
		153.1	109.0	-11.0		

对照品溶液的制备　精密称取展青霉素对照品适量，加乙腈制成每1ml含0.1mg的溶液，作为贮备溶液。精密量取贮备溶液，用2%乙腈（用醋酸调节pH值至2）稀释成浓度为20～500ng/ml的系列对照品溶液，即得。

基质对照品溶液的制备　取空白基质样品4g，一式多份，同供试品溶液的制备方法处理至"40℃条件下用氮气吹至近干"，分别精密加入上述系列对照品溶液0.5ml，涡旋混匀，用微孔滤膜滤过（0.22μm）滤过，取续滤液，即得。

供试品溶液的制备　取供试品粉末约4g（过二号筛），精密称定，置于均质瓶中，加水20ml和果胶酶（活性大于1500IU/g）75μl，混匀，40℃下放置2小时，精密加入乙腈60ml，高速搅拌2分钟（搅拌速度大于11 000转/分钟），离心10分钟（离心速度4000转/分钟），取上清液20ml，加入无水硫酸镁:无水醋酸钠（4:1）混合粉末3g，充分振摇2分钟，离心10分钟（离心速度4000转/分钟），取上清液8ml，通过展青霉素固相净化柱，收集净化液，混匀，精密量取5ml（相当于0.3g样品），置玻璃试管中，40℃条件下用氮气吹至近干，加2%乙腈溶液（用醋酸调节pH值至2）定容至0.5ml，涡旋2分钟使混匀，用微孔滤膜（0.22μm）滤过，取续滤液，即得。

测定法　精密吸取上述系列对照品溶液各5μl，注入高效液相色谱-质谱仪，测定峰面积，以峰面积为纵坐标，进样浓度为横坐标，绘制标准曲线。另精密吸取上述供试品溶液5μl，注入高效液相色谱-质谱仪，测定峰面积，从标准曲线上读出供试品中相当于展青霉素的浓度，计算，即得。

六、多种真菌毒素测定法

本法系用液相色谱-串联质谱法同时测定药材、饮片及中药制剂中的黄曲霉毒素B_1、B_2、G_1、G_2、赭曲霉毒素A、呕吐毒素、玉米赤霉烯酮、伏马毒素B_1、B_2及T-2毒素。

色谱条件与系统适用性试验　以十八烷基硅烷键合硅胶为填充剂；以0.01%甲酸为流动相A相，以乙腈-甲醇（1:1）为流动相B相，流速0.3ml/min；按下表进行梯度洗脱。

时间（分钟）	流动相A（%）	流动相B（%）
0～2	95	5
2～2.1	95→60	5→40
2.1～7	60→45	40→55
7～10	45→10	55→90
10～10.5	10→95	90→5
10.5～13	95	5

以三重四极杆质谱仪检测；电喷雾离子源（ESI），黄曲霉毒素 G_2、G_1、B_2、B_1、伏马毒素 B_1、B_2 及 T-2 毒素为正离子采集模式；赭曲霉毒素 A、呕吐毒素、玉米赤霉烯酮为负离子采集模式；各化合物监测离子对和碰撞电压（CE）见表6。

表6　真菌毒素对照品的监测离子对、碰撞电压（CE）参考值

编号	中文名	英文名	母离子	子离子	CE（V）	检出限（μg/kg）	定量限（μg/kg）
1	黄曲霉毒素 B_1	Aflatoxin B_1	313.1	241.0	50	0.3	1
			313.1	285.1	40		
2	黄曲霉毒素 B_2	Aflatoxin B_2	315.1	259.1	35	0.3	1
			315.1	287.1	40		
3	黄曲霉毒素 G_1	Aflatoxin G_1	329.1	243.1	35	0.3	1
			329.1	311.1	30		
4	黄曲霉毒素 G_2	Aflatoxin G_2	331.1	313.1	33	0.3	1
			331.1	245.1	40		
5	伏马毒素 B_1	Fumonisin B_1	722.3	352.4	49	5	15
			722.3	334.4	53		
6	伏马毒素 B_2	Fumonisin B_2	706.4	336.1	49	5	15
			706.4	318.4	52		
7	T-2 毒素	T-2 toxin	489.2	245.3	36	5	15
			489.2	387.2	29		
8	呕吐毒素	Deoxynivalenol	297.1	249.1	17	1	2
			297.1	231.1	18		
9	赭曲霉毒素 A	Ochratoxin A	402.1	358.1	−28	35	100
			402.1	211.0	−38		
10	玉米赤霉烯酮	Zearalenone	317.2	175.1	−32	2	5
			317.2	131.2	−38		

对照品溶液的制备　精密称取黄曲霉毒素 B_1、黄曲霉毒素 B_2、黄曲霉毒素 G_1、黄曲霉毒素 G_2、赭曲霉毒素 A、玉米赤霉烯酮、伏马毒素 B_1、伏马毒素 B_2 及 T-2 毒素对照品适量，加甲醇制成每1ml含5μg的溶液，分别作为单标贮备溶液；另精密称取呕吐毒素对照品适量，加甲醇制成每 1ml 含 500μg 的溶液，作为呕吐毒素贮备溶液。再用50%乙腈溶液稀释成表7所述浓度的系列混合对照品溶液（可根据样品实际情况，制备对照品溶液或基质混合对照品溶液）。

基质混合对照品溶液的制备　取空白基质样品 5g，同供试品溶液的制备方法处理至"40℃条件下用氮气吹至近干"，分别精密加入上述系列对照品溶液 1.0ml，涡旋混匀，用微孔滤膜滤过（0.22μm）滤过，取续滤液，即得。

表7　系列混合对照品溶液浓度表

单位（ng/ml）	（1）	（2）	（3）	（4）	（5）
黄曲霉毒素 B_1	0.2	0.4	1	2	4
黄曲霉毒素 B_2	0.1	0.2	0.5	1	2
黄曲霉毒素 G_1	0.2	0.4	1	2	4
黄曲霉毒素 G_2	0.1	0.2	0.5	1	2
伏马毒素 B_1	2	4	10	20	40
伏马毒素 B_2	2	4	10	20	40
T-2 毒素	2	4	10	20	40
赭曲霉毒素 A	0.2	0.4	1	2	4
呕吐毒素	50	100	250	500	1000
玉米赤霉烯酮	0.5	1	2.5	5	10

供试品溶液的制备　取供试品粉末约5g（过二

号筛），精密称定，精密加入70%甲醇溶液50ml，超声处理30分钟，离心，精密量取上清液10ml，用水稀释至20ml，摇匀。精密量取3ml，缓慢通过已经处理好的HLB柱[规格：3ml（60mg），依次用甲醇和水各3ml洗脱]，直至有适量空气通过，收集洗脱液；随后用3ml甲醇洗脱，收集洗脱液，合并两次洗脱液，于40℃氮气缓慢吹至近干，加50%乙腈溶液定容至1ml，用微孔滤膜（0.22μm）滤过，取续滤液，即得。

测定法　分别精密吸取上述系列混合对照品溶液各5μl，注入高效液相色谱–质谱仪，测定峰面积，以峰面积为纵坐标，进样浓度为横坐标，绘制标准曲线。另精密吸取上述供试品溶液5μl，注入高效液相色谱–质谱仪，测定峰面积，从标准曲线上读出供试品中相当于黄曲霉毒素 B_1、黄曲霉毒素 B_2、黄曲霉毒素 G_1、黄曲霉毒素 G_2、赭曲霉毒素A、呕吐毒素、玉米赤霉烯酮、伏马毒素 B_1、伏马毒素 B_2 及T–2毒素的浓度，计算，即得。

【附注】

（1）进行真菌毒素检测时，实验室应有相应的安全、防护措施，并不得污染环境。残留有黄曲霉毒素的废液或废渣的玻璃器皿，应置于专用贮存容器（装有10%次氯酸钠溶液）内，浸泡24小时以上，再用清水将玻璃器皿冲洗干净。

（2）各方法中如果采用第一法液相色谱法测定结果超出限度时，应采用收载的第二法液相色谱–串联质谱法进行确认。

（3）方法中提到的空白基质样品为经检测不含待测真菌毒素的同品种样品。

（4）方法中提供的质谱监测离子对测定条件为推荐条件，各实验室可根据所配置仪器的具体情况作适当调整；在样品基质有测定干扰的情况下，可选用其他监测离子对。

（5）进行黄曲霉毒素、赭曲霉毒素A、玉米赤霉烯酮测定时，采用水淋洗免疫亲和柱时如加样回收率不符合要求，可改用淋洗缓冲液淋洗处理。

（6）对于性质特殊的供试品，可适当调整取样量，但黄曲霉毒素、赭曲霉毒素A、玉米赤霉烯酮、呕吐毒素检测取样量一般应不低于5g，或可加大提取液用水稀释的倍数及调整净化柱上样溶液的体积；采用多种真菌毒素测定法进行多种真菌毒素测定时，可对HLB柱上样溶液体积或洗脱溶剂浓度进行适当调整，或可依据检测需求及实验室仪器灵敏度情况，在固相萃取净化后直接取洗脱液测定或作进一步稀释测定，但需同步进行方法学考察以确保结果准确。

（7）对于采用质谱法测定有明显基质效应的供试品，应采用系列基质对照品溶液进行准确定量。基质对照品溶液的配制方法：取空白基质样品，按供试品溶液的制备方法处理至"收集洗脱液，置2ml量瓶中"，分别加入待测毒素对照品贮备液适量，加相应方法中规定溶剂定容稀释成系列基质对照品溶液，涡旋混匀，用微孔滤膜滤过（0.22μm）滤过，取续滤液，即得。

（8）采用质谱法测定时，如果样品检出色谱峰的保留时间与对照品一致，并且在扣除背景后的质谱图中，所选择的监测离子对均出现，而且所选择的监测离子对峰面积比与对照品的监测离子对峰面积比一致（相对比例＞50%，允许±20%偏差；相对比例＞20%～50%，允许±25%偏差；相对比例＞10%～20%，允许±30%偏差；相对比例≤10%，允许±50%偏差），则可判定样品中存在该真菌毒素。

（9）多种真菌毒素测定法适用于样品中多种真菌毒素的筛查测定，实际操作中如果遇到毒素有检出，但样品中监测离子对峰面积比与对照品的监测离子对峰面积比不一致时，建议选用其他监测离子对重新进样确证或选用其他检测方法进行判定。

9000 指导原则

9001 原料药物与制剂稳定性试验指导原则

稳定性试验的目的是考察原料药物或制剂在温度、湿度、光线的影响下随时间变化的规律，为药品的生产、包装、贮存、运输条件提供科学依据，同时通过试验建立药品的有效期。

稳定性试验的基本要求是：（1）稳定性试验包括影响因素试验、加速试验与长期试验。影响因素试验用 1 批原料药物或 1 批制剂进行；如果试验结果不明确，则应加试 2 个批次样品。生物制品应直接使用 3 个批次。加速试验与长期试验要求用 3 批供试品进行。（2）原料药物供试品应是一定规模生产的。供试品量相当于制剂稳定性试验所要求的批量，原料药物合成工艺路线、方法、步骤应与大生产一致。药物制剂供试品应是放大试验的产品，其处方与工艺应与大生产一致。药物制剂如片剂、胶囊剂，每批放大试验的规模，片剂至少应通常为 100 000 片，胶囊剂至少为 100 000 粒。大体积包装的制剂如静脉输液等，每批放大规模的数量至少应为各项试验所需总量的 10 倍。特殊品种、特殊剂型所需数量，根据情况另定。（3）供试品的质量标准应与临床前研究及临床试验和规模生产所使用的供试品质量标准一致。（4）加速试验与长期试验所用供试品的包装应与上市产品一致。（5）研究药物稳定性，要采用专属性强、准确、精密、灵敏的药物分析方法与有关物质（含降解产物及其他变化所生成的产物）的检查方法，并对方法进行验证，以保证药物稳定性试验结果的可靠性。在稳定性试验中，应重视降解产物的检查。（6）由于放大试验比规模生产的数量要小，故申报者应承诺在获得批准后，从放大试验转入规模生产时，对最初通过生产验证的 3 批规模生产的产品仍需进行加速试验与长期稳定性试验。（7）对包装在非渗透容器内的药物制剂可不考虑药物的湿敏感性或可能的溶剂损失，其稳定性研究可在任何湿度下进行。

本指导原则分两部分，第一部分为原料药物，第二部分为药物制剂。

一、原料药物

原料药物要进行以下试验。

（一）影响因素试验

此项试验是在比加速试验更激烈的条件下进行。其目的是探讨药物的固有稳定性、了解影响其稳定性的因素及可能的降解途径与降解产物，为制剂生产工艺、包装、贮存条件和建立降解产物分析方法提供科学依据。供试品可以用 1 批原料药物进行，将供试品置适宜的开口容器中（如称量瓶或培养皿），摊成≤5mm 厚的薄层，疏松原料药物摊成≤10mm 厚的薄层，进行以下试验。当试验结果发现降解产物有明显的变化，应考虑其潜在的危害性，必要时应对降解产物进行定性或定量分析。

（1）高温试验 供试品开口置适宜的洁净容器中，60℃温度下放置 10 天，于第 5 天和第 10 天取样，按稳定性重点考察项目进行检测。若供试品含量低于规定限度，则在 40℃条件下同法进行试验。若 60℃无明显变化，不再进行 40℃试验。

（2）高湿试验 供试品开口置恒湿密闭容器中，在 25℃分别于相对湿度 90%±5%条件下放置 10 天，于第 5 天和第 10 天取样，按稳定性重点考察项目要求检测，同时准确称量试验前后供试品的重量，以考察供试品的吸湿潮解性能。若吸湿增重 5% 以上，则在相对湿度 75%±5%条件下，同法进行试验；若吸湿增重 5%以下，其他考察项目符合要求，则不再进行此项试验。恒湿条件可在密闭容器如干燥器下部放置饱和盐溶液，根据不同相对湿度的要求，可以选择 NaCl 饱和溶液（相对湿度 75%±1%，15.5～60℃），KNO₃ 饱和溶液（相对湿度

92.5%，25℃）。

（3）强光照射试验　供试品开口放在装有日光灯的光照箱或其他适宜的光照装置内，光源可选择任何输出相似于 D65/ID65 发射标准的光源，或同时暴露于冷白荧光灯和近紫外灯下，并于照度为 4500lx±500lx 的条件下放置 10 天，于第 5 天和第 10 天取样，按稳定性重点考察项目进行检测，特别要注意供试品的外观变化。

关于光照装置，建议采用定型设备"可调光照箱"，也可用光橱，在箱中安装日光灯数支相应光源使达到规定照度。箱中供试品台高度可以调节，箱上方安装抽风机以排除可能产生的热量，箱上配有照度计，可随时监测箱内照度，光照箱应不受自然光的干扰，并保持照度恒定，同时防止尘埃进入光照箱内。

此外，根据药物的性质必要时可设计试验：，原料药在溶液或混悬液状态时，或在较宽 pH 值范围探讨 pH 值与氧及其他条件应考察对药物稳定性的影响，并研究分解产物的分析方法。创新药物应对分解产物的性质进行必要的分析。冷冻保存的原料药物，应验证其在多次反复冻融条件下产品质量的变化情况。在加速或长期放置条件下已证明某些降解产物并不形成，则可不必再做专门检查。

（二）加速试验

此项试验是在加速条件下进行。其目的是通过加速药物的化学或物理变化，探讨药物的稳定性，为制剂设计、包装、运输、贮存提供必要的资料。供试品要求 3 批，按市售包装，在温度 40℃±2℃、相对湿度 75%±5% 的条件下放置 6 个月。所用设备应能控制温度±2℃、相对湿度±5%，并能对真实温度与湿度进行监测。在试验期间第 1 个月、2 个月、3 个月、6 个月末分别取样一次，按稳定性重点考察项目检测。在上述条件下，如 6 个月内供试品经检测不符合制订的质量标准，则应在中间条件下即在温度 30℃±2℃、相对湿度 65%±5% 的情况下（可用 Na₂CrO₄ 饱和溶液，30℃，相对湿度 64.8%）进行加速试验，时间仍为 6 个月至少 12 个月，应包括所有的考察项目，检测至少包含初始和末次的 4 个时间点（如 0 个月、6 个月、9 个月、12 个月）。加速试验，建议采用隔水式电热恒温培

养箱（20～60℃）。箱内放置具有一定相对湿度饱和盐溶液的干燥器，设备应能控制所需温度，且设备内各部分温度应该均匀，并适合长期使用。也可采用恒湿恒温箱或其他适宜设备。

对温度特别敏感的药物，预计只能在冰箱中（4～8℃）（2～8℃）保存，此种药物的加速试验，可在温度 25℃±2℃、相对湿度 60%±10% 的条件下进行，时间为 6 个月。

对拟冷冻贮藏的药物，应对一批样品在温度（如 5℃±3℃或 25℃±2℃）下放置适当的时间进行试验，以了解短期偏离标签贮藏条件（如运输或搬运时）对药物的影响。

（三）长期试验

长期试验是在接近药物的实际贮存条件下进行，其目的是为制定药物的有效期提供依据。供试品 3 批，市售包装，在温度 25℃±2℃，相对湿度 60%±10% 的条件下放置 12 个月，或在温度 30℃±2℃、相对湿度 65%±5% 的条件下放置 12 个月，这是从我国南方与北方气候的差异考虑的，至于上述两种条件选择哪一种由研究者确定。每 3 个月取样一次，分别于 0 个月、3 个月、6 个月、9 个月、12 个月取样按稳定性重点考察项目进行检测。12 个月以后，仍需继续考察，分别于 18 个月、24 个月、36 个月，取样进行检测。将结果与 0 个月比较，以确定药物的有效期。由于实验数据的分散性，一般应按 95% 可信限进行统计分析，得出合理的有效期。如 3 批统计分析结果差别较小，则取其平均值为有效期，若差别较大则取其最短的为有效期。如果数据表明，测定结果变化很小，说明药物是很稳定的，则不作统计分析。

对温度特别敏感的药物，长期试验可在温度 5℃±3℃6℃±2℃ 的条件下放置 12 个月，按上述时间要求进行检测，12 个月以后，仍需按规定继续考察，制订在低温贮存条件下的有效期。

对拟冷冻贮藏的药物，长期试验可在温度 -20℃±5℃ 的条件下至少放置 12 个月。

长期试验采用的温度为 25℃±2℃、相对湿度为 60%±10%，或温度 30℃±2℃、相对湿度 65%±5%，是根据国际气候带制定的。国际气候带见下表。

表　国际气候带

气候带	计算数据			推算数据	
	温度[①]/℃	MKT[②]/℃	RH/%	温度/℃	RH/%
Ⅰ 温带	20.0	20.0	42	21	45
Ⅱ 地中海气候、亚热带	21.6	22.0	52	25	60
Ⅲ 干热带	26.4	27.9	35	30	35
Ⅳ 湿热带	26.7	27.4	76	30	70

①记录温度；

②MKT为平均动力学温度。

温带主要有英国、北欧、加拿大、俄罗斯；亚热带有美国、日本、西欧（葡萄牙—希腊）；干热带有伊朗、伊拉克、苏丹；湿热带有巴西、加纳、印度尼西亚、尼加拉瓜、菲律宾。中国总体来说属亚热带，部分地区属湿热带，故长期试验采用温度为25℃±2℃、相对湿度为60%±10%，或温度30℃±2℃、相对湿度65%±5%，与美、日、欧国际协调委员会（ICH）采用条件基本是一致的。

原料药物进行加速试验与长期试验所用包装应采用模拟小桶，但所用材料与封装条件应与大桶一致。

二、药物制剂

药物制剂稳定性研究，首先应查阅原料药物稳定性有关资料，特别了解温度、湿度、光线对原料药物稳定性的影响，并在处方筛选与工艺设计过程中，根据主药与辅料性质，参考原料药物的试验方法，进行影响因素试验、加速试验与长期试验。符合一定条件可以应用括号法和矩阵法简化试验方案。

（一）影响因素试验

药物制剂进行此项试验的目的是考察制剂处方的合理性与生产工艺及包装条件。供试品用1批进行，将供试品如片剂、胶囊剂、注射剂（注射用无菌粉末如为西林瓶装，不能打开瓶盖，以保持严封的完整性），除去外包装，置适宜的开口容器中，进行高温试验、高湿度试验与强光照射试验，试验条件、方法、取样时间与原料药相同，重点考察项目见附表。

对于需冷冻保存的中间产物或药物制剂，应验证其在多次反复冻融条件下产品质量的变化情况。

（二）加速试验

此项试验是在加速条件下进行，其目的是通过加速药物制剂的化学或物理变化，探讨药物制剂的稳定性，为处方设计、工艺改进、质量研究、包装改进、运输、贮存提供必要的资料。供试品要求3批，按市售包装，在温度40℃±2℃、相对湿度75%±5%的条件下放置6个月。所用设备应能控制温度±2℃、相对湿度±5%，并能对真实温度与湿度进行监测。在试验期间第1个月、2个月、3个月、6个月末分别取样一次，按稳定性重点考察项目检测。在上述条件下，如6个月内供试品经检测不符合制订的质量标准，则应在中间条件下即在温度30℃±2℃、相对湿度65%±5%的情况下进行加速试验，时间仍为6个月至少12个月，应包括所有的考察项目，检测至少包含初始和末次的4个时间点（如0个月、6个月、9个月、12个月）。溶液剂、混悬剂、乳剂、注射液等含有水性介质的制剂可不要求相对湿度。试验所用设备与原料药物相同。

对温度特别敏感的药物制剂，预计只能在冰箱（4~8℃）（2~8℃）内保存使用，此类药物制剂的加速试验，可在温度25℃±2℃，相对湿度60%±10%的条件下进行，时间为6个月。

对拟冷冻贮藏的制剂，应对一批样品在温度（如5℃±3℃或25℃±2℃）下放置适当的时间进行试验，以了解短期偏离标签贮藏条件（如运输或搬运时）对制剂的影响。

乳剂、混悬剂、软膏剂、乳膏剂、糊剂、凝胶剂、眼膏剂、栓剂、气雾剂、泡腾片及泡腾颗粒宜直接采用温度30℃±2℃、相对湿度65%±5%的条件进行试验，其他要求与上述相同。

对于包装在半透性容器中的药物制剂，例如低密度聚乙烯制备的输液袋、塑料安瓿、眼用制剂容器等，则应在温度40℃±2℃、相对湿度25%±5%的条件（可用$CH_3COOK \cdot 1.5H_2O$饱和溶液）进行试验。

（三）长期试验

长期试验是在接近药品的实际贮存条件下进行，其目的是为制订药品的有效期提供依据。供试品3批，市售包装，在温度25℃±2℃、相对湿度60%±10%的条件下放置12个月，或在温度30℃±2℃、相对湿度65%±5%的条件下放置12个月，这是从我国南方与北方气候的差异考虑的，至于上述两种条件选择哪一种由研究者确定。每3个月取样一次，分别于0个月、3个月、6个月、9个月、12个月取样，按稳定性重点考察项目进行检测。12个月以后，仍需继续考察，分别于18个月、24个月、36个月取样进行检测。将结果与0个月比较以确定药品的有效期。由于实测数据的分散性，一般应按95%可信限进行统计分析，得出合理的有效期。如3批统计分析结果差别较小，则取其平均值为有效期限。若差别较大，则取其最短的为有效期。数据表明很稳定的药品，不作统计分析。

对温度特别敏感的药品，长期试验可在温度6℃±2℃5℃±3℃的条件下放置12个月，按上述时间要求进行检测，12个月以后，仍需按规定继续考察，制订在低温贮存条件下的有效期。

对拟冷冻贮藏的制剂，长期试验可在温度－20℃±5℃的条件下至少放置12个月，货架期应根据长期试验放置条件下实际时间的数据而定。

对于包装在半透性容器中的药物制剂，则应在温度25℃±2℃、相对湿度40%±5%，或30℃±2℃、相对湿度35%±5%的条件进行试验，至于上述两种条件选择哪一种由研究者确定。

对于生物制品，应充分考虑运输路线、交通工具、距离、时间、条件（温度、湿度、振动情况等）、产品包装（外包装、内包装等）、产品放置和温度监控情况（监控器的数量、位置等）等对产品质量的影响。

此外，有些药物制剂还应考察临用时配制和使用过程中的稳定性。例如，应对配制或稀释后使用、在特殊环境（如高原低压、海洋高盐雾等环境）使用的制剂开展相应的稳定性研究，同时还应对药物的配伍稳定性进行研究，为说明书/标签上的配制、贮藏条件和配制或稀释后的使用期限提供依据。

稳定性重点考察项目

原料药物及主要剂型的重点考察项目见附表，表中未列入的考察项目及剂型，可根据剂型及品种的特点制订。对于缓控释制剂、肠溶制剂等应考察释放度等，微粒制剂应考察粒径，或包封率，或泄漏率等。

附表　原料药物及制剂稳定性重点考察项目参考表

剂型	稳定性重点考察项目	剂型	稳定性重点考察项目
原料药	性状、熔点、含量、有关物质、吸湿性及根据品种性质选定的考察项目	口服乳剂	性状、含量、分层现象、有关物质
片剂	性状、含量、有关物质、崩解时限或溶出度或释放度	口服混悬剂	性状、含量、沉降体积比、有关物质、再分散性
		散剂	性状、含量、粒度、有关物质、外观均匀度
胶囊剂	性状、含量、有关物质、崩解时限或溶出度或释放度、水分，软胶囊要检查内容物有无沉淀	气雾剂	递送剂量均一性、微粒子剂量、有关物质、每瓶总揿次、喷出总量、喷射速率、每揿喷量、泄漏率
注射剂	性状、含量、pH值、可见异物、不溶性微粒、有关物质，应考察无菌	吸入制剂	递送剂量均一性、微细粒子剂量
		喷雾剂	不同放置位置（正、倒、侧放）的有关物质、每瓶总揿次、每喷喷量、每喷主药含量、递送速率和递送总量、微细粒子剂量
栓剂	性状、含量、融变时限、有关物质		
软膏剂	性状、均匀性、含量、粒度、有关物质	吸入气雾剂、喷雾剂	不同放置方位（正、倒、侧放）的有关物质、递送剂量、微细粒子剂量、泄漏率
乳膏剂	性状、均匀性、含量、粒度、有关物质、分层现象		
糊剂	性状、均匀性、含量、粒度、有关物质	吸入粉雾剂	有关物质、递送剂量、微细粒子剂量、水分
凝胶剂	性状、均匀性、含量、有关物质、粒度，乳胶剂应检查分层现象	吸入液体制剂	有关物质、递送速率、递送总量、微细粒子剂量
		颗粒剂	性状、含量、粒度、有关物质、溶化性或溶出度或释放度
眼用制剂	如为溶液，应考察性状、可见异物、含量、pH值、有关物质；如为混悬液，还应考察粒度、再分散性；洗眼剂还应考察无菌；眼丸剂应考察粒度与无菌	贴剂（透皮贴剂）	性状、含量、有关物质、释放度、黏附力
		冲洗剂、洗剂、灌肠剂	性状、含量、有关物质、分层能力（乳状型）、分散性（混悬型），冲洗剂应考察无菌
丸剂	性状、含量、有关物质、溶散时限	搽剂、涂剂、涂膜剂	性状、含量、有关物质、分层现象（乳状型）、分散性（混悬型），涂膜剂还应考察成膜性
糖浆剂	性状、含量、澄清度、相对密度、有关物质、pH值		
口服溶液剂	性状、含量、澄清度、有关物质	耳用制剂	性状、含量、有关物质，耳用散剂、喷雾剂与半固体制剂分别按相关剂型要求检查
脂质体	性状、粒径、包封率、溶血磷脂、含量等	鼻用制剂	性状、pH值、含量、有关物质，鼻用散剂、喷雾剂与半固体制剂分别按相关剂型要求检查

注：有关物质（含降解产物及其他变化所生成的产物）应说明其生成产物的数目及量的变化，如有可能应说明有关物质何者为原料中的中间体，何者为降解产物，稳定性试验重点考察降解产物。

9013　缓释、控释和迟释制剂指导原则

一、概述

调释制剂，系指与普通制剂相比，通过技术手段调节药物的释放速率、释放部位或释放时间的一大类制剂。调释制剂可分为缓释、控释和迟释制剂等。其中缓释、控释制剂与普通制剂比较，药物治疗作用持久、毒副作用可能降低、用药次数减少，可提高患者用药依从性。迟释制剂可延迟释放药物，从而发挥肠溶、结肠定位或脉冲释放等功能。

本指导原则以口服缓释、控释和迟释制剂为重点，也可供其他给药途径的相关制剂参考。

缓释制剂，系指在规定的释放介质中，按要求缓慢地非恒速释放药物，与相应的普通制剂比较给药频率减少一半或有所减少，且能显著增加患者依从性的制剂。

控释制剂，系指在规定的释放介质中，按要求缓慢地恒速释放药物，与相应的普通制剂比较给药频率减少一半或有所减少，血药浓度比缓释制剂更加平稳，且能显著增加患者依从性的制剂。

迟释制剂，系指在给药后不立即释放药物的制剂，包括肠溶制剂、结肠定位制剂和脉冲制剂等。肠溶制剂，系指在规定的酸性介质（pH1.0～3.0）中不释放或几乎不释放药物，而在要求的时间内，于pH6.8磷酸盐缓冲液中大部分或全部释放药物的制剂。结肠定位制剂，系指在胃肠道上部基本不释放、在结肠内大部分或全部释放的制剂，即一定时间内在规定的酸性介质与pH6.8磷酸盐缓冲液中不释放或几乎不释放，而在要求的时间内，于pH7.5～8.0磷酸盐缓冲液中大部分或全部释放的制剂。脉冲制剂，系指不立即释放药物，而在某种条件下（如在体液中经过一定时间或一定pH值或某些酶作用下）一次或多次突然释放药物的制剂。

缓释、控释和迟释制剂的处方工艺设计可能影响其质量和疗效等，因此必须对其进行全面深入研究，并结合实际生产的具体情况，筛选出适合工业化生产的处方工艺。缓释、控释和迟释制剂体外、体内的释放行为应符合临床需求，应建立能评估体内基本情况的体外释放度实验方法和控制指标，以有效控制制剂质量，保证制剂的安全性与有效性。

二、缓释、控释和迟释制剂的制备与要求

1. 处方工艺研究

缓释、控释和迟释制剂研发应结合临床需求与药物特性进行可行性评价，并非所有的口服药物都适合制成缓控释制剂。设计缓释、控释和迟释制剂时应考虑的因素有：药物的理化性质、生物药剂学性质、药物动力学性质、药效学性质等。

缓释、控释和迟释制剂的设计要依据药物的溶解性、pH对溶解度的影响、稳定性、药物的吸收部位、吸收速率、首过效应、消除半衰期、药物的最小有效浓度、最佳治疗浓度、最低毒性浓度及个体差异等，根据临床需要以及预期制剂的体内性能进行可行性评估及处方设计。药物在胃肠道不同部位的吸收特性以及制剂在肠道的滞留时间是影响口服吸收的重要因素。胃肠道不同部位的pH、表面积、膜通透性、分泌物、酶、水量等不同，在药物吸收过程中所起的作用可能有显著差异，因此在研发前需充分了解药物在胃肠道的吸收部位或吸收窗，并在处方设计时考虑如何减小可能的个体差异。

口服缓释、控释和迟释制剂最常采用的剂型为片剂和胶囊（填充缓释小丸或颗粒），其他有缓释颗粒、缓释混悬剂等；常用的调释技术包括：膜包衣技术、骨架技术、渗透泵技术，以及胃内滞留技术、生物黏附技术、离子交换技术等。应根据药物的性质、临床用药特点、可采用的辅料、工艺设备等情况确定具体剂型，选择合适的调释技术和体外评价方法，进行处方与工艺的筛选与优化。

在处方工艺设计和研究中，需要充分了解原料药与所用辅料的性质及彼此的相容性。由于缓释、控释和迟释制剂的制备较普通制剂更加复杂，故需对制备工艺中可能影响产品质量的环节和工艺参数进行详细的考察，确定影响制剂质量的关键工艺因素以及关键工艺参数的范围。在小试和中试生产的过程中，根据各个环节对考察参数与质量的分析结果，进一步评价缓释、控释和迟释制剂的处方工

艺是否适合大生产。对多批的小试、中试和工业生产规模的产品进行全面的质量对比研究，验证工艺的可行性与合理性，保证在设定的条件下批间差异的可控。

缓释、控释和迟释制剂的释放行为应在一定 pH 条件下保持稳定，符合临床需求，且不受或少受生理、食物与含醇饮料等因素及产品运输储存条件（温度、湿度）等各个环节的影响。良好的处方工艺及其制备过程应能保证产品的重现性和稳定性，可以通过严格的操作规程和中控手段，有效地解决大生产中批次间的重现性以及体内生物等效性等问题。

2. 质量控制研究

口服缓释、控释和迟释制剂的质量研究项目主要包括性状、鉴别、释放度、重（装）量差异、含量均匀度、有关物质、微生物限度、含量测定等。其中释放度方法研究及其限度确定是口服缓释、控释和迟释制剂质量研究的重要内容。在建立释放度及其他检验项目的测定方法时，应符合《药品质量标准分析方法验证指导原则》（通则9101）。

应考察 3 批以上产品批与批之间体外药物释放度的重现性，并考察同批产品体外药物释放度的均一性。缓释、控释和迟释制剂制备工艺中若用到需要控制的有机溶剂（如包衣工艺中采用的有机溶剂），则应按残留溶剂测定法（通则0861）测定，并根据测定结果及数据积累结果确定是否订入质量标准。

3. 稳定性研究

口服缓释、控释和迟释制剂的稳定性研究应按原料药物与制剂稳定性试验指导原则（通则9001）进行。在稳定性考察项目方面，除一般性项目外，还应重点考察释放度的变化，分析产生变化的原因及对体内释放行为的可能影响，必要时修改完善处方工艺。

三、缓释、控释和迟释制剂的评价与要求

1. 体外释放度试验

药物的体外释放行为受制剂本身因素和外界因素的影响。制剂本身因素包括主药的性质（如溶解度、晶型、粒度分布等）、制剂的处方与工艺等，外界因素包括释放度测定的仪器装置、释放介质、转速等条件。体外释放度试验是在模拟体内消化道

条件下（如温度、介质的 pH 值、搅拌速率等），测定制剂的药物释放速率，并最后制订出合理的体外药物释放度标准，以监测产品的生产过程以及对产品进行质量控制。结合体内外相关性研究，释放度可以在一定程度上预测产品的体内行为。对于释放度方法可靠性和限度合理性的评判，可结合体内研究数据进行综合分析。

（1）仪器装置　对于仪器装置的选择，应考虑具体的剂型及可能的释药机制。除另有规定外，缓释、控释和迟释制剂的体外药物释放度试验可采用溶出度测定仪进行。如采用其他特殊仪器装置，需提供充分的依据。贴剂可采用溶出度与释放度测定法（通则0931）测定。

（2）温度控制　缓释、控释和迟释制剂的体外释放度试验应控制在 37℃±0.5℃，以模拟体温；而贴剂的体外释放度试验应控制在 32℃±0.5℃，以模拟表皮温度。

（3）释放介质　释放介质的选择依赖于药物的理化性质（如溶解性、稳定性、油水分配系数等）、生物药剂学性质以及吸收部位的生理环境（如胃、小肠、结肠等）。一般推荐选用水性介质，包括水、稀盐酸（0.001～0.1mol/L）或 pH 3～8 的醋酸盐或磷酸盐缓冲液等；对难溶性药物通常不宜采用有机溶剂，可加适量的表面活性剂（如十二烷基硫酸钠等）。

由于不同 pH 条件下药物的溶解度、缓控释辅料的性质（如水化、溶胀、溶蚀速度等）可能不同，建议对不同 pH 值条件下的释放行为进行考察。

释放介质的体积一般应符合漏槽条件。

（4）取样时间点　除迟释制剂外，体外释放速率试验应能反映出受试制剂释药速率的变化特征，且能满足统计学处理的需要，释药全过程的时间不应低于给药的间隔时间，且累积释放百分率要求达到 90% 以上。除另有规定外，通常将释药全过程的数据作累积释放百分率–时间的释药曲线图，以制订出合理的释放度检查方法和限度。

缓释制剂从释药曲线图中至少选出 3 个取样时间点，第一点为开始 0.5～2 小时的取样时间点，用于考察药物是否有突释；第二点为中间的取样时间点，用于确定释药特性；最后的取样时间点，用于考察释药是否基本完全。控释制剂取样点不得少于

5 个。

迟释制剂可根据临床需求设计释放度的取样时间点。

（5）转速　缓释、控释和迟释制剂在不同转速下的释放行为可能不同，故应考察不同转速对其释放行为的影响。一般不推荐过高或过低转速。

（6）释药模型的拟合　缓释制剂的释药数据可用一级方程和 Higuchi 方程等拟合，即

$$\ln(1 - M_t / M_\infty) = -kt\,(\text{一级方程})$$

$$M_t / M_\infty = kt^{1/2}\,(\text{Higuchi方程})$$

控释制剂的释药数据可用零级方程拟合，即

$$M_t / M_\infty = kt\,(\text{零级方程})$$

上式中，M_t 为 t 时间的累积释放量；M_∞ 为∞时累积释放量；M_t/M_∞ 为 t 时累积释放百分率。拟合时以相关系数（r）最大而均方误差（MSE）最小的为最佳拟合结果。

（7）其他　多于一个活性成分的产品，要求对每一个活性成分均按以上要求进行释放度测定。如在同一种方法下不能有效测定每个成分的释放行为，则需针对不同成分，选择建立不同的测定方法。对于不同规格的产品，可以建立相同或不同的测定方法。

2. 体内试验

对缓释、控释和迟释制剂的安全性和有效性进行评价，应通过体内的药效学和药物动力学试验。首先对缓释、控释和迟释制剂中药物特性的物理化学性质应有充分了解，包括有关同质多晶、粒子大小及其分布、溶解性、溶出速率、稳定性以及制剂可能遇到的其他生理环境极端条件下控制药物释放的变量。制剂中药物因受处方和制备工艺等因素的影响，溶解度等物理化学特性会发生变化，应测定相关条件下的溶解特性。难溶性药物的制剂处方中含有表面活性剂（如十二烷基硫酸钠）时，需要了解其对药物溶解特性的影响。

关于药物的药物动力学性质，应进行单剂量和多剂量人体药代动力学试验，以证实制剂的缓控释特征符合设计要求。推荐采用药物的普通制剂（静脉用或口服溶液，或经批准的其他普通制剂）作为参考，对比其中药物释放、吸收情况，来评价缓释、控释和迟释制剂的释放、吸收情况。设计口服缓释、控释和迟释制剂时，测定药物在肠道各段的吸收，

是很有意义的。食物的影响也应考虑。

药物的药效学性质应反映出在足够广泛的剂量范围内药物浓度与临床响应值（治疗效果或副作用）之间的关系。此外，应对血药浓度和临床响应值之间的平衡时间特性进行研究。如果在药物或药物的代谢物与临床响应值之间已经有很确定的关系，缓释、控释和迟释制剂的临床表现可以由血药浓度-时间关系的数据进行预测。如无法得到这些数据，则应进行临床试验和药动学-药效学试验。

缓释、控释和迟释制剂进行的生物利用度与生物等效性试验，详见通则 9011。

非口服的缓释、控释和迟释制剂还需对其作用部位的刺激性和（或）过敏性等进行试验。

3. 体内-体外相关性

（1）关于体内-体外相关性的评价方法　体内-体外相关性，指的是由制剂产生的生物学性质或由生物学性质衍生的参数（如 t_{max}、C_{max} 或 AUC），与同一制剂的物理化学性质（如体外释放行为）之间建立合理的定量关系。

缓释、控释和迟释制剂要求进行体内外相关性的试验，它应反映整个体外释放曲线与血药浓度-时间曲线之间的关系。只有当体内外具有相关性时，才能通过体外释放曲线预测体内情况。

体内外相关性可归纳为三种：①体外释放曲线与体内吸收曲线（即由血药浓度数据去卷积而得到的曲线）上对应的各个时间点分别相关，这种相关简称点对点相关，表明两条曲线可以重合或者通过使用时间标度重合。②应用统计矩分析原理建立体外释放的平均时间与体内平均滞留时间之间的相关。由于能产生相似的平均滞留时间可有很多不同的体内曲线，因此体内平均滞留时间不能代表体内完整的血药浓度-时间曲线。③一个释放时间点（$t_{50\%}$、$t_{90\%}$等）与一个药物动力学参数（如 AUC、C_{max} 或 t_{max}）之间单点相关，它只说明部分相关。

（2）本指导原则采用的方法　本指导原则中缓释、控释和迟释制剂的体内外相关性，系指体内吸收相的吸收曲线与体外释放曲线之间对应的各个时间点回归，得到直线回归方程的相关系数符合要求，即可认为具有相关性。

体内–体外相关性的建立

① 基于体外累积释放百分率–时间的体外释放曲线：如果缓释、控释和迟释制剂的释放行为随外界条件变化而变化，就应该另外再制备两种供试品（一种比原制剂释放更慢，另一种更快），研究影响其释放快慢的外界条件，并按体外释放度试验的最佳条件，得到基于体外累积释放百分率–时间的体外释放曲线。

② 基于体内吸收百分率–时间的体内吸收曲线：根据单剂量交叉试验所得血药浓度–时间曲线的数据，对体内吸收符合单室模型的药物，可获得基于体内吸收百分率–时间的体内吸收曲线，体内任一时间药物的吸收百分率（F_a）可按以下 Wagner–Nelson 方程计算：

$$F_a = \frac{c_t + k\mathrm{AUC}_{o\sim t}}{k\mathrm{AUC}_{o\sim\infty}} \times 100\%$$

式中　c_t 为 t 时间的血药浓度；

　　　k 为由普通制剂求得的消除速率常数。

双室模型药物可用简化的 Loo–Riegelman 方程计算各时间点的吸收百分率。

可采用非模型依赖的反卷积法将血药浓度–时间曲线的数据换算为基于体内吸收百分率–时间的体内吸收曲线。

体内–体外相关性检验

当药物释放为体内药物吸收的限速因素时，可利用线性最小二乘法回归原理，将同批供试品体外释放曲线和体内吸收相吸收曲线上对应的各个时间点的释放百分率和吸收百分率进行回归，得直线回归方程。

如直线的相关系数大于临界相关系数（$P <$ 0.001），可确定体内外相关。

9013　缓释、控释和迟释制剂指导原则修订说明

一、修订背景

《中国药典》从 2005 年版开始收载"缓释、控释和迟释制剂指导原则"到 2015 年版，该指导原则基本未进行修订。《中国药典》2020 年版拟参照国际相关要求，结合我国药品质量控制特点及当前开展的仿制药一致性评价的技术要求，进一步完善缓释、控释和迟释制剂指导原则，以加强对此类制剂的质量控制，确保药品安全有效。

此次修改对指导原则的框架进行了重新编排，分为"概述""缓释、控释和迟释制剂的制备与要求""缓释、控释和迟释制剂的评价与要求"三部分内容。"缓释、控释和迟释制剂的制备与要求"又分为"处方工艺研究""质量控制研究""稳定性研究"三部分；"缓释、控释和迟释制剂的评价与要求"又分为"体外释放度试验""体内试验""体内–体外相关性"三部分。

二、修订内容及依据

本指导原则在《中国药典》2015 年版通则 9013 缓释、控释和迟释制剂指导原则的基础上，主要参考了 USP "IN VITRO AND IN VIVO EVALUATION OF DOSAGE FORMS" 以及 CDE 于 2007 年发布的 "化学药物口服缓释制剂药学研究技术指导原则"，结合了课题任务以及课题的预备会、启动会、结题会上的专家意见，进行了增修订，具体说明如下。

1. "概述"部分

为保证指导原则的延续性、传承性以及习惯性，缓释、控释制剂等术语暂不修订，指导原则的名称保持不变；但作为课题研究的一部分，考虑到《中国药典》2015 年版"通则 9011 药物制剂人体生物利用度和生物等效性试验指导原则"及 2016 年 CFDA 发布的"以药动学参数为终点评价指标的化学药物仿制药人体生物等效性研究技术指导原则"已经引入"调释制剂"的名称，因此，为规范统一，在不改变缓释、控释等既有剂型概念基础上，引入一个"调释制剂"的概念作为总名称。主要参考 EMA 于 2014 发布的"Guideline on quality of oral modified release products"中 Preamble 部分的"Pharmaceutical dosage forms may be developed in which the rate and/or place of release of active substance（s）has in some way been modified compared with conventional release formulations"进行了简单定义，即"调释制剂，系指与普通制剂相比，通过技术手段调节药物的释放速率、释放部位或释放时间的一大类制剂。调释制剂可分为速释、缓释、控释和迟释制剂等"。还有，参考 CFDA 于 2016 年发布的"普通口服固体制剂溶出曲线测定与比较指导原则"中相关内容，对肠溶制剂定义部分的酸性介质的 pH 值范围明确为 pH1.0～3.0。

2."缓释、控释和迟释制剂的制备与要求"部分

（1）"处方工艺研究"部分　缓控释制剂是医药工业发展规划指南中提到的高端制剂，缓控释制剂药物治疗作用持久、毒副作用降低、用药次数减少，显著增加患者用药依从性。而为了推动其到达国际先进质量标准，需要设计合理的处方设计工艺。缓控释制剂的处方工艺合理性应主要包括以下几点：一是需要结合实际生产的具体情况，如制备工艺难度，中试放大的稳定性，原辅料生产成本，生产工艺参数等；二是应该能够准确评估体外释放以保证制剂质量的稳定性，如主药与辅料的相互作用，辅料与辅料的相互作用以及原辅料的理化稳定性；三是缓控释制剂在体内外释放过程需要符合药物的临床需要，如药物的药剂学和药代动力学性质，药物特异性吸收以及首过效应等。为满足以上缓控释制剂的处方工艺的规范需求，在参考了《医药工业发展规划指南》、Guidance for Industry—Extended Release Oral Dosage Forms：Development，Evaluation，and Application of In Vitro/In vivo Correlations等基础上，制定了本指导原则，以保证制剂安全合理生产。

（2）"质量控制研究"和"稳定性研究"部分　"质量控制研究"和"稳定性研究"为本指导原则新增订内容，主要参考CDE于2007年发布的"化学药物口服缓释制剂药学研究技术指导原则"制定。

3."缓释、控释和迟释制剂的评价与要求"部分

（1）体外释放度试验　本部分有较大变动，主要参考CDE于2007年发布的"化学药物口服缓释制剂药学研究技术指导原则"进行增修订。如：增加了"对于仪器装置的选择，应考虑具体的剂型及可能的释药机制""如采用其他特殊仪器装置，需提供充分的依据"等描述；增加了对"转速"和涉及多个活性成分的"其他"的要求；等等。考虑到新鲜配制和脱气处理为通用要求，故删去了"以脱气的新鲜纯化水为常用释放介质"的描述。

（2）"体内试验"部分　在课题研究中，比较了国内外相关指导原则和各国药典，鉴于原指导原则中本部分内容已相对完善，因此，并未进行大篇

幅修订，仅针对个别问题进行了调整，如下：①将第一段的最后一句话"需要了解其溶解特性"改为"需要了解其对药物溶解特性的影响"，使其语意表达更准确。②在第二段"关于药物的药物动力学性质"后面增加"应进行单剂量和多剂量人体药代动力学试验，以证实制剂的缓控释特征符合设计要求"。主要参考了USP<1088>"Pharmacokinetic Properties：Modified-Release Products"中的内容，即"At a minimum，two studies are required to characterize the product when no reference modified-release product exists：（1）a single-dose crossover study for each strength of a modified-release dosage form and（2）a multiple-dose，steady-state study using the highest strength of a modified-release dosage form"。USP<1088>中对于缓释、控释和迟释制剂的药动学性质的考察提出至少要进行两个研究：（1）每种规格的单剂量交叉试验和（2）最高规格的多次给药稳态药代研究。对于大对数缓释、控释和迟释制剂需要下述的药动学研究，这些研究是制剂表征的基础。如果在不进行临床试验的情况下寻求监管批准，制造商应咨询监管机构，以确保有足够的数据用于批准。通常进行的药代动力学研究的类型可以分类如下：类型A适用于已经以速释制剂上市的药物的原始缓控释口服制剂，并且其具有广泛的药代动力学/药效学数据。①单剂量交叉试验；②多剂量稳态试验。类型B适用于已有广泛的药代动力学和药效学数据的已经上市非口服的缓控释制剂。类型C适用于已批准的缓控释制剂的仿制药，在单剂量交叉实验中，应该进行BE实验，比较其与参比制剂在药物暴露的速率和程度上的差别。（即AUC、C_{max}，C_{min}和波动程度）。类型D适用于经过FDA批准的通过SUPAC（扩大和批准后的变更）的产品。同时参考了CFDA发布的《化学药物口服缓释制剂药学研究技术指导原则》中"口服缓控释制剂研究的基本思路"的体内试验部分：口服缓控释制剂的设计目标是延缓制剂在体内释放药物的速度，以保持血药浓度平稳。因此，在完成临床前研究工作，即处方工艺基本确定、建立临床样品质量标准和进行初步稳定性考察后，须通过临床试验（单剂量和多剂量人体药代动力学试验，新的缓控释制剂还需进行随机

对照临床试验）以证实制剂的缓控释特征是否符合设计要求。单次给药试验旨在比较受试者于空腹状态下服用缓控释制剂后与参比制剂的吸收速度和吸收程度，以确认制剂的缓控释药代动力学特征。多次给药试验旨在比较受试制剂与参比制剂多次连续给药达稳态时，药物的吸收程度、稳态血药浓度和波动情况。还参考了 CFDA 发布的《以药动学参数为终点评价指标的化学药物仿制药人体生物等效性研究技术指导原则》中"（四）调释制剂"的内容，其建议"调释制剂"采用申报的最高规格进行单次给药的空腹及餐后生物等效性研究。

（3）"体内-体外相关性"部分　《中国药典》2005 年版、2010 年版及 2015 年版"缓释、控释和迟释制剂指导原则"中"体内-体外相关性"部分内容基本一致。本次修订，参考了国外涉及"体内-体外相关性研究"的内容的 3 个指导原则：①FDA.1997，Extended Release Oral Dosage Forms：Development，Evaluation，and Application of In Vitro/In Vivo Correlations. ②USP. <1088> IN VITRO AND IN VIVO EVALUATION OF DOSAGE FORMS.③EMA.2014. Guideline on quality of oral modified release products & Guideline on the pharmacokinetic and clinical evaluation of modified release dosage forms.主要对两处进行了补充修订：一是对点对点相关的判断增加了"通过使用时间标度重合"；二是对体内数据拟合的模型增加了"可采用非模型依赖的反卷积法将血药浓度-时间曲线的数据换算为基于体内吸收百分率-时间的体内吸收曲线。"

9015　药品晶型研究及晶型质量控制指导原则

当固体药物存在多晶型现象，且不同晶型状态对药品的有效性、安全性或质量可产生影响时，应对药品原料药物、固体制剂、半固体制剂、混悬剂等中的药用晶型物质状态进行定性或定量控制。药品的药用晶型应选择优势晶型，并保持制剂中晶型状态为优势晶型，以保证药品的有效性、安全性与质量可控。

优势晶型系指当药物存在有多种晶型状态时，晶型物质状态的临床疗效佳、安全、稳定性高等，且适合药品开发的晶型。

由两种或两种以上的化学物质共同形成的晶态物质被称为共晶物，共晶物属晶型物质范畴。

1. 药物多晶型的基本概念

用于描述固体化学药物物质状态，可由一组参量（晶胞参数、分子对称性、分析排列规律、分子作用力、分子构象、结晶水或结晶溶剂等）组成。当其中这些参量中的一种或几种参量发生变化而使其存在有两种或两种以上的不同固体物质状态时，称为多晶型现象（polymorphism）或称同质异晶现象。通常，难溶性药物易存在多晶型现象。

固体物质是由分子堆积而成。由于分子堆积方式不同，在固体物质中包含有晶态物质状态（又称晶体）和非晶态物质状态（又称无定型态、玻璃体）。晶态物质中分子间堆积呈有序性、对称性与周期性；非晶态物质中分子间堆积呈无序性。晶型物质范畴涵盖了固体物质中的晶态物质状态（分子有序）和无定型态物质状态（分子无序）。

优势药物晶型物质状态可以是一种或多种，故可选择一种晶型作为药用晶型物质，亦可按一定比例选择两种或多种晶型物质的混合状态作为药用晶型物质使用。

2. 晶型样品的制备

采用化学或物理方法，通过改变结晶条件参数可获得不同的固体晶型样品。常用化学方法主要包括有：重结晶法、快速溶剂去除法、沉淀法、种晶法等；常用物理方法主要包括有：熔融结晶法、晶格物理破坏法、物理转晶法等。晶型样品制备方法可以采用直接方法或间接方法。各种方法影响晶型

物质形成的重要技术参数包括：溶剂（类型、组成、配比等）、浓度、成核速率、生长速率、温度、湿度、光度、压力、粒度等，但随所采用的方法不同而不同，且由于各鉴于每种药物的化学结构不同，故形成各种晶型物质状态的技术参数（或条件）亦不同，需要根据样品自身性质合理选择晶型样品的制备方法和条件。

3. 晶型物质状态的稳定性

自然界中的固体物质可处于稳定态、亚稳定态、不稳定态三种状态，晶型物质亦如此。化合物晶型物质状态会随着环境条件变化（如：温度、湿度、光照、压力等）而从某种晶型物质状态转变为另外一种晶型物质状态，称为转晶现象。共晶物的转晶可以是由两种化学物质中的任意一种或两种发生固体物质状态的晶型转变。

由于药用晶型物质的稳定性会影响到药品的临床有效性与安全性，故需要对多晶型药物制剂进行晶型物质状态的稳定性进行研究。研究内容包括：原料药成分的晶型物质状态的稳定性，原料药晶型物质与制剂处方中各种辅料的相容性，制剂的制粒、成型、干燥等工艺对原料药晶型物质状态的影响等。

通过晶型物质状态的稳定性研究，可为优势药物晶型物质状态选择、药物制剂处方、制备工艺过程控制、药品贮存条件等提供科学依据。稳定或亚稳定（有条件的稳定）的晶型物质具有成药性，不稳定晶型物质不具有成药性。

根据稳定性试验项下的影响因素试验方法和条件，考察晶型物质状态对高温、高湿、光照条件的稳定性；采用压力方法考察晶型物质状态对压力的稳定性，观察晶型物质状态是否发生转晶现象。

4. 晶型药物的生物学评价

需要采用符合晶型物质的生物学评价的科学方法。溶液状态下的体外细胞评价方法、已发生转晶的悬浮液体内给药等评价方法无法反映固体晶型物质真实的生物学活性特征。故应采用动物体内试验并采用固体给药方式，可获得晶型物质真实的

生物学评价数据。

5. 晶型药物的溶解性或溶出度评价

本法为体外晶型物质评价的辅助方法。

当原料晶型物质状态不同时，晶型原料或固体制剂的溶解或溶出性质可能存在较大差异，所以需要进行晶型物质与溶解或溶出性质的关系研究。以溶解度或溶出度、溶解速率或溶出速率作为评价指标。原料药采用溶解曲线法，固体制剂采用溶出曲线法。

6. 药品晶型质量控制方法

不同药物的不同晶型物质状态对定性鉴别方法或成分含量定量分析方法的特异性可以相同或不同，方法包含绝对法和相对方法，可选择有效的质量控制方法。

（1）晶型种类鉴别——定性方法

绝对鉴别方法： 可独立完成晶型物质状态鉴别的方法。方法仅适用于晶型原料药。

单晶 X 射线衍射法（SXRD）： 属绝对晶型鉴别方法，可通过供试品的成分组成（化合物、结晶水或溶剂）、晶胞参数（a、b、c、α、β、γ、V）、分子对称性（晶系，空间群）、分子键合方式（氢键、盐键、配位键）、分子构象等参量变化实现对固体晶型物质状态鉴别。方法适用于晶态晶型物质的鉴别。

相对鉴别方法： 为需要借助已知晶型信息完成晶型种鉴别的方法，适用于不同晶型物质的图谱数据间存在差异的晶型种类鉴别。利用相对晶型鉴别方法确定供试品晶型需要与已知晶型样品的图谱数据进行比对。方法仅适用于晶型原料药。

共晶物的鉴别方法与晶型鉴别方法相同，但需对共晶物进行物质状态的鉴别，包括化学物质的结合方式、组成比例、固体晶型状态等参数。

方法 1　粉末 X 射线衍射法（PXRD）

晶态物质粉末 X 射线图谱呈锐峰，无定型态物质粉末 X 射线图谱呈弥散峰。晶型鉴别时利用供试品衍射峰的数量、位置（2θ 或 d）、强度（相对或绝对）、各峰强度之比等参量变化实现对晶型物质状态的鉴别。方法适用于晶态与晶态、晶态与无定型态、无定型态与无定型态等各种晶型物质的鉴别。若判断两个晶态样品的晶型物质状态一致时，应满足衍射峰数量相同、二者 2θ 值衍射峰位置误

差范围在 ±0.2° 内、相同位置衍射峰的相对峰强度误差在 ±5% 内，衍射峰的强弱顺序应一致；若判断两个无定型态样品的晶型物质状态一致时，应满足弥散衍射峰几何拓扑形状完全一致。

固体制剂中的原料药晶型状态鉴别，一般可使用与其制备工艺相同的不含原料药的处方制备获得空白固体制剂，精密称取药品制剂和空白制剂，通过定量扣除法获得制剂中原料药图谱，实现固体制剂中原料药晶型状态定性鉴别目的。

方法 2　红外光谱法（IR）

利用供试品不同晶型物质分子振动时特有的偶极矩变化，引起指定波长在一定波数范围的红外光谱吸收峰的位置、强度、峰形几何拓扑等参量变化差异实现对晶型物质状态的鉴别。方法适用于分子作用力变化的药物晶型物质状态的鉴别，对晶型物质状态鉴别推荐采用衰减全反射进样法，。如需制样时，应注意避免研磨、压片等可能造成的转晶现象。

方法 3　拉曼光谱法（Raman）

利用供试品不同晶型物质特有的分子极化率变化，引起指定波长在一定波数范围的拉曼光谱吸收散射峰的数量、位置、强度、峰形几何拓扑等参量变化差异实现对晶型物质状态的鉴别。拉曼光谱法用于晶型鉴别时，由于一般不需制样，可减少或避免研磨、压片等可能造成的转晶现象。波数低至太赫兹光区的特征光谱也可提供用于多晶型研究和晶型鉴别重要信息。

方法 4　差示扫描量热法（DSC）

利用供试品不同晶型物质特有的热力学性质，通过供试品吸热峰或放热峰的数量、位置、形状、吸热量（或吸热焓）等参量变化实现对晶型物质状态的鉴别。方法适用于不同晶型物质的熔融吸热峰值存在较大差异或供试品中含有不同数量和种类结晶溶剂（或水）的晶型物质的鉴别。

方法 5　热重法（TG）

利用供试品不同晶型物质特有的质量–失重百分率与温度关系参量的变化实现对晶型物质状态的鉴别。方法适用于供试品中含有不同数量和种类结晶溶剂（或水）的晶型物质的鉴别。

利用热重与质谱联用技术（TG–MS），可实现对供试品在持续加热过程中的失重量与失重成分

的分析。本方法可用于供试品中结晶溶剂（含水）或其他可挥发性成分的定性、定量分析。

方法 6　毛细管熔点法（MP）

利用供试品不同晶型物质在加热时产生的相变过程、透光率等参量变化实现对晶型物质状态的鉴别。方法适用于熔点值差异大的晶型物质的鉴别。熔距可反映晶型纯度，熔距小于 1℃时表明供试品的晶型纯度较高。制样时应注意避免研磨可能造成的转晶现象。

方法 7　光学显微法（LM）

当供试品不同晶型具有不同的固体外形特征时，可通过不同晶型物质特有的固体外形实现对晶型物质状态的鉴别。

方法 8　偏光显微法（PM）

通过供试品呈晶态与无定型态时的偏光效应参量变化，实现晶型物质状态的鉴别。

方法 9　固体核磁共振波谱法（ssNMR）

利用供试品不同晶型物质的同一原子核局部的化学环境差异，引起相应原子核磁共振吸收峰的化学位移、偶合常数、积分值等差异实现对晶型物质状态的鉴别。

不同晶型判断

当供试品原料药化学物质确定且鉴别方法一致时，鉴别获得的图谱或数据若发生变化，说明样品中的晶型物质种类或成分发生了改变，可能由一种晶型变为另外一种晶型，或混晶物质种类或比例发生了改变。

（2）晶型含量分析——定量方法

晶型物质含量是表征供试品中所包含的某种特定晶型物质成分量值，用百分数表示晶型含量。晶型含量分析方法指进行供试品晶型成分的定量或限量分析。

晶型药品质量控制应优先选择定量分析方法。常用的定量分析方法有单晶 X 射线衍射法（SXRD）、粉末 X 射线衍射法（PXRD）、差示扫描量热法（DSC）、红外光谱法（IR）等。

方法学研究

采用的晶型定量或限量分析方法应符合《9101药品质量标准分析方法验证指导原则》的准确度、重复性、专属性、定量限、线性、范围、耐用性等内容相应要求。

鉴于不同定量或限量分析技术和方法的基本原理不同，应选择能够表征晶型物质成分与含量呈线性关系的 1～3 个参数作为定量或限量分析的特征性参量。

晶型含量分析方法

方法 1　单晶 X 射线衍射法（SXRD）定量分析方法，获得原料药100%晶型纯品数据。

SXRD 分析对象仅为一颗单晶体，原理是利用 X 射线对晶体产生的衍射效应，其分析数据代表了某种晶型纯品的结果。SXRD 法可以揭示供试品晶型成因，给出晶型物质的晶体学各种定量数据。采用 SXRD 分析数据，通过理论计算获得100%晶型纯品的 PXRD 图谱和数据，作为晶型物质标准图谱。

方法 2　粉末 X 射线衍射法（PXRD）定量分析方法，获得供试品晶型含量数据。

PXRD 是表征供试品对 X 射线的衍射效应，即衍射峰位置（d 或 2θ 值）与衍射强度关系的图谱。晶型供试品的衍射峰数量与对称性和周期性相关，各个衍射峰位置用 d（Å）或 2θ（°）表示；衍射峰强度可用峰高度或峰面积表示，其绝对强度值等于用每秒的计数点 CPS 单位表示，相对强度值等于（其他峰绝对值÷最强峰绝对值）×100%；衍射峰强比例表示了供试品中各衍射峰间的相对强度关系和衍射峰形几何拓扑变化。

（a）晶型原料药分析：为实现对原料药晶型物质的定量控制目的，需要①选取能够反映原料药晶型物质含量变化的 1～3 个特征衍射峰，特征衍射峰的强度应与晶型含量（或晶型质量）呈线性关系；②建立混晶原料药样品标准曲线：通过配制两种或多种晶型比例的混晶样品，建立混晶样品中的各种晶型含量与特征峰衍射强度关系的标准曲线，可以实现对原料药的混晶晶型种类和比例的含量测定；③为保证不同时间点的晶型检测，可通过建立随行标准曲线法或标准曲线加外标法进行原料药晶型含量测定，以实现对不同时间点供试品的晶型成分含量测定。

（b）制剂中晶型原料药分析：为实现对制剂中晶型原料药的定量控制目的，①需要固体制剂、晶型原料药、空白辅料；②选取能够反映固体制剂中晶型原料药成分含量变化特征的 1～3 个衍射峰，特征衍射峰的强度应与晶型含量呈线性关系；③建立制剂中原料药晶型含量标准曲线：利用空白辅料与晶型原料药配制成不同比例的混合样品，建立固体制剂中晶型原料药含量与特征峰衍射强度关系的标准曲线，利用标准曲线可实现对固体制剂中原料药的晶型含量测定目的；④为保证不同时间点的晶型检测，可通过建立随行标准曲线法或标准曲线加外标法进行原料药晶型含量测定，对不同时间点供试品的晶型成分进行含量测定。

（c）方法说明　①定量方法需要借助SXRD数据通过理论计算获得100%晶型纯品的PXRD图谱和数据作为晶型物质标准或使用晶型标准品获得标准图谱作为晶型物质标准。②实验用样品需经前处理步骤，一般有机供试品应过100目筛，无机供试品过200目筛；定量检测时应精密称定实验用样品量。③应注意固体制剂的晶型原料药含量应在标准曲线的线性范围内。④应使用外标标准物质 Al_2O_3 对仪器及数据进行校正。

方法3　差示扫描量热法（DSC）定量分析方法，获得供试品晶型含量数据。

采用 DSC 定量分析的晶型物质一般应具有不同的熔融吸热峰值，且晶型样品质量与吸热量呈正比关系。

（a）晶型原料药分析：精密称量不同质量晶型样品，建立质量与热量的热焓值的线性关系，绘制标准曲线，定量测定样品的晶型含量。

（b）混晶原料药分析：当不同晶型含量与热焓呈正比关系，采用精密称量配制不同晶型含量的混晶样品，建立晶型含量与热焓值的线性关系，绘制标准曲线，定量测定混晶样品中的晶型含量。

（c）方法说明：①仅适用于晶型原料药定量分析。②对熔融吸热峰值相差大的混晶原料供试品，建立标准曲线时线性范围较宽；熔融吸热峰值相差小的混晶样品，建立标准曲线时线性范围较窄。③有时 DSC 法仅能作为限量检测方法。

方法4　红外光谱（IR）定量分析方法，获得供试品晶型含量数据。

采用 IR 法可以对晶型原料药或固体制剂进行定量分析，常用的方法为相对峰强度法。

晶型特征峰选取原则：①分别选取 2 种晶型特有的红外光谱吸收峰作为特征峰。②2 种晶型的特征峰应独立而互不干扰。③特征峰强度应与晶型成分含量呈对应线性关系。

对压力可致晶型状态发生转变的晶型供试品，制样时应避免压片法。

（a）晶型原料药分析：采用相对峰强度法时分别选择 2 种晶型成分的特征吸收峰位置 b_1 与 b_2，在同一红外光谱图上读取 2 种晶型成分的特征吸收峰的吸光度值 A_1 与 A_2，计算二者特征吸收峰的吸光度比值 r。通过配制一系列不同晶型比例的混晶样品，建立特征吸收峰的吸光度比值的对数值与晶型含量间的线性关系，绘制标准曲线，实现对混晶样品的晶型含量的定量分析。

（b）制剂中晶型原料药成分分析：采用相对峰强度法时分别选择晶型原料药特征吸收位置 b_1 与空白辅料的特征吸收峰位置 b_2，在同一红外光谱图上读取 2 种晶型成分的特征吸收峰的吸光度值 A_1 与 A_2，计算二者特征吸收峰的吸光度比值 r。通过配制一系列含有不同质量晶型原料与空白辅料比例混合样品，建立特征吸收峰的吸光度比值的对数值与晶型原料药含量间的线性关系，绘制标准曲线，实现对固体制剂中晶型原料药含量进行定量分析。

备注：【附注】　其他国际公认用于物相分析的方法也可对多晶型进行定性或定量分析。

9015　药品晶型研究及晶型质量控制指导原则修订说明

一、修订背景

目前，化学药品已经具有了严格的高纯度质量控制要求，药物分子的手性问题也得到了足够重视，但是在药品的化学纯度和手性问题均得以保证的情况下，药品疗效与质量参差不齐的现象仍屡见不鲜。经过药学领域科学家的大量研究发现，问题在于药物中使用了不同晶型物质状态的原料药，即药物的晶型质量没有得到有效控制。

药物多晶型已经成为国际药学领域研究的热点与难点科学问题，国际各大制药企业纷纷将多晶型作为内部核心机密，美国、英国、日本、欧洲等发达国家或地区的药典也将药物晶型列为严格控制的项目，我国的药品监管机构也逐渐加强了对药物多晶型的重视，不但创新药物要求进行晶型研究，仿制药物也要求与原研厂晶型一致。纵观药学领域的发展，我国跟随国际制药行业已经步入了晶型药物研究时代。

二、国内外标准比对

在美国、英国、日本、欧洲等发达国家或地区的药典中，对于存在晶型问题的药物品种以及晶型质量的检测分析方法都有明确的规定。国家药典委员会总体布局，自 2010 年起进行晶型质量控制方法相关研究，直至《中国药典》2015 年版中首次收录了"药品晶型研究及晶型质量控制指导原则"，并于 2015 年 12 月 1 日正式实施。

国外药典，如《欧洲药典》，收载的晶型指导原则，仅包含对多晶型现象的简单描述，对于可用于晶型研究的检测分析方法也仅是方法种类的简单罗列。《中国药典》2015 年版四部通则 9015 药品晶型研究及晶型质量控制指导原则内容涵盖了药物多晶型的基本概念、晶型样品的制备、晶型物质状态的稳定性、晶型药物的生物学评价、晶型药物的溶解性或溶出度评价、药品晶型质量控制方法等

晶型药物研究的全部内容，对于药品晶型质量控制方法，更是将方法的适用范围、应用要点、定性定量分析流程等全部涉及，其先进性已超越国外药典相关内容。

三、修订目的及内容

为了进一步提高该指导原则对于企业等单位开展药物晶型质量控制的指导意义，进一步提高我国晶型药物的研发及质量控制，故对《中国药典》中通则 9015 药品晶型研究及晶型质量控制指导原则进行了补充、完善与修订，对该指导原则原有的药物晶型质量控制方法进行细化完善；随着晶型药物领域相关研究的不断深入，对晶型药物领域有了更深层的认识，在此基础上进一步扩大了现有晶型药物的分类，增加了共晶药物相关的基础理论内容，同时顺应新技术新方法的发展增加了新的质量控制方法，如利用热分析–质谱联用（TG–MS）技术对溶剂合物中溶剂的测定的方法的建立、拉曼光谱法在药物晶型鉴别的应用研究。

9098　药品检测结果不确定度评定指导原则（新增）

本指导原则阐述测量不确定度评定的基本原理、定义、术语、作用和评定方法，作为在药品检测中的应用指导。

测量不确定度用于表征合理地赋予被测量之值的分散性，是与测量结果相联系的非负参数。它是对被测量客观值在某一量值范围内的评估，是对测量结果质量的定量表征。

在计量、认证、认可、参加能力验证或实验间比对活动中，在量值的溯源性对测量结果有影响的标准物质的标定，测量仪器的校准和检定时，或对检测结果有特殊要求等情况下，按相应的要求评定和表达测量结果的测量不确定度。

在建立、修订和使用方法时，除应按要求进行方法验证、确认和转移外，结合不确定度评定结果，考虑不确定度的允许量，可以更科学、客观地评价方法，为限度制订提供合理的依据。

判定测量结果与标准中规定限值的符合性时，特别是检测结果为限度边缘值，难以判断是否合格时，考虑一定置信水平下的扩展不确定度，有利于正确解释测量结果，减少误判的风险。同时，在正确评估测量不确定度的基础上，针对影响测量结果的主要因素采取改进措施，如增加重复试验次数，使用准确度更高的仪器和标准物质等，有助于提高检测结果的准确性。

如果测量结果无法从计量学和统计学角度对测量不确定度进行有效而严格的评估，至少应列出各主要的不确定度分量，并做出相对合理的评估。当测量结果不用数值表示或者不是建立在数值基础上时（如合格/不合格，阴性/阳性，或基于视觉和触觉判断的定性检测），则不要求对测量不确定度进行评估。

测量不确定度是一种科学地表述测量结果的方法。但是，测量不确定度不仅和测量仪器、测量方法、测量条件、测量程序、数据处理过程以及操作人员的水平等因素有关，还和对测量过程的把握程度及对不确定度来源的识别和量化水平等因素有关。通过对测量过程的分析，充分识别各种影响因素，可以提高不确定度评估的可靠性。

本指导原则适用于以理化分析方法获得的检测结果不确定度评估，其原理和方法基于不确定度传播律，在数学模型为线性时，有效应用不确定度传播律无需任何条件。但对于数学模型为非线性时，应用不确定度传播律是有条件的。在数学模型为明显非线性，泰勒级数近似中高阶项涉及的输入量不相互独立，且其概率密度函数（PDF）不为高斯分布时，仍使用不确定度传播律可能不可靠，这时可采用一些近似或假设的方法处理，或考虑采用蒙特卡洛法（MCM）或者用其他合适的替代方法评定测量不确定度。

测量不确定度一般可按以下基本步骤进行评估。

1. 识别不确定度来源

测量不确定度来源的识别应从分析测量过程入手，从影响测量结果的因素考虑，即对测量方法、测量系统和测量程序作详细研究，为此应尽可能画出测量系统原理或测量方法的方框图和测量流程图。

测量结果不确定度的一般来源有：对被测量的定义不完善；实现被测量的定义的方法不理想；取样的代表性不够；对测量过程受环境影响的认识不周全或对环境条件的测量与控制不完善；对模拟仪器的读数存在人为偏移；测量仪器的分辨率或鉴别力不够；赋予计量标准的值或标准物质的值不准；引用于数据计算的常量和其他参量不准；测量方法和测量程序的近似性和假定性；在相同的条件下，被测量重复观测值的变化。

2. 建立被测量数学模型

规定被测量，如：含量、浓度、相对密度等，明确被测量与其所依赖的输入量（例如被测数量、常数、校准标准值等）的关系，还应包括对已知系统影响量的修正，建立数学模型。

$$Y = f(X_1, X_2, \cdots, X_n)$$

式中　Y 为被测量（输出量）；

　　　X 为影响量（输入量）。

在建立模型时，有一些潜在的不确定度来源不能明显地呈现在上述函数关系中，它们对测量结果本身有影响，但由于缺乏必要的信息，无法写出它们与被测量的函数关系。因此，在具体测量时无法定量地计算出它对测量结果影响的大小，在计算公式中只能将其忽略，而在模型中应包括这些来源。这些来源在数学模型中可以将其作为被测量与输入量之间的函数关系的修正因子（其最佳值为0），或修正系数（其最佳值为1）处理。

此外，有些特殊不确定度来源，如取样、预处理、方法偏离、测试条件的变化以及样品类型的改变等也应考虑在模型中。

每一个来源的不确定度对合成不确定度的贡献量即为一个不确定度分量。在识别不确定度来源后，有必要对不确定度的各个分量进行预估算。对小于最大分量的三分之一的分量一般不必评估（除非这种分量数目较多），通常只需对其估计一个上限即可。重点应放在识别并仔细评估那些重要的分量，特别是占支配地位的分量上。对难以用数学模型表示的检测量，必要时，仍可对各个分量作出预估算。

3. 评估标准不确定度

以标准偏差表示的测量结果 x_i 的不确定度为标准不确定度，标准不确定度 $u(x_i)$ 的评估包括 A 类和 B 类。

标准不确定度 $u(x_i)$ 与测量结果 x_i 的比值为相对标准不确定度，计算合成标准不确定度时，一般以相对标准不确定度代入计算公式，可以达到量纲的统一。

为了简化评定过程，在样品量较大情况下，在逐项计算标准不确定度时，一般可忽略自由度；在样品量较小情况下，应根据具体情况考虑自由度。

（1）A 类评估　A 类评估系指对观测列进行统计分析作的一类评估。

①对量 X 进行 n 次独立的等精度测量，得到的观测列 X_1，X_2，$\cdots X_n$。某单个观测列的测量结果为 x_1，x_2，$\cdots x_n$，算术平均值 $\bar{x} = \frac{1}{n}\sum\limits_{i=1}^{n} x_i$

该单个观测列的实验标准差为：

$$s = \sqrt{\frac{1}{n-1}\sum_{i=1}^{n}(x_i - \bar{x})^2}$$

n 个观测列的平均值的实验标准差：

$$s(\bar{X}) = \frac{s}{\sqrt{n}}$$

量 X 的 A 类标准不确定度 $u(\bar{x})$ 即为观量列平均值的实验标准差：

$$u(\bar{x}) = s(\bar{x}) = \frac{s}{\sqrt{n}}$$

为了使 A 类不确定度评估结果可靠，要求重复测量次数足够多。

②对量 X_i 在重复条件或复现性条件下，均进行了 n 次独立测量，有 x_{i1}，x_{i2}，$\dots x_{in}$，其平均值为 $\bar{x}_i$，如有 m 组这样的被测量，则合并样本标准差为：

$$s_p = \sqrt{\frac{1}{m}\sum_{i=1}^{m}s_i^2} = \sqrt{\frac{1}{m(n-1)}\sum_{i=1}^{m}\sum_{j=1}^{n}(x_{ij} - \bar{x}_i)^2}$$

单次测量结果的标准不确定度为：

$$u(x_i) = \sqrt{\frac{\sum\limits_{i=1}^{m}s_i^2}{m}}$$

n 次测量平均值的测量结果标准不确定度为：

$$u(\bar{x}) = \sqrt{\frac{\sum\limits_{i=1}^{m}s_i^2}{nm}}$$

③在重复性条件或复现性条件下，对 X 进行 n 次重复测量，计算结果中的最大值与最小值之差 R（称为极差），在 X 可以估计接近正态分布的前提下，单次测量结果 x_i 的实验标准差 $s(x_i)$ 可以近似地评估：$s(x_i) = \frac{R}{C} = u(x_i)$，一般在测量次数较少时采用极差法（表1）。

表1　极差系数 C

N	2	3	4	5	6	7	8	9	10	15	20
C	1.13	1.69	2.06	2.33	2.53	2.70	2.85	2.97	3.08	3.47	3.73

（2）B 类评估　B 类评估系指当量的估计值 x_i 不是由重复观测得到，其标准不确定度 $u(x_i)$ 可用 x_i 的可能变化的有关信息或资料来进行的一类评估。

常用检测项目及方法的 B 类不确定度主要包括：样品、对照品称量引入的分量；对照品纯度引入的分量；测试溶液制备所用的容量器具引入的分量；仪器性能引入的分量；测定方法的偏差等。这些信息主要来自：校准证书、检定证书、生产厂的说明书、检测依据的标准、引用数据的参考数据、以前测量的数据、相关材料特性的知识等。

评估 B 类标准不确定度时常用到正态分布、矩形（均匀）分布及三角分布等（表2）。

表2　常用分布与 k、$u(x_i)$

分布类型	$p(\%)$	k	$u(x_i)$
正态	99.73	3	$a/3$
	95	1.96	$a/1.96$
矩形（均匀）	100	$\sqrt{3}$	$a/\sqrt{3}$
三角	100	$\sqrt{6}$	$a/\sqrt{6}$

注：a 为区间的半宽度，k 为包含因子。

①已知置信水平：若给出了带有置信水平的区间半宽度（用 $\pm a$ 表示，并指明置信水平 p），则将 a 值除以与所给出的置信水平（p）对应的包含因子（k_p），即可得到标准不确定度 $u(x)=a/k_p$。正态分布的置信水平 p 与包含因子 k_p 之间的关系见表3。

表3　正态分布情况下置信水平 p 与包含因子 k_p 间的关系

$p(\%)$	50	68.27	90	95	95.45	99	99.73
k_p	0.67	1	1.645	1.960	2	2.576	3

②未给定置信水平：如果限值 $\pm a$ 给出时没有给定置信水平，有理由认为可能是极限值，通常假定其为矩形分布，标准不确定度为 $u(x)=a/\sqrt{3}$。

如果限值 $\pm a$ 给出时没有给定置信水平，但是有理由认为不可能是极限值，通常假定其为三角分布，标准不确定度为 $u(x)=a/\sqrt{6}$。

③已知扩展不确定度 U 和包含因子 k：如估计值 x_i 来源于说明书、校准证书、手册或其他资料，其中同时还明确给出了其扩展不确定度 $U(x_i)$ 是标准差 $s(x_i)$ 的 k 倍，指明了包含因子 k 的大小，则标准不确定度 $u(x_i)=\dfrac{U(x_i)}{k}$。

4. 合成标准不确定度 $u_c(y)$

当测量结果是由若干个分量求得时，按各分量的方差和（或）协方差算得的标准不确定度为合成标准不确定度。

$$u_c(y)=\sqrt{\sum_{i=1}^{N}u_i^2(y)+2\sum_{i=1}^{N-1}\sum_{j=i+1}^{N}u_i(y)u_j(y)r(x_i,x_j)}$$

当各影响量 X_i 独立无关时，相关系数 $r=0$，则

$$u_c(y)=\sqrt{\sum_{i=1}^{N}u_i^2(y)}$$

在药品检验工作中，只要无明显证据证明某几个分量有强相关时，均可按不相关处理。若发现分量间存在强相关，如采用相同仪器测量的分量，则尽可能改用不同仪器分别测量这些量，使其不相关。

5. 计算扩展不确定度 U 或 U_p

扩展不确定度是一个区间，包含被测量值分散性的主要区域，根据输出量（被测量）的分布情况，求出所要求的置信水平 p 下的包含因子 k，则 $U=ku_c(y)$。

如果 Y 接近于正态分布，则 $U_p=k_pu_c(y)$　多数情况下取 $p=95\%$

若不能判断 Y 的分布，则取 $k=2$ 或 3（一般取 $k=2$）$U=ku_c(y)$

6. 报告测量不确定度

报告测量不确定度应使用扩展不确定度 U（U_{rel}）或 U_p（U_{prel}），同时给出特定的置信水平或包含因子。报告应尽可能详细，以便使用者可以正确地利用测量结果，通常不确定度的有效数字不要多于两位，末位后面如有数字需进位。

9098　药品检测结果不确定度评定指导原则起草说明

一、起草的目的和意义

测量不确定度用于表征合理地赋予被测量之值的分散性，是与测量结果相联系的非负参数，是对被测量客观值在某一量值范围内的评估，也是对测量结果质量的定量表征。因此，附有不确定度说明的测量结果才是完整而有意义的。用测量不确定度表征测量结果和数据，是科技交流、国际合作及国际贸易发展的需要，可使得各国测量结果相互比较、相互承认并达成共识，因此，有关国际组织和计量部门均十分重视测量不确定度评定方法和表示方法的统一。在药品检验工作中，参加能力验证活动、建立和验证方法，或有其他特殊要求等情况下（详见综述中的表述），均需正确地评估和表达

测量结果的测量不确定度。

例如，评价药品的质量是基于对药品定性、定量分析的基础上，当使用检测结果来评价药品的有效性、安全性和质量一致性时，应对检测结果的质量即可靠性进行评价。又如，对于新建立的药品检验方法，有必要通过度量结果的可信度来评价方法的适宜性。这个有用的评价方法就是测量不确定度。

虽然药检工作者认识测量不确定度的概念已经有很多年，测量不确定度的评定方法在能力验证、实验室间比对和实验室认可等工作中已逐渐有所应用，但在日常检验工作中尚没有广泛应用这一方法。

然而，随着国际接轨进程加快，测量不确定度作为报告药品检测结果必不可少的一个组成内容已经显得越来越重要。国家药典委员会理化专业委员会经过多次讨论，决定拟在《中国药典》2020年版通则中增订"药品检测结果不确定度评定"的指导原则，旨在推动不确定度评价方法在药品检验中更为广泛的应用，促进药品检验技术水平不断提高，为药品理化检测实验室的不确定度评定提供指导，以科学、合理的方法评价药品检测结果，有利于各实验室间或和各国间的检测结果能够相互比较、相互承认并达成共识。

二、起草的依据和参考资料

本指导原则的起草主要依据国家计量技术规范 JJF1059–1999《测定不确定度评定与表示》，该技术规范规定了测量不确定度的评定与表示的通用规则，它适用于各种准确度等级的测量领域，包括药品检验领域。在起草中，参考了中国合格评定国家认可委员会颁布的《CNAS–CL07：2011 测量不确定度的要求》2015 年修订版，《CNAS–GL05：2011 测量不确度要求的实施指南》和《CNAS–GL06 化学分析中不确定度的评估指南》。这些技术规范或指南主要基于测量不确定度评定领域中的主要文件"ISO/IEC GUIDE 98–3：2008《测量不确定度 第 3 部分：测量不确定度表示指南（GUM：1995）》"。考虑基于不确定度传播律的 GUM 法在处理数学模型为非线性时有条件性的限制，参照 JJF1059.1 和国家质量监督检验检疫总局技术规范 JJF 1059.2—2012《用蒙特卡洛法评定测量不确定度》，建议"可采用一些近似或假设的方法处理，或考虑采用蒙特卡洛法（MCM）评定测量不确定度，……"。

三、主要内容和编写方式

本指导原则的主要内容可分成以下部分：①指出测量不确定度评估在药品检测结果中的意义和重要性；②明确不确定度评定在药品检测中的适用性和主要应用方面；③阐述基于不确定度传播律的测量不确定度原理和评定方法，测量不确定度的评定步骤：包括不确定度分量分析和测量不确定度评定数学模型建立，标准不确定度的 A 类和 B 类评定，合成标准不确定度和扩展不确定度，以及测量不确定度的报告与表示；④应用测量不确定度评估中的注意事项，⑤本指导原则的适用范围。

附件：药品检测结果不确定度评定指导原则综述

一、概述

测量误差概念至少在 100 多年前就已经出现，但长期以来，在用传统方法对测量结果进行误差评定时，遇到一些问题，主要表现在两个方面：逻辑概念上的问题和评定方法的问题。

"误差"一词的使用有概念混乱的情况。误差是一个差值，而不是表示一个区间，是一个具有确定符号的量值，或正、或负、但不应当以"±"号的形式表示。

过去人们使用"误差"一词时，有时是符合误差定义的，例如测量仪器的示值误差。但经常也有误用的情况，例如过去通过误差分析所得到的测量结果的"误差"，实际上并不是误差，而是被测量不能确定的范围，或者说是测量结果可能存在的最大误差，它不符合误差的定义。误差在逻辑概念上的混乱是经典的误差评定遇到的第一个问题。

误差评定遇到的第二个问题是评定方法的不统一。在进行误差评定时通常要先找出所有需要考虑的误差来源，根据误差来源的性质分为随机误差和系统误差两类。

随机误差和系统误差是两个性质不同的量，前者用标准偏差表示，后者则用可能产生的最大误差来表示，在数学上无法解决两个不同性质的量之间的合成方法问题。

不仅国际上的误差评定方法不同，不同领域或不同的人员对测量误差的处理方法也往往各有不同的见解。这种误差评定方法的不一致，使不同的测量结果之间缺乏可比性。

用测量不确定度来统一评价测量结果就是在这种背景下产生的。测量不确定度评定和表示方法的统一，是科技交流、国际合作及国际贸易进一步发展的需要，它使得各国进行测量所得到的结果可以进行相互比较，可以得到相互承认并达成共识，因此，各国际组织和各国的计量部门均十分重视测量不确定度评定方法和表示方法的统一。表1列出了测量误差与测量不确定度的主要区别。

测量不确定度用于表征合理地赋予被测量之值的分散性，是与测量结果相联系的非负参数。它是对被测量客观值在某一量值范围内的评估，是对测量结果质量的定量表征。因此，附有不确定度说明的测量结果才是完整而有意义的。

在药品检验工作中，在参加能力验证活动，在进行测定方法学研究中或有其他特殊要求的情况下，均需正确地评估和表达测量结果的测量不确定度。

表1　测量误差与测量不确定度的主要区别

序号	内容	测量误差	测量不确定度
1	定义	表明测量结果偏离真值，是一个确定的值	表明被测量之值的分散性，是一个区间。用标准偏差、标准偏差的倍数，或说明了置信水准的区间的半宽度来表示
2	分类	按出现于测量结果中的规律，分为随机误差和系统误差，它们都是无限多次测量的理想概念	分为 A 类评定和 B 类评定，都以标准不确定度表示。在评定测量不确定度时，一般不必区分其性质。若需要区分时，应表述为"由随机效应引入的测量不确定度分量"和"由系统效应引入的不确定度分量"
3	可操作性	由于真值未知，往往不能得到测量误差的值。当用约定真值代替真值时，可以得到测量误差的估计值	测量不确定度可以由人们根据实验、资料、经验等信息进行评定，从而可以定量确定测量不确定度的值
4	数值符号	非正即负（或零），不能用正负号（±）表示	是一个无符号的参数，恒取正值。当由方差求得时，取其正平方根
5	合成方法	各误差分量的代数和	当各分量彼此独立时用方和根法合成，否则应考虑加入相关项
6	结果修正	已知系统误差的估计值时，可以对测量结果进行修正，得到已修正的测量结果	不能用测量不确定度对测量结果进行修正。对已修正测量结果进行不确定度评定时，应考虑修正不完善引入的不确定度分量
7	结果说明	误差是客观存在的，不以人的认识程度而转移。误差属于给定的测量结果，相同的测量结果具有相同的误差，而与得到该测量结果的测量仪器和测量方法无关	测量不确定度与人们对被测量、影响量以及测量过程的认识有关。合理赋予被测量的任一个值，均具有相同的测量不确定度
8	实验标准差	来源于给定的测量结果，它不表示被测量估计值的随机误差	来源于合理赋予的被测量之值，表示同一观测列中，任一个估计值的标准不确定度
9	自由度	不存在	可作为不确定度评定可靠程度的指标
10	置信概率	不存在	当了解分布时，可按置信概率给出置信区间

二、测量不确定度发展历史

1. 测量不确定度的提出和 GUM 的发布

关于测量不确定度的概念，其实早在 400 多年前就已提出。当时，法国天文学家开普勒（Kepler）用已校准的仪器进行天文测量，发现了行星的运动规律，从轨道测量结果的比较中，首次提出了测量不确定度的概念。在此之后，世界范围内的许多科学家和国际组织，如海森伯格（Heisenberg）、比尔斯（Beers）、埃森哈特（Eisenhartrt）、霍恩比（Hornby）、安布勒（Ambler）、美国标准局（NBS）、英国国家物理实验室（NPL）、国际计量局（BIPM）、国际计量委员会（CIPM）等，对测量不确定度的理论发展及其应用都做出了不断的努力和显著的成绩。

1963 年，原美国国家标准局（NBS）现美国标准和技术研究院（NIST）的数理统计学者埃森哈特（Eisenhart）在《仪器校准系统精密度和准确度评定》中明确提出了测量不确定度的概念。随后，不确定度这个术语逐渐在计量测试领域被广泛应用，但不同行业以及不同国家和地区的表示方法各不相同。

1978年，考虑到测量不确定度的评定和表示在国际上缺乏一致性，世界计量最高权威组织——国际计量委员会（CIPM）认识到，评定和表示测量不确定度的方法在全世界的统一，是不可避免的，必将促进在不同国家和地区，以及在不同实验室进行的测量可以相互比较。因此，要求国际计量局（BIPM）讨论并提出如何规范测量不确定度评定的建议。

1980年，BIPM准备了一个测量不确定度评定与表示的征求意见书，并分发到32个国家计量院（包括中国计量科学研究院）和5个国际组织。同年BIPM提出实验不确定度评定建议书INC-1（1980）。

1981年，第70届CIPM肯定并讨论通过了INC-1（1980），发布了CIPM建议书CI-1981。该建议书向各国推荐了测量不确定度评定和表示的原则，并要求在CIPM及其各咨询委员会参与的国际比对和其他工作中，在给出测量结果时必须同时给出测量不确定度。

1986年，鉴于测量不确定度不仅用于计量领域，同时也适用于一切测量领域，BIPM再次肯定建议书INC-1（1980）和建议书CI-1981，接着提出了不确定度表示建议书CI-1986，要求ISO（国际标准化组织）、IEC（国际电工委员会）、BIPM（国际计量局）、OIML（国际法制计量组织）、IUPAC（国际理论与应用化学联合会）、IUPAP（国际理论与应用物理联合会）和IFCC（国际临床化学联合会）7个国际组织成立专门工作组，起草测量不确定度评定指导性文件。

1993年，ISO第4技术咨询工作组（TAG4）中的测量不确定度表示工作组（WG3）以7个国际组织的名义发布了《测量不确定度表示指南》（Guide to Expression of Uncertainty in Measurement，1993，简称GUM），1995年又作了订正和重印。GUM规定的方法满足以上所有要求，并满足建议书INC-1（1980）规定的不确定度评定的以下原则。

（1）测量结果的不确定度一般包含若干分量，按其数值评定的方法，这些分量可归入两类。

①A类：用统计方法计算的那些分量。

②B类：用其他方法计算的那些分量。

A类和B类与以前用的"偶然"和"系统"不确定度不一定存在简单的对应关系，"系统不确定度"这个术语可能引起误解，应当避免使用。

任何详细的不确定度报告应该有各类分量的完整清单，每个分量应详细说明其数值获得的方法。

（2）A类分量用估计方差 s_i^2（或估计标准偏差 s_i）、自由度 ν_i 表征。

（3）B类分量用方差 u_i^2 表征，可以认为 u_i^2 是假设存在的相应方差的近似，像方差那样去处理 u_i^2，并像标准偏差那样去处理 u_i。必要时，用相应的方法去处理协方差。

（4）用对方差合成的通用方法，可以得到表征合成标准不确定度的数值。应以"标准偏差"形式表示合成标准不确定度及其分量。

（5）对待特殊用途，若将合成标准不确定度乘以一个因子以获得总（扩展）不确定度时，必须说明此因子的数值。

GUM的目的是强调如何给出测量不确定度评定的完整信息，并提供测量结果国际相互比较的基础。所以，GUM对测量不确定度的术语、概念、包括不确定度合成的评定方法、测量结果及其不确定度报告的表示方法等，给出了明确的规定。

1993年，与GUM相呼应，为使不确定度表示的术语和概念相一致，发布了新版《国际通用计量学基本术语》（International Vocabulary of Basic and General Terms in Metrology，1993，简称VIM），国际上也称作VIM-2（ISO，IEC，BIPM，OIML，IUPAC，IUPAP，IFCC等7个国际组织先后于1978年、1984年联合发布了VIM）。在1993年VIM中，对测量不确定度有关的名词术语进行了修订。GUM和VIM-2的发布使不同测量领域、不同国家和地区在评定和表示测量不确定度时具有相同的含义。

2. 一些国际组织和国家的测量不确定度评定规范

GUM发布之后，一些国家计量机构根据GUM给出的评定和表示测量不确定度的通用规则，先后制定并发布了相应的测量不确定度评定的规范性指南。而一些专业学科的国际组织则根据 GUM 的通用原则结合其具体测量领域的专门问题，制定了相应的不确定度评定指南。这些指导性文件包括：

1993 年，美国标准和技术研究院（NIST）发布第 1 版《NIST 测量结果不确定度评定和表示指南》，1994 年进行了修改和补充（NIST Technical Note 1297，1994）。

1995 年，欧洲分析化学中心（EURACHEM）发布 EURACHEM Guide 即《分析化学测量不确定度评定指南》（Quantifying Uncertainty in Analytical Measurement）。1997 年，EURACHEM 与分析化学国际溯源性合作组织（CITAC）协商，邀请国际原子能机构（IAEA），欧洲认可组织（EA）和美国官方分析化学家协会（AOAC）的代表（来自美、英、德、中、日和澳大利亚的专家）组成工作组，共同讨论、修改 EURACHEM Guide，并于 2000 年作为国际性指南文件（EURACHEN/CITAC Guide）发布，使其成为全球分析化学测量不确定度评定指南。

1999 年，EA 发布了 EA-4/02《校准中测量不确定度评定》（Expression of Uncertainty in Measurement in Calibration）。

2002 年，国际电工委员会（IEC）、国际无线电干扰特别委员会（CISPR）发布 CISPR16-4（First edition 2002-05）《电磁干扰（EMC）测量中不确定度评定指南》（Guidance on Evaluating the Uncertainty in Electromagnetic Interference Measurement）。该指南给出了 EMC 检测中不确定度评定的计算公式，其附录 A 提供了为确定测量设备引起的各测量不确定度分量而需要的有关数据信息，规定了测量不确定度主要来源的值的极限值。为需考虑所使用的仪器引入的不确定度对测量结果或符合性判断结论的影响提供了指南。

2003 年，EA 发布了 EA-4/16《定量检测中测量不确定度表示指南》（EA Guidelines on the Evaluating the Uncertainty in Quantitative Testing）。

3. 我国的测量不确定度评定规范

1996 年，中国计量科学研究院制定了《测量不确定度规范》。

1998 年，发布 JJF1001-1998《通用计量术语和定义》（其内容在 VIM 的基础上补充了与法制计量有关的术语和定义）。

1999 年，发布 JJF 1059—1999《测量不确定度评定和表示》。其基本概念、评定和表示方法与 GUM 一致，但是没有包括 GUM 中建议书 INC-1980 的内容和 6 个不确定度评定实例。JJF1059 和 JJF1001 构成了我国测量不确定度评定的基础。

2005 年，参照 EURACHEN/CITAC Guide，发布 JJF1135—2005《化学分析测量不确定度评定》。

1999 年以来，中国合格评定国家认可委员会（CNAS）发布了一系列测量不确定度评定规范文件或指南文件，包括 CNS-CL07《测量不确定度评估和报告通用要求》、CNAS-GL05《测量不确定度要求的实施指南》、CNAS-GL06《化学领域不确定度指南》（等同采用 EURA-CHEN/CITAC Guide）、CNAS-GL07《电磁干扰测量中不确定度的评定指南》（等同采用 CIS-PR16-4）、CNAS-GL08《校准领域不确定度的评估指南》（等同采用 EA-4/02）等。这些指南或规范文件构成了我国实验室认可中测量不确定度评定的框架。

4. 测量不确定度最新动态

随着国际上合格评定工作的发展，测量不确定度评定不仅应用于物理学、化学、实验室医学、生物学、工程技术测量领域，而且还应用于诸如生物化学、食品科学、司法科学和分子生物学等测量领域。2004 年，JCGM/WG2 向 JCGM 代表的 8 个组织提交了 VIM 第 3 版的初稿意见和建议，VIM-3 最终稿经 8 个组织批准于 2007 年发布，并将《国际通用计量学基本术语》更名为 ISO/IEC GUIDE 99：2007《国际计量学词汇基本和通用概念及相关术语》[International Vocabulary of Metrology-Basic and General Concepts and Associated Terms（VIN）]。VIM-3 首次将化学和实验室医学测量包含进来，同时还加入了一些其他概念，诸如将涉及计量溯源性、测量不确定度、名词属性［一般来自"质量管理的测量"。诸如校准（calibration）、检定（verification）、确认（validation）、计量可比性（metrological comparability）、计量兼容性（metrological compatibility）］等的补充概念纳入进来。

2007 年，WG1 向 JCGM 提交了 4 个测量不确定度表示指南补充材料的讨论稿。已正式发布的补充材料 1 为《分布传播的蒙特卡洛方法》（ISO/IEC

GUIDE98-3 Supplement 1—2008：Propagation of distributions using a Monte Carlo method）。蒙特卡洛方法亦称为随机模拟（random simulation）方法，有时也称为随机抽样（random sampling）技术或统计试验（statistical testing）方法。其基本思想是：为了求解数学、物理、工程技术以及生产管理等方面的问题，首先建立一个所求参数的概率模型或随机过程，然后通过抽样试验来计算所求参数的统计特征。对于不确定度这样具有概率分布概念的统计量，运用蒙特卡洛这种统计试验方法来求解合成不确定度是非常适宜的。

2008年，JCGM/WG1将1995版GUM提交给JCGM，以ISO、IEC、BIPM、OIML、IUPAC、IUPAP、IFCC和ILAC等8个国际组织的名义发布，并命名为ISO/IEC GUIDE98-3：2008《测量不确定度第3部分：测量不确定度表示指南》［Uncertainty of measurement Part3：Guide to the expression of uncertainty in measurement（GUM：1995）］。国际上一系列不确定度评定标准和 ISO/IEC GUIDE 99：2007的发布，使不同测量领域、不同国家和地区在评定和表示测量不确定度时，更为规范并更具可比性。

与此相适应，我国对JJF 1059—1999《测量不确定度评定与表示》进行了修订，于2012年发布了新版JJF 1059.1—2012《测量不确定度评定与表示》，该规范的修订为测量不确定度在我国的应用又起到了新的推动作用。

三、测量不确定度评定的适用范围

国家计量技术规范 JJF1059—2012《测定不确定度评定与表示》规定了测量不确定度的评定与表示的通用规则，它适用于各种准确度等级的测量领域，因此它并不仅限于计量领域中的检定、校准和检测，其主要应用领域如下。

（1）建立国家基准、计量标准及其国际比对；

（2）标准物质、标准参考数据；

（3）测量方法、检定规程、检定系统和校准规范等；

（4）科学研究和工程领域的测量；

（5）计量认证、计量确认、质量认证以及实验室认可；

（6）测量仪器的校准和检定；

（7）生产过程的质量保证以及产品的检验和测试；

（8）贸易结算、医疗卫生、安全防护、环境检测及资源测量。

国家计量技术规范 JJF1059—2012《测量不确定度评定与表示》主要涉及有明确定义的、并可用惟一值表征的被测量估计值的不确定度。至于被测量呈现为一系列值的分布或取决于一个或多个参量（例如以时间为参变量），则对被测量的描述是一组量，应给出其分布情况及其相互关系。

在药品检验中，测量不确定度评定至少可以应用于下列情况：在计量认证、计量确认、质量认证以及实验室认可，参加能力验证或国际间实验比对活动，方法验证、确认和转移时，量值的溯源性对测量结果有影响的标准物质（包括标准品、对照品、对照提取物和对照药材）标定时，测量仪器的校准和检定，对检测结果有特殊要求的情况下，或检测结果为限度边缘值难以判断是否合格时，均需正确地评估和表达测量结果的测量不确定度。

评价药品的质量是基于对药品定性、定量分析的基础上，例如，测定活性药物成分（API）含量是否符合药品标准的规定，测定药物中有关物质和杂质是否超过限度规定等，以及药物安全性试验是否符合规定等。当使用检测结果来评价药品的有效性、安全性和质量一致性时，很重要的一点是必须对检验结果的质量有所了解，换句话说，就是必须知道用于所需目的时，检验结果在多大程度上是可靠的。随着与国际接轨，药品不仅要服务于国内老百姓，还要进入国际市场，又对药品检验结果的可靠性提出了新的要求。

在药品检验中，过去曾经把重点放在通过特定方法获得的结果的精密度，而不是对所定义的标准或 SI 单位的溯源性。目前，药品检验机构陆续开始引进新的实验室质量管理体系，强化质量保证措施以确保检验数据的质量。这些质量保证措施包括：使用经确认的分析方法、使用规定的内部质量控制程序、参加能力验证、通过依据 ISO/IEC 17025 准则进行的实验室认可和建立测量结果的溯源性。

药品检验工作正受到越来越大的压力，要求证明其检验结果的质量，特别是通过度量结果的可信度来证明检验结果的适宜性。这一般包括期望某个结果与其他结果相吻合的程度，通常与所使用的分析方法无关。度量该项内容的一个有用的方法就是测量不确定度。

　　虽然药检工作者认识测量不确定度的概念已经有很多年，可是还没有在实际工作中广泛应用测量不确定度来评价检验结果。不容置疑，随着国际接轨进程加快，测量不确定度进入药品检验日常工作仅仅是一个时间问题。因此，有必要在《中国药典》通则中增订"药品检验结果不确定度评定的指导原则"，以促进这一方法在药品检验中的应用，以更为科学、合理、可靠的方法评价药品检测结果。

9099　分析方法确认指导原则（新增）

分析方法确认（analytical method verification）是指首次使用法定分析方法时，由现有的分析人员对分析方法中关键的验证指标进行有选择性的考察，以证明方法对所分析样品的适用性，同时证明分析人员有能力使用该法定分析方法。分析方法验证指导原则中提供了建立分析方法需要验证的指标，分析方法的确认并不是重复验证过程。本指导原则不涉及微生物分析方法的确认。

一、确认过程（verification process）

分析方法的确认过程，是指应用法定方法对药物及其制剂进行测定时，评价该方法能否达到预期的分析目的。

分析人员应具备一定的药物分析经验和知识，经培训后能够理解和执行法定方法。分析方法确认应当由上述分析人员开展，以确保法定方法能够按预期顺利实施。

如果法定方法确认失败，并且相关工作人员（或起草人员）未能协助解决失败的问题，也可能是该方法不适用于在该实验室测定待分析的样品。

二、确认要求（verification requirements）

1. 确认原则

分析方法确认无需对法定方法进行完整的再验证，但是需要将《分析方法验证指导原则》表1中列出的分析方法验证的指标用于方法的确认。分析方法确认的范围和需验证的指标取决于实验人员的培训和经验水平、分析方法种类、相关设备或仪器、具体的操作步骤和分析对象等。分析方法确认需验证的指标和检验项目（鉴别、杂质分析、含量测定等）有关，不同的检验项目，方法确认所需验证的指标也不同。

2. 考察指标

分析方法确认应包含对影响方法的必要因素的评估。对于化学药，方法确认应考虑原料药的合成路线和制剂的生产工艺等因素；对于中药，方法确认应考虑中药材种类、来源、饮片制法和制剂的生产工艺等因素，从而评价法定方法是否适用于原料药和制剂基质。

在原料药和制剂含量测定时，方法专属性是确认法定分析方法是否适用的关键验证指标。如：在色谱法中，可以用系统适用性的分离度要求进行专属性确认，但是，不同来源的原料药可能含有不同的杂质谱，同时不同来源的制剂辅料的差异很大，可能会对分析方法产生干扰，也可能生成法定方法中尚未说明的杂质。此外，药物含有不同的辅料、容器组分，这些都可能会影响药物在基质中的回收率，对法定方法具有潜在的干扰。针对上述情况，可能需要更加全面的基质效应评估，以证明该法定方法对于特定药物及其制剂的适用性。其他分析方法确认的验证指标，如杂质分析的检测限、定量限、精密度也有助于说明法定方法在实际使用条件下的适用性。

3. 确认豁免

如果没有特别说明，药典收载的通用检测方法无需确认。这些通用检测方法包括但不限于干燥失重、炽灼残渣、多种化学湿法和简单的仪器测试（如pH值测定法）。然而，首次将这些通用检测方法应用于各品种项下时，建议充分考虑不同的样品处理或溶液制备需求。

9099　分析方法确认指导原则起草说明

目前国内外和分析方法学有关的指导原则和技术文件大都阐述分析方法验证的内容，较少有专门阐述分析方法确认的文件。第一次完整提出分析方法确认概念的是USP，USP32附录<1226>首次收载了《药典分析方法确认指导原则》（VERIFICATION OF COMPENDIAL PROCEDURES），对分析方法确认的概念进行了详细阐述，但并没有详细说明方法确认具体内容。AOAC在2007年发布了1个指导原则《How to Meet ISO 17025 Requirements for Method Verification》，是目前为止最为详细的叙述方法确认需要考察内容的指导性文件。目前USP《药典分析方法确认指导原则》仅对确认定义、确认过程和确认要求进行了简单阐述，该文件的适用范围是化学药品分析方法，不包括生物分析方法和微生物检测方法。

本指导原则在对国内外有关分析方法确认的技术文件和指导原则进行研究的基础上，结合我国的实际工作情况，对方法确认概念进行了解析，对确认过程和要求进行了说明，期望为药品检验工作者和质量控制人员提供技术参考。

9100　分析方法转移指导原则（新增）

分析方法转移（analytical method transfer），是一个文件记录和实验确认的过程，目的是证明一个实验室（方法接收实验室）在采用另一实验室（方法建立实验室）建立并经过验证的非法定分析方法检测样品时，该实验室有能力成功地操作该方法，检测结果与方法建立实验室检测结果一致。分析方法转移是保证不同实验室之间获得一致、可靠和准确检测结果的一个重要环节，同时也是对实验室检测能力的一个重要评估。

本指导原则总结了可能存在的分析方法转移的类型和转移方案的内容等。本指导原则不提供统计方法相关信息，也不包含微生物和生物分析方法的转移。

一、转移类型

分析方法转移可通过多种途径实现。最常用的方法是比对相同批次均一样品或比对专门制备用于测试的样品的检测结果。其他方法包括：实验室间共同验证、接收方对分析方法进行完全或部分验证和合理的转移豁免。分析方法转移实验、转移范围和执行策略制订要依据接收方经验和知识、样品复杂性和特殊性、分析过程的风险评估。

1. 比对试验

比对试验是分析方法转移时最常用的方法，需要接收方和转移方共同对预先确定数量的同批次样品进行分析。也可以采用其他方法，如：在样品中加入某个杂质的回收率实验，接收方能够达到预先制定的可接受标准。分析时要依据已被批准的转移方案，此方案包括明确列出的细节、使用的样品、预先制定的验收标准和可允许的偏差。检测结果符合预先制订的可接受标准是确保接收方有资格运行该方法的必要条件。

2. 两个或多个实验室间共同验证

执行分析方法验证的实验室要具备实施该分析方法的资格。转移方可与接收方一起进行实验室间的共同验证工作，包括接收方可作为转移方分析方法验证团队的一部分，从而获得重现性评价数据。共同验证要按照预先批准的转移或验证方案进

行，方案中需说明具体方法、所使用样品和预定的可接受标准。通则9101分析方法验证指导原则对分析方法验证指标选择提供了指导意见。

3. 再验证

分析方法转移的可接受方法还包括再验证或部分验证。再验证时应对通则9101分析方法验证指导原则中收载的可能在转移中受到影响的验证指标进行说明。

4. 转移豁免

在某些特定的情况下，常规的分析方法转移可豁免。此时接收方使用转移方分析方法，不需要比对实验室间数据。转移豁免的情况如下。

（1）新的待测定样品的组成与已有样品的组成类似，和（或）活性组分的浓度与已有样品的浓度类似，并且接收方有使用该分析方法的经验。

（2）被转移的分析方法收载在药典中，并无改变，此时应采用分析方法确认（见通则《分析方法确认指导原则》）。

（3）被转移的分析方法与已使用方法相同或相似。

（4）转移方负责方法开发、验证或日常分析的人员调转到接收方。

如果符合转移豁免，接收方应根据豁免理由形成文件。

二、转移要素

本原则推荐了能够成功进行分析方法转移的一些要素，这些要素也可能存在关联性。实施分析方法转移前，转移方应对接收方进行培训，或者接收方需在转移方案批准前进行预实验以发现可能需要解决的问题。培训要有记录。

转移方，通常是方法开发方，负责提供分析方法过程、对照品、验证报告和必需文件，并在方法转移的过程中根据接收方需要提供必要的培训和帮助。接收方可能是质量控制部门、公司内部的其他部门或其他公司（如委托研发机构）。在方法转移前，接收方应提供有资质的人员或培训适当人员，确保设施和仪器根据需要被正确校正并符合要求，确认实验室体系与执行法规和实验室内部管理

规程相一致。转移方和接收方应比较和讨论转移的实验数据以及转移过程的方案偏差。双方应充分讨论转移报告及分析方法中任何必要的更正或更新，以便能够在接受方重现该方法。

方法转移可选择一个批次样品，因为转移目的与生产工艺无关，是为了评价接收方是否具备使用该方法的能力。

三、转移方案

分析方法转移前，双方通过讨论达成共识并制订文件形成转移方案。文件要表达双方的一致意愿与执行策略，并包含各方的要求和职责。建议方案要包含以下内容：转移的目的、范围、双方责任、使用的材料和仪器、分析方法、试验设计和在方法转移中使用的可接受标准。根据验证数据和验证过程知识，转移方案应明确需要评价的验证指标和用于评价可接受的转移结果的分析。（通则9101分析方法验证指导原则和通则9099分析方法确认指导原则）。

分析方法转移可接受标准是基于方法的性能以及稳定性和放行结果的历史数据来制定。如可能的话，应包括所有研究地点的结果比对标准。这些标准可以用统计学方法制定，其原则一般基于双方均值差异以及拟定的范围来计算。并应提供变异估计（例如：每个试验地点的相对标准偏差 RSD），特别是接收方的中间精密度 RSD 和（或）用于对比含量和含量均匀度试验均值的统计学方法。在杂质检查时，精密度一般较差（如痕量杂质检查），可使用简便的描述性方法。溶出度可通过使用 f_2 因子或比较特定时间点的溶出数据进行评价。对于未评价的分析方法验证指标，双方实验室应说明原因。对所使用的材料、对照品、样品、仪器和仪器参数也要逐一说明。

应慎重选择并评估失效、久置或加标样品，从而说明采用不同设备制备样品的潜在差异，并评估对已上市产品的潜在异常结果的影响。转移方案的文件应包括报告的格式，以确保可持续记录检测结果，并提高实验室间的一致性。该部分还应包含实验结果的其他信息，如样品的色谱图和光谱图、误差的相关信息。方案中还应说明如何管理可接受标准的偏差。当转移失败，对转移方案发生的任何变更，须获得批准后才能收集新

数据。

四、转移方法

应详细阐述分析方法的细节并进行明确的指导说明，以保证培训后的分析人员能够顺利实施该方法。方法转移前，为了说明并解决方法转移中的相关问题，转移方和接收方可以召开会议，讨论相关事宜。如果有完整验证或部分验证数据，应同实验实施技术细节一并提供给接收方。在某些情况下，转移现场有参与初始方法开发或验证的人员将有助于方法转移。使用液相色谱或气相色谱时，应明确规定重复次数和进样序列。在进行溶出度试验时，应明确规定每种剂量的试验次数。

五、转移报告

如果实验结果符合制订的可接受标准，则分析方法转移成功，并且接收方具备了实施该方法的资质。否则不能认为分析方法转移已完成，此时应采取有效的补救措施使其符合可接受标准。通过调查研究，可以提供关于补救措施性质和范围的指导原则，依据不同的实验过程，补救措施可以是再培训，也可以是对复杂检测方法的清晰阐述。当分析方法转移成功后，接收方应起草方法转移报告，报告应提供与可接受标准相关的实验结果，确认接收方已具备使用所转移分析方法的资格。应对方案中的所有偏差进行完整记录并说明理由。

9100　分析方法转移指导原则起草说明

目前，国内外关于药品分析方法转移的相关指导原则和技术文件较少；国内很多药品监管机构、实验室质量控制人员以及广大药品检验人员对方法转移概念不清，理解混乱，不知道方法转移的具体内容和适用范围。

最早关于方法转移的一个公开文件是 2009 年《美国药典》（USP）附录专家委员会在 USP 论坛上发表了一篇题为"分析方法转移－新附录的建议"的论述性文章（stimulate paper with the title "Transfer of Analytical Methods – A Proposal for a New General Information），后来 Ludwig Huber 博士在《分析方法验证》一书中也对分析方法转移有简短的阐述，目前关于分析方法转移的唯一的公开性指导文件是 USP 从 35 版开始收载的附录〈1224〉"分析方法转移"（transfer of analytical procedures）。

该文件的适用范围是化学药品分析方法转移，不包括生物分析方法和微生物检测方法。

　　本指导原则在对国内外有关分析方法转移的技术文件和指导原则进行研究的基础上，结合我国药检所的实际工作内容，对方法转移概念进行了解析，从药品检验的角度提出了药品分析方法转移的步骤，期望为药检所药品检验工作者和质量量控制人员提供一个指导性强、可具体操作的技术性参考。

9101　药品质量标准分析方法验证指导原则

药品质量标准分析方法验证（analytical method validation）的目的是证明采用建立的方法适合于相应检测要求。在建立药品质量标准时，分析方法需经验证；在药品生产工艺变更、制剂的组分变更、原分析方法进行修订时，则质量标准分析方法也需进行验证。在建立药品质量标准、变更药品生产工艺或制剂组分、修订原分析方法时，需对分析方法进行验证。方法验证的理由、过程和结果均应记载在药品质量标准起草说明或修订说明中。生物制品质量控制中采用的方法包括理化分析方法和生物学测定方法，其中理化分析方法的验证原则与化学药品基本相同，所以可参照本指导原则进行，但在进行具体验证时还需要结合生物制品的特点考虑；相对于理化分析方法而言，生物学测定方法存在更多的影响因素，因此本指导原则不涉及生物学测定方法验证的内容。

验证的分析项目有：鉴别试验、限量或定量检查、原料药或制剂中有效成分含量测定，以及制剂中其他成分（如防腐剂等，中药中其他残留物、添加剂等）的测定。药品溶出度、释放度等检查中，其溶出量等的测定方法也应进行必要验证。鉴别试验、杂质测定（限度或定量分析）、含量测定和特性参数（如：药物溶出度、释放度等）。

验证的指标有：专属性、准确度、精密度（包括重复性、中间精密度和重现性）、专属性、检测限、定量限、线性、范围和耐用性。在分析方法验证中，须采用标准物质进行试验。由于分析方法具有各自的特点，并随分析对象而变化，因此需要视具体方法拟订验证的指标。表1中列出的分析项目和相应的验证指标可供参考。

表1　检验项目和验证指标

项目\指标	鉴别	杂质测定		含量测定及溶出量测定	校正因子
		定量	限度		
专属性[①]	±	±	±	±	±
准确度	−	+	−	+	+
精密度					
重复性	−	+	−	+	+
中间精密度	−	+[①②]	−	+[①②]	+

续表

项目\指标	鉴别	杂质测定		含量测定及溶出量测定	校正因子
		定量	限度		
专属性[②]	+	+	+	+	+
检测限	−	−[③]	+	−	−
定量限	−	+	−	−	+
线性	−	+	−	+	+
范围	−	+	−	+	+
耐用性	+	+	+	+	+

① 已有重现性验证，不需验证中间精密度。如一种方法不够专属，可用其他分析方法予以补充。

② 如一种方法不够专属，可用其他分析方法予以补充。已有重现性验证，不需验证中间精密度。

③ 视具体情况予以验证。

方法验证内容如下。

三一、专属性

专属性系指在其他成分（如杂质、降解产物、辅料等）可能存在下，采用的分析方法能正确测定出被测物的能力。鉴别反应、杂质检查和含量测定方法，均应考察其专属性。如方法专属性不强，应采用多种不同原理的方法予以补充。

1. 鉴别反应

应能区分可能共存的物质或结构相似的化合物。不含被测成分的供试品，以及结构相似或组分中的有关化合物，应均呈阴性反应。

2. 含量测定和杂质测定

采用的色谱法和其他分离方法，应附代表性图谱，以说明方法的专属性，并应标明各成分在图中的位置，色谱法中的分离度应符合要求。

在杂质对照品可获得的情况下，对于含量测定，试样中可加入杂质或辅料，考察测定结果是否受干扰，并可与未加杂质或辅料的试样比较测定结果。对于杂质检查，也可向试样中加入一定量的杂质，考察各成分包括杂质之间能否得到分离。

在杂质或降解产物不能获得的情况下，可将含有杂质或降解产物的试样进行测定，与另一个经验证了的方法或药典方法比较结果。也可用强光照射、高温、高湿、酸（碱）水解或氧化的方法进行加速破坏，以研究可能存在的降解产物和降解途径对含量测定和杂质测定的影响。含量测定方法应比对两种方法的结果，杂质检查应比对检出的杂质个数，必要时可采用光二极管阵列检测和质谱检测，进行峰纯度检查。

一二、准确度

准确度系指采用该所建立方法测定的结果与真实值或参考值接近的程度，一般用回收率（%）表示。准确度应在规定的线性范围内测定试验。准确度也可由所测定的精密度、线性和专属性推算出来。

1. 化学药含量测定方法的准确度

原料药采用对照品可用已知纯度的对照品或供试品进行测定，或用本法所得所测定结果与已知准确度的另一个方法测定的结果进行比较。制剂可在处方量空白辅料中，加入已知量被测物对照品进行测定。如不能得到制剂辅料的全部组分，可向待测制剂中加入已知量的被测物进行测定，或用所建立方法的测定结果与已知准确度的另一种个方法测定结果进行比较。

准确度也可由所测定的精密度、线性和专属性推算出来。

2. 化学药杂质定量测定的准确度

可向原料药或制剂处方量空白辅料中加入已知量杂质对照品进行测定。如不能得到杂质或降解产物对照品，可用所建立的方法测定的结果与另一成熟的方法（如药典标准方法或经过验证的方法）进行比较，如药典标准方法或经过验证的方法。在不能测得杂质或降解产物的校正因子或不能测得对主成分的相对校正因子的情况下，可用不加校正因子的主成分自身对照法主成分的校正因子计算杂质含量。，并应明确表明单个杂质和杂质总量相当于主成分的重量比（%）或面积比（%）。

3. 中药化学成分测定方法的准确度

可用已知纯度的对照品进行加样回收率测定，即向已知被测成分含量的供试品中再精密加入一定量的已知纯度的被测成分对照品，依法测定。用实测值与供试品中含有量之差，除以加入对照品量计算回收率。在加样回收试验中须注意对照品的加入量与供试品中被测成分含有量之和必须在标准曲线线性范围之内；加入的对照品的量要适当，过小则引起较大的相对误差，过大则干扰成分相对减

少，真实性差。

$$回收率\% = (C - A) / B \times 100\%$$

式中　A 为供试品所含被测成分量；

　　　B 为加入对照品量；

　　　C 为实测值。

4. 校正因子的准确度

对色谱方法而言，绝对（或定量）校正因子是指单位面积的色谱峰代表的待测物质的量。待测定物质与所选定的参照物质的绝对校正因子之比，即为相对校正因子。相对校正因子计算法常应用于化学药有关物质的测定、中药材及其复方制剂中多指标成分的测定。校正因子的表示方法很多，本指导原则中的校正因子是指气相色谱法和高效液相色谱法中的相对重量校正因子。

相对校正因子可采用替代物（对照品）和被替代物（待测物）标准曲线斜率比值进行比较获得；采用紫外吸收检测器时，可将替代物（对照品）和被替代物（待测物）在规定波长和溶剂条件下的吸收系数比值进行比较，计算获得。

54. 数据要求

在规定范围内，取同一浓度（相当于100%浓度水平）的供试品，用至少测定6份样品的结果进行评价；或设计3种不同浓度，每种浓度分别制备3份供试品溶液进行测定，用至少9份样品的测定结果进行评价。

对于化学药，一般中间浓度加入量与所取供试品中待测定成分量之比控制在1:1左右，建议高、中、低浓度对照品加入量与所取供试品中待测定成分量之比控制在1.2:1，1:1，0.8:1左右，应报告已知加入量的回收率（%），或测定结果平均值与真实值之差及其相对标准偏差或置信区间（置信度一般为95%）；对于中药，一般中间浓度加入量与所取供试品中待测定成分量之比控制在1:1左右，建议高、中、低浓度对照品加入量与所取供试品中待测定成分量之比控制在1.5:1，1:1，0.5:1左右，应报告供试品取样量、供试品中含有量、对照品加入量、测定结果和回收率（%）计算值，以及回收率（%）的相对标准偏差（RSD%）或置信区间。对于校正因子，应报告测定方法、测定结果和RSD%。样品中待测定成分含量和回收率限度关系可参考表2。在基质复杂、组分含量低于0.01%及多成分

等分析中，回收率限度可适当放宽。

表2　样品中待测定成分含量和回收率限度

待测成分含量			待测成分质量分数	回收率限度(%)
(%)	(ppm或ppb)	(mg/g或µg/g)	(g/g)	
100%	-	1000mg/g	1.0	98~101
10%	100 000ppm	100mg/g	0.1	95~102
1%	10 000ppm	10mg/g	0.01	92~105
0.1%	1000ppm	1mg/g	0.001	90~108
0.01%	100ppm	100µg/g	0.0001	85~110
10µg/g(ppm)0.001	10ppm	10µg/g	0.000 01	80~115
1µg/g0.0001	1ppm	1µg/g	0.000 001	75~120
10µg/kg(ppb)	10ppb	0.01µg/g	0.000 000 01	70~125

二三、精密度

精密度系指在规定的测定条件下，同一份均匀供试品，经多次取样测定所得结果之间的接近程度。精密度一般用偏差、标准偏差或相对标准偏差表示。

在相同条件下，由同一个分析人员测定所得结果的精密度称为重复性；在同一个实验室，不同时间由不同分析人员用不同设备测定结果之间的精密度，称为中间精密度；在不同实验室由不同分析人员测定结果之间的精密度，称为重现性。

含量测定和杂质的定量测定应考察方法的精密度。

1. 重复性

在规定范围内，取同一浓度（分析方法拟定的样品测定浓度，相当于100%浓度水平）的供试品，用至少测定6份的结果进行评价；或设计3种不同浓度，每种浓度分别制备3份供试品溶液进行测定，用9份样品的测定结果进行评价。采用9份测定结果进行评价时，浓度的设定应考虑样品的浓度范围。对于化学药，一般中间浓度加入量与所取供试品中待测定成分量之比控制在1:1左右，建议高、中、低浓度对照品加入量与所取供试品中待测定成

分量之比控制在1.2:1，1:1，0.8:1左右，对于中药，一般中间浓度加入量与所取供试品中待测定成分量之比控制在1:1左右，建议高、中、低浓度对照品加入量与所取供试品中待测定成分量之比控制在1.5:1，1:1，0.5:1左右。

2. 中间精密度

考察随机变动因素如不同日期、不同分析人员、不同仪器对精密度的影响，应设计方案进行中间精密度试验。

3. 重现性

国家药品质量标准采用的分析方法，应进行重现性试验，如通过不同实验室协同检验获得重现性结果。协同检验的目的、过程和重现性结果均应记载在起草说明中。应注意重现性试验所用样品质量的一致性及贮存运输中的环境对该一致性的影响，以免影响重现性试验结果。

4. 数据要求

均应报告偏差、标准偏差、相对标准偏差或置信区间。样品中待测定成分含量和精密度RSD可接受范围参考表3（计算公式，重复性：$RSD_r = C^{-0.15}$；重现性：$RSD_R = 2C^{-0.15}$，其中C为待测成分含量），可接受范围可在给出数值0.5~2倍区间。在基质复杂、组分含量低于0.01%及多成分等分析中，精密度限度可适当放宽。

表3　样品中待测定成分的含量和与精密度RSD可接受范围

待测成分含量			待测成分质量分数	重复性(RSD_r%)	重现性(RSD_R%)
(%)	(ppm或ppb)	(mg/g或µg/g)	(g/g)		
100%	-	1000mg/g	1.0	1	2
10%	100 000ppm	100mg/g	0.1	1.5	3
1%	10 000ppm	10mg/g	0.01	2	4
0.1%	1000ppm	1mg/g	0.001	3	6
0.01%	100ppm	100µg/g	0.0001	4	8
10µg/g(ppm)0.001%	10ppm	10µg/g	0.000 01	6	11
1µg/g0.0001	1ppm	1µg/g	0.000 001	8	16
	10ppb	0.01µg/g	0.000 000 01	15	32

四、检测限

检测限（limit of detection，LOD）系指试样中

被测物能被检测出的最低量。药品的鉴别试验和杂质检查方法，均应通过测试确定方法的检测限。检测限仅作为限度试验指标和定性鉴别的依据，没有定量意义。常用的方法如下。

1. 直观法

用已知浓度的被测物，试验出能被可靠地检测出的最低浓度或量。

2. 信噪比法

用于能显示基线噪声的分析方法，即把已知低浓度试样测出的信号与空白样品测出的信号进行比较，计算出能被可靠地检测出的被测物质最低浓度或量。一般以信噪比为 3:1 或 2:1 时相应浓度或注入仪器的量确定检测限。

3. 基于响应值标准偏差和标准曲线斜率法

按照 LOD=3.3δ/S 公式计算。式中 LOD：检测限；δ：响应值的偏差；S：标准曲线的斜率。

δ 可以通过下列方法测得：①测定空白值的标准偏差；②标准曲线的剩余标准偏差或是截距的标准偏差来代替。

4. 数据要求

上述计算方法获得的检测限数据须用含量相近的样品进行验证。应附测定图谱，说明试验过程和检测限结果。

五、定量限

定量限（limit of quantitaion，LOQ）系指试样中被测物能被定量测定的最低量，其测定结果应符合准确度和精密度要求。对微量或痕量药物分析、定量测定药物杂质和降解产物时，应确定方法的定量限。常用的方法如下。

1. 直观法

用已知浓度的被测物，试验出能被可靠地定量测定的最低浓度或量。

2. 信噪比法

用于能显示基线噪声的分析方法，即将已知低浓度试样测出的信号与空白样品测出的信号进行比较，计算出能被可靠地定量的被测物质的最低浓度或量。一般以信噪比为 10:1 时相应浓度或注入仪器的量确定定量限。

3. 基于响应值标准偏差和标准曲线斜率法

按照 LOQ=10δ/S 公式计算。式中 LOQ：定量限；δ：响应值的偏差；S：标准曲线的斜率。

δ 可以通过下列方法测得：①测定空白值的标准偏差；②采用标准曲线的剩余标准偏差或是截距的标准偏差来代替。

4. 数据要求

上述计算方法获得的定量限数据须用含量相近的样品进行验证。应附测试图谱，说明测试过程和定量限结果，包括准确度和精密度验证数据。

六、线性

线性系指在设计的范围内，测定响应值检测结果与试样中被测物浓度直接呈比例关系的程度。

应在规定设计的范围内测定线性关系。可用同一对照品贮备液经精密稀释，或分别精密称取对照品，制备一系列对照品溶液的方法进行测定，至少制备 5 份不同浓度种浓度水平的对照品溶液供试样品。以测得的响应信号对被测物的浓度作图，观察是否呈线性，再用最小二乘法进行线性回归。必要时，响应信号可经数学转换，再进行线性回归计算。或者可采用描述浓度–响应关系的非线性模型。

数据要求：应列出回归方程、相关系数、各浓度点误差、残差平方和和线性图（或其他数学模型）。

七、范围

范围系指分析方法能达到一定精密度、准确度和线性要求时的高低限浓度或量的区间。

范围应根据分析方法的具体应用及其线性、准确度、精密度结果和要求确定。原料药和制剂含量测定，范围一般为测定浓度的 80%～120%；制剂含量均匀度检查，范围一般为测定浓度的 70%～130%，特殊剂型，如气雾剂和喷雾剂，范围可适当放宽；溶出度或释放度中的溶出量测定，范围一般为限度的±30%，如规定了限度范围，则应为下限的－20%至上限的＋20%；杂质测定，范围应根据初步实际测定数据，拟订为规定限度的±20%。如果含量测定与杂质检查同时进行，用峰面积归一化法进行计算，则线性范围应为杂质规定限度的－20%至含量限度（或上限）的＋20%。在中药分析中，范围应根据分析方法的具体应用和线性、准确度、精密度结果及要求确定。对于有毒的、具特殊功效或药理作用的成分，其验证范围应大于被限定含量的区间。

校正因子测定时，范围一般应根据其应用对象的测定范围确定。

八、耐用性

耐用性系指在测定条件有小的变动时，测定结果不受影响的承受程度，为所建立的方法用于常规检验提供依据。开始研究分析方法时，就应考虑其耐用性。如果测定试条件要求苛刻，则应在方法中写明，并注明可以接受变动的范围，可以先采用均匀设计确定主要影响因素，再通过单因素分析等确定变动范围。典型的变动因素有：被测溶液的稳定性、样品的提取次数、时间等。高效液相色谱法中典型的变动因素有：流动相的组成和 pH 值、不同品牌或不同批号的同类型色谱柱、柱温、流速等。气相色谱法变动因素有：不同品牌或批号的色谱柱、固定相、不同类型的担体、载气流速、柱温、进样口和检测器温度等。

经试验，测定条件小的变动应能满足系统适用性试验要求，以确保方法的可靠性。

9101　分析方法验证指导原则修订说明

《药品质量标准分析方法验证指导原则》是参照 ICH Q2（R1）"VALIDATION OF ANALYTICAL PROCEDURES：TEXT AND METHODOLOGY"，首次收载于《中国药典》2005 年版，并且实行Ⅰ、Ⅱ部分列。在《中国药典》2005 年版基础上，2010 年版进行了文字修改，增加了该指导原则的可读性。

《中国药典》2015 年版在 2010 年版基础上，参照了 ICH Q2（R1）"VALIDATION OF ANALYTICAL PROCEDURES：TEXT AND METHODOLOGY"和 AOAC "Requirements for Single Laboratory Validation of Chemical Methods"，将Ⅰ、Ⅱ部指导原则合并，并进一步完善了药品质量标准分析方法验证指导原则。

《中国药典》2020 年版在 2015 年版基础上，根据社会反馈的意见建议，根据与 ICH 协调的原则进行了修订。

一、引言

引言部分保持原有框架，修改文字。验证项目叙述与 ICH 和原通则 9101 药品质量标准分析方法验证指导原则中的表 1 统一，与 ICH、USP、AOAC 比较见表 4。

二、校正因子

鉴于校正因子是一个比值，且 ICH 和 AOAC 的指导原则中均未收录该指标，删除了"校正因子"相关内容。

三、准确度

1. 《中国药典》2015 年版化学药规定，至少用 9 个测定结果，3 个不同浓度，每个 3 份，浓度选择建议：对照品加入量与供试品中待测定成分量之比为 0.8:1，1:1，1.2:1。中药有两种方法，分别为同一浓度供试品，6 个测定结果；或设计 3 个不同浓度，每个 3 份，9 个测定结果，浓度选择建议：对照品加入量与供试品中待测定成分量之比为 0.5:1，1:1，1.5:1。

本指导原则对化学药和中药准确度做法统一，修改为在规定范围内，至少用 9 个测定结果，3 个不同浓度，每个 3 份，浓度的设定应考虑样品的浓度范围。与 ICH、USP、AOAC 比较见表 4。

2. 增加准确度可接受范围表源于 AOAC。

3. 删除校正因子。

四、精密度

1. 重复性项下"采用 9 个测定结果进行评价时，对于化学药，一般中间浓度加入量与所取供试品中待测定成分量之比控制在 1:1 左右，建议高、中、低浓度对照品加入量与所取供试品中待测定成分量之比控制在 1.2:1，1:1，0.8:1 左右，对于中药，一般中间浓度加入量与所取供试品中待测定成分量之比控制在 1:1 左右，建议高、中、低浓度对照品加入量与所取供试品中待测定成分量之比控制在 1.5:1，1:1，0.5:1 左右"存在歧义，根据 ICH，修改为"采用 9 个测定结果进行评价时，建议用 3 个浓度水平，每个浓度 3 份样品，浓度的设定应考虑样品的浓度范围。"与 ICH、USP、AOAC 比较见表 4。

2. 增加重复性和重现性 RSD 预测计算公式，增加重复性和重现性 RSD 可接受范围表源于 AOAC。

五、范围

删除"校正因子测定时，范围一般应根据其应用对象的测定范围确定"。

六、验证内容和项目关系表

在该表中，删除了"校正因子"项，与 ICH 和 AOAC 保持一致。

七、其他部分

其他未说明部分与 ICH 基本一致，不做修改。

表 4 ChP、ICH、USP、AOAC 分析方法验证比较

项目 ＼ 药典	ChP2015	ICH	USP	AOAC	ChP2020 修订
引言	分析方法验证目的（objective of analytical procedures）、对象、项目（types）与指标（characteristics）	分成 2 部分，part one 叙述与《中国药典》引言内容接近	VALIDATION OF COMPENDIAL PROCEDURES	体例不同 Validation of Chemical Methods for Dietary Supplements and Botanicals	保持原有框架，修改文字。验证项目叙述与 ICH 和表 1 统一
验证指标（Analytical Performance Characteristics）－准确度	化药：在规定范围内，至少用 9 个测定结果，3 个不同浓度，每个 3 份。中药：在规定范围内，同一浓度供试品，6 个测定结果；或设计 3 个不同浓度，每个 3 份，9 个测定结果；中间浓度加入量与所取供试品含量之比控制在 1:1 左右。3 个浓度常规选择方法：化药：0.8:1，1:1，1.2:1；中药：0.5:1，1:1，1.5:1	9 个浓度包含测定范围	与 ICH 基本一致。增加说明，既准确度可以用回收率或线性的预测值与真值表示	在规定范围内，3 个浓度，每个 7 份。（超过 8～10 个数据，准确度改善不明显）。回收率与浓度和分析目的相关。有准确度可接受范围表	1. 在规定范围内，至少用 9 个测定结果，3 个不同浓度，每个 3 份，浓度的设定应考虑样品的浓度范围。2. 增加准确度可接受范围表源于 AOAC。3. 删除校正因子
精密度 重复性	同一浓度供试品，6 个测定结果；或 3 个不同浓度，每个 3 份，9 个测定结果	同一浓度供试品，6 个测定结果；或 3 个不同浓度，每个 3 份，9 个测定结果。应考虑样品的浓度范围	与 ICH 基本一致	同一浓度供试品，5 份，每份 2 个测量值	同一浓度供试品，6 个测定结果；或 3 个不同浓度，每个 3 份，9 个测定结果。浓度的设定应考虑样品的浓度范围
精密度 中间精密度	为考察随机变动因素对精密度的影响，应设计方案进行中间精密度试验。变动因素为不同日期、不同分析人员、不同设备	为考察随机变动因素对精密度的影响，应设计方案进行中间精密度试验。变动因素为不同日期、不同分析人员、不同设备	与 ICH 基本一致	变动因素为不同日期、不同分析人员、不同设备等	
精密度 重现性	法定标准采用的分析方法，应进行重现性试验	法定标准采用的分析方法，应进行重现性试验		最少 8 个实验室，最少 5 份样品	
可接受标准				重复性：$RSD_R = C^{-0.15}$ 重现性：$RSD_R = 2C^{-0.15}$	增加公式，增加重复性和重现性 RSD 可接受范围表源于 AOAC

9104　元素杂质限度和测定指导原则（新增）

本指导原则提供了评估和控制化学药品中元素杂质有关依据，以及元素杂质种类及其限度的确认方法、测定元素杂质的可选方法。

元素杂质包括可能存在于原料药、辅料或药品中的催化剂和环境污染物。这些元素杂质可能是天然存在的，或是人为引入的（如催化剂），也可能是非人为引入的（例如：药品生产过程中由所用原料药、水或辅料或生产设备引入，以及包装材料可能迁移带入）。

本指导原则规定的限度不适用于中药、中成药、放射性药物、疫苗、细胞代谢产物、DNA 产品、过敏原提取物、细胞、全血、血细胞成分或包括血浆及血浆衍生物在内的血液衍生物、非体循环透析液，以及为了治疗作用而人为引入到药品中的元素；也不适用于基于基因（基因治疗）、细胞（细胞治疗）和组织（组织工程）的药品。

除另有规定外，本指导原则规定的限度不直接适用于原料药和辅料。但为使药品中的元素杂质限度能符合规定，药品生产企业需要一些原料药或辅料中元素杂质含量（或浓度）相关信息。药品生产企业可以使用原料药或辅料生产企业提供的元素杂质测试数据或者风险评估报告。原料药和辅料的合格供应商提供的元素杂质数据可供药品生产企业用于证明最终药品是否符合本指导原则的限度要求。原料药和辅料生产企业选择进行风险评估的元素，须依照表1进行。对某些天然来源的原料，因其含有自然界与生俱来的元素，必须在风险评估中加以考虑。

1. 风险评估中应考察的元素

根据药品中元素杂质分类及其毒性、是否人为引入以及给药途径，风险评估中应考虑的元素杂质见表1。

表1　风险评估中应考察的元素

元素	分类	人为引入（所有给药途径）	非人为引入		
			口服	注射	吸入
镉 Cd	1	是	是	是	是
铅 Pb	1	是	是	是	是

续表

元素	分类	人为引入（所有给药途径）	非人为引入		
			口服	注射	吸入
砷 As	1	是	是	是	是
汞 Hg	1	是	是	是	是
钴 Co	2A	是	是	是	是
钒 V	2A	是	是	是	是
镍 Ni	2A	是	是	是	是
铊 Tl	2B	是	否	否	否
金 Au	2B	是	否	否	否
钯 Pd	2B	是	否	否	否
铱 Ir	2B	是	否	否	否
锇 Os	2B	是	否	否	否
铑 Rh	2B	是	否	否	否
钌 Ru	2B	是	否	否	否
硒 Se	2B	是	否	否	否
银 Ag	2B	是	否	否	否
铂 Pt	2B	是	否	否	否
锂 Li	3	是	否	是	是
锑 Sb	3	是	否	是	是
钡 Ba	3	是	否	否	是
钼 Mo	3	是	否	否	是
铜 Cu	3	是	否	是	是
锡 Sn	3	是	否	否	是
铬 Cr	3	是	否	否	是

注：① 1 类元素是对人体有害元素，在药品生产中禁用或限制使用。

② 2 类元素通常被认为是给药途径依赖型的人体有害元素。根据它们出现于药品中的相对可能性，进一步分成 2A 和 2B 亚类。

③ 3 类元素口服给药途径的毒性相对较低（高 PDE 值，通常＞500μg/d），但在吸入和注射给药途径的风险评估中仍需考虑。

④ 此表来源于 ICH Q3D。

2. 形态

对元素的氧化态、有机配位化合物或结合物的测定称之为形态分析。每种元素杂质都有可能以不同的氧化或配位态存在。因为砷和汞在无机和有机配位形态时具有不同的毒性，应特别予以关注。砷的限度是基于毒性最强的无机态。砷的测定是通过总砷测定实现的，且假设待测药品中砷均以无机态存在。当总砷测定量超过了限度，为证明无机态砷是否符合规定，则可能需要测定不同形态的砷量。

汞的限度则基于无机（2+）氧化态。毒性最强的甲基汞在药物中很少出现。因此，其限度则是根据最常见的无机形式（Hg^{2+}）来确定。对于有可能含有甲基汞的品种（例如，从鱼中得到的物质）的限度则应在各品种项下列出。

3. 允许暴露量

元素杂质的毒性与其暴露量（生物利用度）有关，口服、注射和吸入三种给药途径的每日允许暴露量（PDE）见表2。PDE值以 µg/天为单位，表示药品中某种元素的最大日允许摄入量。

日最大剂量小于等于2L的注射剂可使用日最大剂量由 PDE 值计算允许浓度。说明书规定或临床实践确定日剂量超过2L的药品（如：生理盐水、葡萄糖注射液等），可使用 2L 体积由 PDE 值计算允许浓度。

表2　元素杂质的每日允许暴露量

元素	分类	口服 PDE（µg/d）	注射 PDE（µg/d）	吸入 PDE（µg/d）
镉 Cd	1	5	2	3
铅 Pb	1	5	5	5
砷 As	1	15	15	2
汞 Hg	1	30	3	1
钴 Co	2A	50	5	3
钒 V	2A	100	10	1
镍 Ni	2A	200	20	5
铊 Tl	2B	8	8	8
金 Au	2B	100	100	1
钯 Pd	2B	100	10	1
铱 Ir	2B	100	10	1
锇 Os	2B	100	10	1
铑 Rh	2B	100	10	1
钌 Ru	2B	100	10	1
硒 Se	2B	150	80	130
银 Ag	2B	150	10	7
铂 Pt	2B	100	10	1

续表

元素	分类	口服 PDE（µg/d）	注射 PDE（µg/d）	吸入 PDE（µg/d）
锂 Li	3	550	250	25
锑 Sb	3	1200	90	20
钡 Ba	3	1400	700	300
钼 Mo	3	3000	1500	10
铜 Cu	3	3000	300	30
锡 Sn	3	6000	600	60
铬 Cr	3	11 000	1100	3

注：此表来源于ICH Q3D。

4. 限度确认方法

方法1　制剂分析法　将典型剂量单位换算成每日最大剂量，再与每日剂量 PDE 比较。

每日剂量 PDE≥测得元素浓度（µg/g）× 每日最大剂量（g/d）

除另有规定外，每种元素杂质的每日摄入总量应不得高于该元素的每日剂量 PDE。

方法2　加和法　分别加和制剂中各组分元素杂质（单位µg/d）的量：

$$每日剂量 PDE \geq \left[\sum_{M=1}^{n} (C_M \times W_M) \right] \times D_D$$

式中　M 为生产单位剂量制剂的某一组分；

C_M 为组分（药物原料或辅料）中的元素浓度，µg/g；

W_M 为单位剂量中组分的质量，g/单位（注：单位是指剂量单位）；

D_D 为每日最大剂量的剂量单位数，单位/天。

除另有规定外，每种元素杂质加和结果应不得高于每日剂量 PDE。在使用此方法对药品评估前，药品生产企业必须确保生产过程不会引入元素杂质，或药品贮存期间不会通过密封容器系统引入元素杂质。

方法3　单组分法　对于日剂量不超过10g的药品，如果处方中的所有原辅料均满足表3中所示的浓度限度，则这些组分可以任何比例使用，无需进一步计算。若从生产工艺或密封容器系统引入的元素杂质在单组分法中没有特别说明，药品生产企业则应确保这些因素不会严重影响元素杂质的总量。

原料药和辅料　原料药和辅料中元素杂质的

可接受水平取决于其最终用途。表3中提供的数据是以10g/d最大日剂量给药的原料药和辅料浓度限度。这些数据用作默认浓度限度，为药品生产企业和制剂组分供应商之间讨论提供帮助。

表3　单个组分选择允许的元素杂质浓度

元素	分类	口服（µg/g）	注射（µg/g）	吸入（µg/g）
镉 Cd	1	0.5	0.2	0.3
铅 Pb	1	0.5	0.5	0.5
砷 As	1	1.5	1.5	0.2
汞 Hg	1	3	0.3	0.1
钴 Co	2A	5	0.5	0.3
钒 V	2A	10	1	0.1
镍 Ni	2A	20	2	0.5
铊 Tl	2B	0.8	0.8	0.8
金 Au	2B	10	10	0.1
钯 Pd	2B	10	1	0.1
铱 Ir	2B	10	1	0.1
锇 Os	2B	10	1	0.1
铑 Rh	2B	10	1	0.1
钌 Ru	2B	10	1	0.1
硒 Se	2B	15	8	13
银 Ag	2B	15	1	0.7
铂 Pt	2B	10	1	0.1
锂 Li	3	55	25	2.5
锑 Sb	3	120	9	2
钡 Ba	3	140	70	30
钼 Mo	3	300	150	1
铜 Cu	3	3000	30	3
锡 Sn	3	600	60	6
铬 Cr	3	1100	110	0.3

注：此表来源于ICH Q3D。

如果药品生产企业通过工艺监测和供应链控制，可以证明并保证制剂符合本指导原则规定的限度要求，则可不必进一步监测。

5. 评估

潜在元素杂质的识别程序，存在以下两种可能结果。

（1）风险评估过程未识别出任何潜在的元素杂质。应记录风险评估结论和支持性信息及数据。

（2）风险评估过程识别出一个或多个潜在的元素杂质。对于该过程中识别出的任何元素杂质，风险评估均需考察元素杂质的来源多样性，并记录评估结论和支持性信息。

原料药、辅料、包装材料和生产设备供应商提供的关于潜在元素杂质的信息有助于药品生产企业对元素杂质风险评估。支持该风险评估的数据来源包括但不限于：先验知识、公开发表的文献、相似工艺的数据、供应商信息或数据、制剂组分的检验、制剂的检验等。

影响药品中潜在元素杂质水平的因素也需在风险评估中予以考虑。这些因素包括但不限于：在后续工艺过程中清除元素杂质的有效性、元素的天然丰度（对于非人为引入的元素尤为重要）、对于特定来源的元素杂质浓度范围的先验知识、制剂的组成等。

6. 控制阈值

元素杂质控制应考察检测到的元素杂质水平相对于其PDE值的显著性。将药品中元素杂质PDE值的30%定义为控制阈值，作为元素杂质水平显著性的衡量指标。控制阈值可用于判断药品中的元素杂质是否需要额外的控制。

如果药品中某个元素杂质水平总是小于PDE值的30%，只要对数据进行了适当的评估并表明已对元素杂质进行了足够的控制，则不再需要额外的控制。

如果风险评估无法表明某个元素杂质水平始终低于控制阈值，就需要建立控制方法以保证药品中元素杂质水平不超过PDE值。

7. 元素杂质的控制

元素杂质的控制是药品整体控制策略的一部分，用以确保元素杂质不超过PDE值。当元素杂质水平超过控制阈值时，需采取额外的手段来确保元素杂质水平不超过PDE值。控制化学药品中元素杂质能够采用的方法包括但不限于：

（1）调整相关生产工艺，通过特定或非特定的纯化步骤将元素杂质降低至控制阈值之下；

（2）实施工艺过程的中游或上游控制，将药品中元素杂质的浓度限制在控制阈值以下；

（3）建立辅料或物料（如：合成中间体）的元素杂质标准限度；

（4）建立原料药的元素杂质标准限度；

（5）建立制剂的元素杂质标准限度；

（6）选择合适的包装材料；

（7）对药品中元素杂质进行定期检测。

有关元素杂质控制的证明性材料包括但不限于：风险评估总结、能支持结论的数据，以及确定元素杂质限度控制的具体方法。

8. 测定方法

《中国药典》四部通则中收载了测定元素杂质的多种方法，这些方法各具有不同的特点和有一定的适用性，若需要通过实验检测才能确认药品中元素限度是否符合本指导原则规定的要求时，应结合供试药品的特性、待测元素的种类、含量（或浓度）水平和实验室的仪器设备条件，以及是限量控制还是定量分析的目的不同等，选择其中之一或多种方法联用的方式作为测定解决方案。

测定项下的具体操作，包括样品前处理，测定法和结果判定等，应分别按各通则中的相关规定描述。

适用于元素杂质分析的方法有很多，如使用《中国药典》四部通则中收载之外的其他测定方法，应在品种项下详细描述。

9104　元素杂质限度和测定指导原则起草说明

一、概述

重金属是人类较早发现的毒性物质之一，很早就被记录在各种史籍中，如历史上经常采用银器对砒霜进行检测。但这些方法还停留在比较初级和定性的检测上。近代随着自然科学的发展，对金属杂质的控制才不断的加深和细化。

早期的各国药典，如 USP、EP 和《中国药典》，对无机杂质的控制主要是针对重金属和部分无机杂质，这些无机杂质检测方法主要包括重金属试验、炽灼残渣、硫化物和砷盐检查以及其他的化学试验检查法。其中，重金属检查法早在《中国药典》1953 年版就已经收载，后几经修改完善，使这一方法广泛应用于药品中以铅为代表的重金属元素杂质的控制。该方法主要是控制能形成硫化物沉淀的金属元素，如铅、铜和其他金属，这些元素杂质是管道、制药设备、工艺和其他常见来源的潜在

污染物。

尽管近年来元素污染的风险因素发生了巨大变化，但其控制标准在几十年内几乎没有变化。随着科学的发展，仅仅采用重金属沉淀和砷的限度控制已不能满足对药品安全性控制的需要。因此，建立较重金属检查法更科学的元素杂质评估指导原则。为了保障公众健康安全，对已明确毒理学问题的元素杂质建立适当的控制方法尤为重要。

基于以上考虑，ICH 的专家提出元素杂质指导原则 ICH Q3D，并在 2014 年 11 月 12 日 ICH 指导委员会会议上进入 ICH 进程第 4 阶段，ICH 推荐欧盟、瑞士、日本、美国和加拿大监管机构采用。该指导原则分为三个部分：评估潜在元素杂质的毒性数据；确定每一种有毒元素的每日允许暴露量（PDE）；以及运用基于风险的方法控制药品中的元素杂质。该指导原则确定的 PDE 值可以保证所有患者人群健康不受到来自元素杂质的危害。

USP41-NF36 目前已根据 ICH 的元素杂质控制方法进行了相应的修订。原有重金属检查法 <231>HEAVY METALS（重金属）自 2018 年 1 月 1 号不再执行，取而代之的是 <232> ELEMENTAL IMPURITIES-LIMITS（元素杂质-限度）和 <233> ELEMENTAL IMPURITIES- PROCEDURES（元素杂质-方法），对药品中常见元素的限度及测定方法做了相应的规定。

2017 年 6 月中国成为正式的 ICH 成员国，根据 ICH 元素杂质指导原则建立《中国药典》元素杂质限度和测定指导原则，以提高我国化学药品中元素杂质控制水平和保障患者用药安全势在必行。因此，在参考 ICH Q3D 以及 USP41-NF36 <232> ELEMENTAL IMPURITIES -LIMITS（元素杂质-限度）和 <233>ELEMENTAL IMPURITIES- PROCEDURES（元素杂质-方法）的基础上，结合我国国情，起草了元素杂质限度和测定指导原则。

二、不适用范围

参考 ICH Q3D 及 USP41-NF36 <232> ELEMENTAL IMPURITIES -LIMITS（元素杂质-限度）的不适用范围，制定了本指导原则草案的元素杂质不适用范围：不适用于中药、中成药、放射性药物、疫苗、细胞代谢产物、DNA 产品、过敏原提取物、细胞、全血、血细胞成分或包括血浆及

血浆衍生物在内的血液衍生物、非体循环透析液，以及为了治疗作用而人为引入到药品中的元素；也不适用于基于基因（基因治疗）、细胞（细胞治疗）和组织（组织工程）的药品。

三、元素杂质的来源

在药品生产中，元素杂质的潜在来源广泛，包括：

◆ 在原料药、辅料或其他药品组分生产中有意添加元素（如催化剂）的残留杂质。原料药的风险评估应注意可能包含在药品中的元素杂质。

◆ 非有意添加但在药品生产所用原料药、水或辅料中可能存在的元素杂质。生产设备可能引入到原料药和（或）制剂中的元素杂质。

◆ 包装材料可能浸出至原料药和制剂中的元素杂质。

图1是用于药品生产的典型物料、设备和组分的实例。通过上述每一种潜在的来源，元素杂质可以任何单独或组合的形式被引入到药品中。风险评估过程中，元素杂质的每一种来源的潜在贡献都需考虑，以确定某一种元素杂质对药品整体元素杂质贡献情况。

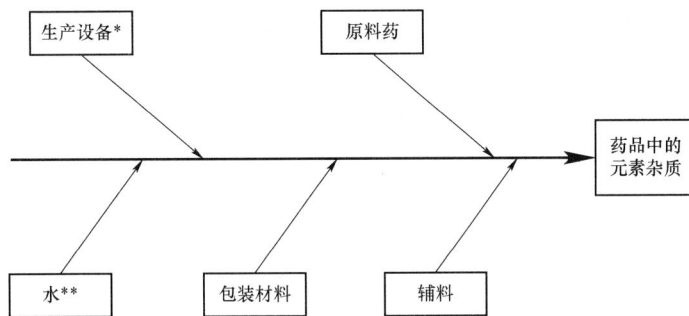

图1　元素杂质在药品生产过程中的潜在来源

*通过工艺理解、设备选择、设备认证和实施良好生产质量管理规范（GMP）可以降低元素杂质引入的风险。

**如在生产过程中使用纯化水或注射用水，纯化水或注射用水符合药典标准，可以降低从水中引入元素杂质的风险。

四、元素分类

ICH Q3D中根据元素的毒性（PDE）及其在药品中出现的可能性，将元素杂质分为3类。出现的可能性有多种因素，包括：在制药过程中使用的可能性，在制药过程所用物料中与其他元素杂质共生的可能性，以及元素的表观天然丰度和环境分布。分类表力图将风险评估聚焦于那些毒性最大并且在药品中极有可能出现的元素。元素杂质的分类如下。

1. 1类

元素砷（As）、铬（Cd）、汞（Hg）和铅（Pb）是对人体有害元素，在药品生产中禁用或限制使用。在药品中出现的这类元素通常来自常用物料（如：矿物质辅料）。由于它们的独特性质，这四种元素的所有潜在元素杂质来源以及给药途径都需要进行风险评估。根据风险评估的结果确定那些可能需要额外控制的组分，在某些情况下额外控制可能包括对1类元素进行检测。不是所有组分都需要检测1类元素杂质，仅当风险评估确定需要进行恰当控制以确保满足 PDE 值时才实施检测。

2. 2类

这类元素通常被认为是给药途径依赖型的人体有害元素。根据它们出现于药品中的相对可能性，进一步分成2A和2B亚类。

（1）2A类元素出现在药品中的相对可能性高，因此对所有潜在元素杂质来源以及给药途径（见说明书）都需要进行风险评价。2A 类元素包括：钴（Co）、镍（Ni）和钒（V）。

（2）2B 类元素丰度较低并且与其他物料共生的可能性较低，因此出现在药品中的概率较低。除非在原料药、辅料或其他药品组分生产中有意添加这些元素，否则无需进行风险评估。2B 类元素包括：银（Ag）、金（Au）、铱（Ir）、锇（Os）、钯（Pd）、铂（Pt）、铑（Rh）、钌（Ru）、硒（Se）和铊（Tl）。

3. 3类

此类元素口服给药途径的毒性相对较低（高PDE值，通常＞500µg/d），但在吸入和注射给药途径的风险评估中仍需考虑。除非这些元素是有意添加，否则在口服给药途径的风险评估中不需考虑。在注射和吸入给药药品的风险评估中，应对是否可能含有这些元素杂质进行评估，除非该给药途径特定的 PDE 值高于 500μg/d。此类元素包括：钡（Ba）、铬（Cr）、铜（Cu）、锂（Li）、钼（Mo）、锑（Sb）和锡（Sn）。

4. 其他元素

由于固有毒性低和（或）区域监管的差异性，有些元素杂质的 PDE 值未被确定，本指导原则中未涉及此类元素。如果药品中存在或包含这些元素，应遵从适用于特定元素的其他指导原则和（或）地方法规和规范（如：铝导致肾功能损伤；锰和锌导致肝功能损伤）或药物制剂的质量考虑（如：存在于治疗性蛋白中的杂质钨）。需考虑的一些元素包括：铝（Al）、硼（B）、钙（Ca）、铁（Fe）、钾（K）、镁（Mg）、锰（Mn）、钠（Na）、钨（W）和锌（Zn）。

五、形态和其他考虑

形态的定义为元素在化学物质中的分布，包括同位素组成、价态或氧化态，和（或）复合物或分子结构。当同种元素不同形态的毒性已知时，采用预期出现在药品中的形态的毒性信息确定 PDE 值。

然而，砷和汞特别受到关注，因为它们在无机和有机络合形态时具有不同的毒性。砷的限度是基于毒性最强的无机态。砷的测定是通过总砷测定实现的，且假设待测药品中砷均以无机态存在。当总砷测定量超过了限度，为证明无机态砷是否符合规定，则可能需要测定不同形态的砷量。

汞的限度则基于无机（2+）氧化态。毒性最强的甲基汞在药物中很少出现。因此，其限度则根据最常见的无机形式（汞）来确定。对于有可能含有甲基汞的品种（例如，从鱼中得到的物质）的限度则应在各品种项下列出。

六、允许暴露量

ICH Q3D 中详细讨论了每个元素杂质的 PDE 的确定方法。该方法根据科学杂志、政府研究报告与课题、国际法规标准（适用于药品）和指导原则、监管机构的研究和评估报告等公开可获得的数据，

对元素杂质进行科学地评估。综合所获得信息，确定了口服、注射和吸入给药途径的 PDE，需要评估的元素杂质的 PDE 值见本指导原则草案正文。元素杂质的毒性与其暴露量（生物利用度）有关，PDE 值以微克/天（μg/d）为单位，表示每日最大给药剂量的药品中某种元素的最大日允许摄入量。

七、限度确认方法

本指导原则草案引入了 USP41-NF36 <232> ELEMENTAL IMPURITIES-LIMITS（元素杂质-限度）中的三种元素杂质限度确认方法，方法分别为制剂分析法、加和法和单组分法。

八、测定方法

ICH Q3D 要求应采用适当的符合预期目的的方法检测元素杂质。除非另有说明，在风险评估过程中，每个确定需控制的元素杂质都应有特异性的检测方法。可采用药典方法或其他适合的手段测定元素杂质水平。

《中国药典》四部通则中收载了测定元素杂质的多种方法，这些方法各具有不同的特点和有一定的适用性，若需要通过实验检测才能确认药品中元素限度是否符合本指导原则规定的要求时，应结合供试药品的特性、待测元素的种类、含量（或浓度）水平，和实验室的仪器设备条件，以及是限量控制还是定量分析的目的不同，等等，选择其中之一或多种方法组合的方式作为测定解决方案。

测定项下的具体操作，包括样品前处理、测定法和结果判定等，应分别按各通则中的相关规定描述。

可用于元素杂质分析的方法还很多，如适用，使用《中国药典》四部通则中收载之外的其他测定方法，应在品种项下详细描述。

九、其他需要考虑的问题

与 Q3C 一样，ICH Q3D 将强调对供应链和风险评估的控制。这种方法超出了药典的通常范围，需要监管部门的大量介入。ICH Q3D 中至少还涉及药品中元素风险评估、控制阈值及元素杂质控制等多方面内容，这部分内容对药品生产企业新药申报及生产过程等多方面进行规范。虽然 USP41-NF36 <232> ELEMENTAL IMPURITIES-LIMITS（元素杂质-限度）和 <233> ELEMENTAL

IMPURITIES-PROCEDURES（元素杂质–方法）未将上述内容列入。但考虑《中国药典》将元素杂质限度和测定作为指导原则列入药典通则，指导原则比测定法范围更加宽泛，因此需考虑对元素杂质评估、控制阈及控制方法等要求在指导原则中作适当阐述，故将以下内容一并列入草案正文中。

1. 评估

潜在元素杂质的识别程序，存在以下两种可能结果。

（1）风险评估过程未识别出任何潜在的元素杂质。应记录风险评估结论和支持性信息及数据。

（2）风险评估过程识别出一个或多个潜在的元素杂质。对于该过程中识别出的任何元素杂质，风险评估均需考察元素杂质的来源多样性，并记录评估结论和支持性信息。

原料药、辅料、包装材料和生产设备供应商提供的关于潜在元素杂质的信息有助于药品生产企业对元素杂质风险评估。支持该风险评估的数据来源包括但不限于：先验知识、公开发表的文献、相似工艺的数据、供应商信息或数据、制剂组分的检验、制剂的检验等。

影响药品中潜在元素杂质水平的因素也需在风险评估中予以考虑。这些因素包括但不限于：在后续工艺过程中清除元素杂质的有效性、元素的天然丰度（对于非有意添加类的元素尤为重要）、对于特定来源的元素杂质浓度范围的先验知识、制剂的组成等。

2. 控制阈值

元素杂质控制应考察检测到的元素杂质水平相对于其PDE值的显著性。将药品中元素杂质PDE值的30%定义为控制阈值，作为元素杂质水平显著性的衡量指标。控制阈值可用于判断药品中的元素杂质是否需要额外的控制。

如果药品中某个元素杂质水平总是小于PDE值的30%，只要对数据进行了适当的评估并表明已对元素杂质进行了足够的控制，则不再需要额外的控制。

如果风险评估无法表明某个元素杂质水平始终低于控制阈值，就需要建立控制方法以保证药品中元素杂质水平不超过PDE值。

3. 元素杂质的控制

元素杂质的控制是药品整体控制策略的一部分，用以确保元素杂质不超过PDE值。当元素杂质水平超过控制阈值时，需采取额外的手段来确保元素杂质水平不超过PDE值。控制化学药品中元素杂质能够遵循的方法包括但不限于：

（1）调整生产工艺的步骤，通过特定或非特定的纯化步骤将元素杂质降低至控制阈值之下；

（2）实施工艺过程中或上游控制，旨在将药品中元素杂质的浓度限制在控制阈值以下；

（3）建立辅料或物料（如：合成中间体）的元素杂质标准限度；

（4）建立原料药的元素杂质标准限度；

（5）建立制剂的元素杂质标准限度；

（6）选择合适的包装材料；

（7）对药品中元素杂质进行定期检测。

有关元素杂质控制的证明性材料包括但不限于：风险评估总结、能支持结论的数据，以及确定元素杂质限度控制方法的描述。

各国药典中的元素杂质控制方法比对见表4。

表4　ChP、USP、EP、JP中的元素杂质控制方法

《中国药典》2015年版	0821	重金属检查法	比色法
	2321	铅、镉、砷、汞、铜	AAS/ICP-MS
USP 41	<231>	HEAVY METALS 重金属自2018年1月1号以后被删除，不再执行	比色法
	<232>	ELEMENTAL IMPURITIES –LIMITS 元素杂质–限度	限度
	<233>	ELEMENTAL IMPURITIES–PROCEDURES 元素杂质–方法	采用ICP-OES以及ICP/MS法
EP 9.0	5.20	METAL CATALYST OR METAL REAGENT RESIDUES 金属催化剂或金属试剂残留物	限度
	2.4.8.	HEAVY METALS 重金属	比色法

続表

《中国药典》2015 年版	0821	重金属检查法	比色法
	2321	铅、镉、砷、汞、铜	AAS/ICP–MS
EP 9.0	2.4.20	DETERMINATION OF METAL CATALYST OR METAL REAGENT RESIDUES 金属催化剂或金属试剂残留量的测定	原子发射光谱法（AES），原子吸收光谱法（AAS），X 射线荧光光谱法（XRFS），电感耦合等离子体原子发射光谱法（ICP–AES），电感耦合等离子体质谱法，ICP–MS
	2.4.27	HEAVY METALS IN HERBAL DRUGS AND HERBAL DRUGPREPARATIONS 草药及草药制剂中的重金属	原子吸收光谱法（AAS），电感耦合等离子体原子发射光谱法（ICP–AES），或电感耦合等离子体质谱法（ICP–MS）
JP 17 版	1.07	重金属试验法	比色法

9108　DNA 测序技术指导原则（新增）

本指导原则用于指导药品生产和检验过程中 DNA 序列的测定，可用于鉴定动植物类药材、动物源性原材料与辅料、微生物、生物制品生产检定用菌毒株、动物细胞基质等。

为规范 DNA 测序技术中涉及的模板制备、测序反应、产物纯化、测序和结果分析等，特制定本指导原则。

一、定义及要求

DNA 测序技术系指分析 DNA 碱基构成和碱基顺序的技术，即用于确定 DNA 片段中腺嘌呤（A）、胸腺嘧啶（T）、鸟嘌呤（G）、胞嘧啶（C）的构成和排列方式。一般采用双脱氧链终止法进行 DNA 测序。其原理是利用 2',3'-双脱氧核苷三磷酸（2',3'-ddNTP）作为链终止试剂，通过 DNA 聚合酶催化和引物延伸产生一系列长度相差一个碱基的寡核苷酸，进行电泳分离，通过放射自显影或荧光确定 DNA 的序列。除双脱氧链终止法外，DNA 测序技术还包括边合成边测序、单分子实时测序、纳米孔测序等技术。DNA 测序分析可分为手工测序和自动测序，当前以自动测序为主流。

DNA 测序实验室应具备分子生物学实验室的基本条件，避免外源污染对 DNA 测序结果的干扰。对生物制品生产检定用菌毒株和动物细胞基质进行 DNA 测序时，应符合相应级别的生物安全要求，严格遵守相关法律、法规。操作人员应具备相应的分子生物学实验技能，并能熟练使用 DNA 测序仪。

二、基本内容

（一）测序模板制备

测序模板应为单一来源 DNA，包含质粒 DNA、聚合酶链式反应（polymerase chain reaction，PCR）扩增产物回收的 DNA 等。测序模板制备过程中应防止外源 DNA 污染，避免外部因素对测序模板的破坏和降解。

1. 质粒 DNA 的制备

样品经平板培养挑取单克隆菌落接种到含有适当抗生素的培养基中，振荡培养获得细菌培养物，分离质粒 DNA 作为测序模板。

通常采用十二烷基硫酸钠（SDS）碱裂解法从细菌培养物中分离质粒 DNA。采用电泳或限制性核酸内切酶消化的方法对所获得的质粒 DNA 进行完整性鉴定，通过 260nm 波长处的吸光度值（A_{260}）、260nm 与 280nm 波长处的吸光度比值（A_{260}/A_{280}）分别检测质粒 DNA 的浓度和纯度。

2. PCR 扩增产物 DNA 的制备

样品经 DNA 提取、PCR 扩增和产物回收后，制备的目的 DNA 片段作为测序反应的模板。

在 DNA 提取前，动植物类中药材需采用适宜的方式去除外源污染；动物源性原材料与辅料的取样应有代表性，固体样品应研磨至细粉，液体样品应充分混匀；微生物、生物制品生产检定用菌毒株和动物细胞基质需获得纯培养株。在 DNA 提取过程中需针对不同样品采用相应的提取方法，所获得的 DNA 应具有合适的浓度、纯度和完整度。DNA 提取效果依据不同样品类型来确定，通过 A_{260}、A_{260}/A_{280} 分别检测 DNA 的浓度和纯度。

提取的 DNA 经 PCR 扩增达到指数级倍增，退火温度、最佳循环数可根据检测要求和检测对象确定。PCR 产物经琼脂糖凝胶电泳，在紫外灯下迅速切取目的条带所在位置的凝胶块，采用 PCR 产物凝胶回收试剂盒进行回收。PCR 产物也可不经琼脂糖凝胶电泳，直接采用 PCR 产物纯化试剂盒进行回收。回收的 PCR 扩增产物 DNA 通过 A_{260}、A_{260}/A_{280} 对其浓度和纯度分别进行检查。

（二）DNA 测序

制备的测序模板经测序反应和产物纯化后获得不同长度的寡核苷酸，进行自动化测序。

1. 测序反应和产物纯化

测序反应为单链模板的线性扩增，即在测序反应体系中只加入一条测序引物。反应体系包含缓冲液、DNA 聚合酶、脱氧核糖核苷三磷酸（dNTPs）、荧光标记的 ddNTPs、测序引物、测序模板和无菌双蒸水。测序引物由测序模板的来源信息确定。

根据目标序列的长度选择合适的测序反应程序，并采用适宜方法对测序反应的产物进行纯化，通常采用乙醇醋酸钠法，获得不同长度的荧光标记寡核苷酸。

2. 上机测序

将不同长度的荧光标记寡核苷酸加入上样板，根据所使用的荧光标记方法、毛细管长度和电泳胶的种类选择相应的运行和分析模式，不同长度的荧光标记寡核苷酸由小到大依次通过检测窗口，激光器发出激光并激发 ddNTPs 上的荧光标记，电荷耦合元件图像传感器（charge-coupled device, CCD）记录荧光信号，根据荧光信号识别为对应的碱基和质量值（Q 值），获得 DNA 测序峰图（trace file）。

（三）结果分析

1. 测序峰图质量评估

基于碱基 Q 值对测序峰图的质量进行评估，依据供试品类型确定测序峰图的质量要求，对于质粒 DNA 测序峰图，去除引物后峰图的平均 Q 值需大于 30，Q 值小于 20 的碱基数占总碱基数的百分比需小于 1%；对于 PCR 产物测序峰图，除满足上述要求外，还需去除两端低质量序列，且剩余测序峰图的长度需大于 PCR 产物长度的 50%。不合格的测序峰图不能用于序列拼接和结果判定。

2. 序列拼接

双向测序峰图使用相应的软件进行序列拼接，正反向测序峰图的重叠区域（overlap）需大于目的

DNA 序列长度的 50%，不一致碱基（替代、插入或缺失）的确定依据 Q 值的高低，但占总碱基数的比例需小于 1%。

3. 拼接结果质量评估

依据供试品的类型和结果判定标准，对拼接获得的一致性序列（consensus sequence）进行质量评估，一致性序列不合格的不能用于结果判定。

（四）结果判定

将获得的 DNA 序列与标准核酸序列数据库的标准核酸序列（标准核酸序列的建立参照标准核酸序列建立指导原则）进行比对。判定标准为：对于动植物来源供试品，测序结果与标准核酸序列的差异应控制在物种的种内差异水平；对于微生物来源的供试品，测序结果与标准核酸序列的差异应控制在适宜的菌株鉴定水平；对于生物制品生产检定用菌毒株和动物细胞基质等供试品，其核心序列应与标准核酸序列完全一致。

三、方法学考察

除了考察 DNA 测序技术的各种影响因素，包括模板制备、测序反应、产物纯化、仪器配置等，还应进行常规的分析方法学验证，并按建立的 DNA 测序方法对 10 批以上供试品进行测定，考察 DNA 序列测定的准确性和重复性。

9109　标准核酸序列建立指导原则（新增）

标准核酸序列系指供药品标准中要求的种属源性鉴别或鉴定的核酸序列，其具有确定的碱基排列顺序，是实施核酸检测的基础，用于药品检验、药品质量控制中涉及的动物、植物、微生物以及重组生物制品的种属鉴别或鉴定。本指导原则用于规范标准核酸序列的建立，为执行与核酸检测相关的国家药品标准提供指导。

标准核酸序列应具备权威性、准确性、专属性和溯源性。标准核酸序列在分类、遴选、使用和维护等方面应符合下列有关规定。

一、标准核酸序列的分类

标准核酸序列可分为植物来源、动物来源、微生物来源及重组生物制品的鉴别或鉴定用标准核酸序列等。

1. 植物来源

植物来源的标准核酸序列系指用种属来源明确的植物样本按DNA测序技术指导原则测定得到的标准序列，可用于植物来源的物种如中药材、中药饮片或提取物等的原植物鉴别或鉴定。

2. 动物来源

动物来源的标准核酸序列系指用种属来源明确的动物样本按DNA测序技术指导原则测定得到的标准序列，可用于动物来源的物种如中药材（含饮片）和动物来源的生化药、生物制品或药用辅料等的原物种鉴别或鉴定。

3. 微生物来源

微生物来源的标准核酸序列系指用种属来源明确的微生物样本按DNA测序技术指导原则测定得到的标准序列，以及《伯杰氏系统细菌学手册》收载的核酸序列，可用于生产、检定及质控用菌毒种、污染的外源微生物等的鉴定和溯源。

4. 重组生物制品

重组生物制品的标准核酸序列系指用种属来源明确的生产用的工程菌、毒种或生物技术产品等按DNA测序技术指导原则测定得到的标准序列，可用于用菌毒株和动物细胞基质等的原物种鉴别或鉴定。

二、标准核酸序列的遴选

遴选标准核酸序列的工作流程包括：品种的确定、候选品种核酸物质原料的选择、候选品种标准核酸序列的建立和审核批准。

1. 品种的确定

除另有规定外，根据药品标准制修订中拟采用待测物核酸序列进行质量控制的需要，确定需制备的品种。药品标准中采用核酸序列进行鉴定的品种，都应建立标准核酸序列。

2. 候选品种核酸物质原料的选择

候选品种核酸物质原料的选择应符合候选标准物质原料的选择要求，可参照国家药品标准物质制备指导原则（通则9901）中"二、候选国家药品标准物质原料的选择"；国家药品标准物质通则（通则0291）中"二、国家药品标准物质的建立，2. 候选药品标准物质的获取"。

候选品种核酸物质原料应具有准确性和代表性。用作核酸物质原料的药用动植物应经过基原鉴定，用作核酸物质原料的细胞系或菌株需确认其遗传背景。

3. 候选品种标准核酸序列的建立

确定候选品种后，可按以下要求开展研究。

（1）标准核酸序列的准确性　根据候选品种标准核酸序列分类的不同，选择合理的测序和序列分析流程。测序流程中的样品前处理、引物选择、序列片段及长度等均需按一定规范进行。

（2）标准核酸序列的重复性　建立的标准核酸序列须经过至少3家具有资质的实验室共同验证，每个实验室重复验证次数应不少于两次。共同验证的实验室应建立统一的设计方案和方法，确保实验操作的规范性和结果的一致性。各实验室对同一样本的共同验证测序结果应一致。

（3）标准核酸序列的可追溯性　标准核酸序列所对应的实物物质原料（实物样本）应进行编码和保存。实物样本的保存单位应为国家药典委员会认可机构，并满足实物样本保存的基本要求，保存单位应同时负责相关资料的保管（普遍易得的物种除外）。实物样本应在规定条件（温度、湿度以及其他特殊条件等）下保存，以保证保存期内样本的质量与生物活性。对于无法获得实物样本的，需确认样本来源、引物信息、测序过程及设备等信息。

（4）标准核酸序列的信息完整性　标准核酸序列应附详细说明，包括物种名称、编号、用途、样本来源、碱基序列和基于现有实物鉴定标准的相关描述（如测序原始峰图和提供单位等信息）。如同一物种对应多个核酸标准序列，说明中应加以标注。

4. 标准核酸序列的审核批准

标准核酸序列建立后，应提交至国家有关管理部门审核，经批准后方可纳入标准核酸序列数据库使用。

三、标准核酸序列的使用

将按 DNA 测序技术指导原则测定得到的供试品 DNA 序列与标准核酸序列进行计算比对，进而结合判定标准进行种属鉴别或鉴定。判定标准的制定应考虑不同物种的变异范围，并在相应通则或品种项下予以明确。核酸序列比对方法一般建议根据样品特点从以下三种方法中选择采用。

1. BLAST 法

将待测样品核酸序列与标准核酸序列数据库进行比对，根据匹配分值来确定样品对应的物种。

2. 遗传距离法

计算待测样品核酸序列与数据库序列之间的遗传距离，根据遗传距离值来确定样品对应的物种。

3. 系统发育树法

比对标准核酸序列数据库内多样本序列，计算物种种属内和种属间遗传距离，构建系统发育树，根据聚类情况确定样品对应的物种。

标准核酸序列应在规定的适用范围内使用。如果作为其他目的使用，其适用性由使用者自行决定。

四、标准核酸序列的维护

标准核酸序列的建立单位应建立常规的质量保障体系，对其发行的标准核酸序列进行定期监测，确保标准核酸序列的及时更新。

标准核酸序列的数据存储由国家药典委员会统一管理。存储的数据应包含样本来源、提供单位、引物信息、原始测序峰图文件、核酸序列等关键信息，以及可用于样本物种鉴别或鉴定的其他有用信息。

9203　药品微生物实验室质量管理指导原则

药品微生物实验室质量管理指导原则用于指导药品微生物检验实验室的质量控制。涉及生物安全的操作，应符合相应国家、行业、地方的标准和规定等。

药品微生物的检验结果受很多因素的影响，如样品中微生物可能分布不均匀、微生物检验方法的误差较大等。因此，在药品微生物检验中，为保证检验结果的可靠性，必须使用经验证的检测方法并严格按照药品微生物实验室质量管理指导原则要求进行检验。

药品微生物实验室质量管理指导原则包括以下几个方面：人员、培养基、试剂、菌种、设施和环境条件、设备、样品、检验方法、污染废弃物处理、检测结果的质量保证和检测过程质量控制有效性的保证、实验记录、结果的判断和检测报告、文件等。

人　员

微生物实验室应设置质量负责人、技术管理者、检验人员、生物安全责任人、生物安全监督员、菌种管理员及相关设备和材料管理员等岗位，可通过一人多岗设置。

从事药品微生物试验工作的人员应具备微生物学或相近专业知识的教育背景。

检验人员必须熟悉相关检测方法、程序、检测目的和结果评价。微生物实验室的管理者其专业技能和经验水平应与他们的职责范围相符，如：管理技能、实验室安全、试验安排、预算、实验研究、实验结果的评估和数据偏差的调查、技术报告书写等。

实验人员上岗前应依据所在岗位和职责接受相应的培训，在确认他们可以承担某一试验前，他们不能独立从事该项微生物试验。应保证所有人员在上岗前接受培训内容包括胜任工作所必需的设备操作、微生物检验技术等方面的培训，如无菌操作、培养基制备、消毒、灭菌、注平板、菌落计数、菌种的转种、传代和保藏、洁净区域的微生物监测、微生物检查方法和鉴定基本技术等，经考核合格后方可上岗。

实验人员应经过实验室生物安全方面的培训，熟悉生物安全操作知识和消毒灭菌知识，保证自身安全，防止微生物在实验室内部污染。

实验室应确定实验人员持续培训的需求，应制定所有级别实验人员的继续教育计划，保证知识与技能不断地更新。检验人员必须熟悉相关检测方法、程序、检测目的和结果评价。微生物实验室的管理者其专业技能和经验水平应与他们的职责范围相符，如：管理技能、实验室安全、试验安排、预算、实验研究、实验结果的评估和数据偏差的调查、技术报告书写等。

实验室应确定人员具备承担相应实验室活动的能力，以及评估偏离影响程度的能力。实验室应可通过参加内部质量控制、能力验证或使用标准菌株实验室间比对等方法方式客观评估检验人员的能力，并授权从事相应的实验室活动，必要时对其进行再培训并重新评估。当使用一种非经常使用的方法或技术时，有必要在检测前确认微生物检测人员的操作技能。所有人员的培训、考核内容和结果均应记录归档。

培养基

培养基是微生物试验的基础，直接影响微生物试验结果。适宜的培养基制备方法、贮藏条件和质量控制试验是提供优质培养基的保证。

微生物实验室使用的培养基可按培养基处方配制，也可使用按处方生产的符合规定的脱水培养基配制，或直接采用商品化的预制培养基。

商品化的脱水培养基或预制培养基应设立接收标准，并进行符合性验收：包括品名、批号、数量、生产单位、外观性状（瓶盖密封度、内容物有无结块霉变等）、处方和使用说明、有效期、贮藏条件、生产商提供的质控报告和/或其他相关材料（如配方变更）。

1. 培养基的配制备

微生物实验室使用的培养基可按处方配制，也可使用按处方生产的符合规定的脱水培养基。

在制备培养基时，应选择质量符合要求的脱水培养基或单独配方组分进行配制。脱水培养基应附有处方和使用说明，配制时应按使用说明上的要求操作以确保培养基的质量符合要求，不应使用结块、或颜色发生变化或其他物理性状明显改变的脱水合成培养基不得使用。

脱水培养基或单独配方组分应在适当的条件下贮藏，如低温、干燥和避光，所有的容器应密封，尤其是盛放脱水培养基的容器。商品化的成品培养基除了应附有处方和使用说明外，还应注明有效期、贮藏条件、适用性检查试验的质控菌和用途。

为保证培养基质量的稳定可靠并符合要求，配制时，脱水培养基应按使用说明上的要求操作，自制培养基应按配方准确配制。各脱水培养基或各配方组分应准确称量，并要求有一定应达到相应的精确度。配制培养基最常用的溶剂是纯化水。应记录各称量物的重量和水的使用量。

配制培养基所用容器不得影响培养基质量，一般为玻璃容器。培养基配制所用的容器和配套器具应洁净，可用纯化水冲洗玻璃器皿以消除清洁剂和外来物质的残留。对热敏感的培养基如糖发酵培养基其分装容器一般应预先进行灭菌，以保证培养基的无菌性。

配制时，脱水培养基应完全溶解于水中混匀，再行分装与灭菌。配制时若需要加热助溶，应注意不要过度加热，以避免培养基颜色变深。如需要添加其他组分时，加入后应充分混匀。

灭　菌

培养基灭菌应按照生产商提供或使用者验证的参数进行应采用经验证的灭菌程序灭菌。商品化的成品预制培养基必须附有所用灭菌方法的资料。培养基灭菌一般采用湿热灭菌技术，特殊培养基可采用薄膜过滤除菌等技术。

培养基若采用不适当的加热和灭菌条件，有可能引起颜色变化、透明度降低、琼脂凝固力或pH值的改变。因此，培养基应采用验证的灭菌程序灭菌，培养基灭菌方法和条件，应可通过无菌性试验和促生长试验进行验证。此外，对高压灭菌器的蒸汽循环系统也要加以验证，以保证在一定装载方式下的正常热分布。温度缓慢上升的高压灭菌器可能

导致培养基的过热，过度灭菌可能会破坏绝大多数的细菌和真菌培养基促生长的质量。灭菌器中培养基的容积和装载方式也将影响加热的速度。因此，应根据灭菌培养基的特性，进行全面的灭菌程序验证。

应确定每批培养基灭菌后的pH值（冷却至室温25℃测定）。若培养基处方中未列出pH值的范围，除非经验证表明培养基的pH值允许的变化范围很宽，否则，pH值的范围不能超过规定值±0.2。如需灭菌后进行调整，应使用灭菌或除菌的溶液。

制成平板或分装于试管的培养基应进行下列检查：容器和盖子不得破裂，装量应相同，尽量避免形成气泡，固体培养基表面不得产生裂缝或涟漪，在冷藏温度下不得形成结晶，不得污染微生物等。应检查和记录批数量、有效期及培养基的无菌检查。

2. 培养基的贮藏

自配的培养基应标记名称、批号、配制日期、制备人等信息，并在已验证的条件下贮藏。商品化的成品预制培养基标签上应标有名称、批号、生产日期、失效期及培养基的有关特性，生产商和使用者应根据培养基使用说明书上的要求进行贮藏，所采用的贮藏和运输条件应使成品预制培养基最低限度的失去水分并提供机械保护。

培养基灭菌后不得贮藏在高压灭菌器中，琼脂培养基不得在0℃或0℃以下存放，因为冷冻可能破坏凝胶特性。培养基保存应防止水分流失，避光保存。琼脂平板最好现配现用，如置冰箱保存，一般不超过1周，且应密闭包装，若延长保存期限，保存期需经验证确定。

固体培养基灭菌后只允许1次再融化，避免因过度受热造成培养基质量下降或微生物污染。培养基的再融化一般采用水浴或流通蒸汽加热，若采用其他溶解方法，应对其进行评估，确认该溶解方法不影响培养基质量。融化的培养基置于45～50℃的环境中，不得超过8小时。使用过的培养基（包括失效的培养基）应按照国家污染废物处理相关规定进行。

3. 培养基的质量控制试验

实验室应制定试验用培养基的质量控制程序，确保所用培养基质量符合相关检查的需要。

实验室配制或商品化的成品培养基的质量依赖于其制备过程，采用不适宜方法制备的培养基将影响微生物的生长或复苏，从而影响试验结果的可靠性。

所有配制好的培养基均应进行质量控制试验。实验室配制的培养基的常规监控项目是 pH 值、适用性检查试验，定期的稳定性检查以确定有效期。培养基在有效期内应依据适用性检查试验确定培养基质量是否符合要求。有效期的长短取决于在一定存放条件下（包括容器特性及密封性）的培养基其组成成分的稳定性。

除药典通则另有规定外，在实验室中，若采用已验证的配制和灭菌程序制备培养基且过程受控，那么同一批脱水培养基的适用性检查试验可只进行 1 次。如果培养基的制备过程未经验证，那么每一灭菌批培养基均要进行适用性检查试验。试验的菌种可根据培养基的用途从相关附录中进行选择，也可增加生产环境及产品中常见的污染菌株。

培养基的质量控制试验若不符合规定，应寻找不合格的原因，以防止问题重复出现。任何不符合要求的培养基均不能使用。

固体培养基灭菌后的再融化只允许 1 次，以避免因过度受热造成培养基质量下降或微生物污染。培养基的再融化一般采用水浴或流通蒸汽加热，若采用其他溶解方法，应对其进行评估，确认该溶解方法不影响培养基质量。融化的培养基应置于 45～50℃的环境中，不得超过 8 小时。使用过的培养基（包括失效的培养基）应按照国家污染废物处理相关规定进行。

制成平板或分装于试管的培养基应进行下列检查：容器和盖子不得破裂，装量应相同，尽量避免形成气泡，固体培养基表面不得产生裂缝或涟漪，在冷藏温度下不得形成结晶，不得污染微生物等。

用于环境监控的培养基须特别防护，最好要双层包装和终端灭菌，如果不能采用终端灭菌的培养基，那么在使用前应进行 100% 的预培养，以防止外来的污染物带到环境中及避免出现假阳性结果。

实验室应有文件规定微生物实验用培养基、原材料及补充添加物的采购、验收、贮藏、制备、灭菌、质量检查与使用的全过程，并对培养基的验收、制备、灭菌（包括灭菌后贮藏）和贮藏、质量控制试验和使用情况等进行记录。包括培养基名称，培养基表观特性，配制日期和配制人员的标识，培养基/溶液的类型、体积，分装的体积和灭菌后的体积（作为稀释液或其他原因要对体积进行控制），成分名称、每个成分物质的含量、制造商、批号、称量，pH 值，灭菌措施包括方式、设备、时间和温度等。

试　剂

微生物实验室应有试剂接收、检查和贮藏的程序，以确保所用试剂质量符合相关检查要求。

实验用关键试剂，在开启使用和贮藏过程中，应对每批试剂的适用性进行验证。实验室应对试剂进行管理控制，保存和记录相关资料。

实验室应标明配制的所有试剂、试液及溶液应贴好标签，标明的名称、制备依据、适用性、浓度、效价、贮藏条件、制备日期、有效期及制备人等信息。

菌　种

试验过程中，生物样本可能是最敏感的，因为它们的活性和特性依赖于合适的试验操作和贮藏条件。实验室菌种的处理和保藏的程序应标准化，使尽可能减少菌种污染和生长特性的改变。按统一操作程序制备的菌株是微生物试验结果一致性的重要保证。

药品微生物检验用的试验菌应为有明确来源来自认可的国内或国外菌种保藏机构的标准菌株，或使用与标准菌株所有相关特性等效的可以溯源的商业派生菌株。

标准菌株应来自认可的国内或国外菌种保藏机构，的其复苏、复壮或培养物的制备应按供应商提供的说明或按已验证的方法进行。从国内或国外菌种保藏机构获得的标准菌株经过复活并在适宜的培养基中生长后，即为标准贮备储备菌株。标准贮备储备菌株应进行纯度和特性确认。标准贮备储备菌株保存时，可将培养物等份悬浮于抗冷冻的培养基中，并分装于小瓶中，建议采用低温冷冻干燥、液氮贮存、超低温冷冻（低于-30℃）等方法保存。低于-70℃或低温冷冻干燥方法可以延长菌种保存时间。标准贮备储备菌株可用于制备每月或每周1次转种的工作菌株。冷冻菌种一旦解冻转种制备工作菌株后，不得重新冷冻和再次使用。

工作菌株的传代次数应严格控制，不得超过5代（从菌种保藏机构获得的标准菌株为第0代），以防止过度的传代增加菌种变异的风险。1代是指将活的培养物接种到微生物生长的新鲜培养基中培养，任何形式的转种均被认为是传代1次。必要时，实验室应对工作菌株的特性和纯度进行确认。

工作菌株不可替代标准菌株，标准菌株的商业衍生物仅可用作工作菌株。标准菌株如果经过确认试验证明已经老化、退化、变异、污染等或该菌株已无使用需要时，应及时灭菌销毁。实验室必须建立和保存其所有菌种的进出、收集、贮藏、确认试验以及销毁的记录，应有菌种管理的程序文件（从标准菌株到工作菌株），该程序包括：标准菌种的申购记录；从标准菌株到工作菌株操作及记录；菌种必须定期转种传代，并做纯度、特性等实验室所需关键指标的确认，并记录；实验室应建立菌种管理（从标准菌株到工作菌株）的文件和记录，内容包括菌株的申购、进出、收集、贮藏、确认、转种、使用以及销毁等全过程。每支菌种都应注明其名称、标准号、接种日期、传代数；并记录菌种生长的培养基和培养条件、菌种保藏的位置和条件；其他需要的程序等信息。

设施和环境条件

微生物实验室应具有进行微生物检测所需的适宜、充分的设施条件，实验环境应保证不影响检验结果的准确性。工作区域与办公区域应分开。微生物实验室应专用，并与生产、办公等其他区域分开尤其是生产领域。

1. 实验室的布局和运行

微生物实验室的布局与设计应充分考虑到试验设备安装、良好微生物实验室操作规范和实验室安全的要求。以能获得可靠的检测结果为重要依据，且符合所开展微生物检测活动生物安全等级的需要。实验室布局设计的基本原则是既要最大可能防止微生物的污染，又要防止检验过程对人员和环境造成危害，同时还应考虑活动区域的合理规划及区分，避免混乱和污染，以提高微生物实验室操作

的可靠性。

微生物实验室的设计和建筑材料应考虑其适用性，以利清洁、消毒、灭菌并减少污染的风险。洁净区域或无菌室应配备独立的空气机组或空气净化系统，以满足相应的检验要求，包括温度和湿度的控制，压力、照度和噪声等都应符合工作要求。空气过滤系统应定期维护和更换，并保存相关记录。微生物实验室应划分成包括相应的洁净区域和活菌操作生物安全控制区域，同时应根据实验目的，在时间或空间上有效分隔不相容的实验活动，将交叉污染的风险降低到最低。活菌操作生物安全控制区域应该配备满足要求的生物安全柜，以避免危害性的生物因子对实验人员和实验环境造成的危害。霉菌试验要有适当的措施防止孢子污染环境。对人或环境有危害的样品应采取相应的隔离防护措施。一般情况下，药品微生物检验的实验室应有符合无菌检查法（通则1101）和微生物限度检查（通则1105、通则1106）要求的、用于开展无菌检查、微生物限度检查、无菌采样等检测活动的、独立设置的洁净室（区）或隔离系统，并配备相应的阳性菌实验室、培养室、试验结果观察区、培养基及实验用具准备（包括灭菌）区、样品接收和贮藏室（区）、标准菌株贮藏室（区）、污染物处理区和文档处理区等辅助区域，微生物基因扩增检测实验室原则上应设分隔开的工作区域以防止污染，包括（但不限于）试剂配制与贮存区、核酸提取区、核酸扩增区和扩增产物分析区。同时，应对上述区域明确标识。

微生物实验的各项工作应在专属的区域进行，以降低交叉污染、假阳性结果和假阴性结果出现的风险。无菌检查应在B级背景下的A级单向流洁净区域或隔离器系统中进行，微生物限度检查应在不低于D级背景下的B级单向流空气区域内进行。A级和B级区域的空气供给应通过终端高效空气过滤器（HEPA）。

一些样品若需要证明微生物的生长或进一步分析培养物的特性，如再培养、染色、微生物鉴定或其他确定试验均应在实验室的活菌操作生物安全控制区进行。任何出现微生物生长的培养物不得在实验室无菌洁净区域内打开。对染菌的样品及培养物应有效隔离，以减少假阳性结果的出现。病

原微生物的分离鉴定工作应在二级相应级别的生物安全实验室进行。

实验室应制定进出洁净区域的人和物的控制程序和标准操作规程，对可能影响检验结果的工作（如洁净度验证及监测、消毒、清洁维护等）或涉及生物安全的设施和环境条件的技术要求能够有效地控制、监测并记录。，当条件满足检测方法要求方可进行样品检测工作。微生物实验室使用权限应限于经授权的工作人员，实验人员应了解洁净区域的正确进出的程序，包括更衣流程；该洁净区域的预期用途、使用时的限制及限制原因；适当的洁净级别。

2. 环境监测

微生物实验室应按相关国家标准制定完整的洁净室（区）和隔离系统的验证和环境监测标准操作规程，环境监测项目和监测频率及对超标结果的处理应有书面程序。监测项目应涵盖到位，包括对空气悬浮粒子、浮游菌、沉降菌、表面微生物及物理参数（温度、相对湿度、换气次数、气流速度、压差、噪声等）的有效地控制和监测。环境监测按药品洁净实验室微生物监测和控制指导原则（通则9205）进行。

3. 清洁、消毒和卫生

微生物实验室应有制定清洁、消毒和卫生的标准操作规程，规程中涉及环境监测结果。

实验室在使用前和使用后应进行消毒，并定期监测消毒效果，要有足够洗手和手消毒设施。应有对有害微生物发生污染的处理规程。

所用的消毒剂种类应满足洁净实验室相关要求并定期更换。理想的消毒剂既能杀死广泛的微生物、对人体无毒害、不会腐蚀或污染设备，又应有清洁剂的作用、性能稳定、作用快、残留少、价格合理。所用消毒剂和清洁剂的微生物污染状况应进行监测，并在规定的有效期内使用，A级和B级洁净区应当使用无菌的或经无菌处理的消毒剂和清洁剂。

设　备

微生物实验室应配备与检验能力和工作量相适应的仪器设备，其类型、测量范围和准确度等级应满足检验所采用标准的要求。设备的安装和布局

应便于操作，易于维护、清洁和校准，并保持清洁和良好的工作状态。用于试验的每台仪器、设备应该有唯一标识。

仪器设备应有合格证书，实验室在仪器设备完成相应的检定、校准、验证、确认其性能，并形成相应的操作、维护和保养的标准操作规程后方可正式使用，仪器设备使用和日常监控要有记录。

1. 设备的维护

为保证仪器设备处于良好工作状态，应定期对其进行维护和性能验证，并保存相关记录。仪器设备若脱离实验室或被检修，恢复使用前应重新确认其对其检查或校准，以保证性能符合要求。

重要的仪器设备，如培养箱、冰箱等，应由专人负责进行维护和保管，保证其运行状态正常和受控，同时应有相应的备用设备，以保证试验菌株和微生物培养的连续性，特殊设备如高压灭菌器、隔离器、生物安全柜等设备实验人员应经培训后持证上岗。对于培养箱、冰箱、高压灭菌锅等影响实验准确性的关键设备应在其运行过程中对关键参数（如温度、压力）进行连续观测和记录，有条件的情况下尽量使用自动记录装置。如果发生偏差，应评估对以前的检测结果造成的影响并采取必要的纠正措施。

对于一些容易污染微生物的仪器设备如水浴锅、培养箱、冰箱和生物安全柜等应定期进行清洁和消毒。

对试验需用的无菌器具应实施正确的清洗、灭菌措施，并形成相应的标准操作规程，无菌器具应有明确标识并与非无菌器具加以区别。

实验室的某些设备（例如培养箱、高压灭菌器和玻璃器皿等）应专用，除非有特定预防措施，以防止交叉污染。

2. 校准、性能验证和使用监测

微生物实验室所用的仪器应根据日常使用的情况进行定期的校准，并记录。校准的周期和校验的内容根据仪器的类型和设备在实验室产生的数据的重要性不同而不同。仪器上应有标签说明校准日期和再校准日期。

（1）温度测量装置

温度不但对实验结果有直接的影响，而且还对

仪器设备的正常运转和正确操作起关键因素作用。相关的温度测量装置如培养箱和高压灭菌器中的温度计、热电耦和铂电阻温度计，应具有可靠的质量并进行校准，以确保所需的精确度，温度设备的校准应遵循国家或国际标准。

温度测量装置可以用来监控冰箱、超低温冰箱、培养箱、水浴锅等设备的温度，应在使用前验证此类装置的性能。

称量设备

天平和标准砝码应定期进行校准，天平使用过程应采用标准砝码进行校准。每次使用完后应及时清洁，必要时用非腐蚀消毒剂进行消毒。

容量测定设备

微生物实验室对容量测定设备如自动分配仪、移液枪、移液管等应进行检定，以确保仪器准确度。标有各种使用体积的仪器需要对使用时的体积进行精密度的检查，并且还要测定其重现性。

对于一次性使用的容量设备，实验室应该从公认的和具有相关质量保证系统的公司购买。对仪器适用性进行初次验证后，要对其精密度随时进行检查。必要时应该对每批定容设备进行适用性检查。

（2）灭菌设备

灭菌设备的灭菌效果应满足使用要求。应使用多种传感器（如：温度、压力等）监控灭菌过程。对实际应用的循环条件和装载状态需定期进行性能验证，经过维修或工艺变化等可能对灭菌效果产生影响时，应重新验证。应定期使用生物指示剂检查灭菌设备的效果并记录，指示剂应放在不易达到灭菌的部位。日常监控可以采用物理或化学方式进行。

非简单压力容器操作人员需持有特种作业人员证书。

（3）生物安全柜、层流超净工作台、高效过滤器

应由有资质专业技能的人员进行生物安全柜、层流超净工作台及高效过滤器的安装与更换，要按照确认的方法进行现场生物和物理的检测，并定期进行再验证。

实验室生物安全柜和层流超净工作台的通风应符合微生物风险级别及符合安全要求。应定期对生物安全柜、层流超净工作台进行监测，以确保其

性能符合相关要求。实验室应保存检查记录和性能测试结果。

（4）其他设备

悬浮粒子计数器、浮游菌采样器应定期进行校准；pH 计、传导计天平和其他类似仪器的性能应定期或在每次使用前确认；若湿度对实验结果有影响，湿度计应按国家或国际标准进行校准；当所测定的时间对检测结果有影响时，应使用校准过的计时仪或定时器；使用离心机时，应评估离心机每分钟的转数，若离心是关键因素，离心机应该进行校准。

样 品

1. 样品采集

试验样品的采集，应遵循随机抽样的原则，并由经过培训的人员在受控条件下进行抽样，如有可能，如需无菌抽样，应采用无菌操作技术，并在具有无菌条件的特定抽样区域中进行。抽样时，须采用无菌操作技术进行取样，防止样品受到微生物污染而导致假阳性的结果。抽样的任何消毒过程（如抽样点的消毒）不能影响样品中微生物的检出。抽样环境应监测并记录，同时还需记录采样时间。

抽样容器应贴有唯一性的所抽样品应有清晰标识，避免样品混淆和误用。标识应包括注明样品名称、批号、抽样日期、采样容器、抽样人等信息，使标识安全可见并可追溯。抽样应由经过培训的人员使用无菌设备在无菌条件下进行无菌操作。抽样环境应监测并记录，同时还需记录采样时间。

2. 样品储存和运输

待检样品应在合适的条件下贮藏并保证其完整性，尽量减少污染的微生物发生变化。样品在运输过程中，应保持原有（规定）的储存条件或采取必要的措施（如冷藏或冷冻）。应明确规定和记录样品的贮藏和运输条件。

3. 样品的确认和处理

实验室应有被检样品的传递、接收、储存和识别管理程序。

实验室在收到样品后应根据有关规定尽快对样品进行检查，并记录被检样品所有相关信息，如：接收日期及时间、接收时样品的状况、采样操作的

特征（包括采样日期和采样条件等）、贮藏条件。

如果样品存在数量不足、包装破损、标签缺失、温度不适等，实验室应在决定是否检测或拒绝接受样品之前与相关人员沟通。样品的包装和标签有可能被严重污染，因此搬运和储存样品时应小心以避免污染的扩散，容器外部的消毒应不影响样品的完整性。样品的任何异常状况在检验报告中应有说明。

选择具有代表性的样品，根据有关的国家或国际标准，或者使用经验证的实验方法，尽快进行检验。

实验室应按照书面管理程序对样品进行保留和处置。如果实验用的是已知被污染的样品应经过无害化处理，应该在丢弃前进行灭菌。

检验方法

1. 检验方法选择

药品微生物检验时，应根据检验目的选择适宜的方法进行样品检验。

检验方法的适用性确认

药典方法或其他相关标准中规定的方法是经过验证的，在引入检测之前，实验室应证实能够正确地运用这些方法。样品检验时所采用的方法应经适用性确认。当发布机构修订了标准方法，应在所需的程度上重新进行方法适用性确认。

实验室对所用商业检测系统如试剂盒等应保留确认数据，这些确认数据可由制造者提供或由第三方机构评估，必要时，实验室应对商业检测系统进行确认。

2. 检验方法的验证

药典方法或标准中规定的方法是经过验证的，当进行样品检验时，应进行方法适用性确认。

如果检验方法不是药典或标准规定的方法，使用前应进行替代方法的验证，确认其应用效果优于或等同于药典标准方法。替代方法的验证按药品微生物检验替代方法验证指导原则（通则9201）进行。

实验室对所用商业检测系统如试剂盒等应保留确认数据，这些确认数据可由制造者提供或由第三方机构评估，必要时，实验室应对商业检测系统进行确认。

污染废弃物处理

实验室应有妥善处理废弃样品、过期（或失效）培养基和有害废弃物的设施和制度，旨在减少检查环境和材料的污染。污染废弃物的最终处理必须符合国家环境和健康安全规定管理应符合国家和地方法规的要求，并应交由当地环保部门资质认定的单位进行最终处置，由专人负责并书面记录和存档。

实验室还应针对类似于带菌培养物溢出的意外事件制定处理规程。药品微生物实验室应当制定针对所操作微生物危害的安全应急预案，规范生物安全事故发生时的操作流程和方法，避免和减少紧急事件对人员、设备和工作的伤害和影响。如：活的培养物洒出必须就地处理，不得使培养物污染扩散。实验室还应配备消毒剂、化学和生物学的溢出处理盒等相关装备。

检测结果的质量保证和检测过程的质量控制有效性的保证

1. 内部质量控制

为保证评估实验室在每个工作日检测结果的持续有效，连贯性和与检测标准的一致性，实验室应制定对所承担的工作进行连续评估的程序。实验室应制订质量控制程序和计划，对内部质量控制活动的实施内容、方式、责任人及结果评价依据作出明确的规定。质量控制计划应尽可能覆盖实验室的所有检测人员和检测项目。

实验室应定期对实验环境的洁净度、培养基的适用性、灭菌方法、菌株纯度和活性（包括性能）、试剂的质量等进行监控并详细记录。

对于药品微生物检测项目，实验室可定期使用标准样品（如需氧菌总数标准样品等）、质控样品或用标准菌株人工污染的样品等开展内部质量控制，并根据工作量、人员水平、能力验证结果、外部评审等情况明确规定质控频次。

实验室应定期对检测人员进行技术考核。可以通过加标试样的使用、平行实验和参加能力验证等方法使每个检测人员所检测项目的可变性处于控制之下，以保证检验结果的一致性。

实验室应对重要的检验设备如自动化检验仪

器等进行比对。

在实施人员比对、设备比对和方法比对时，要选取均匀性和稳定性符合要求的样品进行。

2. 外部质量评估

实验室应参加与检测范围相关的国家能力验证或实验室之间的比对实验来评估检测能力水平，通过参加外部质量评估来评定检测结果的偏差。实验室应对评估结果进行分析，适时改进。

实验记录

实验结果的可靠性依赖于试验严格按照标准操作规程进行，而标准操作规程应指出如何进行正确的试验操作。为保证数据完整性，实验记录应包含所有关键的实验细节，确保可重复该实验室活动以便确认数据的完整性。

实验室原始记录至少应包括以下内容：实验日期、检品名称、实验人员姓名、标准操作规程编号或方法、环境监控结果、实验结果、偏差（存在时）、实验参数（所使用的设备、菌种、培养基和批号以及培养温度等）、主管/复核人签名。

实验记录上还应显示出检验标准的选择，如果使用的是药典标准，必须保证是现行有效的标准。

试验所用的每一个关键的实验设备均应有记录，设备日志或表格应设计合理，以满足试验记录的追踪性，设备温度（水浴、培养箱、灭菌器）必须记录，且具有追溯性。

实验记录写错时，用单线划掉并签字。原来的数据不能抹去或被覆盖。实验记录可以是纸质的，也可以是电子的。实验记录的修改应可追溯到前一个版本，并能保存原始及修改后的数据和文档，包括修改日期、修改内容和修改人员。

所有实验室记录应以文件形式保存并防止意外遗失，记录应存放在特定的地方并有登记。归档的数据应确保安全。电子数据应定期备份，其备份及恢复流程必须经过验证。纸质数据应便于查阅。数据的保存期限应满足相应规范要求，并建立数据销毁规程，数据的销毁应经过审批。

结果的判断和检测报告

由于微生物试验的特殊性，在实验结果分析时，对结果应进行充分和全面的评价，所有影响结果观察的微生物条件和因素应完全考虑，包括与规定的限度或标准有很大偏差的结果；微生物在原料、辅料或试验环境中存活的可能性；及微生物的生长特性等。特别要了解实验结果与标准的差别是否有统计学意义。若发现实验结果不符合药典各品种项下要求或另外建立的质量标准，应进行原因调查。引起微生物污染结果不符合标准的原因主要有两个：试验操作错误或产生无效结果的试验环境条件；产品本身的微生物污染总数超过规定的限度或检出控制菌。

异常结果出现时，应进行偏差调查。偏差调查时应考虑实验室环境、抽样区的防护条件、样品在该检验条件下以往检验的情况、样品本身具有使微生物存活或繁殖的特性等情况。此外，回顾试验过程，也可评价该实验结果的可靠性及实验过程是否恰当。如果试验操作被确认是引起实验结果不符合的原因，那么应制定纠正和预防措施，按照正确的操作方案进行实验，在这种情况下，对试验过程及试验操作应特别认真地进行监控。

样品检验应有重试的程序，如果依据分析调查结果发现试验有错误而判实验结果无效，应进行重试。那么这种情况必须记录。实验室也必须认可复试程序，如果需要，可按相关规定重新抽样，但抽样方法不能影响不符合规定结果的分析调查。上述情况应保留相关记录。

微生物实验室检测报告应该符合检测方法的要求。实验室应准确、清晰、明确和客观地报告每一项或每一份检测的结果。

检测报告的信息应该完整、可靠。

检验过程出现与微生物相关的不合规范的数据，均属于微生物数据偏差（microbiological data deviation，MDD）。对实验室偏差数据的调查，有利于持续提高实验室数据的可靠性。

文　件

文件应当充分表明试验是在实验室里按可控的检查法程序进行的，一般包括以下方面：人员培训与资格确认；设备验收、验证、检定（或校准期间核查）和维修；设备使用中的运行状态（设备的关键参数）；培养基制备、贮藏和质量控制；菌种管理；检验规程中的关键步骤；数据记录与结果计算的确认；质量责任人对试验报告的评估；数据偏离的调查。

所有程序和支持文件，应保持现行有效并易于人员取阅。涉及生物安全的操作现场应防止文件被污染。

9203　药品微生物实验室质量管理指导原则修订说明

一、修订背景

药品微生物实验室质量管理指导原则用于指导药品微生物检验实验室的质量管理。目前《中国药典》2015年版药品微生物实验室质量管理指导原则（通则9203）包括了13个方面，介绍了药品微生物检验中的注意事项以保证检验质量。

随着我国医药产业的发展和技术进步，本次修订以《中国药典》2020年版编制大纲为指导，对标国内外相关领域微生物实验室的质量管理要求，并广泛征询药品生产企业、药品检测机构和科研院所的意见和建议，对药品微生物实验室质量管理指导原则进一步细化和完善，以增强药品微生物实验室质量管理的能力和水平。

本次修订参考的国内外相关标准如下：

（1）《美国药典》（USP）41 <1117> Microbiological Best Laboratory Practices；

（2）《欧洲药典》（EP）9.0；

（3）《英国药典》（BP）2018；

（4）《日本药局方》（JP）17；

（5）ISO/IEC 17025：2017 General requirements for the competence of testing and calibration laboratories；

（6）BS EN ISO 11133：2014 Microbiology of food，animal feed and water –Preparation，production，storage and performance testing of culture media；

（7）WHO Technical Report Series，No. 961，2011，Annex 2，WHO good practices for pharmaceutical microbiology laboratories；

（8）GB 4789.28—2013 食品安全国家标准食品微生物学检验培养基和试剂的质量要求；

（9）GB/T 27405—2008 实验室质量控制规范食品微生物检测；

（10）GB/T 27403—2008 实验室质量控制规范

食品分子生物学检测；

（11）GB 19489—2008 实验室生物安全通用要求；

（12）CNAS–CL01：2018 检测和校准实验室能力认可准则；

（13）CNAS–CL01–G001：2018 检测和校准实验室能力认可准则应用要求；

（14）CNAS–CL01–A001：2018 检测和校准实验室能力认可准则在微生物检测领域的应用说明；

（15）CNAS–CL01–A024：2018 检测和校准实验室能力认可准则在基因扩增检测领域的应用说明；

（16）CNAS–CL02–A005：2018 医学实验室质量和能力认可准则在临床微生物学检验领域的应用说明；

（17）CNAS–CL02–A009：2018 医学实验室质量和能力认可准则在分子诊断领域的应用说明；

（18）HJ421—2008 医疗废物专用包装袋、容器和警示标志标准；

（19）SN/T 3266—2012 食品微生物检验方法确认技术规范；

（20）SN/T 1538.1—2016 培养基制备指南第1部分：实验室培养基制备质量保证通则；

（21）SN/T 1538.2—2016 培养基制备指南第2部分：培养基性能测试实用指南；

（22）WS 233—2017 病原微生物实验室生物安全通用准则；

（23）WS 589—2018 病原微生物生物安全标识

二、通则修订情况

1. 通则前言

（1）修改要素名称，原"环境"要素中不仅包括环境，还包括实验室设施，因此将"环境"修改为"设施和环境条件"。

（2）原"检测结果的质量保证和检测过程质量控制"要素包含了多种保证结果质量的措施，目的均是为了保证结果有效，因此将"检测结果的质量保证和检测过程质量控制"修改为"检测结果有效性的保证"。要素名称修改后与 ISO/IEC 17025：2017 的相关表述更加一致。

（3）由于生物安全的重要性，因此在前言中增加了相应生物安全的要求。

2. 人员

（1）为了尽可能将药品微生物实验室中人员风险降至最低，因此进一步明确细化了人员管理的要求，从确定能力要求、人员选择、人员培训、人员授权和人员能力监控等方面对内容进行补充和调整。修改后的内容与 ISO/IEC 17025：2017 相关内容的逻辑关系更加一致。

（2）实验室首先应确定对人员的能力要求，因此增加了不同岗位的设置如"质量负责人、技术管理者"等。

（3）微生物实验室人员培训时洁净区域的微生物监测、生物安全操作等内容均是培训的重要方面，因此予以了补充。

（4）人员能力监控有多种方式，"使用标准菌株"属于内部质量控制的方式之一，与前文重复，因此删除此表述并增加了"实验室间比对"的方式。

（5）实验室还应对人员进行授权，因此增加了"授权从事相应的实验室活动"。

3. 培养基

主要按照培养基的接收（验收）、配制、贮藏和质量控制的要求进行内容的修改和完善。

（1）由于微生物实验室既可能使用商品化的培养基也可能使用非商品化的培养基，因此首先将实验室常用培养基明确分为三类，分类方式与 GB 4789.28-2013 和 SN/T 1538.1—2016 等标准一致。

（2）商品化培养基属于外部提供的产品，为了保证检验结果的可靠性，应对商品化培养基进行验收，因此增加"应设立接收标准，并进行表观符合性验收"等内容。增加的内容与 SN/T 1538.1—2016 等标准一致。

（3）培养基在实验室采购至使用等全过程中均应有相应记录，所以统一增加了对记录的详细规定。

4. 试剂

主要明确对于实验室配制的试剂、试液及溶液应张贴标签，并标明必要的信息，以避免混淆。

5. 菌种

主要对菌种管理的文件和记录要求进行了修改，对菌种从"申购"到"销毁"的每一环节进行了明确。

6. 环境

（1）修改了要素名称，原"环境"要素中不仅包括环境，还包括实验室设施，因此将"环境"修改为"设施和环境条件"内容上更加强调生物安全和人员防护。

（2）为了避免微生物操作的污染，微生物实验室应进行活动区域的规划与划分，因此要求"微生物实验室应包括相应的洁净区域和生物安全控制区域"。

（3）实验操作中，不同于其他微生物，霉菌孢子会扩散引起污染，因此增加相关内容进行强调，以提醒实验人员。

（4）实验操作中，当样品有危害时，实验人员应注意防护，因此增加相应内容进行强调。

（5）微生物实验室越来越多的采用分子生物学技术操作，为了避免污染，增加了基因扩增实验室的要求。基因扩增实验室的区域划分与 CNAS-CL01-A024：2018 等标准一致。

（6）为进一步强调生物安全对检验的重要性，因此在"能够有效地控制、监测并记录"的内容中增加了"涉及生物安全的设施和环境条件的技术要求"。

7. 设备

主要根据微生物实验室的特点修改了使用设备。"称量设备"和"容量测定设备"不属于微生物检验的专用设备，按通用要求管理即可，因此删除了相应内容。"灭菌设备"是微生物实验室中最重要的设备之一，因此增加了相应的要求。

8. 样品

样品采集时应首先对抽样人员的能力进行规定，且应在抽样时做好记录，因此调整了原文的顺序。所抽样品进行标识时，对象为"样品"而不是"抽样容器"，因此修改了相应的内容。

9. 检验方法

主要从方法的选择、确认和验证等方面重新划分了内容。标准方法在引入检测前应经过确认，非标准方法和替代方法则需进行验证。修改后的内容与 ISO/IEC 17025：2017 相关内容的逻辑关系更加一致。

10. 污染废弃物的处理

为了强调生物安全，补充完善了相关内容。

（1）污染废弃物的处理涉及到环境和健康安全，应可溯源，增加了处置单位的资质要求及"专人负责并记录"等内容。修改后的内容更加符合WS 233—2017等标准的要求。

（2）微生物的污染危害与微生物的类型相关且重在防护，因此增加了"安全应急预案"的相关要求；同时为给操作者参考，列举了消除污染物可配备的装备。

11. 检测结果有效性的保证

（1）修改了要素名称，按照内部质量控制、外部质量评估的顺序对内容进行了修改。修改后的内容与ISO/IEC 17025：2017相关内容的逻辑关系更加一致。

（2）内部质量控制中首先应从总体上对质量监控作规定，因此增加了质量控制计划的相应内容。

（3）列举一些具体的内部质量控制方式，给操作者以指导。

（4）内、外部质量监控后还应有加强预防，因此增加了"实验室应对评估结果进行分析，适时改进。"

12. 实验记录

主要增加可使用电子记录的要求，对记录的修改和实验记录的形式作了新的规定。

（1）"环境监控结果"是原始记录中的重要方面，因此增加相应内容。

（2）实验记录的形式多样，因此增加了电子记录的相关内容。

（3）无论哪种形式的记录都应强调记录的可溯源性，因此增加了记录修改的内容，并对电子数据和纸质数据的保存和销毁进行了更详细的规定。

13. 结果的判断和检测报告

（1）《中国药典》2015年版没有复试的表述，只明确当实验无效时可以重新试验，因此将"复试"修改为"重试"，并要求"保留相关记录"。

（2）"异常结果出现时，应进行调查"，与微生物相关的属于微生物偏差（MDD）调查，因此增加了MDD的概念，并强调了它的范围和作用。

14. 文件

（1）程序和文件会不断改进和更新，相关人员也应能及时得到更新的版本，因此增加程序和支持文件"现行有效"的要求。

（2）实验室涉及具有生物危害的微生物，实验中使用的文件存在被微生物污染的可能性，因此增加文件生物安全管理的规定。

9204　微生物鉴定指导原则

本指导原则为非无菌药品微生物限度控制菌检查中疑似菌的鉴定，以及药物原料、辅料、制药用水、中间体中间产品、终产品和环境等中检出微生物的鉴定提供指导。当微生物的鉴定结果有争议时，以《伯杰氏系统细菌学手册》(《Bergey's Manual of Systematic Bacteriology》)现行版的鉴定结果为准。

微生物鉴定是指借助现有的分类系统，通过对未知微生物的特征测定，对其进行细菌、酵母菌和霉菌大类的区分，或属、种及菌株水平确定的过程，它是药品微生物检验中的重要环节，药典通则相应章节中对检出微生物的鉴定做了明确规定，如"非无菌产品的微生物检查：控制菌检查（通则 1106）"中选择培养基或指示培养基上发现的疑似菌落需进行鉴定；对"无菌检查法（通则 1101）"的阳性实验结果中分离的微生物进行鉴定，以判定试验是否重试；"药品洁净实验室微生物监测和控制指导原则（通则 9205）"中建议对洁净室和其他受控环境分离到的微生物进行鉴定，以掌握环境微生物污染情况，有助于污染调查。此外，在药品生产中，有时亦需对药物原料、辅料、制药用水、生产环境、中间产物和中间产品、终产品和环境等中检出的微生物进行适当水平的鉴定。

微生物鉴定需达到的水平视情况而定，包括种、属鉴定和菌株分型。大多数非无菌药品生产过程和部分无菌生产环境的风险评估中，对所检出微生物的常规特征包括菌落形态学、细胞形态学（杆状、球状、细胞群、孢子形成模式等）、革兰染色或其他染色法，及某些能够给出鉴定结论的关键生化反应（如氧化酶、过氧化氢酶和凝固酶反应）进行分析，一般即可满足需要；非无菌产品的控制菌检查一般应达到种属药典规定的水平；无菌试验结果阳性和、无菌生产模拟工艺（如培养基灌装）失败、环境严重异常事件时，对检出的微生物鉴定至少达到种属水平，必要时需达到菌株水平。

一、微生物的鉴定程序

微生物鉴定的基本程序包括分离纯化和鉴定，

鉴定时，一般先将待检菌进行初步的分类。鉴定的方法有表型微生物鉴定和基因型微生物鉴定，根据所需达到的鉴定水平选择鉴定方法。微生物鉴定系统是基于不同的分析方法，其局限性与方法和数据库的局限性息息相关，未知菌鉴定时通过与微生物鉴定系统中的标准参考微生物［模式菌株、标准菌株或经确认的菌株等）的特征（基因型和（或）表型］相匹配来完成。如果数据库中没有此模式菌株对应的菌株信息，就无法获得正确的鉴定结果。在日常的微生物鉴定试验中，用户应明确所采用鉴定系统的局限性及所要达到的鉴定水平（属、种、菌株），选用最适合要求的鉴定技术，必要时采用多种鉴定方法确定。

1. 待检菌的分离纯化

微生物鉴定的第一步是待检培养物的分离纯化，最常用的分离纯化方法是挑取待检菌在适宜的固体培养基上连续划线分离纯化，以获取待检菌的纯培养物（单个菌落），必要时可进一步进行纯培养，为表型鉴定和随后的鉴定程序提供足够量菌体。从药物原材料、制药用水、生产环境、中间产物中间产品和终产品等的样品中检出的受损微生物，经分离纯化程序使其由不利生存易产生变化的状态转变为在营养富集和最佳培养温度条件下生存的稳定状态，以保证鉴定结果准确性。

2. 初筛试验

常规的微生物鉴定，一般要先进行初筛试验确定待检菌的基本微生物特征，将待检菌做初步分类。常见的初筛试验包括形态观察、革兰染色、芽孢染色、镜检（或氢氧化钾拉丝试验）、观察染色结果和细胞形态、重要的生化反应等。

重要的生化筛选试验包括：

氧化酶试验　用于区分不发酵的革兰阴性杆菌（氧化酶阳性）和肠道菌（氧化酶阴性）；

过氧化氢酶试验　用于区分葡萄球菌（过氧化氢酶阳性）和链球菌（过氧化氢酶阴性）；

凝固酶试验　用于区分凝固酶阴性葡萄球菌（可推测为非致病性）和凝固酶阳性葡萄球菌（很可能为致病性）。

初筛试验可为评估提供有价值的信息，对于微生物鉴定方法来说，初筛试验是最关键的一步，若给出了错误的结果，将影响后续试验，包括微生物鉴定试剂盒和引物等的选用。

3. 表型微生物鉴定

表型微生物鉴定依据表型特征的表达来区分不同微生物间的差异，是经典的微生物分类鉴定法，以微生物细胞的形态和习性表型为主要指标，通过比较微生物的菌落形态、理化特征和特征化学成分与典型微生物的差异进行鉴别。微生物分类中使用的表型特征见表1。

表1　微生物分类中使用的表型特征

分类	特征
培养物	菌落形态、菌落颜色、形状、大小和产色素
形态学	细胞形态、细胞大小、细胞形状、鞭毛类型、内容物、革兰染色、芽孢和抗酸染色、孢子形成模式
生理学	氧气耐受性、pH值范围、最适温度和范围、耐盐性
生化反应	碳源的利用、碳水化合物的氧化或发酵、酶的模式
抑制性	胆盐耐受性、抗生素敏感性、染料耐受性
血清学	凝集反应、荧光抗体
化学分类	脂肪酸构成、微生物毒素、全细胞组分
生态学	微生物来源

微生物细胞的大小和形态、芽孢、细胞成分、表面抗原、生化反应和对抗菌剂的敏感性等表型的表达，除受其遗传基因的控制外，还与微生物的分离环境、培养基和生长条件等因素有关。表型微生物鉴定通常需要大量的纯培养物，而微生物的恢复、增殖和鉴定易受培养时间影响，事实上许多环境微生物在普通的微生物增殖培养基中是无法恢复的；此外，一些从初始培养物中刚分离出的受损微生物还可能不能完整地表达其表型属性。因此，在表型鉴定时应注意采用的培养基、培养时间和传代次数对鉴定结果的影响。目前已有的基于碳源利用和生化反应特征化学分类的鉴定方法，如气相色谱法分析微生物的脂肪酸特征、MALDI-TOF质谱法分析微生物蛋白等微生物鉴定系统，在进行结果判断时需借助于系统自身的鉴别鉴定数据库，还依赖特定的培养基和培养方法以确保鉴定结果

的一致性。

表型微生物鉴定方法已广泛应用于药品微生物实验室。根据微生物表型鉴定所提供的信息可以判断药品中污染的微生物种类，也可掌握环境微生物菌群的变化，并进行产品的风险评估。在许多质量控制调查中，单独的表型鉴定结果就能给出充足一定的信息帮助调查人员进行深入调查，并按需要制定适宜的纠正措施。

4. 基因型微生物鉴定

与表型特征不同，微生物基因型通常不受生长培养基或分离物活性的影响，只需分离到纯菌落便可用于分析。由于大部分微生物物种中核酸序列是高度保守的，所以DNA-DNA杂交、聚合酶链反应、16S rRNA序列和18S rRNA序列、多位点序列分型、焦磷酸测序、DNA探针和核糖体分型分析等基因型微生物鉴定方法理论上更值得信赖。聚合酶链式反应、DNA探针、DNA-DNA杂交、多位点序列分型、核糖体分型分析、16S核糖体RNA（16S ribosomal RNA）核酸测序、18S核糖体RNA（18S ribosomal RNA）核酸测序、内转录间隔区（internal transcribed spacer，ITS）核酸测序和全基因组核酸测序等基因型微生物鉴定方法理论上更值得信赖。基因鉴定法不但技术水平需要保证，还需要昂贵的分析设备和材料，通常仅在关键在无菌检查试验结果阳性、非无菌药品控制菌检查中疑似菌的鉴定、环境监控异常、偏差调查、培养基模拟灌装失败等微生物调查中使用，如产品不合格调查。若使用，方法必须经过确认。

目前《伯杰氏系统细菌学手册》中对细菌分类的描述是通过遗传物质的分析比较来实现的。通过未知微生物的DNA与已知微生物的DNA比较，能够确定亲缘关系的远近。基因型的鉴定可通过DNA杂交、限制性酶切片段图谱的比较和（或）DNA探针完成，在图谱分析中，若DNA-DNA的杂交亲缘关系大于70%时，表明微生物是同一种属；表2系统发育典型的分析方法是通过比较细菌16S rRNA基因或、真菌18S rRNA基因、ITS区域基因的部分碱基序列来实现的，即经过聚合酶链式反应（PCR）进行基因扩增、电泳分离扩增产物、以双脱氧链终止法进行碱基测序，然后与经验证过的专用数据库或利用公共的数据库（不一定经过验

证）进行比对。

表2　微生物分类学的基因型/系统发育的特征

类别	特征
基因型	DNA-DNA杂交、DNA碱基比例（如G＋C）、核酸序列、限制性酶切片段图谱和DNA探针
系统发育结构	16S rRNA基因序列、和18S rRNA基因序列、ITS序列、全基因组序列

基于核酸的方法可以用来筛选处于过渡期受损的微生物。将存在于过渡期与菌株生存能力相关的rRNA，通过逆转录的方法转换为可用于PCR扩增的DNA。解决了不能存活的细菌细胞中DNA的扩增问题。该方法经过样品收集、核酸提取、目的片段扩增、杂交和检测等步骤，涉及了变异微生物的检测、检测限、基质效应、正向截点的核查、仪器设备和系统携带污染、分析的精确性和试验的重现性等内容。

rRNAs记录了微生物的进化历史，对这些序列进行分析可以对微生物进行系统分类和鉴定。

二、微生物鉴定方法的确认

微生物鉴定系统的确认试验按下述方法之一进行：①采用现有方法和待确认方法对日常检验中分离的微生物约50株进行平行鉴定试验，鉴定结果的差异可使用仲裁方法判定。②使用12～15种已知的能代表常规分离到的微生物的贮储备菌种，共进行50次鉴定试验。③待确认方法对20～50株微生物（包括15～20个不同的种）进行鉴定，结果应与参照实验室的鉴定结果一致。确认试验所用的菌株应包括鉴定方法供应商和药典推荐的适宜质控菌株。

对所用的微生物鉴定系统的鉴定结果应进行评估，同时还应考虑其一致性水平，。合适的微生物鉴定系统中，试验菌株与模式参考微生物的一致性水平通常应大于90%。若可能，微生物鉴定方法确认所用的挑战微生物应包括非发酵型细菌、棒状杆菌和凝固酶阴性的葡萄球菌等，但其一致性水平可能比较低。

微生物鉴定系统不能鉴定所有的微生物，因为数据库中未包含此微生物，或系统参数无法充分识别该微生物，或该微生物在系统中无反应，或该微

生物尚未被分类描述等。错误鉴定结果确认是比较难的，任何微生物鉴定都应从微生物形态学、生理要求和微生物来源等方面判断鉴定结果是否合理。错误的鉴定会导致不恰当的纠正和预防措施及产品处置。

微生物鉴定方法的确认应包括准确度、专属性、重现性、灵敏度、阳性预测值、阴性预测值。

确认试验最重要的是准确性和重现性。这些测量值按下述定义：

准确性（%）＝（结果正确的数量/总的结果数量）×100%

重现性（%）＝（结果正确且达到一致性的数量/总的结果数量）×100%

用户应该考虑鉴定方法的适用性，建立准确性和重现性的接受标准。

其他测定值如灵敏性、专属性、阳性或阴性预测值。通过以下例子能很好的说明这些测定值。例，临床微生物实验室，分别用DNA杂交探针和传统培养物方法处理了100个临床样本，前者阳性结果比后者高10%，结果列于表3。

表3　DNA探针和培养物方法的阴阳性结果分布对照

		培养方法结果	
		阳性	阴性
DNA探针结果	阳性	9	2
	阴性	1	88

准确度（%）＝（9+88）/100×100%=97%

灵敏度（%）＝［9/（9＋1）］×100%=90%

专属性（%）＝［88/（88＋2）］×100%=97.7%

阳性预测值（PPV）（%）＝［9/（9＋2）］×100%=81.8%

阴性预测值（NPV）（%）＝［88/（88＋1）］×100%=98.9%

应注意到试验的阳性预测值不是固定的，它取决于临床样本中微生物的普遍程度。阳性预测值与流行疾病和条件成正比。如果在一组人群试验中感染人数比例较高，则阳性预测值较高，阴性预测值较低。如果组中所有人都被感染，则阳性预测值为100%，阴性预测值为0%。这些函数引出的数字列于表4中。

表 4　培养物方法和 PCR 替代方法
PCR 法的两行两列表

		聚合酶链反应		
		阳性	阴性	总数
培养方法	阳性	a 真阳性	b 假阴性	a + b
	阴性	c 假阳性	d 真阴性	c + d
	总数	a + c	b + d	

灵敏度（%）＝［a/（a + b）］× 100%

专属性（%）＝［d/（c + d）］× 100%

阳性预测值（%）＝［a/（a + c）］× 100%

阴性预测值（%）＝［d/（b + d）］× 100%

分析准度(%)=[(a+d)/(a+b+c+d)]× 100%

Kappa Index 系数=2（ad–bc）/〔（a + c）×（c+d）+（a + b）×（b + d）〕

三、系统发育的相关内容

《伯杰氏系统细菌学手册》（第二版）内容是依据核糖体小亚基 16S rRNA 的核苷酸序列分析按照系统发育为框架编写的，而不是按照表型结构编写的。

系统发育树或树状图可显示了遗传关系最接近的微生物，这项技术的应用导致了分类的修正和一些已知微生物的重命名，如真菌黑曲霉 ATCC16404 被重名为巴西曲霉。系统进化分析中，一般而言，微生物亲缘同源性关系小于或等于 97% 被认定为不同的属，同源性那些亲缘关系小于或等于 99% 被认定为不同的种，但是这种普遍性有很多的例外情况。

基因型鉴定与表型鉴定的结果差异的情况相对比较少见，例如，具有相同或非常相似基因型的微生物具有不同的表型、具有相似表型的却具有不同的基因型，以及基因型距离很远的微生物不能被归为同种或同属。多相分类学的概念是汇集和吸收了分子生物学、生理学、形态学、血清学或生态学资源的多层信息进行微生物分类，例如，微生物特征描述、表型和基因数据及微生物来源等，都可被成功地应用于微生物鉴定中，以避免因使用单一鉴定方法做出毫无意义的结论。

四、溯源分析

溯源分析是通过对污染微生物和相关环节监控微生物进行比对，以同源性的差异程度为依据，确认污染来源的过程。

菌株水平的鉴定在污染调查过程中非常重要，尤其适用于产品中的微生物数量高于建议水平或出现异常高的微生物检出情况时。菌株水平的鉴定在无菌工艺中也很重要，在无菌试验结果阳性和培养基灌装等模拟工艺失败时，应对检出的微生物进行评估。

同一地点的同种菌，其表型特征和基因型特征是基本一致的。不同地点的同种菌，表型特征可能基本一致，但保守及可变区域的基因特征会有一定的差异性。因此，污染调查等应以基因型特征鉴定为主，表型特征鉴定为辅。

细菌 16S rDNA 和真菌的 18S rDNA 为各自的保守序列区域，对种水平的鉴定是非常有用的，但不足以区分亲缘关系近的不同种或同种中的不同株。细菌 16S rRNA 基因核酸序列和真菌的 ITS 核酸序列在结构与功能上具有高度保守性，是微生物核酸测序鉴定和分类中得到广泛应用的 DNA 特征性核酸序列之一，方法易标准化，鉴定结果可以满足一般菌株鉴定的要求。与此相反，限制性核酸内切酶进行酶解的 Southern 杂交是能有效地显示两个株之间的差异。如果带型表现的完全相同则仅能说明限制性核酸内切酶在两株菌基因组的那个区域根据菌株基因组 DNA 中的特定区域是否具有相似的酶切位点，是否可得到一致的酶切杂交谱带，进行菌株的鉴定和分类，适用于菌株之间的同源性分析。要证明两株菌是同一株时应该包括两个或更多不同限制性核酸内切酶的酶解物，每个内切酶都可得到一定的 DNA 区域的谱带，所有来自两株菌的谱带都必须完全一致。如脉冲场电泳等，就是利用此原理进行菌株区分的。脉冲场凝胶电泳是根据菌株基因组 DNA 中限制性内切酶酶解后条带的数量和大小，进行菌株分型的技术手段，应用于菌株之间的同源性分析时，结果较限制性核酸内切酶酶解的方法更准确。全基因组核酸测序可以得到菌株核酸水平的全部遗传信息，通过核酸序列的比对分析，进行菌株的鉴定、分型与溯源，结果更加客观、准确，是溯源分析技术的发展趋势。在区分同源性高的不同种或同种中的不同株时，应根据需要，采用适宜的基因型鉴定方法或采用多种方法联用，对鉴定结果进行确认。

实际工作中无菌试验阳性结果中分离出的微生物，经对其溯源分析，确认污染归因于无菌试验过程中所使用的材料或无菌技术的差错，该试验可判无效，否则判该产品不符合要求。对洁净室和其他受控环境分离到的微生物进行适当比率的鉴定，掌握环境微生物污染情况，有助于污染调查。

为了确证微生物为同种中的两个相同株，需比对更多的基因序列和特征基因片段，甚至是全基因组序列的比对，实现既鉴定又溯源的目的，同时保证结果的准确性。此外，有些微生物的溯源还需结合表型特征鉴定，如沙门菌属的血清型鉴定

9204　微生物鉴定指导原则修订说明

一、修订背景

微生物鉴定指导原则（通则9204）是《中国药典》2015年版新增的指导原则，为药物原料、辅料、中间产品、终产品、制药用水和环境中检出微生物的鉴定提供指导。指导原则的实施提升了药检机构、科研院校、药品生产企业对微生物监测、鉴定与质量控制的重视程度。

随着我国医药产业的发展和技术进步，本次修订由上海市食品药品检验所和天津市药品检验研究院共同承担，以《中国药典》2020年版编制大纲为指导，对标国内外药品及相关领域微生物质量控制要求，并广泛征询药品生产企业、药品检测机构和科研院校等的意见和建议，对该指导原则进一步细化和完善，以提高药品质量控制实验室微生物鉴定的能力和水平。

本次修订参考的国内外相关标准如下：

（1）《美国药典》（USP）41；

（2）《欧洲药典》（EP）9.0；

（3）《日本药局方》（JP）17；

（4）《药品生产质量管理规范》（GMP2010）；

（5）美国注射剂协会技术指南（PDA Technical Report）；

（6）GB/T 30989—2014 高通量基因测序技术规程；

（7）GB/T 33682—2017 基质辅助激光解析电离飞行时间质谱鉴别微生物方法通则；

（8）GB/T 19495.1—2004 转基因产品检测通用要求和定义；

（9）GB/T 27403—2008 实验室质量控制规范食品分子生物学检测。

二、通则修订情况

微生物鉴定指导原则（通则9204）主要包括微生物的鉴定程序、微生物鉴定方法的确认、系统发育的相关内容和溯源分析四个部分。该指导原则的条块设计和参考依据主要来源于 USP<1113>章节（Microbial Characterization，Identification， and Strain Typing）。USP<1113>最早收载于 USP36 版（也即：2012 年版），从 USP36 增订至现行版本 USP41，一直未有修订；JP17 中收载了基于分子生物学技术的微生物快速鉴定法通则（Rapid Identification ofMicroorganisms Based onMolecular Biological Method），给予了较为具体的操作方法；EP 至今未收载微生物鉴定相关的技术要求通则；GMP2010、PDA TR 等法规和规范性文件中，均涉及微生物监控相关内容。

1. 总体修订情况

依据加强微生物过程控制与溯源分析的理念，以《美国药典》、GMP 附录、PDA 技术指南为主要参考，强化微生物基因型鉴定的指导意义。修订内容主要包括：

（1）根据药品全生命周期质量控制的要求，扩大该指导原则的应用范围。

（2）增订微生物鉴定程序中基因型鉴定的技术原理。指导原则的现行版本中，对于基因型鉴定技术的关注较少。微生物的多相分类鉴定是未来的发展趋势，在溯源分析部分中也提到了"应以基因型特征鉴定为主"的指导意见，修订稿中增加了各类分子生物学技术在微生物领域的应用描述，并对核酸测序鉴定的区域等给予技术指导。

（3）增订通则中真菌鉴定相关的技术要求。目前，16S rRNA 作为细菌基因型水平的鉴定已成为业内共识，但真菌的基因型水平的鉴定尚待评估：《中国药典》2015年版（通则9204）对于真菌层面的鉴定以 18S rRNA 序列为参考；USP<1113>中以 23S rRNA 序列为参考；JP17 中以间隔序列区域 1（ITS1）为参考；《中国药典》2015年版中药材 DNA 条形码鉴定指导原则（通则9107）中对冬虫夏草等

大型药用真菌的鉴定以间隔序列区域 1 和 2（ITS1 和 ITS2）为参考；国内外文献还报道了 26S rRNA D1/D2 区作为鉴定靶点等。各方对于真菌基因型水平鉴定的通用靶点和引物未协调一致，拟通过基础性研究工作进行评估，细化通则中真菌基因型水平鉴定的技术指南。

（4）现行指导原则中的部分表述方式直译于 USP<1113>，修订稿中根据鉴定技术的实际应用情况，进行了表述方式的调整。

2. 具体修订情况

（1）总则

① 将原"为非无菌产品微生物限度控制菌检查中疑似菌的鉴定"删除，扩大指导原则的应用范围。

②《伯杰氏系统细菌学手册》是细菌分类鉴定的参考依据，将原"微生物的鉴定结果"修改为"鉴定结果"。

③ 将原"一般应达到种属的水平"修改为"一般应达到药典规定的水平"，描述方式更加合理。

④微生物的鉴定需要借助多种技术手段，综合判断结果，参考 PDA TR13 中 3.6 章节相关内容，增加"环境严重异常事件"的规定，扩大指导原则的应用范围。

（2）微生物的鉴定程序

①根据微生物鉴定系统及相关数据库的应用情况，将原"标准微生物"修改为"参考微生物"；将原"模式菌株"修改为"模式菌株、标准菌株或经确认的菌株等"；将数据库中的"此模式菌株"修改为"对应的菌株信息"。

②"3. 表型微生物鉴定"部分，气相色谱法分析微生物的脂肪酸特征和 MALDI-TOF 质谱法分析微生物蛋白的方法原理是基于"化学分类的鉴定方法"，修改后与表 1 中的技术原理分类保持一致。

③"3. 表型微生物鉴定"部分，在进行结果判断时，将"需借助于系统自身的鉴别数据库"修改

为"需借助于系统自身的鉴定数据库"，与全文题目保持一致。

④"3. 表型微生物鉴定"部分，溯源调查中需要根据情况选用或综合采用多种微生物鉴定方法，将原文中"单独的表型鉴定结果就能给出充足的信息"描述调整，修改为"表型鉴定结果能给出一定的信息"。

⑤"4. 基因型微生物鉴定"部分，根据方法原理，调整了原文的表述次序；另由于基因型水平的鉴定系统已经普遍应用，并逐渐发挥重要的作用，故将原文中"不但技术水平需要保证，还需要昂贵的分析设备和材料"的表述删除，并指出通常在"无菌检查试验结果阳性、非无菌药品控制菌检查中疑似菌落的鉴定、环境监控异常、偏差调查、培养基模拟灌装失败等微生物调查中使用"。

⑥"4. 基因型微生物鉴定"部分，增加真菌鉴定序列的靶点。

（3）系统发育的相关内容

原文中"微生物亲缘关系小于或等于 97% 被认定为不同的属，那些亲缘关系小于或等于 99% 被认定为不同的种"的说法存在歧义。菌株的系统发育分析时，应根据不同种属之间同源性的阈值判定结果，目前的法规和规范性文件中尚未有权威参考依据。参考 USP<1113>，修改为"系统进化分析中，一般而言，同源性小于或等于 97% 被认定为不同的属，同源性小于或等于 99% 被认定为不同的种"。

（4）溯源分析

①原文中较多阐述了图谱鉴定方法在溯源分析中的应用。根据溯源分析技术的进展情况，修订了原文的表述方法，强调适宜的鉴定方法或多种方法联用的重要性，介绍了常见方法的原理。

②根据药品洁净实验室微生物监测和控制指导原则（通则 9205）及企业调研的情况，将原文中"比率"删除，要求对洁净室和其他受控环境分离到的微生物进行适当鉴定。

9205　药品洁净实验室微生物监测和控制指导原则

本指导原则是用于指导药品微生物检验用的洁净室等受控环境微生物污染情况的监测和控制。

药品洁净实验室是指用于药品无菌或微生物检验用的洁净实验室、隔离系统及其他受控环境。药品洁净实验室的洁净级别按空气悬浮粒子大小和数量的不同参考现行《药品生产质量管理规范》分为A、B、C、D 4个级别。为维持药品洁净实验室操作环境的稳定性、确保药品质量安全及检测结果的准确性，应对药品洁净实验室进行微生物监测和控制，使受控环境维持可接受的微生物污染风险水平。

本指导原则包括人员要求、初次使用的洁净实验室参数确认、微生物监测方法、监测频次及监测项目、监测标准、警戒限和纠偏限、数据分析及偏差处理、微生物鉴定和微生物控制。

人　员

从事药品洁净实验室微生物监测和控制的人员应符合现行《中国药典》通则中"药品微生物实验室质量管理指导原则（通则 9203）"的相关要求。

确　认

初次使用的洁净实验室应进行参数确认，确认参数包括物理参数、空气悬浮粒子和微生物。洁净实验室若有超净工作台、空气调节系统等关键设备发生重大变化时应重新进行参数测试。

药品洁净实验室物理参数的测试应当在微生物监测方案实施之前进行，确保操作顺畅，保证设备系统的运行能力和可靠性。主要的物理参数包括高效空气过滤器完整性、气流组织、空气流速（平均风速），换气次数、压差、温度和相对湿度等。测试应在模拟正常检测条件下进行。

各级别洁净环境物理参数建议标准及最长监测周期见表1，必要时，各实验室应根据洁净实验室使用用途、检测药品的特性等制定适宜的参数标准。物理参数测试方法参照《洁净室施工及验收规范》的现行国家标准中附录D3 高效空气过滤器现场扫描检漏方法、附录 E12 气流的检测、附录 E1 风量和风速的检测、附录 E2 静压差的检测、附录 E5 温湿度的检测进行。

初次使用的洁净实验室其空气悬浮粒子和微生物的确认及监测照以下"监测"进行。

表 1　各级别洁净环境物理参数建议标准及最长监测周期

洁净度级别	物理参数						
	过滤完整性	气流组织	空气流速（平均风速）	换气次数	压差	温度	相对湿度
A 级	检漏试验监测周期24 个月	单向流监测周期24 个月	0.25～0.50m/s（设备）0.36～0.54m/s（设施）监测周期12 个月	—	洁净区与非洁净区之间压差不小于 10Pa；不同级别洁净区之间的压差不小于 10Pa监测周期每周一次 6个月	18～26℃监测周期每次实验 6个月	45%～65%监测周期每次实验6 个月
B 级		①单向流（静态）监测周期24 个月②非单向流 —	①单向流（静态）0.25～0.50m/s监测周期12 个月②非单向流 —	①单向流 —②非单向流40～60h⁻¹监测周期12 个月			
C 级		非单向流 —	—	20～40h⁻¹监测周期12 个月			
D 级		非单向流 —	—	6～20h⁻¹监测周期12 个月			

监　测

药品洁净实验室应定期进行日常监测和定期微生物监测，日常监测一般包括压差、温度、相对湿度等；定期监测应在风险评估的基础上建立洁净环境监测计划。定期监测内容包括物理参数、非生物活性的空气悬浮粒子和有生物活性的微生物监测，其中微生物监测包括环境浮游菌和沉降菌监测，及关键的检测台面、人员操作服表面及5指手套等的微生物监测。

当洁净区有超净工作台、空气调节系统等关键设备发生重大改变时应重新进行验证监测；当微生物监测结果或样品测定结果产生偏离，经评估洁净区可能存在被污染的风险时，应对洁净区进行清洁消毒后重新进行监测。

1. 悬浮粒子监测

（1）悬浮粒子监测方法　除取样点的选择和数量、取样量和取样时间外，药品洁净实验室悬浮粒子的监测参考《医药工业洁净室（区）悬浮粒子的测试方法》的现行国家标准进行。

取样点的选择和数量　取样点的选择应具有代表性，应考虑洁净室布局、设备配置和气流系统的特点，可以根据风险情况在最少取样点数量基础上增加取样点。推荐最少取样点数量（N_L）见表2。

表2　推荐洁净室最少取样点数量

（N_L）洁净室面积（m²）小于或等于	最少取样点数量（N_L）
2	1
4	2
6	3
8	4
10	5
24	6
28	7
32	8
36	9
52	10
56	11
64	12
68	13
72	14

续表

（N_L）洁净室面积（m²）小于或等于	最少取样点数量（N_L）
76	15
104	16
116	18
148	19
156	20

注：面积处于两数之间的，取两者之间的较大数值。

取样量和取样时间　各取样点的单次取样量公式如下：

$$V_s = \left(\frac{20}{C_{n,m}} \right) \times 1000$$

式中　V_s 为取样点单次取样最低量，用升表示；

$C_{n,m}$ 为相关等级规定的最大被考虑粒径之等级限值（每立方米的粒子数量）；

20 为当粒子浓度处于该等级限值时，可被检测到的粒子数。

每个取样点的取样量至少为2L，取样时间最少为1分钟。各取样点的单次取样量应相同。

（2）悬浮粒子监测标准　各洁净级别空气悬浮粒子标准见表3。

表3　各洁净级别空气悬浮粒子的标准

洁净度级别	悬浮粒子最大允许数/立方米			
	静态		动态	
	≥0.5μm	≥5.0μm	≥0.5μm	≥5.0μm
A级	3520	20	3520	20
B级	3520	29	352 000	2900
C级	352 000	2900	3 520 000	29 000
D级	3 520 000	29 000	不作规定	不作规定

2. 微生物监测

（1）微生物监测方法　药品洁净实验室悬浮粒子的监测照《医药工业洁净室（区）悬浮粒子的测试方法》的现行国家标准进行。沉降菌的监测照《医药工业洁净室（区）沉降菌的测试方法》的现行国家标准进行；浮游菌的监测照《医药工业洁净室（区）浮游菌的测试方法》的现行国家标准进行，浮游菌采样器可选择撞击式采样器或滤膜式采样器等。

表面微生物测定是对环境、设备和人员的表面微生物进行监测，方法包括接触碟法和擦拭法。接触碟法是将充满规定的琼脂培养基的接触碟对规则表面或平面进行取样，然后置合适的温度下培养一定时间并计数，每碟取样面积约为 $25cm^2$，微生物计数结果以 cfu/碟报告；擦拭法是接触碟法的补充，用于不规则表面的微生物监测，特别是设备的不规则表面。擦拭法的擦拭面积应采用合适尺寸的无菌模板或标尺确定，取样后，将拭子置合适的缓冲液或培养基中，充分振荡，然后采用适宜的方法计数，每个拭子取样面积为约 $25cm^2$，微生物计数结果以 cfu/拭子报告。接触碟法和擦拭法采用的培养基、培养温度和时间同浮游菌或沉降菌监测。表面菌测定应在实验结束后进行。

环境浮游菌、沉降菌及表面微生物监测用培养基一般采用胰酪大豆胨琼脂培养基（TSA），培养温度为 30～35℃，时间为 3～5 天，必要时可加入适宜的中和剂。当监测结果有疑似真菌或考虑季节因素影响时，可增加沙氏葡萄糖琼脂培养基（SDA），培养温度为 20～25℃，时间为 5～7 天。如需要，应根据环境污染微生物种群特性选择特定的培养条件和培养时间。

（2）监测频次及项目　　在药品洁净实验室监控中，监测频次及监测项目建议按表 24 进行。

如果出现连续超过纠偏限和警戒限、关键区域内发现有污染微生物存在、空气净化系统进行任何重大的维修、消毒规程改变、设备有重大维修或增加、洁净室（区）结构或区域分布有重大变动、引起微生物污染的事故、日常操作记录反映出倾向性的数据时应考虑修改监测频次重新评估监测程序的合理性。

表 24　推荐的药品洁净实验室的监测频次及监测项目

受控区域		采样频次	监测项目
无菌隔离系统		每次实验	空气悬浮粒子[③]、浮游菌[③]、沉降菌[②]、表面微生物（手套）
微生物洁净实验室	A 级	每次实验	空气悬浮粒子[③]、浮游菌[①]、沉降菌[②]、表面微生物（含手套及操作服）
	B 级	每周一次	空气悬浮粒子[④]、浮游菌[③]、沉降菌、表面微生物（含手套及操作服）

续表

受控区域		采样频次	监测项目
微生物洁净实验室	C 级	每季度一次	空气悬浮粒子[④]、浮游菌[①]、沉降菌、表面微生物
	D 级	每半年一次	空气悬浮粒子、浮游菌、沉降菌、表面微生物

注：①每月一次。　②工作台面沉降菌的日常监测采样点数不少于 3 个，且每个采样点的平皿数应不小于 1 个。③每季度一次。④每半年一次。

2.（3）微生物监测标准　　各洁净级别空气悬浮粒子的标准见表 3。各洁净级别环境微生物监测的动态标准详见表 45。

表 45　各洁净级别环境微生物监测的动态标准[①]

洁净度级别	浮游菌 cfu/m^3	沉降菌（φ90mm） cfu/4 小时[②]	表面微生物	
			接触（φ55mm） cfu/碟	5 指手套 cfu/手套
A 级	<1	<1	<1	<1
B 级	10	5	5	5
C 级	100	50	25	—
D 级	200	100	50	—

注：①表中各数值均为各个取样点的平均值测定值；②单个沉降碟的暴露时间可以少于 4 小时，同一位置可使用多个沉降碟连续进行监测并累积计数；③如果试验时间少于 4 小时，则仍应使用表中的限度。

3. 警戒限和纠偏限

药品洁净实验室应根据历史数据，结合不同洁净区域的标准，采用适宜的方法，制定适当的微生物监测警戒限和纠偏限。限度确定后，应定期回顾评价，如历史数据表明环境有所改善，限度应作出相应调整以反映环境实际质量状况。表 56 列出了各级别洁净环境微生物纠偏限参考值。

表 56　各级别洁净环境微生物纠偏限参考值

洁净度级别	浮游菌纠偏限[①]（cfu/m^3）	沉降菌纠偏限[②]（φ90mm，cfu/4 小时）
A 级	<1[③]	<1[③]
B 级	7	3

续表

洁净度级别	浮游菌纠偏限①（cfu/m³）	沉降菌纠偏限②（φ90mm，cfu/4 小时）
C 级	10	5
D 级	100	50

注：①数据表示建议的环境质量水平，也可根据检测或分析方法的类型确定微生物纠偏限度标准；②可根据洁净区域用途、检测药品的特性等需要增加沉降碟数。

③A 级环境的样品，正常情况下应无微生物污染。

4. 数据分析及偏差处理

（1）数据分析　应当对日常环境监测的数据进行分析和回顾，通过对收集的数据和趋势分析，总结和评估洁净实验室是否受控，评估警戒限和纠偏限是否适合，评估及所采取的纠偏措施是否合适恰当。

应当正确评估微生物污染，不仅仅关注微生物数量和种类，更应关注微生物污染检出的频率，往往通常在一个采样周期内同一环境中多点发现微生物污染，可能预示着风险增加，应仔细评估。几个位点同时有污染的现象也可能由不规范的采样操作引起，所以在得出环境可能失控的结论之前，应仔细回顾采样操作过程。在污染后的几天对环境进行重新采样是没有意义的对于调查污染原因意义不大，因为采样过程不具有可重复性。

（2）偏差处理　当微生物监测结果超出纠偏限度时，应当按照偏差处理规程进行报告、记录、调查、处理以及采取纠正措施，并对纠正措施的有效性进行评估。

5. 微生物鉴定

建议对受控环境收集到的微生物进行适当水平的鉴定，微生物菌群信息有助于预期常见菌群，并有助于评估清洁或消毒规程、方法、清洁或消毒剂及微生物监测方法的有效性，尤其当超过监测限度时，微生物鉴定信息有助于污染源的调查。关键区域分离到的菌落应先于非关键区域进行鉴定。微生物鉴定参照微生物鉴定指导原则（通则 9204）进行。

微生物控制

为了保证药品洁净实验室环境维持适当的水平，并处于受控状态，除应保持空调系统的良好运行状态，对设施进行良好维护外，洁净室内人员应严格遵守良好的行为规范，并定期进行环境监测，减少人员干预比检测更有效。其次是通过有效控制人员和物品的移动，适当的控制温度和湿度。微生物控制措施还包括良好的清洁和卫生处理，应定期对药品洁净实验室进行清洁和消毒，应当监测消毒剂和清洁剂的微生物污染状况，并在规定的有效期内使用，A/B 级洁净区应当使用无菌的或经无菌处理的消毒剂和清洁剂。所采用的化学消毒剂应经过验证或有证据表明其消毒效果，其种类应当多于一种，并定期进行更换以防止产生耐受菌株。不得用紫外线消毒代替化学消毒。必要时，可采用气体、熏蒸等适宜的方法降低洁净区的卫生死角的微生物污染，并对熏蒸剂消毒剂的残留水平进行验证。

9206　无菌检查用隔离系统验证和应用指导原则

本指导原则是为药典要求无菌的药品、生物制品、原料、辅料、及其他品种无菌检查用隔离系统的验证和应用提供指导。

无菌检查用隔离器是为产品无菌检查试验提供无菌环境的一种设备。封闭式隔离器不直接与外界环境相连，使用无菌接口或快速转移通道进行物质传递，一般用于无菌检查；开放式隔离器允许材料通过舱门进入，舱门内有一定的压力阻止微生物的进入。物品可通过无菌传递进入隔离器，整个传递过程中可保持隔离器内部空间和外部环境完全隔离。隔离器内部能够反复进行灭菌，内壁可用灭菌剂处理，以去除所有的生物负载，灭菌完成后，隔离器通过高效空气过滤器（HEPA）或更高级别的空气过滤器向其内部输送洁净空气来维持内部的无菌环境。隔离器的使用从根本上避免了操作人员与实验用物品的直接接触，操作人员无需穿着专用洁净服，而是通过隔离器上的操作手套或半身操作服对舱内物品、仪器进行操作。手套-袖套组件或半身操作服是隔离器舱体不可分割的一部分，它们由柔软的材料制成且与所采用的灭菌剂兼容。因此，使用隔离器进行无菌检验，可以避免实验用物品和辅助设备被污染，提高了无菌试验结果的准确性。

无菌检查用隔离系统是提供产品无菌检查试验用受控洁净环境的一套集成化系统，其性能特点主要体现在密闭系统的完整性，表面灭菌程序的有效性，无菌状态的维持能力等方面。

无菌检查试验应用隔离系统时，相关的风险管理应贯穿无菌检查用隔离系统的设计、制造、安装、调试、确认、使用、监测、维护和周期性回顾等工作流程中。

一、无菌检查用隔离器系统的结构

隔离器一般是由不锈钢、玻璃、硬质塑料或软质塑料（如聚氯乙烯）建成。隔离器的结构一般包括：

无菌检查用隔离系统的内部舱体构成一个封闭的操作空间，与外界的空气交换均通过可截留微生物的高效空气过滤系统进行；并能采用经验证的

方式对内部表面进行灭菌处理；在表面灭菌完成后，通过输入经过滤的洁净空气来维持内部的受控环境；同时，所集成的监测设备还可对表面灭菌过程和受控环境进行监控。在试验过程中，封闭的隔离系统不直接与外界环境相连，可使用无菌接口、快速转移通道或者带有表面灭菌功能的传递舱进行物料传递，物料经过表面灭菌处理后，通过无菌传递进入操作舱体，传递过程中可保持内部空间和外部环境完全隔离，降低物流引入污染的风险。隔离系统还从根本上避免了操作人员与试验物品的直接接触，操作人员无需穿着专用洁净服，而是通过舱体上的操作手套或半身操作服对舱内物品、仪器进行操作。因此，使用隔离系统进行无菌检查，可以避免实验用物品和辅助设备被污染，提高了无菌检查结果的准确性。

1. 舱体

隔离系统的舱体按制造材质，可分为硬舱隔离系统和软舱隔离系统，硬舱隔离系统的舱体一般由不锈钢、玻璃或硬质塑料等制成，软舱隔离系统的舱体一般由软质塑料制成。

手套-袖套组件或半身操作服为安装在舱体上的部件，用于实现舱内的试验操作，半身服覆盖操作人员的躯干，并配有透明头盔和通风装置。

12. 空气处理系统

用于无菌检测的隔离器无菌检查用隔离系统应配备可截留微生物的高效空气过滤系统（或更高级别的过滤系统）。隔离系统按内部气流组织区分，可分为单向流隔离系统和非单向流隔离系统。静态时，隔离器内部环境的洁净度要求应达到我国药品生产质量管理规范（GMP）现行版中 A 级空气洁净度的要求。当隔离器与外界环境有直接开口时无菌检查用隔离系统一般在正压下操作，内部应通过持续送风保持足够的正压来维持隔离器内部的无菌环境。

23. 传递接口及传递门装置

灭菌后的培养基、稀释液和实验用品可以通过带传递功能的灭菌器有表面灭菌功能的传递舱直接无菌传递到隔离器操作舱内。此外，不同的隔离

器系统舱体也可以通过专门设计的快速传递门（Rapid Transfer Ports，RTP）连接，以实现将实验物品在两个或多个隔离器舱体之间进行无菌传递。RTP 上未经灭菌的表面通过互锁环或法兰互相叠合，并通过密封圈封闭，从而防止微生物进入隔离器系统内。

34. 灭菌设备

隔离系统一般采用汽化的灭菌剂对内部环境进行表面灭菌，目前较常用的灭菌剂包括汽化过氧化氢、过氧乙酸等。灭菌剂发生器可集成于隔离系统中，也可独立于隔离系统，灭菌气体发生器独立设计的灭菌系统与隔离器隔离系统之间的气体管路的连接，应确保其密封性。在接近隔离器的部位，进气与排气管路上应分别安装有阀门，当气体发生器与隔离器的连接、分离或隔离器进行无菌维持时，进、排气管路阀门应予以关闭。灭菌气体剂应通过高效空气过滤器（HEPA）有效过滤后进入隔离器隔离系统内。，灭菌结束后须对灭菌气体剂进行排空，保证在进行无菌检测前，隔离器内部的灭菌气体浓度低于一定值，消除灭菌气体对无菌检测的影响。

45. 配套设备与辅助设施

监测设备 隔离系统应配置对内部洁净环境和系统运行状况进行监测、报警及记录的设备。监测设备应确保数据得到客观真实的记录，数据记录的可靠性应符合国家有关规定。

无菌检查设备和工具 隔离器隔离系统内部安装无菌检查使用的配套设备与和辅助设施，如无菌检查过程中使用的蠕动泵、真空泵、物料装载支架、废弃物通道等。及连续环境监控设备，其运行不得对隔离器的内部环境造成影响，配套设备上的电机等关键部件及排气口设计置于隔离器的外部，以防运转时产生的扰动气流、排出的废气对隔离器的环境产生破坏，并防止其内部受到化学灭菌剂的腐蚀而产生安全隐患。

二、隔离器隔离系统安装位置的选择

无菌检查用隔离器隔离系统建议安装环境的洁净度要求建议不低于我国现行 GMP 中 D 级空气洁净度要求在 D 级洁净度区域，如安装在受控非洁净区域，应进行相关的风险评估支持。安装隔离器的房间应限制无关人员出入。应保证隔离器，安装

地点应有足够的建筑承重，周围有足够的空间，以便于隔离器的移动、物品的输送和正常维护。

用户应充分考虑隔离系统与安装环境之间的相互影响，为保证操作及人员的安全性与舒适性，在设计中应采取措施降低运行风险。安装隔离器的房间内应能控制温湿度。对于某些灭菌技术，温湿度的控制是至关重要的。隔离器隔离系统应避免安装在房间通风口直吹的地方，否则可能导致隔离器隔离系统舱体部分区域被冷却，从而造成灭菌过程中灭菌气体在隔离器舱体内壁局部过度冷凝。对于某些灭菌技术，温湿度的控制是至关重要的。当采用对温度敏感的灭菌方法时，隔离器隔离系统房间的温度应当是均一的。此外，灭菌剂排放的安全风险也应考虑。

三、隔离系统验证

无菌检查用隔离系统的验证是保证无菌检查所需无菌环境的必要条件，隔离系统验证在完成安装验证后应定期进行以下验证。

隔离系统的首次验证通常包括设计确认、安装确认、运行确认和性能确认等环节，验证计划的范围与程度应当基于科学的风险评估。

隔离系统在用于无菌检查前，其性能应得到全面确认且具有书面记录。若隔离系统配置了物料进出的传递舱或快速传递门接口，亦需验证。

1. 设计确认

在设计确认中，应关注隔离系统的关键性能，确认其满足法规的一般性要求并考虑用户的使用特点，例如：根据使用目的，确定隔离系统的总体布局、工作流程、主要功能实现方式；评估材质和结构设计与灭菌过程的兼容性，防范灭菌不彻底及灭菌剂腐蚀的风险；评估无菌环境的维持能力，防范内部设备运行和试验活动带来的不利影响，防范外界污染侵入的风险；评估报警功能设计的合理性，监测设备和记录功能的可靠性；评估环境和人员的安全要求等方面。

2. 安装确认

安装确认是对隔离系统进行现场检查，确认设备及其配套部件的供应与合同一致，制造符合设计要求，并已按照要求进行正确安装。在安装确认中，对于因设备配置缺失、选材错误、安装不当等造成的风险应重点关注。

3. 运行确认

运行确认一般包括以下内容。

1. 操作验证 （1）操作性能　证明所有报警功能均能按照设定的要求正常工作；，证明及隔离系统可按设定参数值运行。计算机化控制的隔离系统还应关注用户权限测试和数据记录功能测试。

2. 隔离器完整性验证 （2）隔离系统完整性

隔离器隔离系统在正常运行条件下应能保持良好的完整性。通过泄漏测试来验证设备完整性是否达到制造商的要求。为避免外来污染，正常操作时隔离器维持在正压下，压差范围为20~50Pa。应验证隔离器在动态条件下维持正压差的能力。同时，隔离器的高效空气过滤器（HEPA）也需定期进行完整性检测。完整性测试通常包括：已安装的高效空气过滤器的检漏、舱体的完整性、及手套−袖套组件和半身服的完整性。

高效空气过滤器需确认其安装正确，过滤器及安装框架无缺陷和渗漏，应至少对安装于舱体的末端过滤器进行检漏，包括单向流系统的循环高效过滤器和非单向流系统的进风高效过滤器；测试方法可参考《洁净室及相关受控环境　第3部分：检测方法》的现行国家标准中附录B6 已装过滤系统检漏进行。此外，非单向流系统还需评估舱体排风高效过滤器的泄漏风险。

舱体完整性可通过压力变化法或恒压法验证设备是否达到设计要求。测试期间应维持背景环境的稳定，避免温度和压差的剧烈变化，建议测试起始压力不低于最高工作压力的2倍。

手套−袖套组件和半身服完整性泄漏测试，在目视检查的基础上，手套−袖套组件采用手套检漏仪或其他经验证的方法进行物理检测，测试方法可参考《洁净室及相关受控环境　第7部分：隔离装置》的现行国家标准附录 E5；半身服可采用充入示踪气体（例如氦气）的化学方法或其他适宜的方法进行检测。

（3）压差　应验证隔离系统在静态和动态条件下维持舱体正压差的能力。静态条件下压差范围通常为20~50Pa，最高不超过100Pa。动态条件下，可由实验人员在进行模拟无菌检查和空气采样操作的同时记录舱体压差，正常操作时应始终维持正压。

（4）气流　气流测试包括风速及换气次数测试，气流流型测试。

应确认设备在无菌检查状态下的风速和换气次数。单向流隔离系统应进行风速及均匀性确认，测试方法可参考《洁净室及相关受控环境　第3部分：检测方法》的现行国家标准中附录 B4 进行。单向流系统平均风速一般应符合（通则9205）中 A 级区的标准，非单向流系统换气次数应进行风险评估，保证充分的自净能力。此外，在灭菌剂排出阶段，适当的风速和换气次数可改善排残效果。

气流流型测试可参照《洁净室及相关受控环境　第3部分：检测方法》的现行国家标准中附录 B7 气流方向检测和显形检查进行，采用去离子水雾发生器或者烟雾笔发烟，确认舱体内部的气流流型。气流流型测试可用于确认灭菌剂的分布情况。

（5）表面灭菌循环确认　该过程的目的在于确认所执行的表面灭菌程序各步骤正常，运行值和设定值相符。应针对制造商的操作要求选择适宜的表面灭菌方法，并确定该方法的操作步骤。

灭菌剂分布的合理性可通过足够数量的化学指示剂或生物指示剂布点的方式确认。应在满载条件下确认灭菌剂的分布，物料和试验工具满载的模式图应当记录确定。

在表面灭菌完成后，应通入洁净气流将灭菌剂排出，在排出过程中可以采用催化分解装置，应注意评估灭菌剂排出过程的安全性。

3. 灭菌验证

4. 性能确认

隔离系统性能确认一般包含以下内容。

（1）表面灭菌效果确认　隔离器系统舱体内表面、隔离器内部的设备及进入隔离器舱体的各种物料都应经过处理以降低微生物负载。用于隔离器隔离系统、实验试验物品的表面灭菌方法应能达到或超过使生物指示剂下降 3~6 个对数值的效果。可使用某种合适的、高抗性的生物指示剂来验证。完全灭菌法应采用每单位 10^6 孢子数的生物指示剂，而阴性对照应该采用每单位孢子数不少于 10^6 孢子数的生物指示剂。使用合适充分数量的生物指示剂进行试验可以从统计学上证明表面灭菌效果是可以再现以及灭菌剂的分布是否合适。尤其要注意那些灭菌剂浓度较低的地方。隔离器隔离系统内物品和设备满载时需要用更多的生物指示剂进行试验。灭菌程序的确定要经过三次连续的验证且能使生物指示剂下降超过 6 个对数值。应根据工作流程设计和无菌维持情况，确定隔离系统表面再灭菌的频率（参照隔离系统内部环境的无菌维持）。

（2）灭菌剂残留确认　用户应评估灭菌剂残留可能导致的假阴性风险。在表面灭菌完成后，应通过能有效测定残留的低浓度量程检测器（或测试管）监测舱内灭菌剂的浓度，保证在无菌检查开始后，舱内的灭菌剂残留量不得影响无菌检查的结果。

环境中灭菌剂浓度应符合《工作场所有害因素职业接触限制　第 1 部分：化学有害因素》现行国家标准的规定。

4. 灭菌循环验证

运行一个灭菌循环，以确认灭菌循环各阶段实际运行值与其设定值是否相符。

5. 隔离器内部洁净度验证

（3）隔离系统内部洁净度确认　隔离器系统舱体内部的洁净环境应进行验证确认，其悬浮粒子（静态的），沉降菌，浮游菌和表面微生物应达到我国现行 GMP 中按照药品洁净实验室微生物监测和控制指导原则（通则 9205）测定，应符合 A 级空气洁净度的要求。

在灭菌气体灭菌完成后，通过监测灭菌气体的浓度，保证在无菌检测前隔离器内的灭菌气体残留量低于可接受值。

离线灭菌的 RTP 传递容器，应当根据离线灭菌方式（如湿热灭菌、辐照灭菌等）进行灭菌效果确认，如为商品化的一次性产品，用户应要求制造商提供灭菌验证的证明，并在 RTP 传递容器与隔离系统对接后，对 RTP 接口两侧的灭菌面，以及容器内部进行表面微生物采样。

6. 仪器仪表的验证

需对隔离器配置的仪器仪表，比如 H_2O_2 传感器、温湿度传感器、压力传感器等进行定期校验。隔离器一般还应进行日常验证，如操作验证、隔离器完整性验证等。

当隔离器出现运行异常、舱体环境监控异常或变更运行程序、运行参数、无菌检查隔离器安装场地变更等应进行再验证。再验证应按照文件化的程序及规定的可接受标准实施。再验证的结果应形成记录并保存。

5. 隔离系统的再验证

为保障隔离系统在生命周期内的稳定运行，维持有效的验证状态，用户还应根据风险评估情况制定隔离系统的再验证计划。

重要仪器仪表，例如压差仪表、温湿度仪表、风速仪表、流量仪表、粒子计数器、灭菌剂浓度传感器、称量天平等应定期进行校验。

隔离系统的再验证一般包括年度验证和期间核查，用户应按照文件化的程序及规定的可接受标准实施再验证。再验证计划应围绕密闭系统的完整性，灭菌程序的有效性，无菌状态的维持能力等关键性能进行评估。再验证的结果应形成记录并保存。

此外，用户在设备使用中，出现运行程序或参数变更、维护时更换重要配件、发生运行异常并完成维修后、安装场地变更以及长时间停用后的再启用等情况时，也应进行相应的再验证。

四、隔离器隔离系统的应用

用户完成隔离系统验证后，若将其用于无菌检查，应根据设备和自身无菌检查工作特点，确定相关的应用规范。

1. 包装完整性验证

隔离器隔离系统常用的灭菌气体汽化灭菌剂在表面灭菌循环过程中不会穿透螺旋盖试管和玻璃瓶、压塞玻璃瓶、西林瓶、安瓿等密封完好的容器，然而，灭菌气体剂对某些透析包装物会产生不利影响，可能造成对抑制微生物生长的抑制。操作人员应通过验证试验来证实暴露于灭菌气体中的供试品包装容器及无菌检查过程中所用的器材、稀释剂、培养基，不会由于灭菌气体的渗透而影响供试品中低水平微生物污染的检出。当灭菌气体存在渗入产品容器、实验辅助材料、培养基或稀释液的潜在风险时，为避免假阴性风险，操作人员可采取适当的措施，如选用能够耐受灭菌剂渗透的包装材料包装或将材料放入无菌的密闭容器中或其他适宜的方法，以尽量减少灭菌剂进浸入包装或向容器中渗透内，但所采取的措施应避免造成表面灭菌不彻底。在某种程度上，也可通过降低灭菌剂的浓度及缩短表面灭菌周期，来降低灭菌剂浸入包装和容器内。的渗透风险，但相应的表面灭菌循环应进行充分验证。

在进行无菌检验之前，通常在试验物品放入舱体之前，有时也会使用灭菌剂处理产品包装表面来减少进入隔离器的对物品包装表面进行预处理，以减少微生物的负荷量，在使用灭菌剂处理产品包装时，应证明该过程没有对存在于产品中的低水平污染的微生物造成影响，不会影响检验结果。无论是预处理还是表面灭菌循环过程，应通过验证试验证明暴露于这些过程中的供试品、无菌检查使用器材、稀释剂和培养基，不会由于灭菌剂的渗透而影响供试品中低水平微生物污染的检出。建议用化学和微生物挑战试验来检测测试包装物对污染灭菌剂渗透的抵制能力。经过隔离器全部的灭菌过程后，需进行杀菌剂抑制细菌和真菌情况的验证［参照无菌检查法（通则1101）］。微生物试验时应使用至少经过一轮完整表面灭菌循环处理后的物品，验证其能符合相应微生物种类的回收试验的要求。

对于无法通过包装完整性验证的供试品，用户应考虑其在隔离系统中操作的风险。

2. 隔离器隔离系统内部环境的无菌维持

隔离器隔离系统内部环境在操作周期内的无菌维持需要经过能力可通过执行微生物监测程序进行验证。隔离器内的微生物监控，在进行连续多天的无菌维持时，带传递舱的系统可每天进行采样，不带传递舱的系统可在表面可通过对灭菌后的第一天和无菌保维持期的最后一天的进行采样，并对采样进行培养，。通过周期性的采样分析，可以实现隔离器对舱内无菌保维持情况的验证。因隔离系统出现故障或者由于偶然因素引起的微生物污染必须进行检测调查。

除浮游菌和沉降菌外，隔离器隔离系统内部表面可采用平面接触碟、不规则的表面可采用拭子搽擦拭进行微生物监控，由于培养基残留会使隔离器隔离系统产生染菌的风险，因此，最好在检验完成后进行微生物监测，如果试验中有在检验过程中进行采样，需及时清理培养基残留，应清理干净。

检验用具和样品供试品进入舱内隔离器的过程最可能造成微生物的污染，所有进入隔离器内部物品的无菌验证是非常重要的，另外，垫圈应定期检查，确保其完整，避免微生物的进入所以应确保进入隔离系统物品及传递过程的无菌性。

手套和半身衣可能是另一个微生物污染源，尤其是用于处理无菌检验物品的手套，应当特别关注；。试验用手套应保证其完整性，选择手套时应考虑其穿刺抗性和耐磨性，并有良好的触感。选择手套时应考虑手套的穿刺抗性、耐磨性及较好的触感；试验用的手套应保持其完整性，手套上微小的破损很难检查出来，但使用时，在拉伸情况下，即可发现手套上微小的破损；用户使用检测仪对手套进行检测时，检测条件要尽可能与手套使用时的条件一致，微生物检测可补充物理检测，检测时，将手套浸入0.1%的蛋白胨水溶液中，然后采用薄膜过滤法过滤0.1%的蛋白胨水溶液，取出滤膜进行培养，根据是否生长微生物判定检测手套的完整性，本法可以检测出其他方法检测不出的泄露。

采用隔离器舱体内部进行连续的尘埃悬浮粒子检测，可快速检测到过滤器的泄露，也可使用便携式的尘埃悬浮粒子检测器进行周期检测，尘埃悬浮粒子和微生物检测取采样不能对舱体隔离器内部的无菌环境产生影响。

日常使用规范

为保障设备性能处于受控状态，用户应制定日常使用规范，一般包括以下几个方面。

（1）完整性检测　在每次无菌检查开始前及结束后，建议对舱体和手套-袖套的完整性进行检测，检测频率也可根据风险评估确定。

手套完整性检测按运行确认中的隔离系统完整性项下方法进行，也可采用其他方法如微生物法作为补充，检测时将手套浸入适宜培养基或冲洗液中，然后将浸泡液直接培养或采用薄膜过滤处理后取滤膜培养，根据是否生长微生物判定手套的完整性，本法可以检测出其他方法检测不出的泄漏。

（2）监测和记录　每次试验时，为确保设备按经验证的设定参数运行，应对设备运行状态和内部环境指标进行监测和记录。

（3）日常清洁　无菌检查用隔离系统每次试验前后应进行清洁，对内部和物品包装表面的清洁程度以达到肉眼可见的干净干燥为宜。

灭菌程序开始前，对表面的预清洁有利于降低微生物负荷，保障表面灭菌效果。试验后，应注意被检样品残留的清洁，特别是抗生素类产品，以避免影响后续被检样品中污染微生物的检出。选用的清洁剂应具有良好清洁效果，不腐蚀材质，残留对无菌检查无不利影响。清洁工具建议采用无尘材料，清洁方法、频度及清洁用设备和材料应予以规范。

（4）培训与安全　操作人员在使用隔离系统进行无菌检查前，应接受特定操作规程、日常维护及安全相关知识的培训，并经考核合格后上岗，按权限级别进行隔离系统的操作。培训内容及考核成绩应记录在个人培训记录中。

操作人员必须遵守化学灭菌剂贮存及使用的安全事项的规定，应在隔离系统安装地点的显著位置张贴化学灭菌剂的材料安全数据表（MSDS）。隔离系统使用前，需要对设备的安全性进行检查并做好使用记录；使用时还应注意电气安全，预防灭菌剂泄漏可能造成的电气事故。计算机化系统控制的设备，应考虑记录数据的安全保存。

（5）维护和周期性回顾　应根据使用特点和供应商建议制定预防性的设备维护和耗材更换计划，定期检查并根据使用情况及时更换，常用耗材包括手套、半身服、空气过滤器、密封垫圈、蠕动泵管、聚氯乙烯舱体等。

建议定期对隔离系统使用情况进行总结，内容可涵盖无菌检查结果回顾、环境数据统计和趋势分析、历次故障/偏离情况的调查、硬件和软件升级情况调查、操作规程修订回顾等。

3. 无菌检验结果的解释

如果隔离系统处于良好的验证和维护状态，其系统的完整性经过确认，且隔离器内部空间及表面已经过高水平的灭菌工艺处理，操作人员与无菌检查环境没有直接接触，而且系统的完整性经过验证，因此，在那么在经过验证且功能运行正常的隔离器隔离系统内进行无菌检测检查，出现假阳性结果的概率很低。尽管如此，隔离器隔离系统也仅是个机械设备，操作人员仍需遵循无菌操作规范。当出现无菌检查试验结果阳性时，应按照无菌检查法（通则1101）中结果判断的要求进行分析，并作出该试验结果是否有效的判定。

4. 安全与培训

操作人员在使用隔离系统进行无菌检查之前，应接受特定操作规程、日常维护及安全等相关知识的培训，并经考核合格后方可上岗，培训内容及培训考核成绩应记录在每个操作人员的个人培训记录中。操作人员必须遵守化学去污试剂贮存及安全注意事项的规定，应在隔离系统安装地点的显著位置张贴化学灭菌剂的材料安全数据表（MSDS）。在隔离系统使用前，需要对隔离器及相关设备安全性进行检查并作好使用记录。

9206　无菌检查用隔离系统验证和应用指导原则修订说明

《中国药典》2015年版通则9206	<9206>修订稿	简要修订说明
标题 无菌检查用隔离系统验证指导原则	标题 无菌检查用隔离系统验证和应用指导原则	标题修改，符合适用范围
全文前言 本指导原则是为药典要求无菌的药品、生物制品、原料、辅料、及其他品种无菌检查用隔离系统的验证提供指导	全文前言 本指导原则是为无菌检查用隔离系统的验证和应用提供指导 无菌检查用隔离系统是提供产品无菌检查试验用受控洁净环境的一套集成化系统，其性能特点主要体现在密闭系统的完整性，表面灭菌程序的有效性，无菌状态的维持能力等方面 无菌检查试验应用隔离系统时，相关的风险管理应贯穿无菌检查用隔离系统的设计、制造、安装、调试、确认、使用、监测、维护和周期性回顾等工作流程中	隔离系统是一套集成化系统，涉及功能模块及仪器仪表较多，从整体系统的视角提示其较重要的性能特点，密闭结构是隔离系统的物理基础，通过表面灭菌达到初始的洁净条件，然后在工作周期内维持可控的洁净状态，这些建议作为验证和应用的关注重点 考虑无菌操作的高风险，提示验证和应用工作基于风险评估，覆盖各个工作环节，以保障设备处于有效的验证状态，稳定运行以此降低无菌检查的风险

续表

中国药典 2015 年版 <9206>	<9206> 修订稿	简要修订说明
无菌检查用隔离器为产品无菌检查试验提供无菌环境的一种设备。封闭式隔离器不直接与外界环境相连，使用无菌接口、快速转移通道进行物质传递，一般用于无菌检查；开放式隔离器允许材料通过舱门进入，舱门内有一定的压力阻止微生物进入。物品可通过无菌传递进入隔离器，整个传递过程中可保持隔离器内部空间和外部环境完全隔离。隔离器内部能够反复进行灭菌，内壁可用灭菌剂处理，以去除所有生物负载，灭菌完成后，隔离器通过高效空气过滤器（HEPA）或更高级别的空气过滤器向其内部输送洁净空气来维持内部的无菌环境。隔离器的使用还从根本上避免了操作人员与实验用物品的直接接触，操作人员无需穿着专用洁净服，而是通过隔离器上的操作手套或半身操作服对舱内物品、仪器进行操作。手套-袖套组件或半身操作服是隔离器舱体不可分割的一部分，它们由柔软的材料制成且与所采用的灭菌剂兼容。因此，使用隔离器进行无菌检验，可以避免实验用物品和辅助设备被污染，提高了无菌试验结果的准确性	无菌检查用隔离系统的结构 　　无菌检查用隔离系统的内部舱体构成一个封闭的操作空间，与外界的空气交换均通过可截留微生物的高效空气过滤系统进行；并能采用经验证的方式对内部表面进行灭菌处理；在表面灭菌完成后，通过输入经过滤的洁净空气来维持内部的受控环境；同时，所集成的监测设备还可对表面灭菌过程和受控环境进行监控。在试验过程中，封闭的隔离系统不直接与外界环境相连，可使用无菌接口、快速转移通道或者带有表面灭菌功能的传递舱进行物料传递，物料经过表面灭菌处理后，通过无菌传递进入操作舱体，传递过程中可保持内部空间和外部环境完全隔离，降低物流引入污染的风险。隔离系统还从根本上避免了操作人员与试验用物品的直接接触，操作人员无需穿着专用洁净服，而是通过舱体上的操作手套或半身操作服对舱内物品、仪器进行操作。因此，使用隔离系统进行无菌检查，可以避免实验用物品和辅助设备被污染，提高了无菌检查结果的准确性	将现行版在全文前言中介绍的隔离系统工作特点，归入"无菌检查用隔离系统的结构"部分，作为该部分前言，按照空间封闭——表面灭菌——净化空气——过程监控——物料传递——间接操作的顺序进行概述，并对内容进行了调整 　　1. 全文中，"隔离器"提法均统一为"隔离系统" 　　2. 无菌检查一般采用封闭式隔离系统，在此删除了不常用的开放式隔离系统 　　3. 提示灭菌过程需经验证，以及隔离系统的汽相灭菌仅用于表面处理 　　4. 提示注意过程监控 　　5. 部分关于手套的介绍归并到"舱体"项下
一、无菌检查用隔离器的结构 　　隔离器一般是由不锈钢、玻璃、硬质塑料或软质塑料（如聚氯乙烯）建成。隔离器的一般结构包括：	1. 舱体 　　隔离系统的舱体按制造材质，可分为硬舱隔离系统和软舱隔离系统，硬舱隔离系统的舱体一般由不锈钢、玻璃或硬质塑料等制成，软舱隔离系统的舱体一般由软质塑料制成 　　手套-袖套组件或半身操作服为安装在舱体上的部件，用于实现舱内的试验操作，半身服覆盖操作人员的躯干，并配有透明头盔和通风装置	将现行版对材质的描述，修订为对舱体材质和分类的介绍，参考 PDA 等国外标准和常见设备的验证文本，分为硬舱隔离系统和软舱隔离系统，这两者都是目前国内常见的类型 　　手套-袖套/半身服是介入操作用工具，安装在舱体上，因此作为舱体结构的一部分，这些部件的介绍也归入其中
1. 空气处理系统 　　用于无菌检查的隔离器应配备可截留微生物的高效空气过滤系统（或更高级别的过滤系统）。静态时，隔离器内部环境的洁净度要求应达到我国药品生产质量管理规范（GMP）现行版中 A 级空气洁净度的要求。当隔离器与外界环境有直接开口时，内部应通过持续足够的正压来维持隔离器系统内部的无菌环境	2. 空气处理系统 　　无菌检查用隔离系统应配备可截留微生物的高效空气过滤系统（或更高级别的过滤系统）。隔离系统按内部气流组织区分，可分为单向流隔离系统和非单向流隔离系统。静态时内部环境的洁净度应达到 A 级空气洁净度要求。无菌检查用隔离系统一般在正压下操作，内部应通过持续送风保持足够的正压来维持内部的无菌环境	介绍按气流组织不同的分类，目前单向流和非单向流都是国内常见的类型 　　无菌检查所用封闭式隔离系统在实际操作中，除了排放废液等特殊情况，不建议和外界直接开口相通等风险较大的操作，删除不常见的开放式操作情况
2. 传递接口及传递门 　　灭菌后的培养基、稀释液和实验用品可以通过带传递功能的灭菌器直接无菌传递到隔离器内。此外，不同的隔离器也可以通过专门设计的快速传递门（RTP）连接，以实现将实验物品在两个或多个隔离器之间进行无菌传递。RTP 上未经灭菌的表面通过互锁环或法兰互相叠合，并通过密封圈封闭，从而防止微生物进入隔离器内	3. 传递装置 　　灭菌后的培养基、稀释液和实验用品可以通过有灭菌功能的传递舱直接无菌传递到操作舱内。此外，不同的隔离系统舱体也可以通过专门设计的快速传递门（RTP）连接，以实现将实验物品在两个或多个舱体之间进行无菌传递。RTP 上未经灭菌的表面通过互锁环或法兰互相叠合，并通过密封圈封闭，从而防止微生物进入隔离系统内	考虑此处是对传递功能的描述，同时参考常见设备验证文本的提法，将"带传递功能的灭菌器"改为"有灭菌功能的传递舱"

续表

中国药典2015年版<9206>	<9206>修订稿	简要修订说明
3. 灭菌设备 　　灭菌气体发生器与隔离器之间气体管路的连接，应确保其密封性。在接近隔离器系统的部位，进气与排气管路上应分别安装有阀门，当气体发生器与隔离器系统的连接、分离或隔离器系统进行无菌维持模式时，进、排气管路阀门应予以关闭。灭菌/气体应通过高效空气过滤器（HEPA）进入隔离器内。灭菌结束后须对灭菌气体进行排空，保证在进行无菌检测检查前，隔离器内部的灭菌气体浓度低于一定值，消除灭菌气体对无菌检测的影响	4. 灭菌设备 　　隔离系统一般采用汽化的灭菌剂对内部环境进行表面灭菌，目前较常用的灭菌剂包括汽化过氧化氢、过氧乙酸等。灭菌蒸汽发生器可集成于隔离系统中，也可独立于隔离系统，与隔离系统之间的气体管路连接，应确保其密封性。灭菌剂应通过有效过滤后进入隔离系统内，灭菌结束后须对灭菌剂进行排空	隔离系统常见表面灭菌手段是汽化过氧化氢、过氧乙酸等，按照各国药典灭菌法最新版的提示，属于汽相灭菌，因此修改"灭菌气体"的提法。 　　灭菌蒸汽发生器不同型号结构各异，在此删除具体结构的描述。 　　考虑各设备具体结构差异，不强制要求灭菌剂必须通过空气处理系统的送风HEPA（非单向流设备）或循环HEPA（单向流设备）进入，但提示灭菌剂应经有效过滤处理，以降低风险
4. 配套设备与辅助设施 　　隔离器内部安装无菌检查使用的配套设备和辅助设施，如无菌检查过程中使用的蠕动泵、真空泵及连续环境监控设备，其运行不得对隔离器的内部环境造成影响，配套设备上的电机等关键部件及排气口设计应置于隔离器的外部，以防运转时产生的扰动气流、排出的废气对隔离器的环境产生破坏，并防止其内部受到化学灭菌剂的腐蚀而产生安全隐患	5. 配套设备与辅助设施 　　监测设备　隔离系统应配置对内部洁净环境和系统运行状况进行监测、报警及记录的设备。监测设备应确保数据得到客观真实的记录，数据记录的可靠性应符合国家有关规定。 　　无菌检查设备和工具　隔离系统内部安装无菌检查使用的配套设备和辅助设施，如无菌检查过程中使用的蠕动泵、真空泵、物料装载支架，废弃物通道等	辅助设施分为监测设备和无菌检查设备和工具两类。 　　随着技术进步，隔离系统集成的监测设备越来越完善，这项功能有助于无菌检查过程的受控和调查，在此提示数据记录注意客观真实
二、隔离器安装位置的选择 　　无菌检查用隔离器安装环境的洁净度要求建议不低于我国现行GMP中D级空气洁净度的要求，安装隔离器的房间应限制无关人员出入。应保证隔离器安装地点周围有足够的空间，以便于隔离器的移动、物品的输送和正常维护。 　　为保证操作人员的安全性与舒适性，安装隔离器的房间内应能控制温湿度。对于某些灭菌技术，温湿度的控制是至关重要的。隔离器应避免安装在房间通风口直吹的地方，否则可能导致隔离器舱体部分区域被冷却，从而造成灭菌过程中灭菌气体在隔离器内壁局部冷凝。当采用对温度敏感的灭菌方法时，隔离器房间的温度应当是均一的	隔离系统安装位置的选择 　　无菌检查用隔离系统建议安装在D级洁净区域，如安装在受控非洁净区，应进行相关风险评估支持。安装房间应限制无关人员出入，安装地点应有足够的建筑承重，周围有足够的空间，以便于隔离系统的移动、物品的运输和正常维护。 　　用户应充分考虑隔离系统与安装环境之间的相互影响，及人员的安全性和舒适性，在设计中应采取措施降低运行风险。隔离系统应避免安装在房间通风口直吹的地方，否则可能导致隔离系统舱体部分区域被冷却，从而造成灭菌过程中灭菌气体在舱体内壁局部过度冷凝。对于某些灭菌技术，温湿度的控制是至关重要的。当采用对温度敏感的灭菌方法时，隔离系统房间的温度应当是均一的。此外，灭菌剂排放的安全风险也应考虑	明确受控非洁净区的选择，并提示相关风险评估。不论D级和受控非洁净区的选项，都可能涉及不同的风险，作为一套大型设备引入实验室会带来诸多影响，建议在设计中妥善考虑安装方案。 　　温湿度的有效控制有利于表面灭菌过程的可重现性，基本维持现行版要求。 　　参考USP<1208>修订后的提法和各国药典灭菌法对汽相灭菌的定义，由于是气液两项共存的客观状态，将避免灭菌气体在舱体局部冷凝的提法改为避免过度冷凝
三、隔离系统验证 　　无菌检查用隔离系统的验证是保证无菌检查所需无菌环境的必要条件，隔离系统验证在完成安装验证后应定期进行以下验证	隔离系统的验证 　　隔离系统的首次验证通常包括设计确认、安装确认、运行确认和性能确认等环节，验证计划的范围与程度应当基于科学的风险评估。 　　隔离系统在用于无菌检查前，其性能应得到全面确认且具有书面记录。若隔离系统配置了物料进出的传递舱或快速传递门接口，亦需验证	参考了我国GMP体系要求、国外技术指南，以及常见设备的验证计划。将隔离系统的首次验证按DQ-IQ-OQ-PQ的4Q流程介绍，提示验证计划基于风险评估，验证过程需具有书面记录
	1. 设计确认 　　在设计确认中，应关注隔离系统的关键性能，确认其满足法规的一般性要求并考虑用户的使用特点，例如：根据使用目的，确定隔离系统的总体布局、工作流程、主要功能实现方式；评估材质和结构设计与灭菌过程的兼容性，防范灭菌不彻底及灭菌剂腐蚀的风险；评估无菌环境的维持能力，防范内部设备运行和试验活动带来的不利影响，防范外界污染侵入的风险；评估报警功能设计的合理性，监测设备和记录功能的可靠性；评估环境和人员的安全要求等方面	增订部分，质量源于设计。由于隔离系统是大量仪器仪表集成的大型设备，影响因素多；无菌检查是手工+半自动的操作过程，不同用户的工作流程差异大，且要在相对狭小的密闭空间内顺利实现，需要作妥善的规划。 　　故建议用户从项目起始就关注制造商的设计方案，从用户需求出发，对设计过程和设计方案进行确认核查，并注意一般性的风险

续表

中国药典 2015 年版<9206>	<9206>修订稿	简要修订说明
	2. 安装确认 安装确认是对隔离系统进行现场检查，确认设备及其配套部件的供应与合同一致，制造符合设计要求，并已按照要求进行正确安装。在安装确认中，对于因设备配置缺失、选材错误、安装不当等造成的风险应重点关注	增订部分，进场安装时应确认核查的事项，提示此阶段可能出现的风险
1. 操作验证 证明所有报警功能均能按照设定的要求正常工作；证明隔离系统可按设定参数值运行。	3. 运行确认 运行确认一般包括以下内容。 （1）操作性能　证明所有报警功能均能按照设定的要求正常工作，及隔离系统可按设定参数值运行。计算机化控制的隔离系统还应关注用户权限测试和数据记录功能测试	部分内容和提示在现行版基础上作修订，加入一些新的项目和提示，合并为运行确认章节。 操作性能确认部分修订，提示计算机化系统的注意事项
2. 隔离器完整性验证 隔离器在正常运行条件下应能保持良好的完整性。通过泄漏测试来验证设备完整性是否达到制造商的要求。为避免外来污染，正常操作时隔离器维持在正压下，压差范围为 20～50Pa。应验证隔离器在动态条件下维持正压差的能力。同时，隔离器的高效空气过滤器（HEPA）也需定期进行完整性检测	（2）隔离系统完整性　隔离系统在正常运行条件下应能保持良好的完整性。完整性测试通常包括：已安装高效空气过滤器泄漏测试、舱体完整性、及手套–袖套组件和半身服的完整性。 高效空气过滤器需确认其安装正确，过滤器及安装框架无缺陷和渗漏，应至少对安装于舱体的末端过滤器进行检漏，包括单向流系统的循环高效过滤器和非单向流系统的进风高效过滤器；测试方法可参考《洁净室及相关受控环境　第 3 部分：检测方法》的现行国家标准中附录 B6 已装过滤器检漏进行。此外，非单向流系统还需评估舱体排风高效过滤器的泄漏风险。 舱体完整性可通过压力泄漏测试（例如压力变化法或恒压法）验证设备是否达到设计要求。测试期间应保持背景环境的稳定，避免温度和压差的剧烈变化，建议测试起始压力不低于最高工作压力的 2 倍。 手套–袖套组件和半身服完整性泄漏测试，在目视检查的基础上，手套–袖套组件采用手套检漏仪或其他经验证的方法进行物理检测，测试方法可参考《洁净室及相关受控环境　第 7 部分：隔离装置》的现行国家标准附录 E5；半身服可采用充入示踪气体（例如氦气）的化学方法或其他适宜的方法进行检测。 （3）压差　应验证隔离系统在静态和动态条件下维持舱体正压差的能力。静态条件下压差范围通常为 20～50Pa，最高不超过 100Pa。动态条件下，可由实验人员在进行模拟无菌检查和空气采样操作的同时记录舱体压差，正常操作时应始终维持正压	除压差外，隔离系统的完整性分为三项：已安装高效空气过滤器泄漏测试、舱体完整性及手套–袖套组件和半身服的完整性。 已安装高效空气过滤器泄漏测试按不同设备类型提示测试条件，提示国标检测方法。 单向流和非单向流设备的 HEPA 安装结构有差异，故检测对象有所不同，但都是直接接触内部 A 级环境的 HEPA。由于不同来源的非单向流设备在硬件设计上的差异，不要求必须作排风 HEPA 安装完整性测试，但提示风险评估。 压力变化法和恒压法是舱体完整性最常用的测试方法，源于其他行业标准，实际应用在验证中会适当简化。提示测试时需保证稳定环境。 手套–袖套组件完整性，提示借鉴国标检测方法或其他方法。在实际应用中，常见设备的验证计划一般会比国标更严格。 半身服系统一般在检查用隔离系统上应用较少，化学方法是见方法之一。 压差提示动态测试要求，并参考实际应用情况，以及 PDA 等国外技术指南，提示一般不超过的最高压差
	（4）气流 气流测试包括风速及换气次数测试，气流流型测试。 应确认设备在无菌检查状态下的风速和换气次数。单向流隔离系统应进行风速及均匀性确认，测试方法可参考《洁净室及相关受控环境　第 3 部分：检测方法》的现行国家标准中附录 B4 进行。单向流系统平均风速一般应符合（通则 9205）中 A 级区的标准，非单向流系统换气次数应进行风险评估，保证充分的自净能力。此外，在灭菌剂排出阶段，适当的风速和换气次数可改善排残效果。 气流流型测试可参照《洁净室及相关受控环境　第 3 部分：检测方法》的现行国家标准中附录 B7 气流方向检测和显形检查进行，采用去离子水雾发生器或者发烟笔发烟，确认舱体内部的气流流型，气流流型测试可用于确认灭菌剂的分布情况	此处为增订部分，参考了我国 GMP 体系要求，ISO 等国外技术指南以及常见设备的验证计划。 单向流系统测试风速，非单向流系统测试换气次数。 无菌隔离系统有两个运行阶段：表面灭菌循环阶段，无菌操作阶段。在前一个阶段的灭菌剂排残中，充分的风速和换气次数有利于加速排残。而在无菌操作阶段，适当的风速和换气次数有助于维持自净能力，降低多批操作万一产生交叉污染时的风险。 气流流型测试也见于常见设备的验证计划，有助于研究灭菌剂的分布，辅助灭菌循环确认和灭菌循环开发工作

续表

中国药典 2015 年版<9206>	<9206>修订稿	简要修订说明
3. 灭菌验证 　　隔离器表面、隔离器内的设备及进入隔离器的各种物料都应经过处理以降低微生物负载。用于隔离器、实验物品的灭菌方法应能达到或超过使生物指示剂下降 6 个对数值的效果。可使用某种合适的、高抗性的生物指示剂来验证。完全灭菌法采用每单位 10^6 孢子数的生物指示剂，而阴性对照应该采用每单位孢子数不少于 10^6 孢子数的生物指示剂。使用合适数量的生物指示剂进行试验可以从统计学上证明灭菌效果是可以再现以及灭菌剂的分布是合适。尤其要注意那些灭菌剂浓度较低的地方。隔离器内物品和设备满载时需要用更多的生物指示剂进行试验。灭菌程序的确定要经过三次连续的验证且能使生物指示剂下降超过 6 个对数值	（5）表面灭菌循环确认　该过程的目的在于确认所执行的表面灭菌程序各步骤正常，运行值和设定值相符。应针对制造商的操作要求选择适宜的表面灭菌方法，并确定该方法的操作步骤。 　　灭菌剂分布的合理性可通过足够数量的化学指示剂或生物指示剂布点的方式确认。应在满载条件下确认灭菌剂的分布，物料和试验工具满载的模式图应当记录保存。 　　在表面灭菌完成后，应通入洁净气流将灭菌剂排出，在排出过程中可以采用催化分解装置，应注意评估灭菌剂排出过程的安全性	在现有基础上修订，参考了国家局编写的无菌药品 GMP 指南，USP<1208>等国外技术指南，以及常见设备的验证计划。 　　按实际验证工作的流程先后顺序对现行版进行了调整，灭菌循环各阶段运行参数的确认工作先期执行，归入运行确认。表面灭菌效果的确认后期执行，归入性能确认。 　　关于表面灭菌的具体执行方法，调研发现不同设备的控制模式不同，可按照各自方式执行，用户确认其方法适宜并按照设计步骤执行。因表面灭菌缺乏穿透力，满载状态下需保证表面尽量暴露，确认灭菌剂分布情况，验证时的装载模式需记录，后续日常使用时不得随意更改。灭菌循环确认的工作是开发灭菌循环的基础
4. 灭菌循环验证 　　运行一个灭菌循环，以确认灭菌循环各阶段实际运行值与其设定值是否相符	4. 性能确认 　　隔离系统性能确认一般包含以下内容。 　　（1）表面灭菌效果确认　隔离系统舱体内表面、内部的设备及进入舱体的各种物料都应经过预处理以降低微生物负载。用于隔离系统、试验物品的表面灭菌方法应能达到使生物指示剂下降 3～6 个对数值的效果。可使用某种合适的、高抗性的生物指示剂来验证。使用充分数量的生物指示剂进行试验可以从统计学上证明表面灭菌效果是可以再现以及灭菌剂的分布是合适。尤其要注意那些灭菌剂浓度较低的地方。隔离系统内物品和设备满载时需要用更多的生物指示剂进行试验。 　　应根据工作流程设计和无菌维持情况，确定隔离系统表面再灭菌的频率（参照隔离系统内部环境的无菌维持）	性能确认包括三个方面：表面灭菌效果确认，灭菌剂残留确认和内部洁净区确认。 　　在现有基础上修订，综合参考了 USP、PDA、ISO、cGMP 等国外技术指南，表面灭菌效果的要求，从生物指示剂下降 6 个对数值，修订为下降 3～6 个对数值。但这不能解读为要求放松，在表面灭菌前，用户应对物品的生物负荷进行适当控制，通过预处理降低生物负荷。 　　考虑不同用户隔离系统的工作流程不同，例如有的用户采用主舱体一次灭菌后，作多日无菌维持，通过传递舱或 RTP 进行物料进出的方式。因此提示表面灭菌的频率与无菌维持的确认情况相关
	（2）灭菌剂残留确认　用户应评估灭菌剂残留可能导致的假阳性风险。在表面灭菌完成后，应通过能有效测定残留的低浓度量程检测器（或测试管）监测舱内灭菌剂的浓度，保证在无菌检查开始后，舱内的灭菌剂残留量不得影响无菌检查的结果。 　　环境中灭菌剂浓度应符合《工作场所有害因素职业接触限制　第 1 部分：化学有害因素》现行国家标准的规定	灭菌剂残留的提示从现行版内部洁净度确认部分划出单列。 　　提示用户注意舱体内残留的确认，避免假阴性风险。 　　提示用户注意环境中残留的确认，保护人员安全
5. 隔离器内部洁净度验证 　　隔离器内部的洁净环境应进行验证，其悬浮粒子（静态）和微生物应达到我国现行 GMP 中 A 级空气洁净度的要求。在灭菌气体灭菌完成后，通过监测灭菌气体的浓度，保证在无菌检测前隔离器内的灭菌气体残留量低于可接受值	（3）隔离系统内部洁净度确认　隔离系统舱体内部的洁净环境应进行确认，其悬浮粒子（静态），沉降菌，浮游菌和表面微生物按照药品洁净实验室微生物监测和控制指导原则（通则 9205）测定，应符合 A 级空气洁净度的要求。 　　离线灭菌的 RTP 传递容器，应当根据离线灭菌方式（如湿热灭菌、辐照灭菌等）进行灭菌效果确认，如为商品化的一次性产品，用户应要求制造商提供灭菌验证的证明，并在 RTP 传递容器与隔离系统对接后，对 RTP 接口两侧的灭菌面，以及容器内部进行表面微生物采样	提示用户方法引用<9205>；提示对于离线灭菌 RTP 传递容器的采样要求

续表

中国药典 2015 年版<9206>	<9206>修订稿	简要修订说明
6. 仪器仪表的验证 需对隔离器配置的仪器仪表，比如 H₂O₂ 传感器、温湿度传感器、压力传感器等进行定期校验。隔离器一般还应进行日常验证，如操作验证、隔离器完整性验证等。当隔离器出现运行异常、舱体环境监控异常或变更运行程序、运行参数、无菌检查隔离器安装场地变更等应进行再验证。再验证应按照文件化的程序及规定的可接受标准实施。再验证的结果应形成记录并保存	5. 隔离系统的再验证 为保障隔离系统在生命周期内的稳定运行，维持有效的验证状态，用户还应根据风险评估情况制定隔离系统的再验证计划。 重要仪器仪表，例如压差仪表、温湿度仪表、风速仪表、流量仪表、粒子计数器、灭菌剂浓度传感器、称量天平等应定期进行校验。 隔离系统的再验证一般包括年度验证和期间核查，用户应按照文件化的程序及规定的可接受标准实施再验证。再验证计划应围绕密闭系统的完整性，灭菌程序的有效性，无菌状态的维持能力等关键性能进行评估。再验证的结果应形成记录并保存。 此外，用户在设备使用中，出现运行程序或参数变更、维护时更换重要配件、发生运行异常并完成维修后、安装场地变更以及长时间停用后的再启用等情况时，也应进行相应的再验证	在现行版基础上修订，并单列改名为再验证章节，提示用户注意其重要性。 隔离系统作为大量仪器仪表的集成，应首先对重要的仪器仪表进行校验确认。然后，在重要仪器仪表已校验确认的基础上，对隔离系统整体进行再验证。再验证的项目可不必逐一重复首次验证，而是根据用户实际情况，围绕关键性能制定计划。 例如隔离系统没有变更安装场地或更换重要部件，则可不执行安装确认中的项目。例如运行确认下的一些测试，在日常使用中已得到确认（见"日常使用规范"章节），可不再重复执行。 最后，沿用现行版，提示了除了常规的周期性再验证外，其他情况下的实施时机
四、隔离器的应用 1. 包装完整性验证 隔离器常用的灭菌气体在灭菌循环过程中不会穿透螺旋盖试管、压塞玻璃瓶、西林瓶、安瓿等密封完好的容器，然而，灭菌气体对某些透析包装物会产生不利影响，可能造成对微生物生长的抑制。操作人员应通过验证试验来证实暴露于灭菌气体中的供试品包装容器及无菌检查过程中所用的器材、稀释剂、培养基，不会由于灭菌气体的渗透而影响供试品中低水平微生物污染的检出。当灭菌气体存在渗入产品容器、实验辅助材料、培养基或稀释液的潜在风险时，操作人员可采取适当的措施，如选用能够耐受灭菌剂渗透的包装材料包装或将材料放入无菌的密闭容器中，以尽量减少灭菌剂进入包装或向容器中渗透，但所采取的措施应避免造成灭菌不彻底。 在某种程度上，可通过降低灭菌剂浓度及缩短灭菌周期，来降低灭菌剂浸入包装和容器内。 在进行无菌检验之前，通常使用灭菌剂处理产品包装表面来减少进入隔离器的物品表面微生物的负荷量，在使用杀菌剂处理产品包装时，应证明该过程没有对存在于产品中的低水平污染的微生物造成影响，不会影响检验结果。建议用化学和微生物挑战试验来检测包装物对污染的抵制能力。经过隔离器全部的灭菌过程后，需进行杀菌剂抑制细菌和真菌情况的验证［参照无菌检查法（通则 1101）］	隔离系统的应用 用户完成隔离系统验证后，若将其用于无菌检查，应根据设备和自身无菌检查工作特点，确定相关的应用规范。 包装完整性验证 隔离系统常用的汽化灭菌剂在表面灭菌循环过程中不会穿透螺旋盖试管和玻璃瓶、压塞玻璃瓶、西林瓶、安瓿等密封完好的容器，然而，灭菌剂对某些包装物会产生不利影响，可能抑制微生物生长。为避免假阴性风险，可采取适当措施，如选用能够耐受灭菌剂渗透的包装材料或其他适宜的方法，以减少灭菌剂浸入包装和容器内，但所采取的措施应避免造成表面灭菌不彻底。在某些程度上，也可通过降低灭菌剂的浓度及缩短表面灭菌周期，来降低灭菌剂的渗透风险，但相应的表面灭菌循环应进行充分验证。 在试验物品放入舱体之前，有时也会使用灭菌剂对物品包装表面进行预处理，以减少微生物负荷。无论是预处理还是表面灭菌循环过程，应通过验证试验证明暴露于这些过程中的供试品、无菌检查使用器材、稀释剂和培养基，不会由于灭菌剂的渗透而影响供试品中低水平微生物污染的检出。建议用化学和微生物挑战试验测试包装物对灭菌剂渗透的抵抗能力，微生物试验时应使用至少经过一轮完整表面灭菌循环处理后的物品，验证其能符合相应微生物种类的回收试验的要求。 对于无法通过包装完整性验证的供试品，用户应考虑其在隔离系统中操作的风险	"隔离系统的应用"，在现行版基础上修订调整各部分。单列了"日常使用规范"，将"无菌检查结果的解释"放到全文的最后。 包装完整性验证在现行版基础上修订，主要对语句进行调整，规范点基本不变，提示假阴性风险，特别是包装完整性验证无法通过时的风险

续表

中国药典 2015 年版<9206>	<9206>修订稿	简要修订说明
2. 隔离器内部环境的无菌维持 　　隔离器内部环境在操作周期内的无菌维持需要经过验证。隔离器内的微生物监控，可通过对灭菌后的第一天和无菌保持期的最后一天的采样，并对采样进行培养，通过周期性的采样分析，可以实现隔离器内无菌保持情况的验证。隔离系统出现故障或者由于偶然因素引起的微生物污染必须进行检测。 　　隔离器内部表面可采用平面接触碟、不规则的表面可采用拭子搽拭进行微生物监控，由于培养基残留会使隔离器产生染菌的风险，因此，最好在检验完成后进行微生物监测，如果试验中有培养基残留，应清理干净。 　　检验用具和样品进入隔离器的过程最可能造成微生物的污染，所有进入隔离器内部物品的无菌验证是非常重要的，另外，垫圈应定期检查，确保其完整，避免微生物的进入。 　　手套和半身衣可能是另一个微生物污染源，尤其是用于处理无菌检验物品的手套，应当特别关注；选择手套时应考虑手套的穿刺抗性、耐磨性及较好的触感；试验用的手套应保持其完整性，手套上微小的破损很难检查出来，但使用时，在拉伸情况下，即可发现手套上微小的破损；用户使用检测仪对手套进行检测时，检测条件要尽可能与手套使用时的条件一致，微生物检测可补充物理检测，检测时，将手套浸 0.1%的蛋白胨水溶液中，然后采用薄膜过滤法过滤 0.1%的蛋白胨水溶液，取出滤膜进行培养，根据是否生长微生物判定检测手套的完整性，本法可以检测出其他方法检测不出的泄露。 　　采用隔离器内部进行连续的尘埃粒子检测，可快速检测到过滤器的泄露，也可使用便携式的尘埃粒子检测器进行周期检测，尘埃粒子检测取样不能对隔离器内部的无菌环境产生影响	隔离系统内部环境的无菌维持 　　隔离系统内部环境在操作周期内的无菌维持能力可通过执行微生物监测程序进行验证。在进行连续多天的无菌维持时，带传递舱的系统可每天进行采样，不带传递舱的系统可在表面灭菌后的第一天和无菌维持期的最后一天进行采样，并对采样进行培养。通过周期性的采样分析，实现对舱内无菌维持情况的验证。因隔离系统出现故障或者偶然因素引起的微生物污染必须进行调查。 　　除浮游菌和沉降菌外，隔离系统内部表面可采用平面接触碟、不规则的表面可采用拭子擦拭采样进行微生物监控。由于培养基残留会使隔离系统产生染菌风险，因此，最好在检验完成后进行表面微生物监测，如果在检验过程中进行采样，需及时清理培养基残留。 　　检验用具和供试品进入舱内的过程最可能造成微生物的污染，所以应确保进入隔离系统物品及传递过程的无菌性。 　　手套和半身衣是另一个微生物污染源，尤其是用于处理无菌检验物品的手套，应当特别关注。试验用手套应保证其完整性，选择手套时应考虑其穿刺抗性和耐磨性，并有良好的触感。 　　舱体内部进行连续的悬浮粒子检测，可快速检测到过滤器的泄漏，也可使用便携式的悬浮粒子检测器进行周期性检测，悬浮粒子和微生物采样不能对舱体内部的无菌环境产生影响	无菌维持能力是隔离系统的重要性能之一，在现行版基础上修订，主要调整语句。 　　隔离系统常见工作方式有两种：每次重复灭菌；或采用一次灭菌后，多天无菌维持。两种方式都要通过微生物采样来确认操作周期内的无菌维持能力，特别后一种方式需要挑战长时间的无菌维持能力。 　　将现行版中关于垫圈的检查、手套检漏一些涉及维护的提示移动到"日常使用规范"项下的"完整性检测"，"维护和周期性回顾"部分
	日常使用规范 　　为保障设备性能处于受控状态，用户应制定日常使用规范，一般包括以下几个方面。 　　（1）完整性检测　在每次无菌检查开始前及结束后，建议对舱体和手套–袖套的完整性进行检测，检测频率也可根据风险评估确定。 　　手套完整性检测按运行确认中的隔离系统完整性项下方法进行，也可采用其他方法如微生物法作为补充，检测时将手套浸入适宜培养基或冲洗液中，然后将浸泡液直接培养或采用薄膜过滤处理后取滤膜培养，根据是否生长微生物判定手套的完整性，本法可以检测出其他方法检测不出的泄漏	新增订部分，纳入部分现行版已有内容，并新加入提示，总结为 5 个方面。 　　隔离系统在日常使用中，不涉及 HEPA 安装，故与首次验证中的运行确认不同，此时的完整性检测包括舱体和手套–袖套的完整性，频率可以每次试验时，也可以按风险评估确定。 　　手套完整性测试除了运行确认下的物理方法，在此列入了现行版已有的微生物方法，对具体描述作了简化
	（2）监测和记录　每次试验时，为确保设备按经验证的设定参数运行，应对设备运行状态和内部环境指标进行监测和记录	修订稿多处已提示了监测记录功能，在此提示日常工作中的监测，确认设备按验证参数运行

续表

中国药典2015年版<9206>	<9206>修订稿	简要修订说明
	（3）日常清洁 无菌检查用隔离系统每次试验前后应进行清洁，对内部和物品包装表面的清洁程度以达到肉眼可见的干净干燥为宜。 灭菌程序开始前，对表面的预清洁有利于降低微生物负荷，保障表面灭菌效果。试验后，应注意被检样品残留的清洁，特别是抗生素类产品，以避免影响后续被检样品中污染微生物的检出。选用的清洁剂应具有良好清洁效果，不腐蚀材质，残留对无菌检查无不利影响。清洁工具建议采用无尘材料，清洁方法、频次及清洁用设备和材料应予以规范。	新增清洁提示，清洁与表面灭菌效果密切相关，预清洁有利于降低生物负荷，保障表面灭菌效果。
4. 安全与培训 操作人员在使用隔离系统进行无菌检查之前，应接受特定操作规程、日常维护及安全等相关知识的培训，并经考核合格后方可上岗，培训内容及培训考核成绩应记录在每个操作人员的个人培训记录中。操作人员必须遵守化学去污试剂贮存及安全注意事项的规定，应在隔离系统安装地点的显著位置张贴化学灭菌剂的材料安全数据表（MSDS）。在隔离系统使用前，需要对隔离器及相关设备安全性进行检查并作好使用记录。	（4）培训与安全 操作人员在使用隔离系统进行无菌检查前，应接受特定操作规程、日常维护及安全相关知识的培训，并经考核合格后上岗，按权限级别进行隔离系统的操作。培训内容及考核成绩应记录在个人培训记录中。 操作人员必须遵守化学灭菌剂贮存及使用的安全事项的规定，应在隔离系统安装地点的显著位置张贴化学灭菌剂的材料安全数据表（MSDS）。隔离系统使用前，需要对设备的安全性进行检查并做好使用记录；使用时还应注意电气安全，预防灭菌剂泄漏可能造成的电气事故。计算机化系统控制的设备，应考虑记录数据的安全保存。	在现行版基础上修订，新增了灭菌剂相关电气安全和数据记录安全的提示。
	（5）维护和周期性回顾 应根据使用特点和供应商建议制定预防性的设备维护和耗材更换计划，定期检查并根据使用情况及时更换，常用耗材包括手套、半身服、空气过滤器、密封垫圈、蠕动泵管、聚氯乙烯舱体等。 建议定期对隔离系统使用情况进行总结，内容可涵盖无菌检查结果回顾、环境数据统计和趋势分析、历次故障/偏离情况的调查、硬件和软件升级情况调查、操作规程修订回顾等。	新增订部分，提示对设备的预防性维护，提示注意常用耗材的更换计划。 提示定期回顾总结。
3. 无菌检验结果的解释 隔离器内部空间及表面已经过高水平的灭菌工艺处理，操作人员与无菌检查环境没有直接接触，而且系统的完整性经过验证，因此，在功能运行正常的隔离器内进行无菌检测，出现假阳性的概率很低，尽管如此，隔离器也仅是个机械设备，操作人员仍需遵循无菌操作规范。当出现无菌检查试验结果阳性时，应按照无菌检查法中结果判断的要求进行分析，并作出该试验结果是否有效的判定	无菌检查结果的解释 如果隔离系统处于良好的验证和维护状态，其系统的完整性经过确认，且内部空间及表面已经过灭菌工艺处理，操作人员与无菌检查环境没有直接接触，那么在经过验证且功能正常的隔离系统内进行无菌检查，假阳性结果很低。尽管如此，隔离系统也仅是个机械设备，操作人员仍需遵循无菌操作规范。当出现无菌检查试验结果阳性时，应按照无菌检查法（通则1101）中结果判断的要求进行分析，并作出该试验结果是否有效的判定。	在隔离系统的验证和应用规范妥善执行的前提下，才能降低无菌检查的风险，对无菌检查的结果做出客观评价。故此部分放在全文最后。 本部分维持了现行版的规范。

9207　灭菌用生物指示剂指导原则（新增）

生物指示剂是一种对特定灭菌程序有确定及稳定的耐受性的特殊微生物制成品，可用于灭菌设备的性能确认、特定物品的灭菌工艺研发及建立、产品灭菌程序的验证、生产过程灭菌效果的监控、灭菌程序的定期再验证、隔离器和无菌洁净室灭菌效果的验证评估等。

生物指示剂的分类

生物指示剂主要有以下三种类型，其特征需符合《医疗保健产品灭菌生物指示物》GB 18281 的要求。

（1）由微生物芽孢和载体经包装而成，载体可以是碟形或条状的滤纸、玻璃、塑料或其他材料。

载体和内层包装不得含有物理、化学或微生物的污染物，避免影响生物指示剂的性能和稳定性；不得被特定的灭菌工艺降解；能被灭菌介质（蒸汽、射线、化学试剂等）穿透并使灭菌介质与生物指示剂能充分接触。载体和包装的设计应保证生物指示剂不受污染，并使其所含的微生物在贮存及运输中损失最小，且方便取样、转移和接种。

（2）芽孢悬液生物指示剂，该类生物指示剂是将芽孢混悬于液体中。若用于液体物品灭菌，建议测定生物指示剂在灭菌液体物品中的芽孢数和 D 值。

（3）自含式生物指示剂，该类生物指示剂是由芽孢和能够恢复微生物生长的培养基组成的系统，其耐受性是针对整个系统而言。系统中的培养基用于培养灭菌后的生物指示剂，应制定程序确认该培养基能保证残存微生物的生长。

自含式系统所采用的材料不应该含有或在使用过程释放出抑制残存微生物生长的物质。该系统的设计应能够承受运输和使用过程中的影响，不发生破损，并使原始接种的微生物损失减少到最小。

生物指示剂用微生物的基本要求

生物指示剂含有对灭菌模式有明确耐受性的微生物。除了电离辐射外，微生物芽孢较菌体有更强的耐受性。一般认为含芽孢的细菌更适合用于制备生物指示剂。

不同灭菌工艺使用不同的生物指示剂，制备生

物指示剂所选用的微生物应具备以下特性。

（1）菌种的耐受性应大于需灭菌物品中所有可能污染菌的耐受性。

（2）菌种应无致病性。

（3）菌株应稳定，存活期长，易于保存。

（4）易于培养。生物指示剂的芽孢含量要在90%以上。

生物指示剂的制备

生物指示剂应按程序进行制备和质控。制备前，需先确定所使用微生物的特性。

制备生物指示剂时，将所用的微生物在适宜条件下进行大规模培养、收集和纯化，然后将休眠（未萌发状态）芽孢悬浮于无营养的液体中保存。生物指示剂应避免其他微生物的污染，制备后需进行各性能参数测定。应建立和保存相关的微生物鉴定和制备记录，包括菌株来源，鉴别，与生物指示剂直接相关的材料和成分的溯源记录，传代次数，培养基和其制备方法，以及热处理前后数据，芽孢的耐受性（D 值）等信息。

商品化的生物指示剂应具备详细的生物指示剂的性能特征和使用说明，包括明确其可用于何种灭菌程序、灭菌后的微生物培养条件和培养基、对灭菌程序的耐受性包括 D 值，D 值测定方法、效期内的微生物总数，以及储存条件（包括温度，相对湿度和其他储存要求）、有效期和使用后的废弃措施等信息。

用户亦可根据需求选择可作为生物指示剂的微生物自制供内部使用的生物指示剂。用户应确定自制生物指示剂的纯度、芽孢数、D 值等参数，并制定有效期，以保证灭菌验证和监控的有效性。

生物指示剂应在标签条件或验证条件下进行储存，避光，远离毒性物质，防止过热和潮湿。

生物指示剂的应用

1. 生物指示剂的性能评估

在灭菌程序的验证中，生物指示剂的被杀灭程度，是评价一个灭菌程序有效性最直观的指标。

用户应根据使用目的制定商品化生物指示剂的验收标准，以保证生物指示剂的性能符合相关要求。在生物指示剂验收前，可考虑对 D 值进行评估，必要时可进行 D 值测定，确认 D 值和微生物数量的稳定性对于长期存放的生物指示剂尤为重要。接收商品化生物指示剂时，应进行微生物纯度和形态的鉴定及测定微生物数量。生物指示剂应在有效期内使用，必要时应重新进行耐受性检查。

自制的生物指示剂的性能应符合应用的要求。

2. 生物指示剂的选择

用户应根据特定的灭菌工艺选择适宜的生物指示剂。生物指示剂对灭菌过程的挑战必须超出产品内外的自然微生物负荷量及耐受性的挑战，以保证灭菌程序有更大的安全性。

湿热灭菌法：湿热灭菌工艺常用的生物指示剂为嗜热脂肪地芽孢杆菌（*Geobacillus stearothermophilus*）。其他耐热芽孢，如生孢梭菌（*Clostridium sporogenes*），枯草芽孢杆菌（*Bacillus subtilis*）和凝结芽孢杆菌（*Bacillus coagulans*）的生物指示剂也被用于湿热灭菌工艺的建立和验证。

干热灭菌法：干热灭菌工艺，一般使用萎缩芽孢杆菌生物指示剂（*Bacillus atrophaeus*）进行验证，但更多则采用去热原方法加以验证，因为去热原所需的温度远高于灭菌温度。

电离辐射法：评价辐射灭菌工艺曾采用短小芽孢杆菌（*Bacillus pumilus*）生物指示剂，但现在一般采用剂量设定方法包含辐射灭菌前初始菌的评估以及辐射剂量评估，无需使用生物指示剂。此外，也出现了比短小芽孢杆菌更抗辐射的微生物。

环氧乙烷灭菌法：环氧乙烷灭菌工艺，最常使用萎缩芽孢杆菌（*Bacillus atrophaeus*）生物指示剂进行验证。

过氧化氢（VHP）汽相灭菌法：VHP 已被证明是一种有效的表面灭菌剂或消毒剂。生物指示剂可以用于验证表面灭菌效果，一般要求芽孢数下降 3~6 个 lg 值。

过氧化氢蒸汽灭菌工艺用生物指示剂一般选用嗜热脂肪地芽孢杆菌（*Geobacillus stearothermophilus*），也可用枯草芽孢杆菌（*Bacillus subtilis*）、生孢梭菌（*Clostridium sporogenes*）或其他微生物。

过氧化氢蒸汽灭菌工艺用生物指示剂可以使用各种含有玻璃、金属或塑料的不透气载体系统。像纤维基质或其他易于吸收 VHP 或水分的高吸附性表面，可能对用于微生物灭活的 VHP 的浓度产生不利影响，因此，这类材料不适宜作为 VHP 生物指示剂的载体。

商品化生物指示剂的典型特征实例见表1。

表1　商业化生物指示剂的典型特征实例

灭菌方式	经典微生物	D 值的参考范围（min）	耐受性（一定条件下测定的 D 值，min）	
			存活时间	杀灭时间
干热灭菌[①]160℃	萎缩芽孢杆菌（*Bacillus atrophaeus*）	1.0~3.0	4.0~14.0	10.0~32.0
环氧乙烷灭菌[②]600mg/L 54℃ 60%相对湿度	萎缩芽孢杆菌（*Bacillus atrophaeus*）	2.5~5.8	10.0~27.0	25.0~68.0
湿热灭菌[③]121℃	嗜热脂肪地芽孢杆菌（*Geobacillus stearothermophilus*）	1.5~3.0	4.5~14.0	13.5~32.0

① 芽孢数范围在 1.0×10^6 至 5.0×10^6。
② 芽孢数范围在 1.0×10^6 至 5.0×10^7。
③ 芽孢数范围在 1.0×10^5 至 5.0×10^6。

3. 生物指示剂的应用

用户应科学的选择和使用生物指示剂。在灭菌程序的建立、确定、验证和日常监控中，需对灭菌产品（包括其材料和包装）进行全面了解，确保灭菌参数能达到所需的无菌保障水平。生物指示剂的初始微生物的数量、耐受性（菌体耐受性）和放置的位置、方式等情况都会影响其灭活效果。需通过实验室研究确定产品各组成部分是否比产品内的溶液或药品更难灭菌。根据产品中最难灭菌的部位，制定不同的工艺参数以确保达到预设的无菌保证水平。在产品性能验证阶段，应确定产品最难灭菌部位的微生物灭活工艺参数。在进行产品灭菌工艺验证时，最难灭菌部位的灭菌工艺参数应作为最低灭菌条件。生物指示剂的初始微生物数量和耐受性都会影响到灭菌后的培养结果。在湿热灭菌工艺中，生物指示剂的使用是通过生物学的方法来验证其物理杀灭效果，只要 D 值足够，即使初始微生物

数量低于 10^6，使用生物指示剂仍然可以验证其灭菌效果。对湿热灭菌耐受性差的物品，其无菌保证应通过比较生物指示剂与物品灭菌前微生物的污染水平（耐受性及微生物污染数量）及灭菌程序验证所获得的数据进行评估。

9207　灭菌用生物指示剂指导原则起草说明

一、起草背景及过程

生物指示剂（biological indicators，BI）是验证药品灭菌生产工艺的关键标准物质。在灭菌工艺中，以物理参数表征的物理杀灭力（$F_{Physical}$）必须以生物指示剂测定的生物杀灭力（$F_{Biological}$）加以验证，证明 $F_{Physical}$ 和 $F_{Biological}$ 大体一致，才能最终确立日常应用的灭菌参数。生物指示剂的耐受性、产品特性以及应用的标准化等问题是决定灭菌工艺验证结果是否合理的关键，而灭菌工艺的有效性直接关系医药产品的安全。

关于生物指示剂相关内容在《中国药典》2015年版中收载于四部通则 1421 灭菌法中，其内容只进行了部分原则性规定。我国在生物指示剂方面基础性研究比较薄弱，为规范灭菌生物指示剂的质量控制，加强标准化应用等方面的研究，满足药品质量控制的需求，因此，为了弥补我国药典在生物指示剂方面的不足，规范灭菌生物指示剂的质量控制，加强标准化应用等方面的研究，满足药品质量控制的迫切需求，国家药典委员会设立了灭菌用生物指示剂研究课题。该课题由中国食品药品检定研究院负责牵头，组织上海市食品药品检验所、浙江省食品药品检验研究院、四川省食品药品检验检测院、中国食品发酵工业研究院等单位进行课题研究，并起草了灭菌用生物指示剂指导原则。

二、相关问题的说明

1. 指导原则的起草参考标准规范和文献，以 USP39<1035> Biological indicators for sterilization 和 <55> Biological indicators–resistance performance tests 为基础，参考 ISO 11138-1～5、ISO 18472、GB/T 24628、GB 18281、消毒技术规范等标准和规范，以及相关参考文献。

2. 生物指示剂的定义参考了 USP<1035>，用途基本沿用《中国药典》2015 年版通则 1421 灭菌法中的内容。

3. 制备生物指示剂用微生物的基本要求与《中国药典》2015 年版通则 1421 灭菌法中的内容一致，未做修改。

4. 参考 USP<1035>，按照形式和使用特点，将生物指示剂的分为三类，这三类基本涵盖了目前制药企业常规使用的产品。

5. 生物指示剂的制备用于规范商业化的产品或企业自制自用产品的质量。由于生物指示剂为微生物的制成品，因此，对于菌株的来源、传代保存和芽孢制备均需要严格的质量控制，而且应测定产品的耐受性包括 D 值和 Z 值。

6. 生物指示剂的应用，分别根据不同的灭菌方式对生物指示剂的推荐菌种和特点进行了描述。此处只是对常用的微生物进行了推荐，但其他符合指导原则基本要求的微生物也可用于生物指示剂的制备。应用的最后部分，参考 USP<1035>对生物指示剂在灭菌监控或验证过程的应用提出了建议和注意事项。

7. 关于制造商和用户的责任。灭菌用生物指示剂指导原则加强了对制造商的责任要求，而对用户则未强制规定必须进行 D 值测定，即规定制造商应提供 D 值、D 值测定方法等相关信息，这有助于用户对生物指示剂进行质量复核和验收。考虑到生物指示剂的 D 值测定需要较强的技术能力，因此，灭菌用生物指示剂指导原则并未强制规定用户必须对生物指示剂进行 D 值测定，只是规定在有能力的情况下，可以对 D 值进行测定。

9208　生物指示剂耐受性检查法指导原则（新增）

生物指示剂的耐受性是指其所含的微生物能够耐受各种灭菌程序的能力。一般来说，生物指示剂的耐受性用 D 值来表示。D 值是将试验微生物杀灭90%所需的灭菌时间或灭菌剂量。生物指示剂的主要质量参数包括总芽孢数、D 值和存活时间、杀灭时间。

本指导原则用于指导生物指示剂的耐受性以及相关质量参数的测定，也可用于生产过程污染微生物的耐受性测定。

总芽孢计数

1. 培养基

芽孢计数可用胰酪大豆胨琼脂培养基或其他适宜的培养基。胰酪大豆胨琼脂培养基照无菌检查法（通则1101）制备，其他培养基照生物指示剂使用说明书进行制备。芽孢计数用培养基应进行培养基适用性检查。

2. 稀释液

灭菌纯化水（或其他经过验证的无菌溶液）。

3. 芽孢悬液制备

芽孢悬液制备方法如下，如果下列方法经确认不适用，应建立其他适宜的方法。

根据生物指示剂的载体和初级包装情况，采取适宜的制备方法将载体上的细菌芽孢充分洗脱并混悬于稀释液中。

（1）液体芽孢悬液生物指示剂　将芽孢悬液生物指示剂样品充分混匀后，或经过超声处理后，取1ml，用稀释液制成1:10的供试液。

（2）纸质载体生物指示剂或自含式生物指示剂　取不少于4个最小单位生物指示剂，将纸片载体从初级包装中取出，置适量的稀释液中，采用搅拌、涡旋或其他适当的方式，使容器里的纸片成纤维状（建议至少需要15分钟的浸泡和搅拌以使芽孢能充分回收），充分混合制成均一的混悬液。

（3）非纸质载体的生物指示剂　取不少于3个最小单位的生物指示剂，将载体从初级包装中取出，置适量的稀释液中，可采用超声波（振荡器）反复振摇，或其他适宜的方法将载体上的芽孢充分分散于稀释液中。

4. 热激活

取上述制备的芽孢悬液10ml，置灭菌试管中，按照表1的要求进行热激活处理，时间达到后将芽孢悬液转移至0～4℃的冰水浴中迅速冷却至室温。

5. 培养和计数

取上述经热激活的芽孢悬液，用灭菌纯化水进行10倍系列稀释，采用倾注法和涂布法进行芽孢计数。

倾注法即取芽孢数在30～300cfu/ml稀释级的芽孢悬液1ml，置直径90mm的无菌平皿中，注入15～20ml温度不超过45℃熔化的胰酪大豆胨琼脂培养基，混匀，凝固，倒置培养；涂布法即取15～20ml温度不超过45℃的胰酪大豆胨琼脂培养基，注入直径90mm的无菌平皿，凝固，制成平板，采用适宜的方法使培养基表面干燥，每一平皿表面接种芽孢数在30～300cfu（接种量不少于0.1ml）。每稀释级至少制备2个平板。

按照表1的推荐的培养温度和培养时间培养。逐日点计和记录各平板的菌落数，并计算每个最小单位生物指示剂的平均芽孢数。

结果判定生物指示剂的总芽孢数一般为标示值的50%～300%。

表1　生物指示剂的芽孢计数的试验条件

生物指示剂的种类		热激活参数		培养基	培养条件*	
灭菌方式	所含菌种	温度（℃）	时间（分钟）		温度（℃）	时间（小时）
湿热灭菌	嗜热脂肪地芽孢杆菌（*Geobacillus stearothermophilus*）	95～100	15	胰酪大豆胨琼脂培养基	55～60	24～48
湿热灭菌	生孢梭菌（*Clostridium sporogenes*）	80～85	10	血琼脂平板	30～35	48～72（厌氧培养）

续表

生物指示剂的种类		热激活参数		培养基	培养条件*	
灭菌方式	所含菌种	温度（℃）	时间（分钟）		温度（℃）	时间（小时）
湿热、干热或环氧乙烷灭菌	萎缩芽孢杆菌（*Bacillus atrophaeus*）、枯草芽孢杆菌（*Bacillus subtilis*）、凝结芽孢杆菌（*Bacillus coagulans*）	80～85	10	胰酪大豆胨琼脂培养基	30～35	48～72

* 芽孢计数亦可按照经验证的试验条件试验。

D 值测定

1. 仪器

用于不同灭菌方法生物指示剂的 D 值测定一般采用不同的仪器或程序。湿热灭菌用生物指示剂的 D 值测定常用的设备有两种，一种是抗力仪（能够实现短时升温和降温的灭菌器），该设备适用于纸片式、自含式、芽孢悬液形式等的生物指示剂。另一种是油浴仪（能够设定到100℃以上的恒温设备），该设备适用于芽孢悬液生物指示剂。为保证测定结果的准确性，抗力仪的各项参数应满足GB/T 24628 的要求。

2. 测定方法

生物指示剂的 D 值测定可采用阴性分数法（常用 LHSKP 法）或残存曲线法，测定方法参见GB 18281.1《医疗保健产品灭菌生物指示物　第 1 部分：通则》。

（1）阴性分数法　取不少于 5 组生物指示剂，每组数量相同（一般不少于 20 支），将每组生物指示剂暴露于特定灭菌条件下，各组对应的灭菌时间（剂量）递增，其余灭菌工艺参数应保持一致。相邻 2 组灭菌时间（剂量）间隔相同，一般不大于标示 D 值的 75%。在不少于 5 组的生物指示剂中，至少 1 组在灭菌后培养各支均呈阳性，2 组在灭菌后培养部分呈阴性部分呈阳性，2 组在灭菌后培养各支均呈阴性，详见表2。生物指示剂灭菌后培养条件应与产品使用说明中的培养条件一致。根据各组的阴性与阳性结果来计算 D 值。

表2　相同时间间隔和相同样品数量的 LHSKP 法计算所需的数据示例

灭菌时间（剂量）/min	每组样品数量 n	灭菌后培养为阴性结果数量 r_i
t_1（U_1）	n_1	r_1（r=0）
t_2	n_2	r_2

续表

灭菌时间（剂量）/min	每组样品数量 n	灭菌后培养为阴性结果数量 r_i
t_3	n_3	r_3
t_4	n_4	r_4
t_5（U_k-1）	n_5	r_5
t_6（U_k）	n_6	r_6（r=n）
t_7	n_7	r_7（r=n）

计算公式：

①直至全部为阴性结果的平均灭菌时间（剂量）（U_{HSK}）计算公式

$$U_{HSK} = U_k - \frac{d}{2} - \frac{d}{n}\sum_{i=1}^{k-1}r_i$$

式中　U_k 为最初显示全部样品为阴性结果的灭菌时间（剂量）。

d 为相邻 2 组的灭菌时间（剂量）间隔。

n 为每组灭菌时的样品数量（每组的样品数量应相同，例如 20）。

r_i 为每组灭菌后培养为阴性结果数量。

$\sum_{i=1}^{k-1}r_i$ 为在 U_2 和 U_k-1 之间所有灭菌后培养为阴性结果数量的总和。

②D 的平均值 $\bar{D}$ 的计算公式

$$\bar{D} = \frac{U_{HSK}}{\lg N_0 + 0.2507}$$

式中　N_0 为总芽孢数。

U_{HSK} 为直至全部为阴性结果的平均灭菌时间（剂量）。

③变量 V 和标准偏差（SD）的计算公式

$$V = \frac{d^2}{n^2(n-1)} \times \sum_{i=1}^{k-1}r_i(n-r_i)$$

$$SD = \sqrt{V}$$

④$\bar{D}$（p=0.05）的95%置信区间 D_{calc}，及置信下限 D_{low} 和置信上限 D_{up} 的计算公式

$$D_{calc} = \bar{D} \pm 2SD$$

$$D_{low} = \frac{U_{HSK} - 2SD}{\lg N_0 + 0.2507}$$

$$D_{up} = \frac{U_{HSK} + 2SD}{\lg N_0 + 0.2507}$$

（2）残存曲线法　取不少于 5 组生物指示剂（每组不少于 4 支），其中有 1 组不经灭菌处理，其余每组暴露于特定灭菌条件下，至少有 1 组灭菌后芽孢数下降不少于 4lg 值，其余 3 组的灭菌条件介于上述 2 组之间。将上述 5 组生物指示剂按照"总芽孢计数"的方法进行芽孢计数，以每组计数结果的平均值作为该组的芽孢数。以灭菌时间（剂量）作为横坐标，以芽孢数的对数值为纵坐标作图，并进行直线拟合（或用最小二乘法进行回归分析），进行回归分析或直线拟合时不应包括未灭菌组芽孢数 lg 值±0.5lg 范围内的数据点，所得直线斜率的负倒数即为 D 值。

存活时间和杀灭时间的确认

生物指示剂的耐受性 D 值可以用存活时间和杀灭时间来确认。

1. 仪器

见 D 值测定项下"仪器"。

2. 存活时间

测定时，将生物指示剂暴露于灭菌条件下一定时间（尽可能长时间）后，使所有生物指示剂培养结果均为阳性。存活时间可以按下式计算：

$$存活时间 \geqslant D 值 \times (\lg N_0 - 2)$$

式中　N_0 为单位生物指示剂的初始芽孢数。

3. 杀灭时间

测定时，将所有生物指示剂暴露于灭菌条件下一定时间（尽可能短时间）后，使所有生物指示剂培养结果均为阴性。杀灭时间可以按下式计算：

$$杀灭时间 \leqslant D 值 \times (\lg N_0 + 4)$$

式中　N_0 为单位生物指示剂的初始芽孢数。

4. 存活时间和杀灭时间的确认

根据说明书中标示的或计算出的存活时间或杀灭时间，取两组生物指示剂（每组不少于 10 支），其中一组按照存活时间进行灭菌，另一组按照杀灭时间进行灭菌，灭菌后按照表 1 的条件或使用说明中的培养条件进行培养，并观察结果。

存活时间组的培养结果均应为阳性。杀灭时间组的培养结果均应为阴性。

9208　生物指示剂耐受性检查法指导原则起草说明

一、起草背景及过程

生物指示剂（biological indicators，BI）是验证药品灭菌生产工艺的关键标准物质。在灭菌工艺中，以物理参数表征的物理杀灭力（$F_{Physical}$）必须以生物指示剂测定的生物杀灭力（$F_{Biological}$）加以验证，证明 $F_{Physical}$ 和 $F_{Biological}$ 大体一致，才能最终确立日常应用的灭菌参数。生物指示剂的耐受性、产品特性以及应用的标准化等问题是决定灭菌工艺验证结果是否合理的关键，而灭菌工艺的有效性直接关系医药产品的安全。

我国在生物指示剂方面基础性研究比较薄弱，大多数使用单位不具备生物指示剂抗性检查的技术能力，灭菌工艺评价中生物指示剂的抗性参数只能依据市售商品的标称值，一定程度上影响药品灭菌工艺验证的科学性和有效性。

因此，为了弥补我国药典在生物指示剂方面的不足，规范灭菌生物指示剂的质量控制，满足药品质量控制的需求，国家药典委员会设立了灭菌用生物指示剂研究课题。该课题由中国食品药品检定研究院负责牵头，组织上海市食品药品检验所、浙江省食品药品检验研究院、四川省食品药品检验检测院、中国食品发酵工业研究院等单位进行课题研究，并起草了生物指示剂耐受性检查法指导原则。

二、相关问题的说明

1. 指导原则的起草参考标准规范和文献

以 USP39<1035> Biological indicators for sterilization 和 <55> Biological indicators–resistance performance tests 为基础，参考 ISO 11138–1～5、ISO 18472、GB/T 24628、GB 18281、消毒技术规范等标准和规范，以及相关参考文献。

2. ISO 和 GB 标准的引用

该指导原则不能涵盖所有详细操作步骤和参数要求，同时，在 ISO 标准和国标中均有对自含式生物指示剂耐受性的要求，因此，为更好的指导用户使用该指导原则，明确了自含式生物指示剂的说明和相关生物指示剂专论，如 ISO 11138 或

GB 18281、ISO 18472 或 GB/T 24628。

3. 芽孢计数

ISO 和 GB 中规定检测数量为至少 4 个，故对检测数量规定一个最小值（3 个），而不是具体值；100ml 体积较大，将纸片搅拌为纤维状较困难，建议规定最大体积（50ml）。供试液制备时，应特别注意将芽孢充分混悬于稀释液中，对于常见的纸片，需要浸泡一定时间后通过涡旋或匀浆，制成完全均匀的状态（即肉眼只能看到分散均匀的纸质纤维，完全看不到任何细小的纸屑）。

关于稀释液的选择，USP39<55>规定使用纯化水；本课题研究结论推荐纯化水；相关文献提示应避免稀释液中离子对芽孢生长的影响，因此推荐使用纯化水。与此同时，在 ISO 标准中无稀释液的具体要求，消毒技术规范中规定为含 0.1%聚山梨酯 80 的 PBS 液，厂家现行有使用含 0.1%聚山梨酯 80 的生理盐水的情况，课题考察中未见显著差异。因此，检查法指导原则中规定稀释液使用"灭菌纯化水（或其他经过验证的溶液）"。

热激活是通过一定的热处理（非致死温度），增加深度休眠芽孢的通透性，使其达到更活跃的状态，促使在营养条件下能够萌发，从而有利于准确的计数。课题研究结果表明，适当的热激活处理得到的芽孢计数结果会略高于不进行热激活处理的结果。本指导原则中列出的温度和时间参数与 USP 保持一致。USP 中使用"heat shock"一词，对应的中文初稿使用"热休克"一词，后根据专家的意见，修改为"热激活"，修改后的意思更能表明加热处理的目的是使芽孢能够更适宜萌发培养。

4. 测试设备

文献及本课题研究结果均表明，不同的抗力仪、抗力仪的参数稳定性会影响到生物指示剂的抗性测定结果，因此，检查法指导原则规定测试设备——抗力仪应满足 GB/T 24628 或 ISO 18472 的标准。

通过课题研究表明，将芽孢悬液密闭于玻璃毛细管内，并用油浴仪实现高温的灭菌条件，能够准确测定 D 值，其优势是能够进行芽孢悬液在特定的灭菌介质中 D 值的测定和研究，有助于企业进行灭菌工艺开发和验证，故除了收载抗力仪外，还增加油浴仪作为测试设备之一。

5. 计算及示例

参考 GB 18281.1—2015 医疗保健产品灭菌生物指示物第一部分通则，增加了阴性分数法的 LHSKP 法的详细数据示例和计算步骤。

9301 注射剂安全性检查法应用指导原则

本指导原则为化学药品及中药注射剂临床使用的安全性和制剂质量可控性而定。

注射剂安全性检查包括异常毒性、细菌内毒素（或热原）、降压物质（包括组胺类物质）、过敏反应、溶血与凝聚等项。根据处方、工艺、用法及用量等设定相应的检查项目并进行适用性研究。其中，细菌内毒素检查与热原检查项目间、 降压物质检查与组胺类物质检查项目间，可以根据适用性研究结果相互替代，选择两者之一作为检查项目。

一、注射剂安全性检查项目的设定

1. 静脉用注射剂

静脉用注射剂，均应设细菌内毒素（或热原）检查项。其中，化学药品注射剂一般首选细菌内毒素检查项；中药注射剂一般首选热原检查项，若该药本身对家兔的药理作用或对家兔的毒性反应影响热原检测结果，可选择细菌内毒素检查项。

所用原料系动植物来源或微生物发酵液提取物时，组分结构不清晰或有可能污染毒性杂质且又缺乏有效的理化分析方法的静脉用注射剂，应考虑设立异常毒性检查项。

所用原料系动植物来源或微生物发酵液提取物时，组分结构不清晰且有可能污染异源蛋白或未知过敏反应物质的静脉用注射剂，如缺乏相关的理化分析方法且临床发现过敏反应，应考虑设立过敏反应检查项。

所用原料系动植物来源或微生物发酵液提取物时，组分结构不清晰或有可能污染组胺、类组胺样降血压物质的静脉用注射剂，特别是中药注射剂，如缺乏相关的理化分析方法且临床发现类过敏反应，应考虑设立降压物质或组胺类物质检查项。检查项目一般首选降压物质检查项，但若降血压药理作用与该药具有的功能主治有关，或对猫的反应干扰血压检测，可选择组胺类物质检查项替代。

中药注射剂应考虑设溶血与凝聚检查项。

2. 肌内注射用注射剂

所用原料系动植物来源或微生物发酵液提取物时，组分结构不清晰或有可能污染毒性杂质且又缺乏有效的理化分析方法的肌内注射用注射剂，应

考虑设立异常毒性检查项。

所用原料系动植物来源或微生物发酵液提取物时，组分结构不清晰或有可能污染异源蛋白或未知过敏反应物质的肌内注射用注射剂，如缺乏相关理化分析方法且临床发现过敏反应，应考虑设立过敏反应检查项。

临床用药剂量较大，生产工艺易污染细菌内毒素的肌内注射用注射剂，应考虑设细菌内毒素检查项。

3. 特殊途径的注射剂

椎管内、腹腔、眼内等特殊途径的注射剂，其安全性检查项目一般应符合静脉用注射剂的要求，必要时应增加其他安全性检查项目，如刺激性检查、细胞毒性检查。

4. 注射剂用辅料

注射剂用辅料使用面广，用量大，来源复杂，与药品的安全性直接相关。在其质量控制中，应根据辅料的来源、性质、用途、用法用量，配合理化分析方法，设立必要的安全性检查项目。

5. 其他

原料和生产工艺特殊的注射剂必要时应增加特殊的安全性检查项目，如病毒检查、细胞毒性检查等。

二、安全性检查方法和检查限值确定

检查方法和检查限值可按以下各项目内容要求进行研究。研究确定限值后，至少应进行 3 批以上供试品的检查验证。

1. 异常毒性检查

本法系将一定量的供试品溶液注入小鼠体内，规定时间内观察小鼠出现的死亡情况，以判定供试品是否符合规定。供试品的不合格表明药品中混有超过药物本身毒性的毒性杂质，临床用药将可能增加急性不良反应。

检查方法 参照异常毒性检查法（通则 1141）。

设定限值前研究 参考文献数据并经单次静脉注射给药确定该注射剂的急性毒性数据（LD_{50} 或 LD_1 及其可信限）。有条件时，由多个实验室或多种来源动物试验求得 LD_{50} 和 LD_1 数据。注射速

度 0.1ml/s，观察时间为 72 小时。如使用其他动物、改变给药途径和次数，或延长观察时间和指标，应进行相应动物、给药方法、观察指标、观察时间的急性毒性试验。

设定限值 异常毒性检查的限值应低于该注射剂本身毒性的最低致死剂量，考虑到实验室间差异、动物反应差异和制剂的差异，建议限值至少应小于 LD_1 可信限下限的 1/3（建议采用 1/3～1/6）。如难以计算得最低致死量难以计算，可采用小于 LD_{50} 可信限下限的 1/4（建议采用 1/4～1/8）。如半数致死量与临床体重剂量之比小于 20 可采用 LD_{50} 可信限下限的 1/4 或 LD_1 可信限下限的 1/3。

如对动物、给药途径和给药次数、观察指标和时间等方法和限值有特殊要求时应在品种项下另作规定。

2. 细菌内毒素或热原检查

本法系利用鲎试剂（或家兔）测定供试品所含的细菌内毒素（或热原）的限量是否符合规定。不合格供试品在临床应用时可能产生热原反应而造成严重的不良后果。

检查方法 参照细菌内毒素检查法（通则1143）或、热原检查法（通则1142）或单核细胞活化反应测定法，单核细胞活化反应测定法仅作为热原检查的补充方法。

设定限值前研究 细菌内毒素检查应进行干扰试验，求得最大无干扰浓度；热原检查应做适用性研究，求得对家兔无毒性反应、不影响正常体温和无解热作用剂量。

设定限值 细菌内毒素和热原检查的限值根据临床 1 小时内最大用药剂量计算，细菌内毒素检查限值按规定要求计算，由于药物和适应证（如抗感染、抗肿瘤、心血管药等急重病症用药、儿童老人用药、复合用药、大输液等）的不同，限值可适当严格，至计算值的 1/3～1/2，以保证安全用药。热原检查限值可参照临床剂量计算，一般为人用每千克体重每小时最大供试品剂量的 2～5 倍（中药为 3～5 倍），供试品注射体积每千克体重一般不少于 0.5ml，不超过 10ml。

细菌内毒素测定浓度应无干扰反应，热原限值剂量应不影响家兔正常体温。如有干扰或影响，可在品种项下增加稀释浓度、调节 pH 和渗透压或缓

慢注射等排除干扰或影响的特殊规定。

3. 降压物质检查

本法系通过静脉注射限值剂量供试品，观察对麻醉猫的血压反应，以判定供试品中所含降压物质的限值是否符合规定。供试品的不合格表明药品中含有超过限值以上的影响血压反应的物质，临床用药时可能引起急性降压不良反应。

检查方法 参照降压物质检查法（通则1145）。

设定限值前研究 供试品按一定注射速度静脉注射不同剂量后（供试品溶液与组胺对照品溶液的注射体积一般应相同，通常为 0.2～1ml/kg），观察供试品对猫血压反应的剂量反应关系，求得供试品降压物质检查符合规定的最大剂量（最大无降压反应剂量）。

设定限值 一般以临床单次用药剂量的 1/5～5 倍作为降压反应物质检查剂量限值，急重病症用药尽可能采用高限。

特殊情况下，如供试品的药效试验有一定降血压作用，则可按猫最大无降压反应剂量的 1/2～1/4 作为限值剂量；供试品原液静脉注射 1ml/kg 剂量未见降压反应，该剂量可作为给药限值。

4. 组胺类物质检查

本法系将一定浓度的供试品和组胺对照品依次注入离体豚鼠回肠浴槽内，分别观察出现的收缩反应幅度并加以比较，以判定供试品是否符合规定的一种方法。不合格供试品不合格表明供试品中含有组胺和类组胺物质，在临床上可能引起血压下降和类过敏反应等严重的不良反应。

检查方法 参照组胺类物质检查法（通则1146）。

设定限值前研究 在确定限值前，应考察供试品对组胺对照品引起的离体豚鼠回肠收缩反应的干扰（抑制或增强），求得最大无收缩干扰浓度。

建立组胺类物质检查时，须进行方法适用性研究。若供试品的处方、生产工艺等任何有可能影响试验结果的条件发生改变更时，需重新进行干扰试验方法适用性研究。

确定最小有效稀释浓度（MVC） 最小有效稀释浓度是指在试验中供试品被允许达到最小稀释的浓度。

$$MVC = C_{SL}/L$$

式中　C_{SL} 为低剂量组胺溶液的浓度，μg/ml;

　　　　L 为供试品组胺限值，μg/U。

方法适用性研究　干扰试验按组胺类物质检查法，依下列顺序准确注入供试品稀释液加对照品稀释液低剂量、对照品稀释液低剂量、供试品稀释液加对照品稀释液高剂量、对照品稀释液高剂量（d_{S_1+T}、d_{S_1}、d_{S_2+T}、d_{S_2}），重复3次，如 d_{S_1+T} 及 d_{S_2+T} 所致的<u>收缩反应值分别</u>与<u>对应组胺对照溶液</u>即 d_{S_1} 及 d_{S_2} 所致的反应值基本一致<u>（反应值差异在 20%以内）</u>，可认为供试品不干扰组胺类物质检查；否则认为对组胺类物质检查法有干扰，应将供试品溶液进行稀释，<u>且不超过规定 MVC 进行重试，必要时应另取动物重试。如仍不能得到有效结果时，</u>则认为该品种不适合设立组胺类物质检查项，建议设立降压物质检查项，同时<u>并应进行本法与降压物质检查法符合性的</u>适用性研究。

设定限值　除特殊要求外，原则上与降压物质检查限值一致，以临床单次用药剂量的 1/5～5 倍量和每千克体重 0.1μg 组胺剂量计算注射剂含组胺类物质检查限值，其计算公式为：限值<u>采用下列计算公式确定检查限值（L）：</u>

$$L=K/M$$

式中　K 值为人每千克体重可接受的组胺限量，

　　　　0.1μg/kg；

　　　　M 为降压物质检查限值（mg/kg、ml/kg、IU/kg）人用每千克体重供试品剂量（人均体重按 60kg 计算），一般应不低于临床单次最大用药剂量。

供试品剂量应低于最大无收缩干扰剂量。抗肿瘤药、心血管疾病等急重病症用药应采用高限。

5. 过敏反应检查

本法系将一定量的供试品皮下或腹腔注射入豚鼠体内致敏，间隔一定时间后静脉注射供试品进行激发，观察豚鼠出现过敏反应的情况，以此判定供试品是否符合规定。供试品不合格表明注射剂含有过敏反应物质，临床用药时可能使患者致敏或产生过敏反应，引起严重不良反应。

检查方法　参照过敏反应检查法（通则 1147）。

设定限值前研究　测定供试品对豚鼠腹腔（或皮下）和静脉给药的无毒性反应剂量。必要时，可采用注射剂的半成品原辅料进行致敏和激发研究，

确定致敏方式和次数，在首次给药后 14、21、28 天中选择最佳激发时间。

设定限值　致敏和激发剂量应小于该给药途径的急性毒性反应剂量，适当参考临床剂量。一般激发剂量大于致敏剂量。常用腹腔或鼠鼷部皮下注射途径致敏，每次每只 0.5ml，静脉注射 1ml 激发。如致敏剂量较小，可适当增加致敏次数，方法和限值的特殊要求应在品种项下规定。

6. 溶血与凝聚检查

本法系将一定量供试品与 2%兔红细胞混悬液混合，温育一定时间后，观察其对红细胞的溶血与凝聚反应以判定供试品是否符合规定。

检查方法　参照溶血与凝聚检查法（通则 1148）。

设定限值前研究　对注射剂原液和稀释液进行溶血与凝聚实验研究，指标除目测外可增加比色法和显微镜下观察的方法，同时观察溶血和凝聚，确定无溶血和凝聚的最大浓度。

设定限值　以无溶血和凝聚的最大浓度的 1/2 作为限值浓度，一般应不低于临床最大使用浓度，如注射剂原液无溶血和凝聚反应则以原液浓度为限值。

附　单核细胞活化反应测定法
monocyte activation test（MAT）

<u>本法系利用单核细胞或单核细胞系模拟人体，以细菌内毒素标准品为基准，检测并比较由标准品与供试品分别作用于单核细胞或单核细胞系所产生的活化反应，以释放的促炎症细胞因子（如 IL-6、IL-1β、TNF-α）量来评价供试品中热原污染情况。从细菌内毒素标准量效曲线得出的内毒素浓度可等效于热原污染物浓度。</u>

<u>本法不适用于本身能刺激或抑制单核细胞促炎症因子的释放以及对细胞增殖有明显影响的供试品。</u>

<u>本法操作过程应防止微生物和热原的污染。</u>

1. 实验材料

<u>单核细胞可来源于健康人体的全血（whole blood，WB）、人外周血单核细胞（human peripheral blood monocytic cells，PBMC）和细胞系。可采用单人份来源或多人份等量混合的单核细胞。实验所用全血一般需用肝素抗凝（终浓度为 15IU/ml）。制</u>

备 PBMC 溶液所用的培养基应添加适量来自供体的血浆或 AB 血清，制备单核细胞系溶液所用的细胞培养基应添加适量灭活的胎牛血清。

试验所用的细胞应符合《中国药典》对检定用细胞基质的要求（《中国药典》三部生物制品通则：生物制品生产检定用动物细胞基质制备及检定规程）。

试验所用相关试剂盒（如 ELISA 试剂盒）需经过验证，可定量检测相关促炎症因子。试验所用材料需经处理，以去除可能存在的热原。耐热器皿常用干热灭菌法（250℃、30 分钟以上）去除热原，也可采用其他确证不干扰试验的适宜方法。若使用塑料材料，如微孔板和与微量加样器配套的吸头等，应选用标明无热原并对试验无干扰的材料。

2. 热原污染物限值的确定

供试品的热原污染物限值（contaminant limit concentration，CLC）可用内毒素量表示，按以下公式计算：

$$CLC = K/M$$

式中　CLC 为供试品的热原污染物限值，一般以 EU/ml、EU/mg 或 EU/U 表示；

K 为人每千克体重每小时最大可接受的内毒素剂量，以 EU/（kg·h）表示，注射剂 K=5EU/（kg·h），放射性药品注射剂 K=2.5EU/（kg·h），鞘内用注射剂 K=0.2EU/（kg·h）。

M 为人用每千克体重的最大供试品剂量，以 ml/（kg·h）、mg/（kg·h）或 U/（kg·h）表示，中国人均体重按 60kg 计算，人体表面积按 1.62m² 计算。注射时间若不足 1 小时，按 1 小时计算。

3. 确定最大有效稀释倍数

最大有效稀释倍数（maximum validation dilution，MVD）是指在试验中供试品溶液被允许稀释的最大倍数，在不超过此稀释倍数的浓度下进行污染物限值的检测。用以下公式计算 MVD：

$$MVD = CLC \times C/LOD$$

式中　CLC 为供试品的热原污染物限值；

C 为供试品溶液浓度，当 CLC 以 EU/ml 表示时，则 C 等于 1.0ml/ml，当 CLC 以 EU/mg 或 EU/U 表示时，C 的单位为

mg/ml 或 U/ml；

LOD 为最低检测限。LOD（limit of detection）为所制备的细菌内毒素标准曲线（S 型四参数拟合曲线）的最低点浓度，该检测限所至单核细胞分泌的内热原量应不小于阈值（阴性对照的平均值加上其 3 倍的标准偏差）；若小于阈值，则将阈值代入上述四参数拟合曲线中，获得的浓度值即为最低检测限。

4. 标准曲线的可靠性试验

用不少于 4 个浓度的细菌内毒素标准品溶液制备标准曲线。阴性对照组（R_0=0EU/ml）所测内热原含量应尽量低（如 IL-6 参考值为<200pg/ml），该值可反映人体的健康状况。标准曲线相关系数 $r \geq 0.90$。

对数剂量与反应值（必要时可进行适当的数据转换）的回归应有显著差异（$p < 0.01$）；对数剂量与反应值的回归不得显著偏离直线（$p > 0.05$），若用四参数拟合，所得曲线不得显著偏离理论曲线。

5. 干扰实验

在建立一个品种的 MAT 法时，须先进行细菌内毒素加样回收干扰实验（所加浓度应接近标准曲线中点的细菌内毒素浓度），当内毒素回收率在 50%～200% 之间，则认为此试验条件下供试品溶液不存在干扰作用。

按表 1 制备标准品与供试品溶液。将细菌内毒素标准品用细菌内毒素检查用水溶解，在旋涡混合器上混匀 15 分钟，然后用稀释剂制成所需浓度的内毒素标准溶液，每稀释一步均应在旋涡混合器上混匀 30 秒。实验若采用新鲜全血，一般使用氯化钠注射液作为标准品与供试品的稀释剂，若采用冻存血、单核细胞系或 PBMC，一般使用细胞培养基（如 IMDM、RPMI-1640 和 DMEM）作为标准品与供试品的稀释剂。

表1　MAT 法干扰试验溶液的制备

编号	溶液	内毒素含量（EU/ml）	平行孔数（n）
A	供试品溶液	无	4
B	供试品溶液/2	无	4
C	供试品溶液/4	无	4

续表

编号	溶液	内毒素含量（EU/ml）	平行孔数（n）
D	供试品溶液	标准曲线的中点（或附近点）的浓度	4
R₀	适宜稀释液	无	4
R₁～Rₙ	内毒素标准品溶液	不少于4个浓度的内毒素标准品溶液	4

注：A 为稀释倍数不超过 MVD 的供试品溶液。

B 为溶液 A 的 2 倍稀释液，不能超过供试品的 MVD。

C 为溶液 A 的 4 倍稀释液，不能超过供试品的 MVD。

D 为加入了标准曲线中点或靠近中点的一个已知浓度内毒素，且与溶液 A 有相同稀释倍数的供试品溶液。

R_0 为阴性对照。

$R_1 \sim R_n$ 为各浓度内毒素标准品溶液（$n \geq 4$）。

将表 1 制备的标准品与供试品溶液分别加入到单核细胞或单核细胞系中，置 CO_2 培养箱中孵育，孵育条件为 37℃±1℃，5%CO_2，新鲜全血（如 1000μl 氯化钠注射液+100μl 血液+100μl 标准品/供试品溶液）、冻存全血（如 500μl 细胞培养基+50μl 血液+50μl 标准品/供试品溶液）、PBMC（如 125μl 细胞液+125μl 标准品/供试品溶液）孵育时间一般为 24 小时，单核细胞系（如 200μl 细胞液+50μl 标准品/供试品溶液）为 24～48 小时。最终培养体系中单核细胞数约为 0.1～1.0×10^6/ml，血浆或血清含量约为 1%。从制备单核细胞或单核细胞系到加入供试品的时间应控制在 4 小时内。

孵育后，可采用免疫化学法（如 ELISA）检测孵育液中促炎细胞因子含量（如 PBMC—IL-6、全血—IL-6 或 IL-1β、人单核细胞系 HL-60—IL-6）；如孵育液不能立即用于检测，可将其冻存（如 −18℃、不超过 30 天）备用。

若使用 4 个不同个体来源的细胞进行 MAT，则每个个体的干扰试验均应符合要求。当使用单核细胞系或由多个（不少于 4 个）不同个体组成的混合细胞进行 MAT，则该混合细胞的干扰试验应符合要求。

结果判断　根据加入供试品中内毒素的回收率进行结果判断。

供试品的回收率＝$(C_D - C_A) \div$ 加入的内毒素浓度 $\times 100\%$

式中　C_D 为溶液 D 的内毒素浓度；

C_A 为溶液 A 的内毒素浓度。

当考察一个品种能否使用 MAT 法时，要求采用每个厂家至少 3 个批号的供试品进行干扰试验。该品种在不大于 MVD 的稀释倍数下不干扰时（包括采用某种方法能消除干扰），该品种可采用 MAT 法。

6. 检查法

按"干扰试验"中的操作步骤进行检测。然后用系列溶液 $R_1 \sim R_n$ 生成的标准曲线，计算供试品溶液 A、B、C 每一个平行孔的内毒素浓度及供试品溶液 A、B、C 的各平均内毒素浓度。

当试验的标准曲线达到要求，且供试品的回收率在 50%～200% 之间，试验方为有效。

7. 结果判断

当使用 4 个不同个体来源的细胞进行 MAT 时，若在 4 个不同个体来源的 MAT 中，供试品溶液 A、B、C 的各平均内毒素浓度乘以相对应的稀释倍数后，各计算值均小于规定的限值（CLC），则判供试品符合规定；若在 2 个或以上个体来源的 MAT 中，供试品溶液 A、B、C 的各平均内毒素浓度乘以相对应的稀释倍数后，任意一个计算值大于或等于规定的限值，则判供试品不符合规定；若仅 1 个个体来源的 MAT 中，供试品溶液 A、B、C 的各平均内毒素浓度乘以相对应的稀释倍数后，任意一个计算值大于或等于规定的限值（CLC），则应另取 4 个不同个体来源的细胞进行复试，复试后，若在 7 个不同个体来源的 MAT 中，供试品溶液 A、B、C 的各平均内毒素浓度乘以相对应的稀释倍数后，均小于规定的限值（CLC），则判供试品符合规定，否则，判供试品不符合规定。

当使用单核细胞系或由多个（不少于 4 个）不同个体组成的混合细胞进行 MAT，如供试品溶液 A、B、C 的各平均内毒素浓度乘以相对应的稀释倍数后，均小于规定的限值（CLC），则判供试品符合规定，否则则判供试品不符合规定。

遗传毒性杂质控制指导原则（新增）

遗传毒性杂质控制指导原则用于指导药物遗传毒性杂质的危害评估、分类、定性和限值制定，以控制药物中遗传毒性杂质潜在的致癌风险。为药品标准制修订，上市药品安全性再评价提供参考。

一、总则

遗传毒性（genotoxcity）是指遗传物质中任何有害变化引起的毒性，而不考虑诱发该变化的机制，又称为基因毒性。遗传毒性杂质（genotoxic impurities，GTIs）是指能引起遗传毒性的杂质，包括致突变性杂质和其他类型的无致突变性杂质。其主要来源于原料药的生产过程，如起始原料、反应物、催化剂、试剂、溶剂、中间体、副产物、降解产物等。致突变性杂质（mutagenic impurities）指在较低水平时也有可能直接引起 DNA 损伤，导致 DNA 突变，从而可能引发癌症的遗传毒性杂质。

本指导原则主要关注致突变机制的遗传毒性杂质，非致突变机制的遗传毒性杂质在杂质水平的剂量下，一般可忽略其致癌风险。

药品生产、药品标准提高及上市药品再评价过程中发现杂质后，可按本指导原则进行风险评估，确定其是否为遗传毒性杂质，尤其是致突变性杂质。如果一个杂质被鉴定为具有潜在的致癌风险，应制定相应的限值。在制定可忽略致癌风险的杂质限值时，应进一步分析生产工艺，兼顾安全性和质量风险管理成本两方面的因素，综合考虑制定合适的限值。

本指导原则包括危害评估方法、可接受摄入量计算方法和限值制定方法。

本指导原则中描述的对杂质潜在致突变性的评估方法不适用于以下类型的原料药和制剂：生物/生物技术制品、肽类、寡核苷酸、放射性药物、发酵产品、中药和动物或植物来源的粗制品。也不适用于已上市药物中使用的辅料、调味剂、着色剂和香料，以及与药物包材相关的可浸出物。

本指导原则中对杂质潜在致突变性的评估方法不适用于用于晚期癌症适应证的原料药和制剂，以及用于其他适应证但本身在治疗剂量下就具有遗传毒性，且预计可能与癌症风险增加有关的原料药。在这些情况下，致突变性杂质不会显著增加原料药的致癌风险。因此，杂质可以按非致突变性杂质的水平控制。

二、危害评估方法

遗传毒性杂质的危害评估方法主要是通过数据库、文献检索，（定量）构效关系 [（quantitative）structure–activity relationships，（Q）SAR] 评估以及遗传毒性试验等评估方法将杂质分类，参考国际相关分类方法，根据致突变和致癌风险危害程度可将杂质分为以下 5 类。

1 类杂质：指已知有致突变性的致癌物质。

2 类杂质：指致癌性未知的已知致突变性物质。

3 类杂质：指含有警示结构，与原料药结构无关，无致突变性数据的物质。

4 类杂质：指含有警示结构，与原料药或与原料药相关的物质具有相同的警示结构的物质，且原料药或与原料药相关的物质经测试为无致突变性的物质。

5 类杂质：指无警示结构，或有充分的数据证明警示结构无致突变性或致癌性的物质。

1. 数据库、文献检索评估方法

已有资料显示杂质是有致突变性的致癌物质，则将其归为 1 类；已有资料显示杂质是有致突变性，即细菌回复突变试验呈阳性，或有其他与 DNA 反应性相关的基因突变的阳性致突变性数据（例如，体内基因突变研究显示阳性），但无啮齿动物致癌性数据的物质，则将其归为 2 类；已有资料显示无致突变性或致癌性数据的物质，则将其归为 5 类。

2.（定量）构效关系 [（Q）SAR] 评估方法

（Q）SAR 评估方法是根据化合物警示结构和对细菌回复突变试验的预测对化合物进行分类。如果杂质含有与原料药结构无关的警示结构，但无致突变性数据，则可归为 3 类；如果杂质含有与原料药或与原料药相关的物质相同的警示结构（例如，工艺中间体），且该原料药或与原料药相关的物质经测试为无致突变性，则可归为 4 类；如果杂质含有警示结构，但有充分的数据认为该警示结构无致突变性或致癌性，或者杂质不含有警示结构，则可归为 5 类。

应用（Q）SAR 方法进行计算机模拟，预测细菌回复突变试验的结果时，应采用两个互补的（Q）SAR 预测方法。一个方法基于专家规则，另一个方法基于统计学。如果两个互补的（Q）SAR 方法预测结果均没有警示结构，则可以认为该杂质没有致突变性，不建议做进一步的检测。

3. 遗传毒性试验评估方法

对于应用（Q）SAR 方法评估归为 3 类的杂质，可以进一步开展细菌回复突变试验。如果试验结果为阳性，则该杂质可以归为 2 类；如果试验结果为阴性，则该杂质可以归为 5 类。对于长期给药时杂质日摄入量超出 1mg 时，按照本指导原则评价为阴性的杂质，包括两个互补的（Q）SAR 方法预测为阴性，或者细菌回复突变试验为阴性的，仍应考虑按照 ICH Q3A/Q3B 的要求对杂质进行潜在的遗传毒性评估，推荐的评估方法为体外点突变试验和体外染色体畸变试验。

对于致突变性（如细菌回复突变试验）结果为阳性的杂质，如果无法控制在可接受的摄入量，可以根据其作用机制和预期的靶器官（组织）分布，选择合适体内基因突变试验，如微核试验、Pig-a 试验等，以明确其体内致突变风险，指导对其设定特定的限度。

三、遗传毒性杂质可接受摄入量的计算

确定遗传毒性杂质限值时主要的参考依据是每日可接受摄入量，每日可接受摄入量的计算方法包括：根据化合物特异性风险评估计算、根据毒理学关注阈值计算和根据给药周期调整计算等。

1. 根据化合物特异性风险评估计算的可接受摄入量

具有阳性致癌性数据的致突变性杂质　如果杂质具备足够的致癌性数据，则应采用化合物特异性风险评估方法来推导可接受摄入量，即根据导致 50%肿瘤发生率的给药剂量（median toxic dose，TD_{50}）线性外推法来计算化合物特异性的可接受摄入量，或使用国内外权威机构已公布的可接受摄入量参考值。

TD_{50} 线性外推法即通过啮齿类动物致癌性数据来计算杂质的可接受摄入量。如采用 TD_{50} 值的

1/50 000 作为摄入量，即相当于终生潜在发生肿瘤的风险为十万分之一。

每日可接受摄入量（acceptanle daily intake，ADI）计算公式如下：

$$ADI = TD_{50}/50\ 000 \times 50kg$$

有实际阈值数据的致突变性杂质　一些杂质的毒性对剂量的反应呈非线性或有实际阈值，针对此类杂质可通过未观察到作用剂量（no observed effect level，NOEL）或者观察到作用的最低水平（lowest-observed effect level，LOEL）和采用不确定性因子来计算每日允许暴露量（permitted daily exposure，PDE）。

$$PDE = \frac{NOEL(或LOEL) \times 体重}{F_1 \times F_2 \times F_3 \times F_4 \times F_5}$$

F_1 代表从不同物种外推到人的因子；F_2 为个体差异因子；F_3 为根据毒性暴露周期采用的可变因子；F_4 根据毒性严重情况采用的可变因子；F_5 在公式采用 NOEL 时一般为 1，采用 LOEL 时根据毒性的严重程度，F_5 可以使用高达 10 的因子。

2. 根据毒理学关注阈值（threshold of toxicological concern，TTC）计算的可接受摄入量

单个杂质　对于无毒理学研究数据的杂质可采用 TTC 计算可接受摄入量，即一个杂质的可接受摄入量为 1.5μg/d。TTC 是从 TD_{50} 的剂量简单线性外推到十万分之一肿瘤发生率的剂量，且采用的 TD_{50} 数据来自于最敏感物种和肿瘤发生的最敏感部位。在使用 TTC 作为评估原料药和制剂中致突变性杂质的可接受摄入量时，其对应的理论上终生患癌风险为十万分之一。TTC 可以通用于大部分药物，作为可接受摄入量的默认值。

多个杂质　根据 TTC 计算的可接受摄入量是针对单个杂质制定的。对于临床研发和已上市的药品，如果有 3 个或更多的 2 类或 3 类杂质，则可按多个杂质的总可接受摄入量，即 5μg/d 计算；如果原料药质量标准中有两个 2 类或 3 类杂质，应制定各自可接受摄入量；1 类杂质应单独控制，不应计入 2 类和 3 类杂质的总可接受摄入量；另外，制剂中形成的降解产物应单独控制，不应计入总可接受摄入量。对于复方制剂杂质可接受摄入量制定，每种活性成分应单独规定。

3. 根据给药周期调整计算的可接受摄入量

已知致癌物的标准风险评估是假定癌症风险随着给药量的增加而增加，因此，终生以低剂量持续给药的致癌风险与相同的累积剂量平均分配在较短给药时长内的致癌风险等同。对于临床研发阶段和已上市药物已经可以预知该药物的给药时间，一般都是短于终生给药，所以可以调整上述计算的可接受摄入量，允许药物中致突变杂质的日摄入量高于终生给药时的值。

根据给药周期调整 TTC 的值　1.5μg/d 的摄入量一般用于终生长期治疗用（＞10 年）药物中存在的且无致癌数据的致突变杂质控制。短于终生给药的药品中致突变杂质摄入量可以调整为短期可接受更高的剂量，可理解为终生长期治疗用（＞10 年）药物中可接受的累积终生剂量（1.5μg/d×25 550 天=38.3mg）在短于终生给药期间平均分配在总给药天数中。

表 1 是从上述概念推导而得的数据，对于临床研发阶段和上市阶段药物，根据给药周期调整，给出了单个和多个杂质的可接受摄入量。因此应根据药物的实际给药时间计算杂质的可接受摄入量。间歇给药时，每日可接受摄入量应根据给药总天数计算，而不是给药的时间间隔。例如，2 年期间每周服用一次的药物（即给药 104 天），其可接受剂量为 20μg/d。

表 1　杂质的可接受摄入量

治疗期	≤1 月	>1～12 月	>1～10 年	>10 年到终生
单个杂质日摄入量（μg/d）	120	20	10	1.5
多个杂质日摄入总量（μg/d）	120	60	30	5

根据给药周期调整化合物特异性风险评估的值　根据化合物特异性风险评估方法所推导的可接受摄入量也可以按表 1 以相同比例进行调整，或是根据日最大给药剂量限制在不超过 0.5%，二者取较低者。例如，如果终生给药时根据化合物特异性风险评估方法所推导的可接受摄入量为 15μg/d，用药周期短于终生给药时的限值（按表 1 比例），则可以增加至 100μg/d（＞1～10 年治疗时长），200μg/d（＞1～12 个月）或 1200μg/d（＜1 个月）。

但是，对于一个具有最大日服用剂量的药物，例如，100mg，则 ＜1 个月时长的每日可接受摄入量应限制在 0.5%（500μg），而不是 1200μg。

本指导原则中描述的对杂质潜在致突变性的评估方法可用于所有给药途径，且一般不需要对可接受摄入量进行修正。由于所采用的评估方法较为保守，因此上述这些方法适用于所有患者人群。

四、遗传毒性杂质限值制定

在药品生产、药品标准提高及上市药品再评价过程中发现杂质后，首先通过上述风险评估方法将杂质分为 1 类、2 类、3 类、4 类或 5 类。其次根据上述计算方法得到的杂质可接受摄入量，结合生产工艺、检测方法、临床使用情况等制定合适的限值。杂质限值一般按下式计算：

$$杂质限值 = \frac{杂质每日可接受摄入量}{药物每日最大用量}$$

其中，杂质每日可接受摄入量即上文中 ADI、PDE、TTC 等数值。

1 类杂质　由于具有阳性致癌数据，应根据化合物特异性风险评估方法来推导可接受摄入量，此摄入量是基于终生的暴露量，再结合使用期限和其他因素制定合适的限值。

例 1　TD_{50} 线性外推法

某 A 药中含 1 类杂质 a，A 药推荐剂量为 80mg/d，根据临床疗效可增加至 160mg/d，最大剂量可为 320mg/d。杂质在 TOXNET 数据库查得致癌相关数据：大鼠 TD_{50} 为 0.0959mg/（kg·d），小鼠 TD_{50} 为 0.189mg/（kg·d），在计算限值时，采用 TD_{50} 较低即较为保守的值，即大鼠 TD_{50} 值进行计算。

根据 $ADI = TD_{50}/50\,000 \times 50kg$

则杂质 a 的每日最大摄入量为：

0.0959mg/（kg·d）÷50 000×50kg=0.0959μg/（kg·d）

A 药的每日最大临床剂量为 320mg，则杂质 a 的限值为：

0.0959μg÷320mg=0.0003μg/mg=0.3ppm

例 2　通过 NOEL 值计算 PDE

某 B 药中含 1 类杂质 b，B 药临床剂量为 300mg/d。杂质 b 的小鼠 NOEL 值为 15.7mg/（kg·d），则根据公式计算如下：

$$PDE = \frac{15.7mg/(kg \cdot d) \times 50kg}{12 \times 10 \times 5 \times 1 \times 1} = 1.308mg/d$$

在本例中：

F_1=12，考虑从小鼠外推到人；

F_2=10，考虑人的个体差异；

F_3=5，考虑研究的持续时间只有13周；

F_4=1，考虑未发现严重毒性；

F_5=1，考虑已测得无反应水平。

B药的每日最大临床剂量为300mg/d，则杂质b的限值为：

$$1.308mg/d \div 300mg/d = 0.436\%$$

2类杂质　根据TTC的计算方法，即药物若用于长期治疗（>10年），则杂质按TTC的可接受摄入量计算限值。若药物用于短期治疗，则杂质的可接受摄入量参考表1进行调整，再结合其他因素制定合适的限值。

例3　根据TTC可接受摄入量计算限值

某C药中含2类杂质c，C药临床用量为：1.5mg/d，每3天增加0.5~1mg，成人最大给药量为20mg/d，疗程不超过3~6个月。

按终生给药的TTC可接受摄入量为1.5μg/d，但根据该药6个月的给药周期，杂质c每日最大可接受摄入量调整为20μg/d。

C药的每日最大临床剂量为20mg/d，则杂质c的限值为

$$20μg/d \div 20mg/d = 0.1\%$$

3类杂质　经（Q）SAR方法测试确定为3类的杂质，可进行细菌回复突变试验，若试验结果显示有致突变性，则杂质归为2类，根据TTC的计算方法制定限值。若试验结果显示无致突变性，则杂质归为5类，按5类杂质制定限值。如果长期给药时杂质日摄入量超出1mg，或杂质的水平不能被控制在一个适当的可接受水平，则可以进行体内基因突变试验，以了解体内基因突变试验与细菌回复突变试验结果的相关性，也可选择其他体内遗传毒性试验，根据适当的体内测试结果可以制定化合物特定杂质的限值。如未进行细菌回复突变试验则采用与2类杂质相同的根据TTC的计算方法制定限值。

4类和5类杂质　按非致突变杂质进行限值控制。

遗传毒性杂质控制指导原则起草说明

一、起草背景

近年来药物中杂质对人体的潜在危害越来越受到人们的重视。杂质是指药品中非本体或赋形剂的其他成分，也包括残留的原料、中间体、原料的污染物和它们的降解物，在新药合成、原料纯化、储存运输（与包装物接触）等过程中都有可能产生或生成。遗传毒性杂质也称为基因毒性杂质，是指能够引起DNA突变、染色体断裂或者DNA重组的物质，这类物质还可能导致人类肿瘤的发生。《中国药典》2015年版四部收载了《药品杂质分析指导原则》，但对于杂质的毒理学评价，特别是遗传毒性评价无明确要求。目前国际上已经公认ICH颁布的M7: Assessment and Control of DNA Reactive（Mutagenic）Impurities in Pharmaceuticals to Limit Potential Carcinogenic Risk作为遗传毒性杂质控制的指导原则。美国、日本、欧盟等国家均已按照上述指导原则对注册过程中药品中发现的杂质进行要求和控制。国内还没有符合我国国情并结合我国药物上市前和上市后的特点，对药物原料或制剂中遗传毒性杂质如何控制，以及遗传毒性杂质限值如何制定做出相应规定的指导原则。因此《中国药典》亟需制定相应的指导原则，指导药物生产企业、监管机构对药物在生产、储存和运输等过程中有可能产生的遗传毒性杂质作出合理化地控制。

二、对指导原则的说明

本指导原则着重于药典涉及的相关内容，指导药物生产、药品标准提高和上市药物再评价。主要参考了ICH M7，并在M7的基础上调整了结构、适用范围等，制定了更符合中国的遗传毒性杂质控制的指导原则。指导原则分为四个部分。

1. 总则

对本指导原则中出现的名词，如遗传毒性、基因毒性、遗传毒性杂质和致突变性杂质进行了定义。介绍了本指导原则的主要内容：杂质危害评估方法、可接受摄入量计算方法和限值制定方法。对本指导原则的目的、适用范围和不适用范围进行了说明。在药品生产、药品标准提高及上市药品再评价过程中发现杂质后，应按本指导原则进行风险评估。同时提供了杂质控制可采取的方法。

2. 危害评估方法

采用 M7 对杂质进行分类的方法，该分类方法是目前国际公认的分类方法。根据致突变潜力和致癌潜力将杂质分为 5 类。1 类杂质指已知有致突变性的致癌物质；2 类杂质指致癌性未知的已知致突变性物质；3 类杂质指含有警示结构，与原料药结构无关，无致突变性数据的物质；4 类杂质指含有警示结构，与原料药或与原料药相关的物质具有相同的警示结构的物质，且原料药或与原料药相关的物质经测试为无致突变性的物质；5 类杂质指无警示结构，或有充分的数据证明警示结构无致突变性或致癌性的物质。

明确了发现杂质后对杂质进行评估的方法。可通过数据库、文献检索评估，（定量）构效关系［(Q) SAR］评估或者遗传毒性试验评估方法对杂质进行评估，根据评估结果可将杂质分为 5 类。数据库、文献检索的评估方法可以将杂质分为 1 类、2 类或者 5 类；（定量）构效关系［((Q) SAR)］评估方法可以将杂质分为 3 类或者 5 类；遗传毒性试验评估方法可直接确定杂质的致突变性。

通过以上方法，可以获得杂质的分类，为下一步制定杂质可接受摄入量提供依据。

3. 杂质可接受摄入量

介绍了杂质可接受摄入量的计算方法。根据杂质的分类，可采取的方法有：根据化合物特异性风险评估计算的可接受摄入量；根据毒理学关注阈值（threshold of toxicological concern，TTC）计算的可接受摄入量；根据给药周期调整计算的可接受摄入量。

杂质有致癌性数据，则化合物通过特异性风险评估计算可接受摄入量，如根据 TD_{50} 线性外推；杂质有实际阈值，则通过未观察到作用剂量（no observed effect level，NOEL）或者观察到作用的最低水平（lowest-observed effect level，LOEL）和不确定因子计算 PDE。无相关数据，可采用 TTC 计算可接受摄入量，同时应当注意单个杂质和多个杂质可接受摄入量的区别。若给药周期不是终生，则可基于 TTC 和风险评估根据给药周期调整可接受摄入量。

4. 遗传毒性杂质限值制定的方法

根据杂质分类举例说明遗传毒性杂质限值制定的具体过程，以及计算过程中采用的公式。

1 类杂质可采用 TD_{50} 线性外推法，或者通过 NOEL 值计算 PDE 进而计算杂质限值。2 类杂质根据 TTC 可接受摄入量计算限值。3 类杂质可以通过 Ames 试验确定杂质的致突变性，若有致突变性，归为 2 类，若无致突变性，归为 5 类。3 类杂质也可以不进行 Ames 试验，直接采用 TTC 的计算方法。4 类和 5 类杂质按非致突变性杂质进行限值控制。

细菌内毒素检查法应用指导原则（新增）

本指导原则是对细菌内毒素检查法的内容及应用做进一步的说明。

1. 细菌内毒素限值的设定

产品的细菌内毒素限值一般是通过公式 $L=K/M$ 计算得到的。其中 M 为人用每千克体重每小时最大供试品剂量，可参考药品说明书或具有权威性资料的用法用量。

制定品种细菌内毒素限值时，应考虑以下情况。

（1）若联合用药应考虑其他制剂可能引入的细菌内毒素；若儿科用药、营养不良用药和恶病质用药等，应考虑细菌内毒素对体弱患者人群可能导致更严重的影响。因此，制定上述品种细菌内毒素限值时，可在计算值的基础上适当严格。

（2）100ml 及以上装量的大输液类制剂，其细菌内毒素限值一般不得超过 0.50EU/ml。

（3）制定具有多种规格注射液的细菌内毒素限值时，限值的单位应与产品临床用法用量（M）的标示单位一致，如 EU/mg 或 EU/U。

（4）制定原料药的细菌内毒素限值时，应参考其制剂的细菌内毒素限值。

2. 细菌内毒素检查方法的选择

细菌内毒素检查法（通则 1143）收载了 6 种细菌内毒素检查方法。供试品检测时可以选用其中任何一种方法进行细菌内毒素检查。

（1）凝胶法　凝胶法的优点是操作简便，供试品在排除干扰作用后均可使用凝胶法进行检验。

凝胶法的干扰试验是确定供试品能否使用凝胶法的决定因素。进行干扰实验时，应挑选与鲎试剂反应呈阴性的样品进行干扰试验。

若样品稀释到 MVD 仍不能排除干扰作用，应进一步对供试品的前处理进行研究，再用干扰试验验证能否使用凝胶法。

（2）光度法　光度法（包括浊度法和显色法）可定量检测内毒素的含量，能较为准确评估产品在生产过程中污染的相对风险，定量检测的数据不仅有利于追踪产品质量趋势，还能起到风险预警的作用，更易达到数据完整性的要求。

供试品能否采用光度法进行检测，须通过干扰试验确定。光度测定法可通过回收率判断出干扰的趋势，尤其对于研究性质的样品（如新产品）更具有优势。

由于动态法的检测限范围比凝胶法宽，使得有干扰的样品可以有更大的稀释倍数，对于部分使用凝胶法无法排除干扰的样品，可以尝试使用动态法建立细菌内毒素检测方法。

3. 供试品的前处理方法

除另有规定外，一般应使用内毒素检查用水溶解样品进行细菌内毒素检查。

在水中溶解度低的样品可以采取超声波、加热助溶、添加助溶剂、调节 pH 等方法提高其溶解度。当采用适宜的有机溶剂（乙醇、DMSO 等）进行溶解时，必须进行干扰试验验证内毒素的回收。

采用包合技术的新型制剂如微球、脂质体等供试品，应采取适宜方法将包合体破坏，使包裹在内部的细菌内毒素完全释放，再进行检测。

4. 产品细菌内毒素检查法的建立

建立品种的细菌内毒素检查法时，为验证样品和不同生产厂家鲎试剂反应的一致性，应使用两个生产厂家的鲎试剂对至少三批样品进行干扰试验。

建立产品细菌内毒素检查法时，若无法排除供试品对细菌内毒素检查的干扰作用，或只能使用最高灵敏度鲎试剂（凝胶法为 0.03EU/ml，光度法为 0.001EU/ml）才能排除干扰，则该品种不宜建立细菌内毒素检查项。

5. 其他

实验时，当使用规格大于 0.1ml/支装量的鲎试剂时，为避免鲎试剂支间活性差异带来的影响，应将鲎试剂复溶后混合，再分装到反应容器中使用。凝胶法常用的反应容器为 10mm×75mm 的玻璃小试管或空安瓿等，光度法常用的反应容器为测定仪专用试管或酶标板。

在检验时，如果计算出的 MVD 值不是整数，可以使用小于 MVD 的整数进行实验。当出现阳性结果时，为判断产品是否合格，需采用计算的 MVD 重新测试。

目前，新的细菌内毒素检测方法不断出现，以适应特殊品种细菌内毒素检查的需要，或减少鲎试剂的使用量。如重组C因子法、微量凝胶法等。当采用细菌内毒素检查法（通则1143）中未收载的方法检测产品的细菌内毒素时，应符合"凡例"的相关规定。

附　重组C因子法

C因子是鲎试剂中对细菌内毒素敏感的蛋白，能够选择性识别内毒素。重组C因子是一种人工合成的C因子，它被细菌内毒素活化后，可与荧光底物作用产生与内毒素浓度成比例的荧光信号。

本法系依据反应混合物中的内毒素浓度和其孵育终止时的荧光值之间存在量化关系来测定细菌内毒素的含量。本法为终点荧光法。依据检测原理，本法不存在G因子旁路干扰，具有较高的专属性，因此适合于含有β葡聚糖干扰的样品检测；本法所用试剂不含有B因子和凝固酶原、凝固蛋白原等，因此含有对上述物质抑制或增强作用的样品适合使用重组C因子法。

重组C因子法试验需采用荧光酶标仪，其激发和发射波长等参数参照试剂的使用说明书，激发/发射波长一般为：380nm/440nm，检测温度一般为37℃±1℃。

仪器灵敏度（增益值）调节、重组C因子试剂的配制方法、保温时间等，参照所用仪器和试剂的有关说明进行。

标准曲线的可靠性试验、干扰试验、检查法以及结果判断　参照细菌内毒素检查法（通则1143）中的方法2 光度测定法。